U0127866

中医临证

常用药对解析

万海同　杨洁红　编著

全国百佳图书出版单位
中国中医药出版社
·北京·

图书在版编目（CIP）数据

中医临证常用药对解析／万海同，杨洁红编著．—北京：
中国中医药出版社，2023.5
ISBN 978-7-5132-5622-3

Ⅰ.①中… Ⅱ.①万… ②杨… Ⅲ.①中药配伍
Ⅳ.①R289.1

中国版本图书馆 CIP 数据核字（2019）第 126471 号

中国中医药出版社出版

北京经济技术开发区科创十三街 31 号院二区 8 号楼
邮政编码 100176
传真 010-64405721
河北联合印务有限公司印刷
各地新华书店经销

开本 787×1092 1/16 印张 22.75 字数 508 千字
2023 年 5 月第 1 版 2023 年 5 月第 1 次印刷
书号 ISBN 978-7-5132-5622-3

定价 89.00 元
网址 www.cptcm.com

服 务 热 线 010-64405510
购 书 热 线 010-89535836
维 权 打 假 010-64405753

微信服务号 zgzyycbs
微商城网址 https：∥kdt.im∕LIdUGr
官 方 微 博 http：∥e.weibo.com∕cptcm
天猫旗舰店网址 https：∥zgzyycbs.tmall.com

作者简介

万海同

医学博士，二级教授，主任医师，博士研究生导师。主要从事中西医结合防治心脑血管疾病及感染性疾病的临床与基础、中医方剂配伍规律、中药药效物质、中药药动学、中药制药等研究。

"新世纪百千万人才工程"国家级人选，岐黄学者，国务院政府特殊津贴专家，第七批全国老中医药专家学术经验继续工作指导老师，浙江省"万人计划"杰出人才，浙江省突出贡献专家，浙江省卫生领军人才。

现为国家中医药管理局中医药工程重点学科带头人、中医临床基础重点学科带头人，浙江省中医脑病（脑心同治）重点实验室主任。先后任浙江中医药大学基础医学院中医临床基础教研室主任、生物工程学院院长、生命科学学院院长、中医药科学院副院长、心脑血管病研究院院长等职。兼任中华中医药学会中药制剂分会副主任委员，中华中医药学会感染病分会副主任委员，中国中西医结合学会脑心同治专业委员会副主任委员，世界中医药学会联合会代谢病专业委员会副理事长，浙江省中西医结合学会脑心同治专业委员会主任委员等。

主持完成多项国家级和省部级科技项目，获多项国家级、省部级奖项，负责研制多种中药新药，主编《中西医结合脑血管病临床与科研方法》《中药药物代谢动力学》等专著，以主编或副主编参与编写《中药制药工程》《温病学》等教材多部。

杨洁红

医学博士，教授，博士研究生导师。主要从事中医经典方剂、中医药对配伍规律、中医方证相关等研究，并从事中医药防治心脑血管疾病临床与基础研究30余年。

国家有突出贡献中青年专家，"新世纪百千万人才工程"国家级人选，浙江省"万人计划"领军人才，浙江省新世纪"151人才工程"第一层次人才和重点资助对象，浙江省自然科学基金杰出青年基金获得者，浙江省卫生高层次创新人才。

现为浙江中医药大学方剂学重点学科带头人，世界中医药学会联合会代谢病专业委员会常务理事等。

主持并完成多项国家自然科学基金项目、国家重点研发计划、浙江省自然科学基金杰出青年基金项目和浙江省自然科学基金重点项目。在国内外期刊发表学术论文100余篇，获发明专利多项。作为负责人或主要成员获多项省部级奖励。主编《伤寒论方证精解》《中医汗法》等专著，作为副主编先后参与全国中医药行业高等教育"十三五""十四五"规划教材《方剂学》的编写。

内容简介

　　中医从最初单味药发展到复方用药，目前中医方剂数量已达数十万首。然而，方剂数量之多使初学者无所适从，费时费力，且使医者常难全面掌握复方的核心用药规律。而药对是中医方剂配伍的核心，充分体现了中医遣方用药的特色与优势，且数量有限，易于掌握。

　　本书载常用药对262组，按功能分为18章，分别介绍了药对的来源、功能、主治、配伍、临床应用、相关方剂及历代文献论述、临床疗效、药理作用、药效物质、参考文献等内容。

　　本书注重历代医家对有关药对的论述，并融入现代研究成果，阐释中医常用药对配伍的基本特征、基本功能、主治与临床疗效、药理药效、药理毒理、作用机制、药效物质、药物代谢等，明确中医药对、方剂配伍基本理论实质，阐述中药组分协同(增效)、拮抗(减效)等效应。

　　本书从中医药对入手探讨方剂配伍内涵、应用规律，有助于读者掌握并运用临床处方用药的基本技能，深入研究中医药对作用特征等科学问题，提升临床处方用药水平和疗效。

　　本书主要适用于中医临床医师、中医药专业本科生和研究生、中医药科技工作者及中医药爱好者等参考使用。

前 言

药对是历代医家长期医疗实践经验的总结。药对指临床常用的、比较固定的中药搭配，多由两味中药组成，有小复方之称，是中医方剂配伍的核心，体现了中医遣方用药的特色与优势。药对构成虽简单，却具备了方剂（复方）配伍的基本特征和基本功能主治，具有内在的组合变化规律与丰富的科学内涵，具有广泛代表性和重要的示范价值。

《伤寒杂病论》中的方剂，被称作"经典方""祖方""圣方"。其后（唐、宋、元、明、清）创制的方剂称为"后世方"。清末至今的方剂习称"现代方"。"后世方"及"现代方"实际上多由药对或（和）经方派生而来，随患者、病情及病程发展等随时调方加减。

无论是中医入门学习、临床诊治，或是科学研究，若从中医的药对入手探讨中医方剂配伍内涵、应用规律等关键科学问题确是切实可行、事半功倍的途径。

中医临床治疗从最初单味药发展到复方用药，大大提升了防病治病、增效减毒等作用。如先秦《五十二病方》载方283首，东汉《伤寒杂病论》载方314首，唐代《外台秘要》载方6 000首，宋代《太平圣惠方》载方16 834首，宋代《圣济总录》载方20 000首，明代《普济方》载方61 739首。目前中医方剂约有20万首。然而，方剂数量庞杂，使初学者无所适从，费时费力；医者常难全面，或从管窥。而复方多是药对的组合，药对相对数量有限，更便于学习与应用。

方剂（药对）配伍理论可理解为中药组分的协同（增效）、相加（增加）、拮抗（减效）等效应过程。通过方剂组分在数量上产生变化，或产生新组分使药性发生变化，在功效上起到协同和拮抗，即增（减）效减（增）毒作用。方剂发挥药效也存在着中药组分经过生物转化成代谢产物后才具有生物活性的情况。方剂配伍规律在体内可反映在中药组分药动学与药效学方面的相互作用。

本书将中医常用药对配伍的基本特征、基本功能与临床疗效、药理作用、药效物质等结合起来阐释，注重药对在历代文献中的记载和现代中医药学研究成果及其实际应用，并融入作者多年的研究成果，有助于深入研究药对的作用特征等科学问题，达到临床用药执简驭繁的效果。

本书主要适用于中医临床医师、中医药专业本科生和研究生以及其他中医相关工作者参考使用。

在本书编写过程中，研究生王慧君、莫醉、赵希曦、程兰、王海燕、方雨晨、李志成、何新平、沈慧慧、张尹、陈裕琳、赵梦迪、杨端昕、刘鸣曦等进行了大量资料整理工作，参考了国内外同行、专家和学者的科研成果与论著，同时，校内外许多老师、同学、临床医师提出了宝贵意见。该书相关内容得到国家岐黄学者、浙江省"万人计划"杰出人才、浙江省卫生领军人才培养工程、国家自然科学基金重点项目（81930111）等的资助。值此付梓之际，谨向诸位良师、同人、资助单位一并表示真诚感谢。

限于学识水平，书中难免存在不妥之处，竭诚希望读者提出宝贵意见，以便再版时修订提高。

万海同　杨洁红

2022 年 4 月

目 录

第一章
解表药

1. 麻黄、桂枝

麻黄、桂枝均具辛温之性。麻黄善走卫分，长于发散，开腠理、通毛窍，为发汗散寒解表之要药；桂枝善走营分，专于透达，外行于表可解散肌腠风寒，横走四肢温通经脉散寒滞。麻黄与桂枝配伍，既能增发表散寒、宣肺平喘之力，又能通阳和营，缓解全身疼痛，共同发挥发汗解表的功效。

常见方剂麻黄汤、大青龙汤、小青龙汤、桂枝麻黄各半汤、桂枝二麻黄一汤等用此药对。

【历代文献】

麻黄、桂枝配伍出自麻黄汤。《伤寒论·辨太阳病脉证并治》："太阳病，头痛发热，身疼腰痛，骨节疼痛，恶风，无汗而喘者，麻黄汤主之。""太阳病，脉浮紧，无汗，发热，身疼痛，八九日不解，表证仍在，此当发其汗……麻黄汤主之。"《伤寒来苏集》："此为开表逐邪发汗之峻剂也。古人用药法象之义。麻黄中空外直，宛如毛窍骨节，故能祛骨节之风寒，从毛窍而出，为卫分发散风寒之品。桂枝枝条纵横，宛如经脉系络，能入心化液，通经络而出汗，为营分散解风寒之品……此汤入胃，行气于玄府，输精于皮毛，斯毛脉合精而溱溱汗出，在表之邪，其尽去而不留，痛止喘平，寒热顿解，不烦啜粥而藉汗于谷也。"

【临床疗效】

麻黄、桂枝配伍可用于治疗风寒表实无汗证、皮肤病等。

采用桂枝麻黄各半汤加减治疗寻常型银屑病，临床资料选取 84 例门诊患者，"风邪闭郁，阳气不得外达，怫郁化热成毒，燔灼气血津液，发为红斑鳞屑"是银屑病发病的核心病机，故选择《伤寒杂病论》中的桂枝麻黄各半汤加减。方中君药麻黄辛温发汗，开腠理，祛风散邪；桂枝通阳解肌，助麻黄发汗驱邪外出……小发其汗，宣畅气机，玄府开合正常，邪有出路，邪去则病自愈。

【药理作用】

（1）发汗作用 将 100 只 SD 大鼠随机分为空白组 20 只，麻黄组和麻黄+桂枝组各 40 只，观察配伍、煎煮时间及服药时间对麻黄发汗作用的影响。结果麻黄+桂枝组大鼠后足趾汗腺着色点数及汗腺分泌量均明显多于相同条件的空白组、麻黄组（$P<0.05$）；各煎煮 30 分钟组在灌服时间相同的情况下，大鼠后足趾汗腺着色点数及汗腺分泌量明显多于煎煮 15 分钟组（$P<0.05$）；各灌服 30 分钟组在药物煎煮时间相同的情况下，大鼠后足趾汗腺着色点数及汗腺分泌量明显多于灌服 60 分钟组（$P<0.05$）。得出的结论是

麻黄配伍桂枝在煎煮30分钟、服药后30分钟时发汗作用最显著。

（2）解热作用 采用复制干酵母致大鼠发热动物模型，观察麻黄桂枝药对水煎液对发热大鼠直肠温度的影响，并采用放射免疫法测定下丘脑中前列腺素E_2（PGE_2）和环磷酸腺苷（cAMP）含量变化。结果表明，麻黄桂枝药对水煎液解热作用明显，推断麻黄桂枝药对的解热作用机制可能与抑制脑组织中PGE_2、cAMP生成和释放有关。

【药效物质】

麻黄主要成分为麻黄碱，并含少量伪麻黄碱、挥发油、黄酮类化合物、麻黄多糖。麻黄碱具有松弛支气管平滑肌、兴奋心脏、收缩血管、升高血压及兴奋中枢神经系统等作用；伪麻黄碱有显著的利尿作用；麻黄挥发油有发汗作用，且对流感病毒有抑制作用。

桂枝主要成分有桂皮醛等挥发性成分、桂皮酸等有机酸类及香豆素类等化学成分，具有抑菌、抗炎、抗过敏、抗肿瘤、抗病毒、利尿、扩张血管、促进发汗、降压、解热、解痉镇痛、镇静、抗惊厥、抗血小板聚集、抗凝血等作用。

研究表明，麻黄与桂枝配伍后增加了去甲基麻黄碱、去甲基伪麻黄碱、麻黄碱、伪麻黄碱和甲基麻黄碱等5种麻黄生物碱在体内的吸收浓度，延缓了去甲麻黄碱、麻黄碱、伪麻黄碱和甲基麻黄碱在体内的消除，提高了桂皮醇和桂皮酸的生物利用度。

利用气相色谱-质谱对麻黄桂枝药对及单味药麻黄和桂枝的挥发油成分进行检测，通过化学计量学解析法对产生的二维色谱-质谱数据进行解析，得到各组分的纯色谱和质谱，根据其保留时间和质谱，在质谱库中进行相似检索，实现对组分的定性，再定量。麻黄-桂枝、麻黄和桂枝挥发油分别定性了97、72和68个色谱峰，占总含量的89.76%、90.08%和91.62%。药对挥发油成分大致为麻黄和桂枝挥发油成分的加和，但相对含量有变化。

参考文献

[1]王远红，孔兴，于芳，等.桂枝麻黄各半汤加减治疗寻常型银屑病84例临床观察[J].中国中医药科技，2014，21（2）：173.

[2]李春香，丁芳，侯小双，等.配伍、煎煮及服药时间对麻黄发汗作用的影响[J].中医杂志，2013，54（13）：1145-147.

[3]徐文杰，方芳，余林中，等.麻黄桂枝药对解热作用及其机制的实验研究[J].时珍国医国药，2013，24（7）：1547-1549.

[4]卫平，陈飞龙，马钦海，等.麻黄-桂枝配伍对麻黄类生物碱、桂皮酸及桂皮醇在大鼠体内药动学的影响[J].中国药理学通报，2016，32（6）：873-880.

[5]李晓如，梁逸曾，李晓宁.气相色谱-质谱和化学计量学解析法分析药对麻黄-桂枝挥发油成分[J].药学学报，2007（2）：187-191.

2. 麻黄、杏仁

麻黄、杏仁均具辛温之性。麻黄善解表，长于发散，开腠理、通毛窍，为发汗散寒解表之要药；杏仁善入肺经，苦降温散，多脂质润，专于降肺气，而有宣肺之功，故为治疗咳嗽之要药。麻黄与杏仁配伍，既能增发表散寒、宣肺平喘之力，又能增疏利肺气、开达解表之功，共同发挥解表、止咳平喘的功效。

常见方剂麻黄汤、三拗汤、桂枝二麻黄一汤、桂枝麻黄各半汤、麻黄连翘赤小豆汤、麻杏甘石汤等用此药对。

【历代文献】

麻黄、杏仁配伍出自麻黄汤。《伤寒论·辨太阳病脉证并治》："太阳病，头痛发热，身疼腰痛，骨节疼痛，恶风，无汗而喘者，麻黄汤主之。""脉浮者病在表，可发汗，宜麻黄汤。脉浮而数者，可发汗，宜麻黄汤。"《伤寒悬解》："寒为阴邪，营为阴气，寒邪中人，则阴分受之，故伤营血。血秉肝气，其性疏泄，寒闭营阴，失其疏泄之权，是以无汗。寒愈闭而营愈泄，则外束卫气，闭藏而为寒。是营血被伤而卫气受病者也，故伤在营血而治在卫气。麻黄汤，甘草保其中气，桂枝发其营郁，麻黄泻其卫气，杏仁利其肺气，降逆而止喘也。孔窍一开，而卫郁外达，则伤寒愈矣。"

【临床疗效】

麻黄、杏仁配伍可用于治疗痰饮咳喘等。

将80例非急性期哮喘患儿作为研究对象，随机分为观察组和治疗组。观察组在常规糖皮质激素干预基础上加用平喘汤治疗，对照组只进行糖皮质激素干预治疗。结果发现，观察组治疗总有效率为97.5%，显著高于对照组82.5%（$P<0.05$）。观察组治疗后 IL-4、TNF-α、ET-1、CD4$^+$T 淋巴细胞、EOS 计数均显著低于对照组，IL-10、CD8$^+$T 淋巴细胞显著高于治疗前和对照组治疗后（$P<0.05$）。可见平喘汤干预治疗非急性期哮喘患儿较单纯糖皮质激素治疗疗效更为显著，能显著缓解咳嗽、咳痰、喘息等临床症状，改善肺功能，且安全性高，其增效机制可能与强化抗炎效果，增强免疫功能有关。

【药理作用】

平喘作用 将64只雌雄各半昆明大鼠随机分8组，分别为空白对照组、哮喘模型组、阳性药（地塞米松）组、麻黄组、杏仁组、麻黄-杏仁1∶0.5组、麻黄-杏仁1∶1组和麻黄-杏仁1∶2组，每组8只。除空白组外，其余7组通过腹腔注射新鲜配置的卵蛋白氢氧化铝溶液1mL（内含1%卵蛋白及100mg氢氧化铝）致敏，观察麻黄-杏仁药对配伍及不同配比对急性毒性及平喘作用的影响。结果发现，麻黄-杏仁配伍组均能有效降低苦杏仁的毒性；麻黄、杏仁单用和配伍均能有效改善哮喘状态，延长哮喘潜伏期，配伍使用的效果更好。

【药效物质】

麻黄主要含有生物碱类、挥发油、黄酮、多糖、鞣质、杂环化合物等。生物碱中主要成分有麻黄碱（占生物碱总量的80%~85%）、右旋伪麻黄碱、左旋去甲基麻黄碱、右旋去甲基伪麻黄碱等。挥发油主要包括松油醇。麻黄具有镇咳平喘的作用，对支气管平滑肌的解痉作用较持久，对多种病菌有不同程度的抑菌作用；麻黄挥发油有发汗作用，且对流感病毒有抑制作用；麻黄碱有兴奋心脏、收缩血管、升高血压和兴奋中枢神经的作用。总体来说，麻黄具有发汗、平喘、利尿、抗病原微生物、解热、抗炎、镇痛、祛痰、降血糖等功效。

杏仁中的主要成分为苦杏仁苷及脂肪油、蛋白质、各种游离氨基酸，并含少量苦杏仁酶、苦杏仁苷酶、绿原酸、肌醇、苯甲醛、芳樟醇等。杏仁中的苦杏仁苷可在体内分解为氢氰酸和苯甲醛，氢氰酸对呼吸中枢可产生一定的抑制作用，起到镇咳、平喘、祛痰作用，苦杏仁苷还具有抗肝纤维化、增强免疫力和抗肿瘤的作用；丰富的脂肪油具有润滑性泻下作用；所含蛋白质成分还有明显的抗炎及镇痛作用。此外，苦杏仁还有抗真菌、抗突变、降血糖等作用。

研究表明，药对麻黄-杏仁配伍后可以显著增加有效成分苦杏仁苷的含量，与麻黄单煎液相比，苦杏仁的加入则会降低麻黄生物碱的煎出量。麻黄与杏仁配伍后，其水煎液中生物碱的煎出量明显减少，其溶出率与杏仁在药对中所占的比例有关，比例越大，溶出率越小。与杏仁单煎液相比，不同比例的麻黄与杏仁配伍后，其水煎液的苦杏仁苷含量均高于单味杏仁水煎液，且随着麻黄配伍比例的增大，水煎液中苦杏仁苷的含量均有不同程度的增加。

采用超高效液相色谱串联三重四级杆质谱法（UPLC-MS/MS）开展大鼠灌服麻黄-杏仁汤剂后，研究7种有效成分去甲基麻黄碱、去甲基伪麻黄碱、麻黄碱、伪麻黄碱、甲基麻黄碱、野樱苷、苦杏仁苷的组织分布情况。结果发现，麻黄碱在各组织中含量最多，伪麻黄碱次之，去甲基麻黄碱和去甲基伪麻黄碱最少；各生物碱在脑、肺和肾组织分布相对较多。另外，在体内，苦杏仁苷很少以原型的形式存在，大部分会转化为代谢产物野樱苷。杏仁苷与野樱苷在脑组织均无分布，在心、肺和肾组织中含量较高。

参考文献

[1]薛峥峰，赵力芳，李元霞，等.平喘汤治疗小儿非急性期哮喘的临床疗效研究[J].湖南中医药大学学报，2017，37(8)：900-904.

[2]谭晓梅，郭阳，余林中，等.麻黄-杏仁药对配伍及不同配比对急性毒性及平喘作用的影响[J].中药药理与临床，2013，29(1)：82-84.

[3]谢颖，汤庆发，徐文杰，等.不同配伍比例对麻黄-杏仁药对有效成分含量的影响[J].时珍国医国药，2012，23(11)：2686-2688.

[4]宋帅，梁德东，任孟月，等.麻黄-杏仁药对有效成分在大鼠体内组织分布的定量分析[J].中国实验方剂学杂志，2016，22(12)：92-97.

3. 麻黄、石膏

麻黄、石膏均为辛散之品。麻黄善治咳喘、水气，旁治恶寒无汗、身痛、骨节痛、一身悉肿；石膏善入肺经，清热之功为诸药所不及，兼有清热平喘，内能清肺胃之火，外可解肌肤之热，最宜用于肺胃实喘。麻黄与石膏配伍，石膏辛寒，麻黄辛温，温凉合用，则发散而不猛，宣肺平喘之力强，又能泄肺家实热，对"下后"和"汗后"引起的"汗出而喘"有良效，共同发挥解表、清肺平喘的功效。

常见方剂麻杏甘石汤、越婢汤、防风通圣散、大青龙汤、小青龙加石膏汤、桂枝二越婢一汤、麻黄升麻汤等用此药对。

【历代文献】

麻黄、石膏配伍出自麻杏甘石汤。《伤寒论·辨太阳病脉证并治》："发汗后，不可更行桂枝汤，汗出而喘，无大热者，可与麻黄杏仁甘草石膏汤。""下后，不可更行桂枝汤，若汗出而喘，无大热者，可与麻黄杏仁甘草石膏汤。"《读过伤寒论》："即或麻黄汤加石膏，则药力过于出，非击中热邪也。否或立本汤无麻黄，又药力过于入，反击中太阴也。是不独桂枝汤有未当，凡针对太阳立方仍未当，法唯另从手太阴方面着手眼，其斯为禁桂而非贬桂之微旨欤？本汤岂脱胎麻黄汤哉？特为援助太阴肺而设。麻开肺叶，杏开肺喉，石膏便向皮肉相连之处下攻击，令太阳受诸药之赐而不惊者，有甘草为保障也。"《伤寒贯珠集》："麻黄、杏仁之辛而入肺者，利肺气，散邪气；甘草之甘平，石膏之甘辛而寒者，益肺气，除热气，而桂枝不可更行矣。"

【临床疗效】

麻黄、石膏配伍可用于治疗邪热壅肺之喘咳。

将106例急性支气管炎患者随机分为治疗组和对照组，对照组仅给予西药治疗，治疗组给予西药加服麻黄杏仁甘草石膏汤治疗。结果：治疗组总有效率94.34%高于对照组的77.36%（$P<0.05$）。治疗组的胸片恢复时间、咳嗽消失时间、啰音消失时间及退热时间均小于对照组（均$P<0.05$）；两组治疗后E-ICR、hs-CRP较治疗前均有所下降（均$P<0.05$），且治疗组低于对照组（$P<0.05$）。两组治疗过程中均无明显不良反应。可见麻黄杏仁甘草石膏汤联合西药治疗急性支气管炎患者疗效显著，且无明显不良反应。

【药理作用】

（1）平喘作用　采用卵蛋白诱导的哮喘大鼠模型，将60只SD大鼠随机分为正常对照组、模型组、地塞米松组、麻黄-石膏1:2（高、中、低）剂量组、麻黄-石膏1:1组和麻黄-石膏1:1组、单味麻黄组、单味石膏组共10组，每组6只。观察麻黄、石膏配伍前后对大鼠引喘潜伏期、肺干湿重、EOS、WBC计数影响。综合分析比较，发现麻黄-石膏（1:2）的平喘作用最佳，麻黄-石膏（1:2）其合用的效果优于同等剂量下的单味麻黄或石膏。

（2）解热作用　用干酵母混悬液诱导雄性SD大鼠发热模型，随机分为19组，即空白对照组、模型对照组、阿司匹林组、麻黄高中低剂量组、石膏高中低组、麻杏石甘汤组、麻黄-石膏（1:1）高中低剂量组、麻黄-石膏（1:2）高中低剂量组、麻黄-石膏（1:4）高中低剂量组。给药后通过比较麻黄-石膏药对3个配比解热作用时间与作用强度发现，麻黄-石膏（1:2）的解热作用最佳，解热持续时间最长，麻黄-石膏在解热方面具有协同增效作用。

【药效物质】

麻黄的主要成分为麻黄碱，此外含有少量伪麻黄碱、挥发油、黄酮类化合物、麻黄多糖等。

石膏为硫酸盐类石膏族矿物，主要成分为$CaSO_4 \cdot 2H_2O$，具有解肌清热、除烦止渴、泻火的功效。石膏对体温调节中枢和发汗中枢有抑制作用，解热而不发汗，其作用机制可能与降低脑内钠和钙离子的比例有关。生石膏经胃酸消化，一部分变为可溶性钙盐，吸收进入血液使血液浓度增加，从而抑制肌肉的兴奋性，起到镇静作用。

通过电感耦合高频等离子体原子发射光谱法研究配伍对 Ca^{2+} 溶出的影响，发现石膏和复方组药液中 Ca^{2+} 溶出量随浸泡时间延长而增加，随煎煮时间延长先升高后降低。麻黄和石膏配伍后，可降低药液中 Ca^{2+} 溶出量。

采用 BP 神经网络模型来研究麻杏石甘方中的其他药材对麻黄碱含量的影响，实验结果表明，石膏用量的变化可引起麻黄中麻黄碱含量的变化。在一定范围内麻黄碱含量随着石膏用量（1.69~6.00 g）的增大而增大；但石膏用量超过 6.00 g 后，方中麻黄碱含量则稳定在 5.76 mg/g。

参考文献

[1]邱泽安，姚骏.麻黄杏仁甘草石膏汤联合西药治疗急性支气管炎临床疗效及对炎症因子水平的影响[J].中国中医急症，2016，25(7)：1443-1444.

[2]梅芬.麻黄-石膏药对配伍的化学成分、药效及代谢组学研究[D].广州：南方医科大学，2013.

[3]马强，李晓晶，丁海东，等.不同配伍条件下麻杏石甘汤中钙离子的溶出规律[J].中国实验方剂学杂志，2011，17(8)：67-70.

[4]满玲，石登红，黄燕.应用 BP 神经网络模型研究麻杏石甘方中其他药材对麻黄碱含量的影响[J].时珍国医国药，2011，22(7)：1661-1663.

4. 麻黄、细辛

麻黄、细辛均具辛温之性。麻黄善行卫分，长于发散，开腠理、通玄府，为发汗散寒解表之要药。细辛善外散内温，外能散风寒，长于解表；内则双温肺肾，温肺可止咳喘，温肾则利于驱寒邪以外解。麻黄与细辛配伍，既能增散寒发表、温肺止咳之力，又能通阳散寒，缓解全身疼痛症状，共同发挥助阳解表驱寒的功效。

常见方剂麻黄附子细辛汤、小青龙汤、桂枝去芍药加麻黄附子细辛汤、冷哮丸等用此药对。

【历代文献】

麻黄、细辛配伍出自麻黄附子细辛汤。《伤寒论·辨少阴病脉证并治》："少阴病，始得之，反发热，脉沉者，麻黄附子细辛汤主之。""伤寒，表不解，心下有水气，干呕，发热而咳，或渴，或利，或噎，或小便不利，少腹满，或喘者，小青龙汤主之。"《伤寒溯源集》："以麻黄发太阳之汗，以解其在表之寒邪；以附子温少阴之里，以补其命门之真阳；又以细辛之气温味辛专走少阴者，以助其辛温发散。三者合用，补散兼施，虽微发汗，无损于阳气矣，故为辛温发散之神剂也。"

【临床疗效】

麻黄、细辛配伍可用于治疗外寒内饮之心肺病变、鼻炎等。

选取 100 例阳虚血瘀证缓慢性心律失常的患者随机均分为对照组和观察组。两组均采用参麦注射液，观察组在对照组基础上加服麻黄附子细辛汤治疗。结果发现，治疗后观察组中医证候评分明显低于对照组（$P<0.05$），观察组平静心率、24 小时平均心率及 24 小时最慢心率均显著升高，且高于对照组（$P<0.05$）。观察组全血黏度（高切、低切）、血浆黏度及血浆纤维蛋白原含量明显降低（$P<0.05$）。此外，治疗后两组的血液流变学指标有显著差异（$P<0.05$）。可见麻黄附子细辛汤温阳化气、活血通脉，能有效缓解阳虚血瘀证缓慢性心律失常患者的临床症状。

【药理作用】

抗炎作用　采用腹腔注射苯甲酸雌二醇（8mg/kg）法制作肾阳虚小鼠模型，随机分成正常组、模型组、利巴韦林组，以及麻黄细辛附子汤高、中、低（25g/kg、12.5g/kg、2.5g/kg）组。再采用鼠肺病毒株 FM1 滴鼻建立肾阳虚小鼠外感模型，感染后连续给药 6 天。结果发现，与模型组比较，不同剂量麻黄细辛附子汤有降低感染小鼠死亡率的趋势；给药后小鼠肛温显著回升（$P<0.05$），有效改善肺组织病毒性肺炎的病理损伤；能降低流感病毒感染小鼠的肺指数（$P<0.05$）；麻黄细辛附子汤中、高剂量组治疗后，血中 $TNF-\alpha$ 水平显著升高（$P<0.05$）。表明麻黄细辛附子汤能够明显延长肾阳虚外感小鼠的平均生存时间，升高小鼠体温，改善体征，对小鼠流感肺炎症状的减轻、机体非特异性免疫功能的增强具有一定的效果。

【药效物质】

麻黄的主要成分为麻黄碱，此外含有少量伪麻黄碱、挥发油、黄酮类化合物、麻黄多糖等。

细辛具有解热、提高机体免疫力、镇静、抗惊厥、局麻和明显的镇痛作用。细辛主要成分为挥发油，其包括甲基丁香酚、细辛醚、黄樟醚等多种成分。挥发油体外对溶血性链球菌、痢疾杆菌、伤寒杆菌和结核杆菌等多种细菌和真菌有抑制作用，在体内具有解热、镇痛、抗炎作用，可降低炎症渗出液中组胺含量，也能直接对抗组胺及前列腺素 E 引起的大鼠足跖肿胀；大量挥发油可使中枢神经系统先兴奋后抑制，显示一定的毒副作用；还含有消旋去甲乌药碱，有强心、扩张血管、松弛平滑肌及升高血糖等作用；另含 N-异丁基十二碳四烯胺、谷甾醇、豆甾醇等，具有抗变态反应的作用。

现代研究表明，麻黄细辛附子汤含有复杂的作用成分，其主要成分为生物碱挥发油等。其中，麻黄主要含生物碱，如麻黄碱、伪麻黄碱、乌头碱等；细辛主要含细辛挥发油。麻黄细辛附子汤在临床上可被用于医治许多疾病，如流行性感冒、病窦综合征、风湿性关节炎等，而肺系疾病是其中一大类适应证。

通过比较麻黄附子细辛汤给药后含药血清和空白血清的 LC-MS/MS 图谱，寻找麻黄附子细辛汤的入血成分；ELISA 法测定各时间点含药血清对抗原刺激 RBL-2H3 细胞释放组胺、氨基己糖苷酶的影响；MTT 法测定各时间点含药血清对脂多糖诱导小鼠脾细胞增殖的影响；采用逐步回归的方法对麻黄附子细辛汤的各成分与药理指标进行相关性分析。结果发现，甲基伪麻黄碱、伪麻黄碱、苯甲酰次乌头原碱、苯甲酰乌头原碱、新乌头原碱等成分可能为麻黄附子细辛汤抗炎和免疫抑制的部分物质基础。

参考文献

[1]张宇云,陈小紫,潘小丹,等.麻黄附子细辛汤治疗阳虚血瘀证缓慢性心律失常患者的临床研究[J].辽宁中医杂志,2018,45(2):325-327.

[2]李荣荣,杨勇,容蓉,等.麻黄细辛附子汤对肾阳虚外感模型小鼠的干预作用[J].中国实验方剂学杂志,2013,19(3):226-230.

[3]唐锋,梁少瑜,陈飞龙,等.血清药物化学和血清药理学相结合的方法探讨麻黄附子细辛汤抗炎和免疫抑制的物质基础[J].中国中药杂志,2015,40(10):1971-1976.

5. 麻黄、浮萍

麻黄、浮萍均为辛散之品。麻黄善发太阳表邪之汗,开腠理、通毛窍,为发汗散寒解表之要药;浮萍善走肺表,专于透达,外行于表可祛风透疹,以治发热无汗、麻疹透出不畅、浮肿、小便不利等症。麻黄与浮萍配伍,既能增发表祛风、利水消肿之力,又能相互制约偏性,无大温大凉之弊,共同发挥解表祛邪消肿的功效。

常见方剂浮萍散、枳实丸、起死神应丹、安息香丸方等用此药对。

【历代文献】

麻黄、浮萍配伍出自浮萍散。《儒门事亲》:"治癫风。"李贵海等编著的《常用中药药对分析与应用》:"麻黄与浮萍,皆入肺、膀胱经,均有发汗利水之效;然麻黄味辛性温,中空而浮,长于升散,既能发汗散寒而解表,又能宣肺平喘、利水消肿,还能散风止痒、散邪透疹。"《本草正义》:"麻黄轻清上浮,专疏肺郁,宣泄气机,是为治感第一要药,虽曰解表,实为开肺,虽曰散寒,实为泄邪,风寒固得之而外散,即温热亦无不赖之以宣通。"浮萍味辛,性寒,体轻气浮,升散之力较强,能疏表通窍、利水消肿,又入肺经而达皮肤,善开毛窍而发汗解表、透发疹毒。《本经逢原》:"浮萍发汗,胜于麻黄,下水捷于通草。"二药配伍,一温一寒,相互制约,二辛相合,相互促进,共奏发汗解表、利水消肿之效。因二者皆可透发疹毒,又可用于皮肤风热,遍身瘾疹之疾。

【临床疗效】

麻黄、浮萍配伍可用于治疗荨麻疹、慢性支气管炎、支气管哮喘、急性肾炎初期等。

基于对2015年10月、11月的102例慢性荨麻疹患者用药特点的分析,以用药频率、常用药对和用药剂量为着眼点,筛选出用药频率较高的药物及主要药对,结果表明"麻黄+浮萍"组用药频率达28次,占用药率的27.5%,为常用的祛风疹药对,为临床治疗慢性荨麻疹提供了依据。

【药理作用】

利尿作用 研究麻黄水煎液及各拆分组分(生物碱组分、非生物碱组分、醇沉组分、挥发油组分)对肾阳虚水肿模型大鼠的影响得出,麻黄水煎液和生物碱组分能够显著增加大鼠24小时尿量,降低尿蛋白,具有显著的利水消肿功效。采用大鼠代谢笼法测出紫萍和青萍皆有利尿作用,且均有明显的排钠排钾作用。

【药效物质】

麻黄中的有效成分麻黄碱、L-甲基麻黄碱、麻黄挥发油均有发汗作用；麻黄还具有抑制过敏介质释放和一定的抗炎作用，其中伪麻黄碱作用最强；麻黄挥发油对细菌和病毒有明显的抑制作用。

浮萍具有解热、抑菌作用，能不同程度地对抗卡他球菌、金黄色葡萄球菌；体外对肠道埃可病毒有抑制作用，并有一定的抗凝血作用。浮萍含有的主要成分是荭草素、异荭草素、牡荆素、芹菜糖、木犀草黄素、芦丁，还含有醋酸钾、氯化钾、碘、溴等物质，以及鞣质和类酯化合物等。其含有的醋酸钾和氯化钾，具有利尿作用。浮萍水浸膏还具有强心作用，能收缩血管使血压上升。

参考文献

[1]王丽新，李建红，贾苑凝，等．基于102例慢性荨麻疹用药特点分析[J]．世界中医药，2017，12(3)：671-676.

[2]李苗，曾梦楠，张贝贝，等．麻黄水煎液及拆分组分对肾阳虚水肿大鼠的影响[J]．中国实验方剂学杂志，2017，23(23)：91-96.

[3]凌云，鲍燕燕，吴奇，等．三种浮萍利尿作用比较[J]．中药材，1998，10(21)：526-537.

6. 麻黄、地龙

麻黄、地龙均归膀胱经。麻黄善于发汗，开腠理、通毛窍，为发汗散寒解表之要药；地龙善走血分，治疗温病，大热狂言，急、慢惊风，历节风痛，为性寒降泄之良药。麻黄与地龙配伍，既能增发表利水、宣肺平喘之功，又能通络除痹，缓解全身肿痛，共同发挥解表利水平喘的功效。

常见方剂龙珠丹等用此药对。

【历代文献】

麻黄、地龙配伍出自龙珠丹。《杨氏家藏方》："一切中风，左瘫右痪，半身不遂；或跌扑折伤，骨节疼痛，筋脉拘挛，腰脚无力，行步艰难，应是肢节痛；及头风肩臂疼，并白虎风不可忍者。"《本草正义》："麻黄轻清上浮，专疏肺郁，宣泄气机，是为治外感第一要药，虽曰解表，实为开肺，虽曰散寒，实为泄邪，风寒固得之而外散，即温热亦无不赖之以宣通。"《医学启源》："麻黄，气温味苦，发太阳、太阴经汗。《主治秘要》云：性温，味甘、辛。气味俱薄，体轻清而浮升，阳也。其用有四：去寒邪一也，肺经本药二也，发散风寒三也，去皮肤之寒湿及风四也。"《日华子本草》："治中风并痹疾，去三虫，天行热痰，喉痹，蛇虫伤。"两药合用，麻黄宣肺止咳喘，地龙泄肺热、平咳喘，又能通经活络、解痉平喘。二药伍用，相使为用，一寒一温，一升一降，寒温平调，升降既济，开合适度，相辅相成。

【药理作用】

(1)平喘作用　观察麻黄、地龙3种用量配比(1：1、1：3、1：9)水煎液对卡巴胆碱(CCh)和组胺(His)引起离体气管平滑肌张力有增加松弛的作用，对CCh引起的离体气管上皮短路电流增加有抑制作用。结果发现，对于 CCh 引起的离体大鼠气管平滑肌收缩，麻黄、地龙 3 种配比水提物的舒张作用随剂量增加而增强，1：9 水提物不能产生对 CCh 引发最大收缩抑制 50% 的效应；对于 His 所引起的离体豚鼠气管平滑肌收缩，麻黄、地龙 3 种配比水提物的舒张作用随剂量增加而增强；在抑制 CCh 引起的离体大鼠气管上皮短路电流增加方面，三者的作用强度顺序为 1：3>1：1>1：9，三者没有显著性差异。结论：麻黄-地龙药对具有舒张离体气管平滑肌和抑制气管上皮离子分泌的作用。

（2）止咳作用　采用氨水引咳制作小鼠模型并采用小鼠酚红排泄试验考察地龙复方（由地龙、炙麻黄、甘草三味药物组成）的止咳、祛痰作用；采用卵蛋白（OVA）致敏的过敏性哮喘小鼠肺泡灌洗液（BALF）进行细胞分类计数分析，ELISA 分析 BALF 及血清中白介素-4(IL-4)含量，以及支气管和血管周围炎性细胞浸润评分，综合研究其平喘作用。结果发现，地龙复方能显著延长小鼠咳嗽潜伏期，减少咳嗽次数，增加支气管黏液分泌量，同时能抑制 BALF 中炎性细胞数增多，减轻小鼠支气管及血管周围的炎性浸润程度，减少 BALF 及血清中炎性因子 IL-4 含量。结论：地龙复方能有效减轻气道炎症，并具有一定的止咳、祛痰和平喘效果。

【药效物质】

麻黄的主要成分为麻黄碱，此外含有少量伪麻黄碱、挥发油、黄酮类化合物、麻黄多糖等。

地龙的主要成分为多种酶类，如纤溶酶、蚓激酶、纤溶酶原激活剂、钙调素结合蛋白，多种微量元素，不饱和脂肪酸，18 种氨基酸，蚯蚓素、琥珀酸、嘌呤、胆甾醇等多种活性成分。其中蚯蚓解热碱具有解热作用，次黄嘌呤具有扩张支气管的作用，此外地龙还具有降压、平喘、镇痛、镇静、抗肿瘤等作用。

麻黄-地龙药对通过抗卡巴胆碱和抗组胺作用机制发挥作用，具有松弛支气管平滑肌、缓解支气管痉挛、抗菌、抗病毒等药理作用，对止咳平喘作用显著。

研究表明，将麻黄与地龙进行单煎合用与合煎的比较，发现：以麻黄碱和伪麻黄碱为指标，合煎优于单煎合用，可能是地龙所含酸性成分有利于麻黄碱的溶出；以总氨基酸为指标，单煎合用优于合煎，可能是因为合煎时麻黄中的碱性成分使地龙微粒表面的蛋白质变性，抑制了地龙中的氨基酸和其他成分的溶出；单煎合用的浸膏得率大于合煎。

参考文献

[1]唐俊江，陈明达，谢长宏，等. 止咳平喘丸的质量控制及临床观察[J]. 内蒙古中医药，2017，36(9)：9.

[2]襄萍，徐朝晖，战光绪，等. 药对麻黄地龙配比及平喘作用机制的研究[J]. 中国中药杂志，2006(3)：236-239.

[3]宋雯舒，刘顺会，陈天宇，等. 地龙复方止咳、祛痰、平喘药效学研究[J]. 亚太传统医药，2015，11(6)：1-5.

[4]褚裏萍，徐朝晖，邱明丰，等．药对麻黄地龙单煎合用与合煎的比较[J]．中成药，2007(5)：777-779.

7. 麻黄、熟地黄

麻黄、熟地黄均为温性之品。麻黄善走表，长于发散，开腠理，通毛窍，为发汗散寒解表之要药；熟地黄善入营血，长于滋补，专门针对津亏液乏，血虚阴虚，气血生化不足等证。麻黄与熟地黄相配伍，既能增温里散寒、表里通治之力，又能达到发汗而不耗散津液，共同发挥解表滋阴的功效。

常见方剂阳和汤等用此药对。

【历代文献】

麻黄、熟地黄配伍出自阳和汤。《外科证治全生集》："鹤膝风、贴骨疽及一切阴疽。"《成方便读》："夫痈疽流注之属于阴寒者，人皆知用温散之法矣。然痰凝血滞之证，若正气充足者，自可运行无阻，所谓邪之所凑，其气必虚，故其所虚之处，即受邪之处。病因于血分者，仍必从血而求之。故以熟地大补阴血之药为君。恐草木无情，力难充足，又以鹿角胶有形精血之属，以资助之。但既虚且寒，又非平补之性可收速效，再以炮姜之温中散寒，能入血分者，引领熟地、鹿胶直入其地，以成其功。白芥子能去皮里膜外之痰，桂枝入营，麻黄达卫，共成解散之勋，以宣熟地、鹿角胶之滞。甘草不特协和诸药，且赖其为九土之精英，百毒遇土则化耳。"《中国医学大辞典》："此方用熟地、姜、桂、鹿角，以为温补之品……且熟地得麻黄，则补血而不腻膈；麻黄得熟地，则通络而不发表。用治诸疽白焰，如日光一照，使寒湿悉解，故有阳和之名。唯半阴半阳之证忌用。"

【临床疗效】

麻黄、熟地黄配伍可用于治疗阴疽、痰核、肾虚寒饮喘咳等。

阳和汤是麻黄-熟地黄药对的代表方，在虚寒型脑梗塞的常规基础治疗上，加用阳和汤，从临床肌力和语言改善及血脂水平评价，观察组总有效率94.11%(33例，阳和汤+基础治疗)明显高于对照组76.47%(33例，基础治疗)，治疗后观察组的血脂水平降低明显优于对照组(P<0.05)。

【药理作用】

调节免疫作用　选取30只 Lewis 大鼠，随机分为正常组、模型组和中药组，每组10只，其中模型组和中药组采用高碘饮食联合猪甲状腺球蛋白皮下注射的方法建立自身免疫性甲状腺炎动物模型。干预8周后采用放免法检测大鼠甲状腺功能及甲状腺球蛋白抗体(TGAb)，采用 ELISA 检测甲状腺过氧化物酶抗体(TPOAb)，HE 染色观察甲状腺组织。结果发现，与模型组大鼠相比，中药组大鼠 TPOAb、TGAb 降低，有统计学意义(P<0.01)；中药组大鼠甲状腺组织切片与模型组相比，淋巴细胞浸润程度及甲状腺滤泡细胞破坏均减少。表明阳和汤可降低自身免疫性甲状腺炎大鼠甲状腺自身抗体，具有调节机体免疫能力的功效。

【药效物质】

麻黄的主要成分为麻黄碱，此外含有少量伪麻黄碱、挥发油、黄酮类化合物、麻黄多糖等。

熟地黄的主要成分与生地黄基本一致，但是含量不同，主要是梓醇、甘露醇、地黄素、桃叶珊瑚苷、益母草苷，以及糖类（葡萄糖、果糖、蔗糖等）、氨基酸和微量元素（铁、锌、锰、铬等）。熟地黄醚溶性物质和醇提物对免疫功能有明显保护、调节作用，对巨噬细胞的吞噬功能有促进作用；酒熟地黄和蒸熟地黄都有明显的降压及减慢心率作用，可改善高血压引起的心肌劳损、左室高压及心肌供血不足；还具有生血、促进凝血、抗溃疡、抗脂质过氧化等作用。

参考文献

[1]吴振成，徐秀云，陈爱君. 阳和汤加减辅助治疗阳虚寒凝型脑梗死33例疗效观察[J]. 山东医药，2010，50(43)：42.

[2]董笑克，邓莉，白颖，等. 阳和汤对自身免疫性甲状腺炎大鼠甲状腺结构及甲状腺自身抗体的影响[J]. 环球中医药，2017，10(6)：555-558.

8. 麻黄、大黄

麻黄、大黄均为通经之品。麻黄善走卫分，长于发散，开腠理、通毛窍，为发汗散寒解表之要药；大黄善荡涤肠胃，长于推陈致新，泻邪热、清热毒，为治疗积滞热秘之要药。麻黄与大黄配伍，既能增发表散寒、宣肺平喘之力，又能表里交治，上下分消，共同发挥解表泻下的功效。

常见方剂黑散、古方大活络丸、防风通圣散等用此药对。

【历代文献】

麻黄、大黄配伍出自黑散。《备急千金要方》："治小儿变蒸中夹时行温病，或非变蒸时而得时行者。"《外台秘要》："崔氏小儿生三十二日一变，六十四日再变兼蒸，九十六日三变，百二十八日四变，又蒸，百六十日五变，百九十二日六变，又蒸，二百二十四日七变，二百五十六日八变，又蒸，二百八十八日九变，三百二十日十变。又蒸，此小变蒸毕也，后六十四日又蒸，蒸后六十四日又一大蒸，蒸后百二十八日又一大蒸……令身热脉乱汗出，目睛不明，微似欲惊，不乳哺，上唇头小白泡起如珠子，耳冷尻亦冷，此其诊也，单变小微，兼蒸小剧，先期四五日便发，发后亦四五日歇，凡蒸平者，五日而衰，远至七日九日而衰……当先服黑散，以发其汗，汗出温粉粉之，热当歇，便就瘥，若犹不都除，乃与紫丸下之。其间节度甚多，恐悠悠不能备行，今略疏其经要者如此。"对于黑散《千金方衍义》有云："于变蒸之中复夹时行邪气，非急为开提中外，何以保全万一？"方中大黄荡涤内结，用麻黄开发表邪，杏仁疏利逆气。盖大黄原有安和五脏之功，麻黄兼有破除百坚之力，杏仁交通中外，乃麻黄汤之变方，守真通圣、双解从此悟出。

【药理作用】

降压作用 将64只SD大鼠随机分为正常对照组和大黄麻黄方组，正常对照组灌胃蒸馏水，大黄麻黄方组灌胃大黄麻黄方药液，均每日2次，每次各10mL，连续4周。分别于最后1次灌胃后的2小时、8小时、14小时、20小时四个时间点每组分别取8只大鼠，检测各个大鼠收缩压，并采用放射免疫分析法测定血浆PRA、AngⅡ和ACE

含量，然后应用最小二乘法进行余弦拟合法，分析并比较两组血压及血浆 PRA、Ang Ⅱ 和 ACE 的时间生物学特征。结果：大黄麻黄方组大鼠服药 4 周后各个时间点收缩压及血浆 PRA、Ang Ⅱ、ACE 水平均低于正常对照组同期（$P<0.05$）。结论：大黄麻黄方可降低血压，同时对维持血压昼夜节律，改善 RASS 系统功能有明显影响。

【药效物质】

麻黄的主要成分为麻黄碱，此外含有少量伪麻黄碱、挥发油、黄酮类化合物、麻黄多糖等。

大黄的主要成分为蒽醌衍生物，以结合型和游离型两种形式存在。其中以结合型蒽醌苷为主，主要是泻下、抗病原微生物、抗肿瘤等作用；少量游离型蒽醌，例如大黄素、大黄酸、芦荟大黄素、大黄酚、大黄素甲醚，具有抗炎、保肝利胆等作用；另含大量鞣质，如没食子酸和 d-儿茶素，具有止血作用；此外大黄对于降血脂和抗溃疡也具有显著的疗效。大黄中的蒽醌衍生物很好吸收，代谢产物最终与葡萄糖醛酸结合，极性增高，易随尿液排出。

参考文献

[1] 马成义. 防风通圣散治疗顽哮 [J]. 河南中医药学刊，2000，15(6)：59.

[2] 于立杰，肖荷妹，李凤丹，等. 大黄麻黄方对大鼠血压及血浆肾素-血管紧张素-醛固酮系统的影响 [J]. 河北中医，2016，38(11)：1683-1687.

9. 桂枝、白芍

桂枝、白芍均为入营分之药。桂枝善温营血，内行则通经络，外行可解散肌腠风寒，横走四肢温通经脉散寒滞。白芍善和营血，专于敛阴，可调理气血，平抑肝阳，养血柔肝，有缓急止痛之功效。桂枝与白芍配伍，针对营弱卫强，体现营卫同治，邪正兼顾，使得汗出有源，散中有收，汗中寓补，共同发挥解肌发表、调和营卫功效。

常见方剂桂枝汤、葛根汤、桂枝茯苓丸、桂枝加附子汤、桂枝麻黄各半汤、桂枝二麻黄一汤等用此药对。

【历代文献】

桂枝、白芍配伍出自桂枝汤。《伤寒论·辨太阳病脉证并治》："太阳中风，阳浮而阴弱，阳浮者热自发，阴弱者汗自出。啬啬恶寒，淅淅恶风，翕翕发热，鼻鸣干呕者，桂枝汤主之。""太阳病，头痛，发热，汗出，恶风者，桂枝汤主之。"《医宗金鉴》："名曰桂枝汤者，君以桂枝也。桂枝辛温，辛能发散，温能通阳；芍药酸寒，酸能收敛，寒走营阴。桂枝君芍药，是于发汗中寓敛汗之旨；芍药臣桂枝，是于营中有调卫之功……以桂芍之相须，姜枣之相得，借甘草之调和，阳表阴里，气卫血营，并行而不悖，是刚柔相济以相和也……此方为仲景群方之冠，乃解肌发汗，调和营卫之第一方也。凡中风、伤寒，脉浮弱，汗自出而表不解者，皆得而主之。"

【临床疗效】

桂枝、白芍配伍可用于治疗风寒表虚证、汗证、痛经、胃脘痛、筋脉挛急疼痛等。桂枝白芍甘草颗粒是桂枝白芍配伍的经典方剂。将 60 例门诊及住院患者给予桂枝白芍甘草颗粒(桂枝 12g，白芍 20g，甘草 6g，木瓜 20g，薏苡仁 30g)治疗，1 次/天。连续治疗 5 天为 1 疗程。观测临床症状、不良反应。结果痊愈 57 例，显效 3 例，无效 0 例，总有效率 100%。桂枝白芍甘草颗粒治疗腓肠肌痉挛疗效显著。

【药理作用】

(1)镇痛作用 采取脐中穴为给药部位，考察赤芍、白芍贴膏剂脐中穴贴敷对二甲苯所致小鼠耳肿胀、醋酸致小鼠扭体反应，以及 ADP 和凝血酶诱导的血小板聚集的影响。结果表明，赤芍贴膏剂组有显著的镇痛和抑制血小板聚集作用($P<0.05$)，白芍贴膏剂组具有显著的镇痛作用($P<0.05$)，散结镇痛胶囊及桂枝茯苓贴膏剂有显著的抗炎、镇痛及抗血小板聚集作用($P<0.05$)，赤芍、白芍贴膏剂组对二甲苯致小鼠耳肿胀和空白组相比虽无显著性差异，但都呈一定作用趋势。可以得出结论，白芍桂枝脐中穴给药具有止痛作用。

(2)抗炎作用 制备大鼠足跖肿胀模型和小鼠耳肿胀模型，通过灌胃方式给予白芍和桂枝配伍前后水煎液，观察白芍与桂枝配伍前后的抗炎作用。结果桂枝、白芍配伍水煎液与阴性对照组比较，能使大鼠鸡蛋清性足跖肿胀率明显减小，对小鼠二甲苯致耳肿胀程度也有抑制作用。可以得出结论，桂枝抗炎作用较弱，白芍和桂枝配伍后，抗炎作用显著增强，两个药物配伍具有协同作用。

【药效物质】

桂枝主要含有挥发油，其中最主要的成分为桂皮醛，占 60%~70%。此外还含有桂皮酸、香豆素、鞣质、黏液质及树脂等。桂皮油能扩张血管，改善血液循环，具有发汗、解热、镇痛的功效；桂皮醛在体外具有抗血小板聚集作用，尚可抗病原微生物、抗炎、抗过敏、镇静、抗惊厥；桂皮酸有利胆作用；桂皮水煎液还具有一定的利尿作用。

白芍主要含有芍药苷、牡丹酚、芍药花苷、芍药内酯、苯甲酸，此外还含挥发油、脂肪油、糖类、黏液质和蛋白质等。白芍有提高免疫功能、镇痛、抑制炎症水肿和增生作用；芍药中的主要成分芍药苷具有较好的解痉作用。

采用 HPLC 法，对"桂枝与白芍"药对不同比例(1∶1、1∶2、5∶3)配伍的 HPLC 指纹图谱采用相似度评价软件分析，并用各药对共有色谱峰面积与单煎相对应色谱峰面积的比值比较分析。确定了 18 个共有峰，通过混合标准品标准色谱图对各样品指纹图谱的各峰进行定性认证。结果表明，编号 3、5、9、10、13、16 号峰分别为没食子酸、原儿茶酸、芍药苷内酯、芍药苷、香豆素、肉桂酸，除没食子酸和原儿茶酸为桂枝、白芍共有外，其余各峰均是各单味药所特有的色谱峰。且桂枝∶白芍为 5∶3 时煎出效果最佳，能有效地为"桂枝与白芍"药对的质量控制和成分鉴别及配伍理论提供依据。

参考文献

[1]余俊奇，刘尚岭.桂枝白芍甘草颗粒治疗腓肠肌痉挛 60 例临床观察[J].实用中医内科杂志，2016，30(11)：21-22.

［2］吴修红，胡妮娜，李宝龙，等．赤芍与白芍脐中穴给药的药理作用比较研究［J］．针灸临床杂志，2014，30（5）：54-56.

［3］陈丽平．白芍配合桂枝抗炎作用分析［J］．中国现代药物应用，2011，5（4）：175-176.

［4］陈永财，钱江辉，王彬辉，等．"桂枝与白芍"药对不同比例配伍的HPLC指纹图谱探讨［J］．中国医药导报，2017，14（13）：29-33，64.

10. 桂枝、甘草

桂枝、甘草均为甘性之品。桂枝善温里阳，专于透达，外行可解散肌腠风寒，内走则温通经脉散寒滞；甘草善和诸药，炙后温性增加，长于调脾胃虚弱，中气不足，食少便溏，气短乏力，为缓急止痛之要药。桂枝与甘草配伍，既能增解表散寒、定悸除烦之力，又能通阳和营，益气血，缓解疼痛，共同发挥解表温里的功效。

常见方剂桂枝甘草汤、麻黄汤、茯苓桂枝甘草汤、小青龙汤、炙甘草汤、葛根汤等用此药对。

【历代文献】

桂枝、甘草两药配伍组成一方，为桂枝甘草汤。《伤寒论·辨太阳病脉证并治》："发汗过多，其人又手自冒心，心下悸，欲得按者，桂枝甘草汤主之。"《伤寒论本义》："此条乃发汗过多之禁也。风伤卫，固不宜汗出如水流漓矣。即寒伤营宜发汗，亦不过汗出表解斯已耳。何必听其大出不止，而致有养虚之变乎。仲师言其人又手自冒心，心下悸欲得按者，形容汗多亡阳之病象也。汗属阴血，卫阳不固出之不已，阴与阳俱虚。此二物者，虽名为二气而实不相离。屈伸往来，岂判然二事哉！学者详之。"《伤寒论原文真义》："此方即从桂枝汤内，抽出桂枝、甘草二味，以桂枝色赤入心，补其心阳，甘草大甘，培其土气，以补偿汗液之损失，又能辛甘化阳，以强标阳之阳气。不用生姜、芍、枣者，以生姜辛散走表，芍、枣和阴胶滞，非心阳内虚者所宜故也。"

【临床疗效】

桂枝、甘草配伍可用于治疗心阳不足之心悸、失眠等。

选取60例冠心病室性早搏患者，随机分为研究组、对照组，每组30例，对照组进行常规冠心病疗法，研究组在常规冠心病疗法基础上服用桂枝甘草龙骨牡蛎加味汤，治疗周期为1个月，比较治疗后两组的临床效果情况；评估治疗后两组的临床指标等。结果发现，研究组治疗后的临床有效率为96.7%（$P<0.05$）；两组治疗后的中医临床症状评分情况均有改善，但研究组优于对照组（$P<0.05$）；研究组治疗后的动态心电图室性早搏总数、S-T段压低数、T波改变数、S-T段压低幅度等临床指标显著优于对照组（$P<0.05$）。可以得出结论，桂枝甘草龙骨牡蛎加味汤疗法可显著改善冠心病室性早搏患者心功能状态，临床效果显著。

【药理作用】

（1）抗血栓作用　将40只SD大鼠随机分为生理盐水组、甘草组、桂枝组、桂枝甘草组，采用动-静脉旁路血栓形成法，测量各组大鼠血栓干湿重，探讨其药效作用及其机制：通过血小板释放功能及对血小板胞浆游离钙浓度影响的实验研究，探讨可能的药效作用机制。结果发现，桂枝甘草水煎液具有显著抑制大鼠体外血栓形成的作用($P<$ 0.05)；桂枝甘草水煎液可降低血小板血栓素 B_2(TXB_2)水平，增加血小板 6-酮-前列腺素 $F1\alpha$(6-Keto-PGF1α)的水平；与生理盐水组、桂枝组及甘草组比较，桂枝甘草水煎液可显著降低大鼠血小板胞浆钙离子浓度($P<0.05$)。可以得出结论，桂枝甘草汤提取物可能是通过改善内皮细胞分泌功能，调节凝血和纤溶系统，起到抑制血栓形成的效果。

(2)抗心律失常作用 通过结扎大鼠冠状动脉左前降支 15 分钟再灌注 1 小时构建大鼠心肌损伤模型，实验过程中监测心电变化，并检测心肌组织 ATP 酶活性及 NO 含量。结果发现，与模型组比较，桂枝甘草汤提取物水组分、醇组分有对抗心肌缺血再灌注损伤所致心律失常的作用，并且可提高大鼠心肌组织 ATP 酶活性和 NO 含量($P<$ 0.01)。可得出结论，桂枝甘草汤有效组分可通过提高 ATP 酶的活性、增加 NO 的含量，减轻缺血再灌注对心肌的损伤。

【药效物质】

桂枝的主要成分为桂皮醛，此外还含有桂皮酸、香豆素、鞣质、黏液质及树脂等。

甘草中主要含有三萜皂苷类和黄酮类及生物碱、多糖等成分。三萜皂苷类主要有甘草酸和甘草次酸，具有雌激素样、肾上腺皮质激素样作用，可增强机体免疫力、解毒、抗肿瘤等；黄酮类主要有甘草素、甘草苷等，具有抗溃疡、解痉、保肝、镇咳、抗炎、抗病毒、抗氧化、降血脂等作用；此外甘草还能抗心律失常等。

研究表明，通过网络药理学分析构建了"成分-靶点-疾病"交互网络图，筛选出桂枝甘草汤的 41 个活性成分和 45 个共同作用的蛋白，37 条通路与心律失常有关，探究了桂枝甘草汤中桂枝和甘草配伍在心律失常方面的作用机制，进一步通过文献调研，发现相关度较高的预测通路均得到实验证实，如 TNF 信号通路、MAPK 信号通路、Toll 样受体和 PI3K-Akt 信号通路等，揭示了桂枝甘草汤中桂枝和甘草配伍在心律失常方面的多维调控作用。

参考文献

[1]张宇云，陈小紫．桂枝甘草龙骨牡蛎加味汤治疗冠心病室性早搏 30 例临床观察[J]．世界中医药，2016，11(9)：1703-1706.

[2]罗丹冬，张会平，王沛坚，等．桂枝甘草汤提取物抗血栓形成的药效及机理的初步研究[J]．新中医，2010，42(7)：109-111+7.

[3]李冀，赵伟国，李胜志，等．桂枝甘草汤提取物组分对大鼠心肌缺血再灌注心律失常的影响[J]．时珍国医国药，2009，20(8)：2052-2054.

[4]郝俊杰，王涛．基于网络药理学的桂枝甘草汤治疗心律失常的作用机制研究[J]．大理大学学报，2017，2(10)：1-4.

11. 生姜、干姜

生姜、干姜均具辛温之性。生姜善温卫分，长于发散，开腠理、降浊逆，为呕家之圣药；干姜善温营血，专达下焦，可温脾胃虚冷，内走可温通经脉散寒滞。生姜与干姜相须为用，既能增发散解表、温脾散寒之力，又能通阳降逆，共同发挥解表温里的功效。

常见方剂生姜泻心汤、厚朴温中汤、回阳救急汤等用此药对。

【历代文献】

生姜、干姜配伍出自生姜泻心汤。《伤寒论·辨太阳病脉证并治》："伤寒，汗出解之后，胃中不和，心下痞硬，干噫食臭，胁下有水气，腹中雷鸣，下利者，属生姜泻心汤。"《胡希恕讲伤寒杂病论》："伤寒当发汗，汗出表证已解，但病人素有胃病，平日不显，于表邪祛除后胃部症状表现出来……本方为半夏泻心汤减干姜用量而加一味生姜以健胃止其噫逆，临床上见干噫食臭症状，用半夏泻心汤难以治愈，必加生姜，病方可除，但应注意，服本方后可能出现瞑眩状态而吐利加重，因本方生姜、半夏、干姜均温中祛饮，祛水力强，水饮自胃肠间出入，而作上吐下泻，为欲愈之兆。"《伤寒悬解》："伤寒，汗出解后……胆邪克土，土虚不能制水，水郁胆部，而积于胁下。土败木贼，阴气激宕，腹中雷鸣而病下利。生姜泻心汤，生姜、半夏，降其浊阴，黄芩、黄连，清其心胆，姜、甘、参、枣，温补中气，以转枢轴也。"

【临床疗效】

生姜、干姜配伍可用于治疗痰饮呕吐等。

本组157例，病程最短者2小时，最长者半个月，1天以内97例，2~6天47例，7~14天13例。药物组成：生姜12g，黄芩9g，党参9g，干姜3g，红枣12g，黄连3g，半夏12g，甘草3g(以上为成人剂量，小儿酌减)。每日1剂，水煎，分3次服。疗效评价标准：吐泻止，临床症状消失为显效；恶心呕吐及临床症状减轻，腹泻次数减至1日2~3次为有效；服药5剂以上，仍吐泻，临床症状不减轻或中断服药为无效。治疗结果如下：在157例病例中，显效152例，有效3例，无效2例。服药最少者1剂，最多者5剂，服药3剂以下149例，3剂以上8例。生姜气薄，功主宣散，干姜气厚，功主温中，二药皆性温，都有温中的功效，在加生姜的同时减干姜用量，生姜走而不守、干姜守而不走，生姜与干姜相配，既能宣散水饮，又能温补中州，生姜与半夏相配，有小半夏汤之意，则降逆、化饮、消痞之力更强。

【药理作用】

(1)抗炎、抗氧化作用 大鼠36只随机分为对照组、模型组、治疗组。制备反流性食管炎模型，对照组行伪手术。1周后治疗组予以生姜泻心汤灌胃给药，其余两组予以生理盐水灌胃。术后4周断头处死，对食管做大体评分，并做组织病理学观察；制备食管组织匀浆，测定组织和血中VIP水平，并测定组织中MDA的含量及SOD、GSH-PX的活性。实验结果：生姜泻心汤能显著降低组织及血中VIP水平，降低组织中MDA的含量，提高SOD和GSH-PX的活性，改进食管炎的大体和组织病理评分。生姜泻心汤能降低大鼠反流性食管炎模型VIP水平、提高抗氧化能力，具有防治大鼠反流性食管炎的作用。

(2)降低腹泻指数的作用 采用氧化偶氮甲烷/葡聚糖硫酸钠(AOM/DSS)诱导的雌性结直肠癌小鼠模型，将小鼠随机分为正常组、模型组、生姜泻心汤组。生姜泻心汤组以生姜泻心汤灌胃，正常组和模型组均灌胃等量生理盐水，检测腹泻指数、直肠病理形态，测定β-葡萄糖醛酸苷酶活性、IL-15含有量和UGT1A1表达。实验结果如下：生姜泻心汤组腹泻指数显著低于模型组，这可能与显著抑制β-葡萄糖醛酸苷酶的活性，提高血清IL-15的含有量和UGT1A1的表达有关。由此可见，生姜泻心汤对AOM/DSS诱导的结直肠癌小鼠由伊立替康导致的迟发性腹泻有一定的治疗作用。

【药效物质】

生姜中主要含有挥发油成分，如姜烯、姜醇等数十种，辛辣成分如姜烯醇、姜辣二酮等。

干姜含挥发油主要成分为姜烯，还有姜醇、姜烯酚等，辣味成分有姜辣素、姜烯酮、姜酚等。其温中散寒、回阳通脉功效的药理作用基础主要是加强心肌收缩力、扩张血管、降低血压、抗血栓形成。燥湿消痰功效主要与其抗溃疡、利胆保肝、抗炎、抗过敏、镇痛等药理作用相关。

参考文献

[1]刘雪梅.生姜泻心汤治疗急性胃肠炎157例[J].四川中医，2005(5)：36-37.

[2]高艳青，司银楚，刘晓霓，等.生姜泻心汤防治大鼠反流性食管炎的作用机制探讨[J].北京中医药大学学报，2004(3)：47-49.

[3]彭罡，关焕玉，王小明，等.生姜泻心汤治疗伊立替康导致的结直肠癌小鼠迟发性腹泻[J].中成药，2017，39(3)：475-479.

[4]王建巍.张仲景运用生姜和干姜的规律研究[D].南宁：广西中医药大学，2014.

12. 荆芥、防风

荆芥、防风均具辛温之性。荆芥善入肺肝，外主皮里膜外之风，内能逐瘀，主以通脉，为祛风解表之要药；防风善治一身之风，专行经络，既能祛风散寒，又能除湿止痛，为治风之通剂。荆芥与防风配伍，既能增发表散寒、祛风除湿之力，又能解表和营，缓解全身疼痛，共同发挥散风解表的功效。

常见方剂防风通圣散、荆防败毒散、消风散、荆防达表散、川芎茶调散、防风荆芥汤等用此药对。

【历代文献】

荆芥、防风配伍出自防风通圣散。《黄帝素问宣明论方》："风为病者，或为寒热，或为热中，或为寒中，或为厉风，或为偏枯，或为腰脊强痛，或为耳鸣鼻塞。诸证皆不仁，其病各异，其名不同。经云：风者，善行数变。腠理开则洒然寒，闭则热而闷。"

【临床疗效】

荆芥、防风配伍多用于风寒感冒的治疗。

采用荆芥联合防风治疗风寒感冒，随机选取110例临床风寒感冒患者。药用防风、荆芥各12g，苍耳、大枣各8g，生姜10g。风寒感冒本因寒伤于表，卫阳被郁，肺气失宣所致。采用防风、荆芥祛风解表抑菌；苍耳通鼻窍，祛风止痛，有抑菌作用；生姜散寒。共奏祛风散寒、解表止痛之功。

【药理作用】

抗炎作用　分别用防风水煎剂、荆芥水煎剂、荆芥配伍防风(1∶1)水煎剂进行小鼠腹腔毛细血管通透性的影响试验、巴豆油合剂致鼠耳郭炎症的影响试验、热板法镇痛试验、对离体家兔肠肌的作用试验及毒性试验、解热试验。结果表明，荆芥和防风均有一定的抗炎和解热镇痛作用，均可抑制家兔离体肠肌的收缩。两药配伍使用，出现显著的协同作用，在镇痛和抑制家兔离体肠肌方面亦有一定的加和作用。另外毒性试验表明此两味药物临床使用安全。

【药效物质】

荆芥的主要成分是右旋薄荷酮、消旋薄荷酮、胡椒酮及少量右旋柠檬烯，尚含荆芥苷、荆芥醇、黄酮类化合物等。荆芥内酯类提取物可明显提高汗腺泡上皮细胞的空泡发生率、数密度和面密度；挥发油有直接松弛豚鼠气管平滑肌、降低大鼠肛温、镇静及局部止痒作用；荆芥提取物还具有镇痛、抗病毒等作用。

防风的主要成分为挥发油、甘露醇、β-谷甾醇、有机酸及糖类等。挥发油可以松弛支气管平滑肌、平喘；防风还具有降血压、降低血小板黏附力、溶栓等作用。

为了定性、定量分析药对荆芥-防风、单味药荆芥和防风的挥发油成分，采用气相色谱-质谱(GC-MS)联用技术测定挥发油成分，利用化学计量学解析法分辨色谱重叠峰，通过质谱库进行定性，用总体积积分法进行定量。结果发现荆芥-防风、荆芥和防风挥发油分别得到65、51、36个定性结果，占总含量的82.36%、86.71%和89.15%，所以发现荆芥-防风挥发油成分数目大致是单味药荆芥和防风的总和，但主要来自荆芥。

参考文献

[1]艾人莹，罗君贤.防风荆芥汤治疗风寒感冒110例疗效观察[J].湖北中医杂志，1991(5)：20.

[2]葛卫红.荆芥、防风挥发油抗炎作用的实验研究[J].成都中医药大学学报，2003(1)：55-57.

[3]李晓如，邹桥，周涛，等.药对荆芥-防风挥发油成分的分析[J].中国药学杂志，2008(18)：1373-1376.

13. 菊花、枸杞子

菊花、枸杞子均归肺、肝、肾三经。菊花善疏风热，长于平肝阳，清热解毒，为温病初起，风热感冒之要药；枸杞子善滋肝肾之阴，专于滋补，为平补肾精肝血之常用药。菊花与枸杞子配伍，既能增解表益精、滋阴平肝之力，又能清热明目，缓解目赤肿痛，共同发挥解表滋阴的功效。

常见方剂杞菊地黄丸、菊睛丸、杞菊丸等用此药对。

【历代文献】

菊花、枸杞子配伍出自杞菊地黄丸。《医级》："滋肾养肝。治肝肾阴虚，头晕目眩，视物不清，眼珠涩痛，怕物羞明，迎风流泪。"《常用中药药对分析与应用》："枸杞子甘寒性润,色赤入走血分,善补肾益精,养肝明目。"《本草经疏》:"枸杞子,润而滋补,兼能退热,而专于补肾、润肺、生津、益气,为肝肾真阴不足、劳乏内热补益之要药。"《本草纲目》:"菊花,昔人谓其能除风热,益肝补阴,盖不知其尤多能益金、水二脏也,补水所以制火,益金所以平木,平木则风息,火降则热除,用治诸风头痛,其旨深微。"《本草经百种录》:"凡芳香之物,皆能治头目肌表之疾。但香则无不辛燥者,唯菊不甚燥烈。"二药相使为用,滋肾养肝、清热明目之力增强。

【临床疗效】

菊花、枸杞子配伍可用于治疗干眼症。

采用杞菊地黄丸治疗干眼症,选取 120 例干眼症患者,随机分为杞菊地黄丸组和人工泪液组,各 60 例。干眼症症状:眼干涩,异物感,视物疲劳,畏光感等。相比其他治疗干眼症的西药来说,杞菊地黄丸可以明显提高泪液的质量,有极少的副作用,是干眼症患者的绝佳选择,有利于将中药纳入干眼症的治疗中来。

【药理作用】

保肝肾作用 利用 ip 链脲佐菌素建立大鼠糖尿病模型。将 32 只 SD 大鼠随机分为正常组,模型组,杞菊地黄丸高低剂量组(2g/kg,1g/kg),每组 8 只。确认造模成功(72 小时)后开始进行药物干预,1 次/天,连续给药 14 天。测定实验大鼠的血糖、24 小时尿蛋白、肾系数、血尿素氮(BUN)、血肌酐(SCr)、超氧化物歧化酶(SOD)、丙二醛(MDA)。结果:杞菊地黄丸能够明显改善糖尿病大鼠的症状,可降低大鼠的血糖,减少 24 小时尿蛋白、SCr、BUN,增强肾组织中 SOD 活性,降低肾组织中 MDA 含量,杞菊地黄丸高剂量组与模型组比较有显著性差异($P<0.01$)。杞菊地黄丸能缓解糖尿病大鼠肾组织氧化应激状态,从而减轻糖尿病所引起的肾脏损伤。

【药效物质】

菊花的主要成分为挥发油(如樟脑、龙脑等)、黄酮类(如木犀草素、刺槐素、大波斯菊苷等),尚含胆碱、腺嘌呤、维生素、氨基酸、微量物质。菊花挥发油具有良好的抑菌作用,此外还具有抗肿瘤作用;菊花中的三萜类化合物具有解热、抗炎作用;菊花提取物能够降血脂、清除自由基、抗氧化、促凝血;菊花还具有抑菌、抗病毒等作用。

枸杞子的主要成分为甜菜碱、多糖、亚油酸、氨基酸和微量元素等。菊花中的苷类成分有降压、镇静等作用;菊花水提液具有扩张冠脉、减轻心肌缺血等作用;菊花还可以抑制多种细菌。

参考文献

[1]林秋霞,韦企平.杞菊地黄丸治疗干眼症的临床研究[J].中国中医眼科杂志,2012,22(3):172-175.

[2]陈宇,李华.杞菊地黄丸对糖尿病大鼠肾脏的保护作用[J].中国实验方剂学杂志,2011,17(19):251-253.

14. 蝉蜕、胖大海

蝉蜕、胖大海均具甘寒之性。蝉蜕善疏肺经风热，长于宣肺利咽，透疹止痒，息风止痉，为清热利咽之要药；胖大海善清宣肺气，专于化痰利咽，并能润肠通便，清热泻火。蝉蜕与胖大海配伍，既能增宣肺利咽、清热祛邪之力，又能缓解目赤肿痛之功，共同发挥解表利咽的功效。

常见方剂清肺开音汤等用此药对。

【历代文献】

蝉蜕、胖大海配伍出自清肺开音汤。《中医实践经验录》："外感风热、咳嗽、音哑，或小儿麻疹肺气未清。"《实用对药》："蝉蜕轻清升散，能宣肺散风热，开音利咽喉；胖大海质轻宣散，清肺开气治喑。二药合用，散风热开音最效。蝉蜕配胖大海为喉科常用对药，凡属外感风热，或温病初起而兼有咽痛、音哑者尤为适宜。对风热郁肺，肺气失宣，咽痛音哑，病情轻者，单用本对药煎服代茶频饮，有良好作用。若与桔梗、生甘草、射干等同用，效果颇佳。本对药适当加味可用于风热咳嗽，咽喉不爽等症。甲状腺切除术后咳嗽喉痒可用本对药配伍黄芪、杏仁、柏子仁、冬瓜仁、麻黄、山栀、桔梗、玉蝴蝶使用。"

【临床疗效】

蝉蜕、胖大海配伍多用于支气管炎、咽喉炎、扁桃体炎等。

金嗓清音丸(金嗓灵)是由中药桑叶、菊花、金银花、连翘、杏仁、前胡、胖大海、蝉蜕等多味中药提炼加工而成的，具有祛风止痒、清热滋阴、利湿化痰之功效，兼有抗炎、抑菌、镇痛作用，主治慢性喉炎，包括声带黏膜增厚、声带小结、声带息肉等。随机选择在门诊就诊的慢性喉炎病例90例。病程最短3个月，最长20年。分为2组：金嗓灵组60例，对照组30例。金嗓灵组服用金嗓清音丸(金嗓灵)，15岁以上患者每次服90~120粒，12~15岁每次60粒；12岁以下按体重(kg)酌减，均每日2次，连续服用1个月。服药期间及停药后随时复查喉部情况，观察疗效。阳性对照组服用某制药厂生产的主治咽喉疾病的药物清音丸。按照药盒说明书服用，连续服用1个月，并随时复诊观察疗效。金嗓清音丸组服药前后症状表明金嗓清音丸组的疗效明显优于对照组，尤其以声带小结及声带息肉患者有效率较高，在观察期间，金嗓清音丸组、对照组均未发现任何副作用。

【药理作用】

(1)平喘作用　分别以1g/mL、5g/mL、10g/mL三种不同浓度的蝉蜕提取物(CPE)作用于离体豚鼠气管环，观察气管环平滑肌张力的变化；同时观察中剂量蝉蜕提取物对磷酸组胺(His)和乙酰甲胆碱(Ach)诱发豚鼠支气管平滑肌收缩反应的影响。实验结果表明，蝉蜕的平喘作用机制并非通过直接舒张支气管平滑肌发挥作用，可能是通过神经-体液-免疫系统的整体调节作用实现的。

(2)镇痛作用　取体重21~25g小鼠47只，雌雄兼用，随机均匀分成4组，每组10~15只。其中2组为给药组，分别按3.4mL/kg与6.89mL/kg灌服复方胖大海制剂，一组灌胃0.029mL/kg盐酸吗啡做阳性对照，另一组灌服同体积蒸馏水(20mL/kg)做空白对照。各组于给药后1小时，灌胃0.7%冰醋酸溶液0.1mL/kg，随即观察10分钟内的扭体次数。实验结果表明，小鼠灌服 3.4mL/kg 与 6.89mL/kg 复方胖大海制剂，均能明显减少醋酸诱发扭体反应次数（分别为 $P<0.05$、$P<0.01$）。扭体反应抑制率均大于 50%，表明该制剂具有一定的镇痛作用。

【药效物质】

蝉蜕中含有大量的氨基酸类成分，相对含量以丙氨酸、脯氨酸和天冬氨酸等最高；蝉蜕中还含有大量蛋白质、甲壳素、可溶性钙及 24 种微量元素，铝的含量最高，其次是钙、铁、锌、锰。众所周知，微量元素中磷和镁对中枢神经系统有着重要的调节作用。因此，蝉蜕药理研究所表现出的镇静、抗惊厥作用可能与其所含的氨基酸和多种微量元素有关。

胖大海含丰富的水溶性多糖，种皮含戊聚糖及黏液质。黏液质属果胶酸类，主要由半乳糖醛酸、阿拉伯糖、鼠李糖、半乳糖乙酸、钙、镁和活性成分胖大海素（苹婆素）组成。

参考文献

[1]张耀利，宋俊智，王保和，等. 金嗓清音丸治疗慢性喉炎 60 例疗效观察[J]. 山东医药工业，2001，20(3)：37.

[2]徐树楠，王永梅，侯仙明，等. 蝉蜕对豚鼠离体气管环的作用研究[J]. 中药药理与临床，2008(2)：41-42.

[3]周长坚，林键，许凌枚，等. 复方胖大海的药理研究[J]. 福建中医学院学报，1994(3)：30-33.

[4]杨璐，李国玉，王金辉，等. 蝉蜕化学成分和药理作用的研究现状[J]. 农垦医学，2011，33(2)：184-186.

[5]李娜，高昂，巩江，等. 胖大海药学研究概况[J]. 安徽农业科学，2011，39(16)：9609-9610.

15. 葛根、黄连

葛根、黄连均为清热之品。葛根善走阳明，长于清热，起阴气，通津液，为解肌升阳之要药；黄连善入少阴，专于清热，可解高热烦躁不安，神昏谵语，膈间热痰。葛根与黄连配伍，既能增解肌升津、清热泻火之力，又能祛湿止泻，缓解下利不止，共同发挥解肌清热的功效。

常见方剂葛根芩连汤、黄连葛根汤等用此药对。

【药理作用】

降血糖作用 通过腹腔注射脲佐菌素(STZ)缓冲溶液，诱导大鼠 2 型糖尿病动物模型。进行药物干预后，测定大鼠的空腹血糖(FBG)、血清胆固醇(TC)、甘油三酯(TG)和血清胰岛素(INS)的含量，并观察药物对大鼠胰腺组织的影响。结果显示：葛根黄连有效组分配伍后，能明显增加 INS 的含量，降低模型大鼠的 FBG 含量，有效增加模型大鼠机体胰岛素的敏感性，改善胰岛素抵抗；同时，药物能明显降低模型动物血清 TC 和 TG 的含量；胰腺组织病理 HE 染色观察显示，葛根黄连有效组分能在一定程度上改善大鼠胰腺组织的损伤，改善腺泡及胰岛的萎缩程度，增加胰腺中胰岛的数量。可以得出结论，葛根黄连有效组分配伍具有确切的调节糖代谢、脂质代谢的作用，能改善胰岛素抵抗，有效保护胰岛 β 细胞。

【药效物质】

葛根主要成分为黄酮类物质如大豆苷、大豆苷元、葛根素、葛根醇、葛根藤素及异黄酮苷和淀粉等。葛根能扩张冠脉血管和脑血管，增加冠脉血流量和脑血流量，有明显降压作用；葛根素能抑制血小板聚集，有 β-受体阻滞剂作用；葛根提取物尚有明显的解热作用，并有轻微降血糖作用。

黄连的主要成分为小檗碱（黄连素）、黄连碱、甲基黄连碱、掌叶防己碱、非洲防己碱、吐根碱等多种生物碱，尚含黄柏酮、黄柏内酯等。黄连所含小檗碱小剂量时能兴奋心脏，增强其收缩；黄连及其生物碱成分有抑制血小板聚集和较强的降血糖作用；黄连提取物具有解热、抗菌、提高机体非特异性免疫功能、抗溃疡等作用；黄连还具有利胆、抑制胃液分泌、抗溃疡、抗腹泻、抗急性炎症、抗癌、抑制组织代谢等作用。

采用灌胃方式比较葛根异黄酮组、黄连总生物碱组和葛根异黄酮黄连总生物碱配比组降糖作用及 HPLC 梯度洗脱方法对比葛根异黄酮和黄连总生物碱配比与含药血清化学成分的差异。结果：葛根异黄酮与黄连总生物碱单用及合用均能明显降低四氧嘧啶致高血糖大鼠血糖，改善血清甘油三酯（TG）和胆固醇（TC）、高密度脂蛋白胆固醇（HDL-C）、低密度脂蛋白胆固醇（LDL-C），葛根异黄酮黄连总生物碱配比组优于葛根异黄酮组和黄连总生物碱组；葛根异黄酮黄连总生物碱配比组血清中有 12 个成分来源于原配比组，包括有葛根素、大豆苷、黄连碱、药根碱、巴马汀和小檗碱，有 22 个成分来源于代谢产物，其中 6 个代谢产物由葛根异黄酮代谢，5 个代谢产物由黄连生物碱代谢，11 个代谢产物来源于葛根异黄酮和黄连总生物碱的相互作用，同时 2 个原配比组中成分未在血清中检出。结论：葛根异黄酮与黄连总生物碱合用降糖效果优于其有效成分单用，原因可能是因为主要有效成分入血后相互作用引起含量变化、新生有效代谢中间体造成的。

参考文献

[1]张梅. 葛根黄芩黄连汤对轮状病毒肠炎患儿临床症状及免疫功能的影响[J]. 现代中西医结合杂志，2016，25(32)：3617-3619.

[2]章雷，顾健，李佳川，等. 葛根黄连有效组分配伍对 STZ 复合高脂大鼠 2 型糖尿病模型的防治作用[J]. 西南民族大学学报(自然科学版)，2016，42(1)：61-66.

[3]王霜，赵兴冉，章雷，等. 葛根黄连有效成分降糖作用对比及其血清化学研究[J]. 中药药理与临床，2015，31(1)：165-168.

16. 柴胡、黄芩

柴胡、黄芩均具苦味，均归肝、胆经。柴胡善通达表里，轻主升散，苦主疏泄，善清表热，为枢转少阳之要药；黄芩善清里热，专于清热燥湿，开达解郁，可解少阳在里之热邪。柴胡与黄芩配伍，既能增和解少阳，舒畅气机之功，又能治肝经郁火，内伤胁痛，共同发挥表里双解的功效。

常见方剂小柴胡汤、柴胡桂枝汤、柴胡桂枝干姜汤、柴胡加龙骨牡蛎汤、大柴胡汤、柴胡加芒硝汤等用此药对。

【临床疗效】

柴胡、黄芩配伍可用于治疗感冒、肝炎等。

选取60例流感病毒引起感冒、发热的患者，随机分成治疗组和对照组，每组30例。对照组患者采用病毒唑进行抗病毒治疗，治疗组在采用病毒唑治疗的基础上，联合柴胡-黄芩配伍进行抗病毒治疗，对两组患者的抗病毒疗效进行统计学分析。经过2周的治疗后，治疗组的总有效率为93.33%，对照组的总有效率为86.67%，两组患者的总有效率和复发率具有显著差异（$P<0.05$）。结果表明柴胡黄芩药对具有较好的抗病毒增效效果，适宜临床应用。

【药理作用】

(1) 保肝作用 通过体外培养 L02 细胞，将柴胡、柴胡和黄芩配伍水提液分别作用于人正常肝细胞及用 CCL_4 损伤后的 L02 细胞。采用 MTT 法测定柴胡、柴胡和黄芩配伍水提液对 L02 细胞增殖的影响；采用免疫组化法测定肝细胞中 NF-κB p65 及 TLR4 蛋白的表达。结果发现，柴胡水提液与柴胡和黄芩配伍水提液对 L02 细胞有促进增殖作用，而且配伍后作用更稳定；CCL_4 损伤后 L02 细胞中 NKFBp65 和 TLR4 蛋白表达增高，柴胡、柴胡和黄芩配伍水提液对肝细胞中的 NKFBp65 和 TLR4 蛋白具有抑制作用。可以得出结论，柴胡和黄芩配伍水提液对 L02 细胞增殖作用更稳定，且柴胡及柴胡和黄芩配伍可以对 CCL_4 引起的肝损伤起保护作用，其机制可能与下调体内 TLR4-NF-κB 信号通路有关。

(2) 解热抗炎作用 采用 2,4-二硝基苯酚和干酵母分别制备大鼠发热模型，混合致炎液制备小鼠耳肿胀模型，分别观察 5 种比例的柴胡和黄芩药液（1：0、1：2、1：12、12：1、0：1）对 2 种大鼠发热模型和小鼠耳肿胀模型的影响。结果：2,4-二硝基苯酚致大鼠发热模型中，与空白组比较，柴胡、黄芩 1：2 组和黄芩组具有明显的解热作用；干酵母致大鼠发热模型中，与空白组比较，柴胡、黄芩配伍 1：1 组、1：2 组具有明显的解热作用；对小鼠耳肿胀度、耳肿胀抑制率的研究表明，黄芩组和柴胡、黄芩 1：2 组抗炎作用较为明显（$P<0.05$）。可以得出结论，不同配伍比例对于解热抗炎作用表现出不同的作用强度，抗炎作用则主要与配伍中所含黄芩的量有关。

【药效物质】

柴胡根主要含 α-菠菜甾醇、豆甾醇、挥发油（柴胡醇、丁香酚、己酸等）及柴胡皂苷（a、b、c、d 四种），另含多糖、生物碱、氨基酸、木脂素、香豆素等。柴胡皂苷主要通过促进肾上腺皮质系统功能发挥抗炎作用，另有降低血浆胆固醇作用；柴胡发挥解热作用的主要部位是柴胡皂苷、皂苷元 A 及挥发油。柴胡具有镇静、镇痛、解热、镇咳等广泛的中枢抑制作用；还有利胆、保肝、兴奋肠平滑肌、抗溃疡、抗病毒、抗辐射及增强免疫力等功效。

黄芩主要含有黄芩苷元、黄芩苷、汉黄芩素、黄芩新素、苯乙酮、棕榈酸、油酸、脯氨酸、苯甲酸、黄芩酶、β-谷甾醇等。黄芩在体外对各类细菌内毒素有不同程度的抑制作用；主要成分黄芩苷、黄芩苷元对过敏性哮喘有缓解作用；黄芩水提物会抑制前列腺素的生物合成；此外还具有解热、降压、镇静、降血脂、抗氧化、抗肿瘤等作用。

连续给药10天给予大鼠柴胡和黄芩不同配伍比例受试药物，测定给药后3小时的胆汁分泌总量。计算胆汁的体质量系数，并测定胆汁中总胆红素、直接胆红素、胆固醇量。结果发现，与空白组比较黄芩组和配伍1:1组胆汁分泌量最多，单独柴胡组没出现明显的胆汁分泌量的增加；与空白组比较黄芩量高的配伍可增加总胆红素、直接胆红素和胆固醇水平，而柴胡量高的配伍上述3项指标的水平降低，柴胡和黄芩1:2配伍组胆固醇水平高于单纯黄芩组。将各给药组综合比较，适当的柴胡和黄芩配伍应用可以增加药物的利胆作用，最佳配伍比例在黄芩和柴胡1:2和1:1之间最优。

采用HPLC指纹图谱进行分析。柴胡、黄芩配伍的主要化学成分，取10批柴胡、黄芩，根据色谱条件依次测定并记录10批柴胡、黄芩配伍的色谱图。结果：共分离出47个特征峰，其中柴胡、黄芩精密度试验中峰面积大于总面积5%的峰有22号、30号、36号和47号峰；10批柴胡、黄芩HPLC指纹图谱中大于总峰面积5%的共有峰面积为22号、30号、36号、47号色谱峰，且10批柴胡、黄芩配伍的药液相似度均大于99%；水煎液中大多数物质归属柴胡，且特征峰出现在45分钟以后，而15~45分钟多集中了黄芩的特征峰；水煎液中主要化学成分为柴胡皂苷a和黄芩苷。

参考文献

[1]黄锦标，梁赋.柴胡黄芩配伍抗病毒增效作用的临床应用[J].成都中医药大学学报，2014，37(2)：92-93.

[2]李小菲，李静，王義雯，等.柴胡、柴胡和黄芩配伍对肝细胞损伤体外作用[J].吉林中医药，2016，36(2)：176-180.

[3]陈慧慧，张敏，虞慧娟，等.柴胡和黄芩配伍解热抗炎作用研究[J].中成药，2011，33(9)：1596-1598.

[4]孙付军，陈慧慧，王春芳，等.柴胡、黄芩药对利胆作用研究[J].中成药，2011，33(8)：1418-1420.

[5]戴培慧，马瑞莲，高佳丽，等.基于HPLC分析柴胡黄芩配伍的主要化学成分研究[J].世界中医药，2017，12(7)：1660-1663.

17. 柴胡、升麻

柴胡、升麻均有升提之性。柴胡善枢转少阳，长于升散，推陈致新，除寒热邪气，为和解表里之要药；升麻善解百毒，专于升提，可解蛊毒邪气，可兼升举脾胃清阳之气。柴胡与升麻配伍，既能增发表清热、宣通郁火之力，又能双解表里，缓解中气下陷，共同发挥解表升清的功效。

常见方剂补中益气汤、普济消毒饮、柴胡升麻汤、麻黄柴胡升麻汤、升陷汤等用此药对。

【历代文献】

柴胡、升麻配伍出自补中益气汤，原方出自《内外伤辨惑论》："气高而喘，身热而烦，其脉洪大而头痛，或渴不止，其皮肤不任风寒而生寒热。"《古今名医方论》："……胃中清气下沉，用升麻、柴胡气之轻而味之薄者，引胃气以上腾，复其本位，便能升浮以行生长之令矣。"《医门法律》："东垣所论饮食劳倦，内伤元气，则胃脘之阳不能升举……方中佐以柴胡、升麻二味，一从左旋，一从右旋，旋转于胃之左右，升举其上焦所陷之气，非自腹中而升举之也。其清气下入腹中，久为飧泄，并可多用升、柴，从腹中而升举之矣。"

【药理作用】

（1）**促胃肠动力作用**　将 60 只 SD 大鼠随机分为正常对照组、模型组、莫沙必利组、补中益气汤组、补中益气汤去升柴组和升柴组，除对照组剩余各组大鼠复制脾虚胃肠动力障碍模型，后分别灌胃给予相应药物治疗 2 周，给药结束后获取标本测定胃肠推进率和血浆 Ghrelin、NO、VIP 的含量。结果表明，与模型组相比，莫沙比利组、补中益气汤组和升麻柴胡组的胃排空率显著升高（$P<0.05$），推进率也明显升高（$P<0.05$），去升柴组胃排空率和小肠推进率与模型组相比无显著性差异（$P>0.05$），莫沙必利组、补中益气汤组和升麻柴胡组 Ghrelin 相比模型组有显著升高（$P<0.05$），莫沙必利组、补中益气汤组和去升柴组 NO 相比模型组有极显著降低（$P<0.01$），莫沙必利组、补中益气汤组和去升柴组 VIP 相比模型组有显著降低（$P<0.05$）。通过实验证实，脾虚胃肠动力障碍模型大鼠的胃排空亢进和小肠推进率下降，血浆 Ghrelin 下降，NO 和 VIP 含量明显升高；补中益气汤具有促胃肠动力作用；单纯升麻柴胡配伍对部分指标有改善作用，说明升麻柴胡配伍为补中益气汤的"要药"。

（2）**改善生殖机能作用**　将 18~20 日龄昆明种雌性小鼠随机分为生理盐水组、戊酸雌二醇组及升麻柴胡复方水提物高、中、低剂量组。称取小鼠子宫、卵巢组织湿重，并做血清 E_2 含量测定。结果发现，升麻柴胡复方水提物能提高幼龄小鼠阴道开口率（$P<0.05$），并且高、中剂量组能显著提高幼龄小鼠子宫、卵巢组织湿重指数（$P<0.01$）。可得出结论，升麻柴胡复方水提物能促进幼龄雌性小鼠性成熟，具有改善生殖机能的作用。

【药效物质】

柴胡的主要成分为柴胡皂苷、甾醇、挥发油，尚含多糖、生物碱、氨基酸等。柴胡总皂苷和柴胡挥发油均有抗炎、解热、镇静镇痛的作用，柴胡多糖具有抗细菌病毒、促进免疫功能的作用，此外还具有镇咳、抗癫痫、抗肿瘤的作用。

升麻的主要成分为升麻碱、水杨酸、咖啡酸、阿魏酸、齿阿米素、齿阿米醇、鞣质等。升麻中的阿魏酸就有解热、镇痛、抗炎作用；齿阿米素、齿阿米醇有明显的解痉作用；升麻还具有抗惊厥、降血压等作用。

参考文献

[1]毕建璐，陈洁瑜，程静茹，等．补中益气丸干预气虚质的临床观察[J]．云南中医

学院学报，2016，39(6)：62-65.

[2]李强，郭蕾，陈少丽，等．补中益气汤"要药"配伍对脾虚大鼠胃肠推进及血浆Ghrelin、NO 和 VIP 含量的影响[J]．中华中医药学刊，2017，35(2)：390-394.

[3]罗娜，唐怡．升麻柴胡复方对幼龄雌性小鼠性成熟的影响[J]．中药与临床，2016，7(3)：50-52.

18. 柴胡、白芍

柴胡、白芍均为入肝胆之品。柴胡善通表里，长于升提，开郁热、散表邪，为枢转少阳之要药；白芍善和营血，专于敛阴，可调理气血，平抑肝阳，养血柔肝，有缓急止痛之功效。柴胡与白芍配伍，既能增解表敛阴、缓解腹痛之力，又能疏肝解郁，调畅气机，共同发挥解表和营的功效。

常见方剂四逆散、柴胡桂枝汤、大柴胡汤、逍遥散、柴胡疏肝散等用此药对。

【临床疗效】

柴胡、白芍配伍可用于治疗肝胆气郁、肝脾不和之肝炎、胆囊炎、胃炎、结肠炎、乳腺炎、更年期综合征及精神抑郁等。

选取溃疡性结肠炎患者 56 例，随机分为对照组和观察组，对照组采用常规西药治疗，观察组采用柴胡芍药汤为主方辨证加减治疗，比较两组疗效。结果观察组治疗总有效率、治疗后症状积分、1 年内复发率均优于对照组($P<0.05$)。发现柴胡芍药为主方辨证加减治疗溃疡性结肠炎疗效显著。

【药理作用】

(1)抗抑郁作用　采用 CUMS 方法构建大鼠模型，通过糖水偏爱率和摄食量实验评价。将造模成功的 SD 大鼠随机分成柴胡-白芍药对组、氟西汀阳性药组、模型组、空白组。末次给药后，眼眶取血收集血清样品。样品通过 UPLC-MS 分析，采集数据用 Masslynxv4.1 进行 PCA 分析。结果发现给予氟西汀或者药对后，与空白组对比，代谢物组发生变化并具有回调作用($P<0.05$)，推测潜在的标志物可能是上述内源性代谢物。可以得出结论，柴胡-白芍药对可能通过调控氧化应激、脂类代谢、氨基酸代谢来实现抗抑郁作用。

(2)保肝作用　将 72 只昆明小鼠随机分空白组、模型组、小柴胡汤组、当归芍药散组、小柴胡汤合当归芍药散(柴归汤)组和阳性药(联苯双脂合甘草酸二铵)组。除空白组外，其余各组采用刀豆蛋白 A 尾静脉注射制造免疫性肝损伤模型，采取相应治疗手段治疗一周。结果与模型组比较，小柴胡汤组可降低 ALT 和 AST 水平，减少 IL-1，降低 MDA 含量，显著降低 Bcl-2 蛋白表达($P<0.05$)；当归芍药散组可降低 ALT 水平，降低血清中 TNF-α、IL-1 和 IL-6 炎症因子含量，并降低 Bcl-2 蛋白含量($P<0.05$)；小柴胡汤合当归芍药散对上述指标均有显著保护作用，对各指标改善优于单方，且能显著改善血清 CD4$^+$/CD8$^+$ 比值($P<0.05$)。可以得出结论，小柴胡汤和当归芍药散均能够保护刀豆蛋白 A 所致免疫性肝损伤，两方合用优于单方，其机制与提高抗氧化、抗凋亡能力及调节免疫失调等多方面作用有关。

【药效物质】

柴胡的主要成分为柴胡皂苷、甾醇、挥发油，尚含多糖、生物碱、氨基酸等。

白芍主要含有芍药苷、牡丹酚、芍药花苷、芍药内酯、苯甲酸，此外还含挥发油、脂肪油、糖类、黏液质和蛋白质等。白芍有提高免疫功能、镇痛、抑制炎症水肿和增生作用；芍药中的主要成分芍药苷具有较好的解痉作用。

研究发现，利用正相硅胶柱色谱、反相柱色谱法进行分离纯化，通过理化常数测定和波谱技术鉴定柴胡、白芍药对中的化合物结构。结果分离得到 13 个化合物，分离度良好，分别鉴定为白芍苷、邻苯二甲酸二丁酯、没食子酸乙酯、柴胡皂苷 b2、香叶醇-β-D-葡萄糖苷、5-methyl-2-（1-methylethyl）phenylβ-D-glucopyranoside、芍药苷、柴胡皂苷 d、柴胡皂苷 a、山奈酚、马钱苷、3β，1β，29-三羟基齐墩果烷-12-烯-3-O-β-D-葡萄糖苷和旱莲苷Ⅰ。

参考文献

[1]张伟晶. 柴胡芍药汤为主方辨证加减治疗溃疡性结肠炎的效果观察[J]. 中国医药指南，2016，14(2)：183.

[2]宋伍，魏琳，刘智，等. 小柴胡汤和当归芍药散单方及合用对免疫性肝损伤的保护作用[J]. 上海中医药杂志，2017，51(6)：88-92.

[3]张洪财，王文姝，陈雁雁，等. 柴胡白芍药对化学成分研究[J]. 辽宁中医药大学学报，2018，20(2)：52-55.

19. 辛夷、苍耳子

辛夷、苍耳子均具苦温之性。辛夷善治咳逆，头痛脑动，百节拘挛，风湿痹痛，为散寒解表、通鼻窍之要药；苍耳子善治风寒头痛，风湿周痹，四肢拘痛，恶肉死肌，为治疗风湿痹证之妙药。辛夷与苍耳子配伍，既能增发散风寒、宣肺通鼻窍之力，又能祛湿止痛，缓解四肢挛痹，共同发挥解表通窍的功效。

常见方剂苍耳子散、辛夷散等用此药对。

【临床疗效】

辛夷、苍耳子配伍可用于治疗鼻炎、鼻窦炎等。

将 78 例难治性鼻窦炎患者分成治疗组与对照组，每组各 39 例。术后 6 个月开始针对患者不同症型，治疗组以"苍耳子散"为基本方制成中药口服，对照组仅以生理盐水冲洗鼻腔。结果观察组鼻部各症状恢复良好且总有效率明显高于对照组（$P<0.05$）。可以发现鼻内镜手术联合中药"苍耳子散"应用可明显改善 RCRS 患者鼻部不适症状，提高鼻内镜术后疗效。

【药理作用】

抗炎作用　取 40 只豚鼠，雌雄各半，随机分为 5 组，其中一组做正常对照，其余四组(模型组、博科鼻炎组、复方辛夷小剂量组、复方辛夷大剂量组)以 2,4-二异氰酸甲苯酯(TDL)滴鼻致敏制备豚鼠过敏性鼻炎模型。结果表明，复方辛夷滴鼻液能有效对抗豚鼠过敏性鼻炎所产生的鼻痒、喷嚏、流涕的症状。

【药效物质】

辛夷的主要成分为丁香油酚、桂皮醛、桉油精、枸橼醛、对烯丙基甲醚等。辛夷油具有良好的抗炎作用；还可抑制真菌生长，对较多病原微生物和细菌病原体都有不同程度的抑制；并且能通过扩张微血管改善局部血液循环。

苍耳子的主要成分是苍耳苷、脂肪油、生物碱、苍耳醇、蛋白质和维生素C。苍耳子对球菌具有显著的抑制作用；此外还含有一定的抗炎镇痛作用，可抑制胃溃疡的形成。

采用TLC法鉴别辛夷、苍耳子、金银花，采用HPLC法测定辛夷中木兰脂素的含量。薄层色谱鉴别的3种供试品色谱中，在与对照品或对照药材色谱相应的位置上均能显示相同颜色的斑点，可准确进行定性、定量检测，有效控制制剂的质量。

参考文献

[1]侯小兵，夏晶晶，王君，等.难治性鼻窦炎鼻内镜手术联合中药"苍耳子散"应用78例疗效观察[J].中国中西医结合耳鼻咽喉科杂志，2017，25(2)：150-152.

[2]赵文斌，郭兆刚，张立群，等.复方辛夷滴鼻液主要药效学初步研究[J].中国实验方剂学杂志，2002(4)：44-45.

[3]刘晋华，尤光甫，李玉萍，等.鼻炎口服液检测方法的研究[J].中国药事，2007(9)：749-751.

20. 葱白、豆豉

葱白、豆豉均为入肺胃之品。葱白善辛散温通，长于通阳，温散寒凝，为畅通内外，通阳回厥之要药；豆豉善疏表邪，专于散邪热，可解风热感冒，温病初起，治疗邪热内郁胸中，为心中懊恼、烦热不眠之要药。葱白与豆豉配伍，既能增发表散邪、温通内外之力，又能针对风热感冒初期，缓解头痛、鼻塞等症状，共同发挥解表清热的功效。

常见方剂加减葳蕤汤、香苏葱豉汤、七味葱白汤、葱豉桔梗汤、新加木贼汤、葱白七味饮、葱豉荷米煎等用此药对。

【历代文献】

葱白、豆豉配伍出自加减葳蕤汤。《中医方剂学》："本方为治阴虚之体，复感外邪之主方。阴虚之体，汗源不充，故用甘平之葳蕤滋阴生津，以充汗源为主；葱白、豆豉疏散风热以解表邪为辅。阴虚感受外邪，易于化热，故用白薇、薄荷以助葱、豉而退虚热为兼制。炙甘草、大枣辅葳蕤益气和营，以扶正祛邪；桔梗宣通肺气，共为引和药。"《汤头歌诀详解》："本方是俞根初根据《千金》葳蕤汤加减而制订的一张滋阴发汗的经验方，对于阴虚体质，阴液亏乏，伏热内遏，风寒外束的阴虚感冒，最是对症良药。方中葳蕤，质润柔滑，功能养阴生津，为补虚清热之品；葱、豉、桔、薄，功能开发肌腠，宣散外邪。同时佐用白薇清泄伏热，草、枣甘润，增强玉竹养阴之力。这样便面面俱到，达到所谓养阴而不留邪，发汗并不伤阴。"

【临床疗效】

葱白、豆豉配伍可用于治疗邪在卫分的外感轻证。

采用香苏葱豉汤治疗早期风寒感冒实有良效，此方是俞根初治疗妊娠妇人伤寒的代表方剂。妇女妊娠早期感受风寒，畏寒、无汗、流清涕为主要特征。方中紫苏叶辛温芳香、发汗解表，又有理气安胎之功；香附理三焦之气，陈皮舒肺脾之气，调和气血，解表散邪；葱白、淡豆豉共奏解表散寒之效；炙甘草和中。香苏葱豉汤是香苏散合葱豉汤变化而来，发汗解表力量适中，方中诸药既可治疗风寒感冒又可理气安胎，实为治疗妊娠早期风寒感冒之良剂。但药轻力小，对表寒重症效果差，应在感寒早期急投此方。

【药理作用】

抗心肌缺血、抗动脉硬化作用　采用结扎冠状动脉制备大鼠急性心肌缺血模型，SD 大鼠随机分为正常对照组、模型组、葱白提取物组和硝酸甘油组，以内源性 H_2S 和心肌组织形态学为观察指标，研究葱白提取物对大鼠急性心肌缺血的改善作用。结果表明：模型组与正常对照组比较，H_2S 的水平明显降低（$P<0.01$）；与模型组比较，各治疗组 H_2S 水平显著升高（$P<0.01$）。可以得出结论，葱白提取物具有良好的抗大鼠冠脉结扎所致的急性心肌缺血作用。另采用大鼠去卵巢的方法建立脂代谢紊乱模型，观察血脂、脂蛋白、脂质过氧化物的变化。结果显示，淡豆豉治疗 12 周后，三酰甘油、氧化低密度脂蛋白和丙二醛明显较去卵巢组降低，高密度脂蛋白、载脂蛋白和超氧化物歧化酶活力明显较去卵巢组升高。表明淡豆豉抗动脉硬化机制与其调节血脂、抗氧化有关。

【药效物质】

葱白的主要成分是蒜素，还含有维生素 B、黏液质、苹果酸等。葱白中的挥发性成分对病原微生物有较强的抑制作用，如痢疾杆菌、结合杆菌、葡萄球菌、链球菌等；挥发油中的辛辣素有发汗、祛痰、利尿的作用；黏液质对皮肤和黏膜都具有保护作用；葱白水提液还可抑制皮肤真菌。

淡豆豉的主要成分是脂肪、蛋白质和多种酶类等。淡豆豉中的酶类有显著抗癌、抗凝血作用；淡豆豉还具有抑制血栓形成和一定的溶栓作用；此外淡豆豉有微弱的发汗作用，且可以健胃、助消化。

参考文献

[1]付晓丽，王东梅．香苏葱豉汤加减治疗妊娠早期风寒感冒验案[J]．山东中医杂志，2010，29(1)：782.

[2]段刚峰，郑琼莉，郝建军，等．葱白提取物对急性心肌缺血大鼠心肌组织硫化氢的影响[J]．时珍国医国药，2017，28(3)：561-563.

[3]王鑫国，葛喜珍，白霞，等．淡豆豉对去卵巢大鼠脂代谢的影响[J]．中药材，2003，26(9)：652-654.

21. 桑叶、菊花

桑叶、菊花均为疏风散热之品。桑叶善疏风热，长于润肺燥，兼能平抑肝阳，为清泄肝热之常用药；菊花善疏散肺经风热，专于清肝热、平肝阳，可解风热感冒初起，亦能清热解毒，治疮痈肿毒。桑叶与菊花配伍，既能增疏散肺热、清热明目之力，又能缓解目赤昏花，共同发挥解表散热的功效。

常见方剂桑菊饮、羚角钩藤汤等用此药对。

【历代文献】

桑叶、菊花配伍出自桑菊饮。《温病条辨》："此辛甘化风、辛凉微苦之方也。盖肺为清虚之脏，微苦则降，辛凉则平，立此方所以避辛温也。今世咸用杏苏散通治四时咳嗽，不知杏苏散辛温，只宜风寒，不宜风温，且有不分表里之弊。此方独取桑叶、菊花者，桑得箕星之精，箕好风，风气通于肝，故桑叶善平肝风；春乃肝令而主风，木旺金衰之候，故抑其有余。桑叶芳香有细毛，横纹最多，故亦走肺络而宣肺气，菊花晚成，芳香味甘，能补金、水二脏，故用之以补其不足。"

【临床疗效】

桑叶、菊花配伍可用于治疗风热型感冒，支气管炎，肝阳上亢之头痛、高血压等。

随机抽取 200 张儿科门诊治疗风热感冒的处方，对其用药种类、用药频率及合理用药情况进行分析、点评。结果处方中使用频率前五位的中药的依次是甘草、太子参、桑叶、菊花、金银花，甘草使用率高达 98.4%，配对中药常为发散风热、发散风寒、清热解毒及止咳化痰的类型，使用次数超过 90 张处方的配对药物是桑叶-菊花，占比 57%，金银花-连翘，占比 47%。可以得出结论，治疗小儿风热感冒临床应多种中药联合使用，以清热解毒、疏风解表、消积止咳为主要治疗原则，桑叶、菊花配伍疗效显著。

【药理作用】

解热作用　将 64 只大鼠随机分为 8 组，除空白组外，模型组、阿司匹林组、桑叶组、菊花组、桑叶-菊花 5∶2 组、桑叶-菊花 2∶1 组、桑叶-菊花 1∶1 组均采用 15% 干酵母混悬液背部皮下注射法制备发热大鼠模型。结果：给药 2 小时后，除桑叶组外各药物组大鼠体温均有明显的降低（$P<0.01$）；给药后 4 小时后除桑叶组、菊花组外各药物组大鼠体温均有明显的降低（$P<0.01$）；与模型组比较，给药组大鼠体内 IL-1β 含量均有明显的降低（$P<0.01$）；与模型组比较，给药组大鼠体内 NO 含量除桑叶组、菊花组均有明显的降低；与模型组比较，给药组大鼠体内 MPO 含量均有明显的降低（$P<0.01$），其中阿司匹林组最为显著，其次为桑叶-菊花 1∶1 组。可以得出结论：桑叶与菊花以及不同配伍比例的中药煎剂在降低大鼠体温及血清中 IL-1β、NO、MPO 的含量方面均具有一定的协同作用，其中发挥解热、抗炎等作用的最佳配伍比例是桑叶∶菊花 1∶1。

【药效物质】

桑叶的主要成分是芸香苷、槲皮素、异槲皮素、东莨菪素，尚含维生素、挥发油、蛋白质、鞣质、糖类、酚类等。桑叶水提液有一定的抗炎、抗应激、抗疲劳、降血脂、抗凝血、抗动脉粥样硬化等作用；桑叶提取物具有抗病原微生物、抗氧化、降血糖、抗肿瘤等作用。

菊花的主要成分为挥发油（如樟脑、龙脑等）、黄酮类（如木犀草素、刺槐素、大波斯菊苷等），尚含胆碱、腺嘌呤、维生素、氨基酸、微量物质。菊花挥发油具有良好的抑菌作用，此外还具有抗肿瘤作用；菊花中的三萜类化合物具有解热、抗炎作用；菊花提取物能够降血脂、清除自由基、抗氧化、促凝血；菊花还具有抑菌、抗病毒等作用。

参考文献

[1]邓义卫，钟邱，余小雁，等.200张治疗小儿风热感冒门诊处方用药分析[J].北方药学，2017，14(6)：166-167.

[2]秦雪娟，马成.桑叶与菊花配伍退热机制实验研究[J].新中医，2013，45(11)：133-135.

22. 桑叶、黑芝麻

桑叶、黑芝麻均为益肝明目之品。桑叶善疏散风热，长于润肺燥，兼能平抑肝阳，为清泄肝热之常用药；黑芝麻善补营血，专于滋养，可治疗精亏血虚，入大肠可治疗老年性肠燥便秘。桑叶与黑芝麻配伍，既能增散热疏表、润燥通便之力，又能明目益精，缓解肝血虚引起的目赤昏花，共同发挥补益肝肾、明目润燥的功效。

常见方剂扶桑至宝丹等用此药对。

【历代文献】

桑叶、黑芝麻配伍出自扶桑至宝丹。《医方集解》："此足少阴、手足阳明药也。桑乃箕星之精，其木利关节、养津液，其叶甘寒，入手足阳明，凉血燥湿而除风；巨胜甘平色黑，益肾补肝，润腑脏，填精髓。夫风湿去，则筋骨强；精髓充，则容颜泽，祛病乌髭，不亦宜乎。"《施今墨对药》："桑叶轻清升散，疏风清热，平肝明目；黑芝麻质润多脂，色黑降下，善入肝肾，润燥乌发，滑肠通便。桑叶以升为主，黑芝麻以降为要。二药参合，一升一降，清上滋下，补益肝肾，滋阴润燥，养血凉血、乌须黑发之力增强。"张璐云："桑叶同黑芝麻蜜丸久服，须发不白，不老延年。"施今墨以黑芝麻为君，佐以桑叶，用于治疗头发、胡须早白，脱发诸证，常收显效。

【临床疗效】

桑叶、黑芝麻配伍可用于治疗眼睛干涩、须发早白、肠燥便秘等。

以桑麻丸为主方，结合患者脏腑病变表现，进行辨证分型加减，共治疗双目干涩患者65例。治疗结果：本组病例最短治疗时间28天，最长治疗时间180天；有效55例，占91.6%；治疗后复发者10例，占16.7%；远期总有效率83.3%。所以桑叶和黑芝麻配伍对眼干涩有显著疗效。

【药理作用】

解热、抗炎作用 通过诱导的氨水小鼠咳嗽模型、小鼠气管酚红排泌模型、磷酸组胺诱发豚鼠哮喘模型、细菌内毒素所致大鼠高热模型、二甲苯所致小鼠耳郭炎性肿胀模型、角叉菜胶致大鼠足肿胀模型、小鼠炭粒廓清能力模型等实验，观察桑麻合剂口服给药对实验动物镇咳平喘、解热、抗炎和免疫功能的作用。结果发现桑麻合剂对氨水所致小鼠咳嗽、磷酸组胺诱发膝鼠哮喘、二甲苯所致小鼠耳郭炎性肿胀、角叉菜胶致大鼠足肿胀有明显抑制作用；对小鼠气管酚红排泌、小鼠单核-巨噬细胞功能有明显促进作用；对细菌内毒素所致大鼠高热有明显解热作用。可见桑叶、黑芝麻配伍具有良好的镇咳平喘、解热、抗炎和增强免疫功能的作用。

【药效物质】

桑叶的主要成分是芸香苷、槲皮素、异槲皮素、东莨菪素，尚含维生素、挥发油、蛋白质、鞣质、糖类、酚类等。

黑芝麻的主要成分是脂肪油、木脂素、芝麻素、芝麻林素、芝麻醇、维生素 E、植物甾醇、卵磷脂等。黑芝麻所含营养成分能补充机体的营养；脂肪油主要有致泻作用；亚油酸能降低血中胆固醇的含量；提取物能降低大鼠血糖，增加肝脏及肌糖原含量；有抑制肾上腺皮质功能、延缓衰老、抗炎等作用。

以总黄酮含量为指标，采用正交设计法，对桑麻合剂的提取纯化工艺进行筛选，优化料液比、提取时间、提取次数；采用单因素筛选法，优化浓缩液的相对密度和药液含醇量。结果优选的水提取工艺条件为加水提取 3 次，料液比 1∶8，提取 1 小时，乙醇沉淀工艺条件为浓缩液相对密度为 1.05～1.10（60℃），药液含醇量为 70%。以黄酮含量为依据，确定了该方法下的桑麻合剂提取效率最高。

参考文献

[1]韦秀菊，王瑞岐．桑麻丸加减治疗眼干燥综合征 30 例[J]．中国民间疗法，1995（2）：18-19.

[2]邱建永．桑麻合剂主要药效学研究[C]．2014 年广东省药师周大会论文集，2014：2.

[3]邱建永，王洛临，李智勇，等．桑麻合剂提取纯化工艺研究[J]．中国医药导报，2012，9（14）：129-130，135.

23. 浮萍、木贼草

浮萍、木贼草均为疏散表热之品。浮萍善疏散风热，长于宣肺发汗，解表透疹，祛风止痒，为发散风邪郁闭之要药；木贼草善疏风热，专于明目退翳，主要用于风热上攻于目，常与清肝明目药相配伍。浮萍与木贼草配伍，既能增疏散风热、祛风解表之力，又能止痒退翳，缓解目赤目翳，共同发挥解表疏风的功效。

常见方剂浮萍草汤等用此药对。

【临床疗效】

浮萍、木贼草配伍可用于治疗慢性肾炎水肿等。

浮萍草汤不是古方，是从多种病例中总结出来的一张效方，它对急、慢性肾炎均有一定疗效。浮萍草汤组成：浮萍草二钱至四钱，木贼草一钱至四钱，赤小豆五钱至八钱，商陆一钱至三钱，海藻三钱至五钱，车前子三钱，海金沙三钱，白茯苓三钱，苍白术各三钱，木通一钱五分，防己三钱，大腹皮四钱，红枣五枚。浮萍草汤治疗肾炎的疗效比较可靠，尤其是消肿力量较强，一般适用于实证，但其中所必须掌握的就是有热无热证和温肾健脾通大便等辨证，不同方法灵活运用，才不会犯实实虚虚之弊。无论年龄大小都可采用，剂量轻重，随症加减。因肾炎浮肿无须他药辅助，若因钩虫、贫血、营养不良等引起的浮肿，除用本方外，尚需寻因论治，否则不能根治。

【药理作用】

抗氧化作用 采用 MTT 比色法筛选紫萍提取物作用于内皮细胞的安全剂量,建立 H_2O_2 对内皮细胞的氧化损伤模型,并研究紫萍提取物的保护作用。采用检测试剂盒方法分析紫萍提取物作用后内皮细胞中超氧化物歧化酶(SOD)、过氧化氢酶(CAT)和谷胱甘肽过氧化物酶(GSH-Px)的活性变化。结果表明,紫萍提取物可有效保护内皮细胞免受氧化损伤。另以木贼草为实验原料,利用超声波提取,超临界 CO_2 萃取技术优化了木贼草中总黄酮的提取工艺参数,进行木贼黄酮的抗氧化实验。结果显示,当木贼总黄酮质量浓度为 140μg/mL 时,DPPH 的清除率可达 61.62%,表明木贼总黄酮对 DPPH 自由基具有比较强的清除作用,木贼黄酮粗提物对 DPPH、HO、O_2 清除能力均呈量效关系,表明木贼黄酮粗提物都有较强的抗氧化能力。

【药效物质】

浮萍主要含黄酮类成分荭草素、异荭草素、木犀草素-7-单糖苷、芹菜素-7-单糖苷、芦丁等;有机酸类成分5-对香豆酰奎宁酸、5-咖啡酰奎宁酸等;还含鞣质及酯类化合物。浮萍具有发散风热、透疹和利尿之功效,临床上主要用于湿疹、水肿、吐血、风热隐疹、口舌生疮等,具有利尿、抗菌、解热和强心的作用。

木贼草主要含黄酮类成分山柰酚、山柰酚-3,7-双葡萄糖苷;有机酸类琥珀酸、延胡索酸、阿魏酸;生物碱类成分犬问荆碱、烟碱;还含挥发油等。木贼草为目疾良药,入血分理瘀血而消肿、止血、解郁,不仅可内服,也可外用。临床常用来治疗风热上扰,或肝热上扰,目赤肿痛,眼生翳膜,大便不利,尿短赤,或尿痛,淋涩不畅,或见面肢浮肿等病。

参考文献

[1]孙秉华."浮萍草汤"治疗急慢性肾炎水肿[J].江苏中医,1962(4):38-39.

[2]彭亮,李知敏.紫萍提取物对过氧化氢诱导内皮细胞氧化损伤的保护作用研究[J].时珍国医国药,2009,20(4):996-998.

[3]易飞.木贼总黄酮的提取及活性研究[D].长春:吉林大学,2014.

[4]凌云,何板作,鲍燕燕,等.浮萍的化学成分研究[J].中草药,1999(2):88-90.

[5]刘桂华.木贼药用举隅[J].新疆中医药,1991(1):59-60,29.

24. 生姜、大枣

生姜、大枣均为温性之品。生姜善散表寒,长于降逆,开腠理、通毛窍,为散寒解表之要药;大枣善温营血,专于滋补,可补充体内不足之阴液,针对营分血寒可温通。生姜与大枣配伍,既能增发表散寒、补血滋阴之力,又能通阳和营,缓解血虚血寒之证,共同发挥解表和营的功效。

常见方剂葛根汤、炙甘草汤、大青龙汤、桂枝麻黄各半汤、桂枝加葛根汤、桂枝加桂汤等用此药对。

【药效物质】

生姜主要含有挥发油成分,如姜烯、姜醇等数十种,辛辣成分如姜烯醇、姜辣二酮等及呋喃大辣牛儿酮、2-哌啶酸及多种氨基酸等。

大枣的主要成分是生物碱、糖类、芸香苷、维生素，以及多种氨基酸等。大枣提取物具有清除自由基、抗脂质过氧化物、镇静、抗肿瘤、保肝等作用，还可以抗变态反应，能够延缓衰老。

参考文献

[1]刘红燕，刘春艳．吴茱萸汤治疗偏头痛32例临床观察[J]．中国中医急症，2006(6)：608，625.

[2]吴燕川，潘学强，龚慕辛，等．吴茱萸汤对虚寒型偏头痛小鼠单胺类神经递质及一氧化氮含量的调控作用[J]．中医学报，2012，27(11)：1438-1442.

[3]边洪荣，潘海宇，黄木土．黄芪桂枝五物汤及单味药材中多糖成分的含量测定[J]．华北煤炭医学院学报，2006(2)：149-150.

25. 葛花、枳椇子

葛花、枳椇子均具甘平之性。葛花善轻清疏表，长于宣散郁热，通上窍去郁滞，为解酒毒、湿浊之要药；枳椇子善解酒毒，专于通利二便，用于水湿停滞所致的水肿，可解饮酒过度，成痨吐血。葛花与枳椇子配伍，既能增轻宣发散、去滞化浊之力，又能解酒醒脾，缓解酒毒引起的郁热，共同发挥解表化湿的功效。

常见方剂加味葛花解醒汤、葛花清脾汤、加减葛花汤、解醒丸等用此药对。

【临床疗效】

葛花、枳椇子配伍可用于治疗急性酒精中毒等。

将133例急性重度酒精中毒患者随机分为对照组(68例)和治疗组(65例)，两组患者均接受常规治疗，同时给予阳性对照组患者纳洛酮治疗，治疗组在对照组基础上加葛花醒酒汤(由葛花、葛根、枳椇子、五味子、茯苓、白术、砂仁组成)口服。比较两组的临床疗效及患者苏醒后临床症状。实验结果：治疗组患者清醒时间、症状缓解时间及出院时间显著早于对照组($P<0.05$)。观察组患者苏醒后头痛、头晕、恶心、呕吐、胸闷、反酸等临床症状发生率显著低于对照组($P<0.05$)。由此可得：葛花醒酒汤联合纳洛酮治疗急性重度酒精中毒具有协同作用，疗效确切。

【药理作用】

解酒保肝作用　采用白酒灌胃建立酒精性肝损伤动物模型，并给予实验动物含生药量3g/kg、6g/kg、12g/kg的葛花、枳椇子2∶1配伍药物，4周、8周、12周服药疗程，通过检测肝脏指数，谷氨酸转氨酶(ALT)、天门冬氨酸氨基转移酶(AST)、总蛋白(TP)、白蛋白(ALB)、碱性磷酸酶(ALP)等血清肝功能相关指标及肝脏病理形态，观察葛花∶枳椇子按2∶1比例配伍防治慢性酒精性肝损伤的作用。实验结果：葛花枳椇子配伍各剂量组给药4周对慢性酒精性肝损伤没有治疗作用。给药8周后配伍各剂量组的ALT均明显降低，与模型组相比有显著性差异($P<0.05$，$P<0.01$)。给药12周后，配伍各剂量组AST明显下降，配伍低、高剂量组ALT下降，配伍低剂量组TP升高，配伍不同剂量组ALB升高，与模型组相比有显著性差异($P<0.05$，$P<0.01$)；肝脏病

理形态的变化也与肝功能指标相一致。由此可见，葛花枳椇子配伍各剂量组在给药8周和12周显示出一定的解酒保肝作用，而且随着治疗时间的延长，可以不同程度地改善相关指标，其中低剂量组较中、高剂量组效果好。

【药效物质】

葛花含黄酮及其苷，内酯、香豆素及其苷，甾体萜类，糖等成分，可能含皂苷、强心苷、氨基酸、多肽、蛋白质、挥发油等，不含蒽醌及其苷和生物碱。

枳椇子中主要含有黄酮及其苷，内酯、香豆素及其苷，生物碱，甾体，萜类，糖等成分，可能含皂苷、强心苷、氨基酸、多肽、蛋白质、挥发油等，不含蒽醌及其苷。

从色谱图可看出，在葛花和枳椇子分提图谱中出峰时间接近的成分，在共提后出峰时间都相应推迟一些，但两药的成分在配伍共提后基本保留，槲皮素和鸢尾苷元峰在药对图谱中都得到保留，出峰时间和峰型基本一致，葛花和枳椇子药对配伍前后无明显物质生成，各成分含量也基本一致。

参考文献

[1]张弛，赵龙现，徐梅.葛花醒酒汤联合纳洛酮治疗急性重症酒精中毒[J].大家健康(学术版)，2014，8(6)：41.

[2]刘明，陈绍红，钟赣生，等.葛花枳椇子配伍对酒精性肝损伤大鼠肝脏功能及病理形态的影响[J].南京中医药大学学报，2015，31(2)：147-151.

[3]姚小华.葛花、枳椇子药对的药学研究[D].广州：广州中医药大学，2008.

26. 葛根、升麻

葛根、升麻均为升提之药。葛根善走阳明，长于清热，起阴气、通津液，为解肌升阳之要药；升麻善解阳明表邪，专于解毒，可辟瘟疫瘴气，除头痛寒热，诸毒喉痛口疮。葛根与升麻配伍，既能增轻扬发散、通行肌表内外之力，又能因势利导，使未透之疹毒向外透发，共同发挥解肌透疹的功效。

常见方剂升麻葛根汤、清暑益气汤(《脾胃论》)等用此药对。

【历代文献】

葛根、升麻配伍出自升麻葛根汤。升麻、葛根辛轻者也，故用之达表而去实。寒邪之伤人也，气血为之壅滞，佐以芍药，用和血也；佐以甘草，用调气也。

【临床疗效】

葛根、升麻配伍可用于治疗痘疹性皮肤病、头面部疾病等。

将36例面瘫患者给予升麻葛根汤治疗，结果36例中痊愈28例，有效5例，无效3例。总有效率91.6%。可见升麻、葛根二药相配，具有消除水肿、炎症，营养神经和扩张血管的功效，对于面瘫的治疗效果显著。

【药理作用】

抗病毒作用 让患鸽痘病的鸽子自由饮用升麻葛根汤加味，治疗3天后，患鸽症状大为好转，没有出现新的死亡鸽子；5天后基本痊愈；在治疗期间，除了病情较重的

6只死亡外，其余全部痊愈。现代药理研究表明，本方具有抗炎、抗病原微生物等作用，多用于麻疹、风疹、疱疹、水痘等痘疹性疾病，疗效显著。

【药效物质】

葛根主要成分为黄酮类物质如大豆苷、大豆苷元、葛根素，葛根醇、葛根藤素及异黄酮苷和淀粉等。葛根能扩张冠脉血管和脑血管，增加冠脉血流量和脑血流量，有明显降压作用和β-受体阻滞剂作用；葛根素能抑制血小板聚集；葛根提取物尚有明显解热作用，并有轻微降血糖作用。

升麻的主要成分为升麻碱、水杨酸、咖啡酸、阿魏酸、齿阿米素、齿阿米醇、鞣质等。升麻中的阿魏酸就有解热、镇痛、抗炎作用；齿阿米素、齿阿米醇有明显的解痉作用；升麻还具有抗惊厥、降血压等作用。

将升麻葛根汤方剂按照正常方剂用量处理，分别得到单煎液和合煎液，定容后分别用升原子吸收分光光度计测定铁、锰、锌、铜、钙、镁各元素的吸光度。结果升麻葛根汤单煎样品中锰、铜含量低于合煎样品中的含量；而单煎样品铁、锌、钙、镁含量高于合煎样品中的含量。这表明复方合煎过程中使得某些元素的协同或者拮抗作用明显，从而影响到微量元素的溶出率。溶出率可以反映出中药中各种元素的实际含量，从实验结果分析，对于升麻葛根汤宜采用合煎方式服用。

参考文献

[1]吴百合.升麻葛根汤治疗面神经麻痹36例[J].山东中医杂志，2013，32（10）：730，736.

[2]王开，张加力，温伟.升麻葛根汤配合西药治疗肉鸽痘病[J].中国兽医杂志，2013，49（3）：78-79.

[3]李吉锋，张茜.痛泻要方和升麻葛根汤复方前后六种元素溶出量比较分析[J].中国药物与临床，2015，15（10）：1447-1448.

27. 柴胡、枳壳

柴胡、枳壳均味苦。柴胡善枢转少阳，长于推陈致新，为和解半表半里之要药；枳壳善破积聚，专于行滞，外治风在皮肤，内治胸脘痞阻。柴胡与枳壳配伍，既能增和解升阳、退热祛湿之力，又能宣散滞气，缓解郁结，共同发挥解表疏郁的功效。

常见方剂血府逐瘀汤、大柴胡汤、四逆散、柴胡疏肝散、柴胡枳壳汤等用此药对。

【历代文献】

柴胡、枳壳配伍出自血府逐瘀汤。《岳美中医话》："方中以桃红四物汤合四逆散，动药与静药配伍得好，再加牛膝往下一引，柴胡、桔梗往上一提，升降有常，血自下行，用于治疗胸膈间瘀血和妇女逆经证，多可数剂而愈。"

【临床疗效】

柴胡、枳壳配伍可用于治疗肝脾不调、肝气郁结之泻痢、脏器下垂、痛经、闭经等。

将 84 例功能性消化不良患者随机分为对照组与观察组，对照组患者采用西沙比利治疗，观察组患者采用柴枳平肝汤治疗，观察比较两组患者的临床疗效。结果观察组患者治疗总有效率明显高于对照组，且观察组患者复发率明显低于对照组，结果均有显著性差异（$P<0.05$），所以采用柴枳平肝汤治疗功能性消化不良疗效显著，且复发率较低，是安全有效的临床配伍用药。

【药理作用】

抗血小板聚集作用　采用高脂饲料和应激（肾上腺素）构建大鼠高脂血症血瘀模型，观察灌胃各类药对对高脂血症血瘀动物模型的影响。结果全方组、川芎-赤芍组、柴胡-赤芍组及柴胡-枳壳组对大鼠总胆固醇（TC）和低密度脂蛋白（LDL-C）均有显著降低作用（$P<0.05$）；柴胡-赤芍组及柴胡-枳壳组使得脂蛋白（α）显著降低（$P<0.05$）；柴胡-赤芍组、柴胡-枳壳组显著抑制血小板活化表达率（$P<0.05$）。所以气血并治方及方中活血药药对和理气药药对可作用于动物高脂血症模型的不同环节，二者配伍后的疗效在某些方面有一定增加。

【药效物质】

柴胡的主要成分为柴胡皂苷、甾醇、挥发油，尚含多糖、生物碱、氨基酸等。

枳壳的主要成分为新橙皮苷、对羟福林、N-甲基奶酪胺等。枳壳黄酮苷（新橙皮苷）、对羟基福林、挥发油会抑制平滑肌的收缩；N-甲基奶酪胺可以升血压、强心、扩张冠状动脉；枳壳还具有抗菌、镇痛、降血压、抗血栓、降血脂、抗溃疡等药理作用。

将柴胡达原饮方中 10 味中药分为 4 组，君（A：黄芩、柴胡）、臣（B：枳壳、桔梗、厚朴、草果、青皮、槟榔）、佐（C：荷叶）、使（D：炙甘草）。按照排列组合排成 15 种组合方式，使用 UFLC 检测各组中柚皮苷、橙皮苷、新橙皮苷、和厚朴酚、厚朴酚的含量。结果 5 种成分在各组均分离度良好；各成分在合煎、分煎中受到的影响不同；较佳组合为 ACD+B 方式分煎，5 种成分的溶出最大。

参考文献

[1]安林文，彭伟. 柴枳平肝汤治疗功能性消化不良临床研究[J]. 亚太传统医药，2016，12(8)：135-136.

[2]刘剑刚，杨晓红，张红霞，等. 气血并治方及其配伍药对对高脂血症血瘀大鼠血小板聚集性和血小板活化表达率的影响[J]. 中华中医药杂志，2006(1)：27-30.

[3]王淑玲，余向军，詹怡飞，等. 典则分析研究柴胡达原饮不同煎煮方式对化学成分溶出的影响[J]. 杭州师范大学学报（自然科学版），2015，14(1)：49-54.

28. 荆芥、金银花

荆芥、金银花均为入肺之品。荆芥善走肌表，长于宣散，开玄府、理瘀血，为祛风散寒解表之要药；金银花善消痈肿，专于清热解毒，可解肺经热邪，透热达表，为治一切内痈外痈之要药。荆芥与金银花配伍，既能增解表散邪、宣肺清热之力，又能解毒祛浊，缓解风热咽痛，共同发挥解表清热的功效。

常见方剂银翘散、荆防败毒散、荆芥金银花汤等用此药对。

【临床疗效】

荆芥、金银花配伍可用于治疗外感风热表证、皮肤病等。

银翘散是荆芥、金银花配伍的经典方剂，用于治疗风邪犯肺证。治疗儿童抽动障碍疗效显著。随机抽取30例抽动障碍风邪犯肺证患儿，采用银翘散加减治疗2个月，根据疾病疗效评定标准(耶鲁综合抽动严重程度量表)以及中医证候疗效评定标准进行评分，治疗后运动型抽动及发声抽动的各项评分均较治疗前有差异($P<0.05$)，且中医证候评分较治疗前明显降低($P<0.05$)。

【药理作用】

(1)抗病毒作用 将不同浓度的银翘散煎煮液分别与H9、H5亚型AIV病毒在体外混合作用30分钟后，接种于SPF鸡胚，测定鸡胚的死亡率及尿囊液中AIV的血凝价，并采用RT-PCR法对1g/mL试验组鸡胚进行H9N2病毒检测。结果表明，药物浓度在0.25g/mL及以上时，H9N2试验组鸡胚存活率为100%，病毒血凝价为零，药物浓度为1g/mL时，RT-PCR检测无目的条带出现；药物浓度在0.50g/mL及以上时，H5N1试验组鸡胚存活率为100%，病毒血凝价为0。可见银翘散煎煮液在体外能明显抑制禽流感病毒。

(2)改善机体免疫力作用 用银翘散汤剂治疗细菌感染的小鼠，探究银翘散对中性粒细胞吞噬率的影响。结果发现，治疗后用药组小鼠血液中的中性粒细胞吞噬率不断增强，远高于模型对照组，并且高于正常水平($P<0.05$)。可见银翘散具有提高血液中性粒细胞对细菌的吞噬能力，改善机体免疫功能的作用。

【药效物质】

荆芥的主要成分是右旋薄荷酮、消旋薄荷酮、胡椒酮及少量右旋柠檬烯，尚含荆芥苷、荆芥醇、黄酮类化合物等。荆芥内酯类提取物可明显提高汗腺泡上皮细胞的空泡发生率、数密度和面密度；挥发油有直接松弛豚鼠气管平滑肌、降低大鼠肛温、镇静及局部止痒作用；荆芥提取物还具有镇痛、抗病毒等作用。

金银花的主要成分是绿原酸、木犀草素、黄酮类、皂苷、鞣质、挥发油等。绿原酸、异绿原酸具有光谱抗菌作用，还能抗内毒素、抗炎、解热；金银花中的有机酸物质具有抑制血小板聚集的作用；金银花提取物具有强心、保肝、利胆、止血、调血脂等作用。

采用高效液相色谱法比较测定银翘散煮散剂与其固体汤剂的化学成分，结果从银翘散煮散剂及其固体汤剂的HPLC指纹图谱中共提取出14个共有色谱峰，各化学成分的保留时间接近，峰面积存在一定差异，利用相似度软件计算二者相关性为0.955。可以得出结论，银翘散煮散剂及其固体汤剂的化学成分含量存在一定的差异性，但其化学组成相似。

参考文献

[1]张晓慧，马融，戎萍，等．马融教授运用银翘散治疗儿童抽动障碍风邪犯肺证30例临床观察[J]．辽宁中医药大学学报，2018，20(3)：92-94．

[2]赵增成，宋敏训，李桂明，等．银翘散抗禽流感病毒体外抑制试验[J]．山东农业科学，2017，49(12)：107-109，148.

[3]薄士儒，宋学良，王全凯．银翘散对炎症小鼠中性粒细胞吞噬力影响的试验研究[J]．吉林农业，2017(23)：61.

[4]林渊，罗永东，刘清华，等．银翘散煮散剂及其固体汤剂 HPLC 指纹图谱比较研究[J]．贵州医药，2018，42(1)：107-109.

29. 白芷、藁本

白芷、藁本均具辛温之性。白芷善走阳明胃经，长于祛风散寒，开腠理、通经络，为发散阳明经风寒之要药；藁本善走太阳膀胱经，祛风胜湿，善止头痛，可解散颠顶风寒，温通太阳经脉寒滞。白芷与藁本配伍，既能增发表散寒、祛风胜湿之力，又能解表通阳，缓解头面疼痛，共同发挥解表止痛的功效。

常见方剂羌活散、白芷胃风汤、细辛散、蝎稍散、治虫散、东垣胃风汤、粉身散等用此药对。

【临床疗效】

白芷、藁本配伍可用于治疗风寒感冒、风湿痹痛、鼻炎头痛等。

32 例均为门诊头痛患者，全部患者就诊时均为急性或亚急性发作期，头痛以一侧为主，呈突然与反复发作，缓解期如常人。头痛皆为刺痛或搏动性跳痛，痛点固定，伴恶心呕吐，病久者可伴有头晕、失眠、多梦等症状。舌质紫暗或有瘀斑、瘀点或舌下脉络迂曲，脉弦有涩象。基本方组成：赤芍、红花、川芎、桃仁、白芷、藁本、葱白。每日 1 剂，水煎早晚服用，10 剂为 1 个疗程。随症加减：头痛剧烈者加地龙、僵蚕、全蝎；呕吐者加半夏、生姜；气血不足者加黄芪、当归；失眠多梦者加酸枣仁、柏子仁；另据头痛部位不同，在辨证论治的基础上按其部位所循经络而加用引经药。结果总有效率为 96.9%。

【药理作用】

抗炎止痛作用　检测鼻炎胶囊的有效性和急性毒性反应，为临床提供现代药理学及安全用药的科学依据。实验动物随机分成大剂量鼻炎胶囊组、小剂量鼻炎胶囊组、阳性对照组(鼻炎康或阿司匹林)和空白对照组，每组 10 只。灌胃给药，观察鼻炎胶囊对小鼠二甲苯性耳壳炎症、冰醋酸致痛作用及冰醋酸致腹腔毛细血管通透性增高和大鼠棉球肉芽肿的影响。急性毒性实验：20 只小鼠灌胃给予最大浓度和最大剂量鼻炎胶囊溶液，用药一定时间观察动物的行为活动及主要脏器的外观形态。结果：大、小剂量鼻炎胶囊组对小鼠二甲苯性耳壳炎症、冰醋酸致痛作用及其腹腔注射后导致毛细血管通透性增高和大鼠棉球肉芽肿有抑制作用($P<0.05$)，大剂量鼻炎胶囊组作用效果更为明显。急性毒性实验显示小鼠未见任何异常，无死亡，脏器外观形态无异常。结论：该药可减轻小鼠二甲苯性耳壳炎症并有止痛作用。急性毒性实验表明该药无毒性，安全性好。

【药效物质】

白芷主要含香豆素类成分，如有氧化前胡素、欧前胡素、异欧前胡素，其他香豆素类成分有白当归素、白当归脑、佛手柑内酯、伞形花内酯等。挥发油成分主要有 3-

亚甲基-6(1-甲乙基)-环己烯、十八碳醇、环十二烷、十四醇乙酸酯等，还含有少量的微量元素。

藁本的主要活性部位为挥发油，含有萜类、香豆素类、苯酞类、烯丙基苯类等。

参考文献

[1]王艳蓓.通窍活血汤治疗血管神经性头痛32例[J].陕西中医，2002(9)：784-785.

[2]李青峰，马敏，马华.鼻炎胶囊的抗炎止痛及急性毒性实验研究[J].山西医药杂志，2005(11)：27-29.

[3]何开家，张涵庆.白芷化学成分及其药理研究进展[J].现代中药研究与实践，2008(3)：59-62.

[4]唐忠.藁本化学成分及药理研究[J].中国医药指南，2011，9(30)：34-35.

第二章
清热药

1. 石膏、知母

石膏、知母均为寒性之品。石膏善走卫表，长于透散，疏通毛窍，开郁闭，为清解肺胃气分之要药；知母善清金泻火，专于滋阴，可解肺阴虚燥咳，质润甘寒可生津止渴。石膏与知母配伍，既能增发表清热、宣肺平喘之力，又能滋阴润燥，缓解口渴烦热，共同发挥滋阴清热的功效。

常见方剂白虎汤、白虎加人参汤、玉女煎、消风散、白虎承气汤、化斑汤、白虎加桂枝汤、白虎加苍术汤等用此药对。

【历代文献】

石膏、知母配伍出自白虎汤。《医宗金鉴》："阳明邪从热化，故不恶寒而恶热；热蒸外越，故热汗自出；热烁胃中，故渴欲饮水；邪盛而实，故脉滑，然犹在经，故兼浮也。盖阳明属胃，外主肌肉，虽有大热而未成实，终非苦寒之味所能治也。石膏辛寒，辛能解肌热，寒能胜胃火，寒性沉降，辛能走外，两擅内外之能，故以为君。知母苦润，苦以泻火，润以滋燥，故以为臣。用甘草、粳米调和于中宫，且能土中泻火，作甘稼穑，寒剂得之缓其寒，苦药得之平其苦，使沉降之性，皆得留连于味也。得二味为佐，庶大寒之品无伤损脾胃之虑也。煮汤入胃，输脾归肺，水精四布，大烦大渴可除矣。"

【临床疗效】

石膏、知母配伍可用于治疗气分实热证、肺胃实热证等。

《本草纲目》："知母之辛苦寒凉，下则润肾燥而滋阴，上则清肺金而泻火，乃二经气分药也。"石膏配知母兼可滋肾阴，正如《温热论》所言"务在先安未受邪之地，恐其陷入易易耳"。李晨等将240例糖尿病患者随机分为实验组、对照1组、对照2组，实验组用石膏知母汤降糖，对照1组用二甲双胍降糖，对照2组用阿卡波糖降糖，观察石膏知母汤的临床降糖效果。实验结果显示，石膏知母汤降低餐后2小时血糖的效果可代替阿卡波糖的降糖作用，降糖效果比二甲双胍效果好；在降低空腹血糖效果上，降糖效果较阿卡波糖效果好，但不及二甲双胍。

【药理作用】

退热作用 采用内毒素所致发热家兔模型，探讨白虎汤各药及各种配伍的退热作用。结果知母组平均退热0.7 ℃，石膏组平均退热为0.3 ℃，石膏知母组平均退热为1.2 ℃，白虎汤组平均退热为1.3 ℃，甘草组、石膏甘草粳米组无退热作用。动物实验表明，单用石膏退热虽比较快，但作用比较弱且比较短暂；知母退热虽然缓慢，但作用强劲持久。两药联合使用，退热效果较为显著。

【药效物质】

石膏主要成分为含水硫酸钙（$CaSO_4 \cdot 2H_2O$）的矿石，尚夹有黏土、有机物和硫化物等杂质。另含微量铁及镁。具有解热和中枢镇痛作用，可减轻口渴状态，具有解渴和增强免疫功能的作用。此外还具有扩张血管作用。

知母主要成分有知母皂苷类、杧果苷等双苯吡酮类成分、多糖类以及有机酸类等化学成分。知母皂苷类具有改善老年性痴呆症状，降脂、抗动脉粥样硬化，抗血小板聚集，改善骨质疏松症状，清除自由基及抗氧化，抗癌作用。杧果苷有抗炎，减轻哮喘作用，抗病毒和抗肿瘤、抗氧化、免疫调节作用。

石膏知母相配伍时，皂苷类以及新杧果苷的含量会发生变化，变化规律随配伍比例增加，含量呈现先增加后减少。杧果苷、钙离子以及微量元素的变化规律不是特别明显。药效学的研究结果表明石膏知母配伍能够增强退热作用。

参考文献

[1]李晨，胡少敏．石膏知母汤降糖的临床研究[J]．医学理论与实践，2012，25（7）：790-791.

[2]王爱芳，华卫国，徐永康．对白虎汤清热原理及知母退热成分的初步研究[J]．上海中医药杂志，1981（6）：43-45.

[3]杨素德．中药药对知母-石膏配伍的化学成分变化及药效学研究[D]．济南：山东中医药大学，2012.

[4]王娅，冯芳，孙丽丽．白虎汤配伍谱效关系研究[J]．药学与临床研究，2010，18（3）：226-230.

2. 知母、黄柏

知母、黄柏均具苦寒之性。知母善滋阴清热，长于生津止渴，为清金泻火之要药；黄柏善燥湿清热，专于下焦，凡湿热蕴结之证，不论上中下三焦，均可选用，为阴虚内热首选。知母与黄柏配伍，既能增滋阴清热、泻火除湿之力，又能润肺坚肾，缓解湿毒热蕴，共同发挥滋阴退热的功效。

常见方剂大补阴丸、知柏地黄丸、虎潜丸、通关丸等用此药对。

【历代文献】

知母、黄柏配伍出自大补阴丸。《八法效方举隅》："如虚劳阴气渐竭，燥火燔灼，烦躁身热，汗出不止，阴愈伤而热愈炽，热愈炽而阴愈伤。病理生理，适得其反，不至津竭髓枯，以至于死亡不止。此际用六味等补水，水不能遽生；以生脉等保津，津不能终保。唯以此方，黄柏、知母大苦大寒，又益之以地黄之滋育，龟板之镇降，以急平其火，急敛其火，急镇其火，急摄其火。去一分火热，即保一分阴液；留一分阴液，即保一分元气。此关不透，虚劳遇此等证，不可救药。"

【临床疗效】

知母、黄柏配伍可用于治疗阴虚发热、遗精、骨蒸潮热、盗汗、不孕不育、关节肿痛等。

选择前列腺炎患者 72 例，其中合并精子活力低下者有 41 例，年龄 20~40 岁。采用知柏地黄丸治疗，方中知母清热泻火、滋阴润燥，黄柏泻火坚阴、除湿、补肾不足、壮骨髓，熟地黄甘温滋肾阴而填精，山药甘平补脾肾而固精，山萸肉酸温养肝肾而涩精；由于阴虚火旺，肾浊不降，因此配泽泻甘寒泄肾中湿浊，茯苓淡渗脾湿，牡丹皮能活血化瘀、辛凉能清泄肝火，诸药联合使用，能改善、修复前列腺炎性组织，使炎性环境得到显著改善，前列腺组织细胞功能得到显著恢复。知柏地黄丸滋阴补肾，可加强肾藏精和主生殖的功能，起到提高精子活力的作用。

【药理作用】

（1）**降血糖作用**　计算各组糖耐量曲线下面积（AUC），由计算结果可得二甲双胍组、知-柏有效部位群高、中、低 AUC 组剂量组值显著低于模型组（$P<0.05$）。实验结果显示二甲双胍组、知-柏有效部位群高、中剂量组都可降低糖尿病小鼠的 FBG 并且改善糖尿病小鼠的糖耐量。现代药理研究证明，知母皂苷有降低血糖的作用，而黄柏生物碱可以显著改善糖尿病肾病大鼠肾功能不全，因此知母-黄柏有效部位群降血糖只是初步的探讨实验，结果表明知母-黄柏有效部位群具有一定降低所诱导的高血糖以及改善糖耐量的作用。

（2）**改善认知功能障碍作用**　实验目的是研究知母-黄柏药对有效部位群通过磷脂酰肌醇-3 激酶（PI3K）蛋白激酶 B（PKB/Akt）通路来改善 2 型糖尿病模型大鼠的认知功能障碍的药效及作用机制。实验方法：将 50 只雄性 SD 大鼠随机分为 5 组，分别为模型组、对照组、知母-黄柏药对有效部位群低剂量（ZBH，1.0g/kg）和高剂量（ZBL，2.0g/kg）组、盐酸美金刚（MHT，1.0mg/kg）组；使用灌胃链脲佐菌素联合喂食高脂饲料的方法来制作 2 型糖尿病大鼠模型；造模成功后各组大鼠开始进行灌胃给药，连续给药 20 周，分别在给药 8 周、16 周时测定大鼠血浆中 β 淀粉样蛋白 1-42 的水平，并结合 Morris 水迷宫、Barnes 迷宫法来检测大鼠的认知能力；给药 20 周后，取大鼠胰腺以及海马组织进行形态学观察；RT-PCR 检测 Akt、PI3K、Bcl-2 基因在大鼠脑组织中的表达。结论为知母-黄柏药对有效部位群能显著降低 Aβ1-42 蛋白水平，上调 PI3K 以及 Akt mRNA 的水平，对海马神经元具有保护和修复的作用，说明知母-黄柏药对有效部位群可能通过调节 PI3K/Akt 通路而改善 2 型糖尿病大鼠的认知功能障碍。

【药效物质】

知母主要成分有知母皂苷类、杧果苷等双苯吡酮类成分、多糖类以及有机酸类等化学成分。

黄柏的主要活性成分为生物碱，其中小檗碱是含量最高的生物碱，可达 1.4%~5.8%。另外药根碱、黄柏碱、掌叶防己碱以及黄柏内酯、黄柏酮等活性成分也占有一定比重。小檗碱具有抗炎杀菌，抗心律失常，调节脂代谢和抗动脉粥样硬化，扩张血管和降低血压，抗血小板聚集和抗血栓，抑制肿瘤新生血管形成和抗血管炎症等作用。

通过液质联用技术法测定了药对知母-黄柏中九种主要成分的含量：当知母和黄柏的配伍比例为 1:1 时，杧果苷、新杧果苷、知母皂苷 BⅡ 和知母皂苷 AⅢ 的含量与单味药知母相比知母皂苷 BⅡ 的含量基本保持一致，杧果苷、知母皂苷 AⅢ 的含量有一定的减少,新杞果苷的含量有一定的增加;巴马汀、药根碱、黄柏碱、木兰花碱、小檗碱的含量与黄柏单味药中的含量相比,巴马汀的含量有一定的降低,其余四种成分的含量没有明显的变化;不同配伍比例对知母-黄柏药对中有效成分含量有一定的影响。实验结果表明,药对知母-黄柏具有降糖作用,知母与黄柏配伍后主要成分的种类没有发生显著的变化,但成分的含量有较大的改变,可能是知母-黄柏配伍的药理作用关键所在。

参考文献

[1]陈志雄,骆宇戟.知母、黄柏组方治疗前列腺炎合并精子活力低下症[J].中国临床康复,2006(43):76-78.

[2]叶雪兰.知母-黄柏药对有效部位群质量标准研究及降血糖、降血脂作用初探[D].广州中医药大学,2011.

[3]刘静,党院霞,高英,等.知母-黄柏药对有效部位群改善2型糖尿病大鼠认知功能障碍的药效及机制研究[J].中草药,2017,48(19):4037-4043.

[4]邱昆成.药对知母-黄柏的降糖作用及基于液质联用技术的化学物质研究[D].广州:广州中医药大学,2016.

3. 知母、川贝母

知母、川贝母均具苦甘之味。知母善清热除烦,长于润燥止渴,清热之中兼能益阴润肺,为滋阴降火之要药;川贝母善清热化痰、散结止咳,专门针对阴虚肺热、咳嗽少痰等症。知母与川贝母配伍,既能增滋阴清热、化痰散结之力,又能润燥止咳,缓解阴虚火旺,共同发挥清热滋阴的功效。

常见方剂二母散、含化丸、三冬二母汤、贝母散、二母宁嗽汤等用此药对。

【临床疗效】

知母、川贝母配伍多用于肺热燥咳等。

选取慢性支气管炎患者527例,采用多种西药治疗后无效改用"三冬二母汤"治疗。"三冬二母汤"具有清热散结、养阴止咳、生津润肺、化痰利气、杀虫抗痨等功效。结果显示527例中显效为162例,良效为315例,有效为48例,无效为2例,总有效率为99.6%。

【药理作用】

止咳化痰作用　观察二母颗粒的止咳化痰的药效作用,为其剂型的改进提供依据。方法是采用浓氨水致小鼠咳嗽反应试验和小鼠呼吸道酚红排泌试验,观察受试药物的止咳、化痰作用。结果显示,二母颗粒高剂量组及二母散对照组均可显著减少小鼠规定时间内的咳嗽次数($P<0.01$),二母散对照组和二母颗粒高剂量组可显著延长小鼠咳嗽反应潜伏期(高剂量组 $P<0.01$,散剂组 $P<0.05$),并且提高小鼠呼吸道酚红的排泌量($P<0.05$)。结论:二母颗粒与其传统制剂二母散相比较二者都具有止咳化痰的作用,临床运用十分广泛。提示剂型的改进是具有可行性的,同时为其临床应用奠定了基础。

中医临证
常用药对解析

【药效物质】

知母主要成分有知母皂苷类、杧果苷等双苯吡酮类成分、多糖类以及有机酸类等化学成分。

川贝母主要成分为川贝碱、松贝碱、西贝素、贝母碱、川贝酮碱等多种生物碱。总生物碱及非生物碱部分有祛痰镇咳作用，可降压，能明显松弛支气管平滑肌。贝母碱能增加子宫张力，扩大瞳孔；川贝碱能麻痹中枢神经系统，抑制呼吸作用；西贝素具有抗乙酰胆碱作用。

大鼠灌胃知母或贝母单味提取物和混合提取物后新杧果苷、杧果苷、贝母素甲和贝母素乙的药动学参数有显著性差异($P<0.05$)。复方提取物大鼠的杧果苷和新杧果苷的 C_{max} 和 AUC 与灌胃知母提取物相比均有显著增加，半衰期有所下降，T_{max} 无显著性统计学差异。灌胃知母和灌胃复方制剂后，知母皂苷 BII 和知母皂苷 AⅢ 的药动学参数没有显著性差异。灌胃复方提取物大鼠的贝母素甲和贝母素乙的 C_{max} 和 AUC 与灌胃贝母提取物相比均有显著增加，半衰期明显延长，T_{max} 无显著性统计学差异。实验结论：该法灵敏度高、选择性好，可用来研究大鼠灌胃后血浆中新杧果苷、贝母素甲、贝母素、乙杧果苷、知母皂苷 BII 和知母皂苷 AⅢ 的药动学，由此可推断二者配伍可影响活性成分的药动学特征，初步推断知母和贝母配伍的合理性。

参考文献

[1]申忠杰，解忠超.三冬二母汤治疗慢性支气管炎[J].浙江中西医结合杂志，2003(5)：62.

[2]卢君蓉，傅超美.二母颗粒止咳化痰作用的试验研究[J].中药与临床，2012，3(4)：32-34.

[3]孙颖光.基于液质联用技术的知母及其复方制剂中多组分同时分析与药物代谢动力学研究[D].石家庄：河北医科大学，2013.

4. 石膏、牛膝

石膏、牛膝均为性凉之品。石膏善走肌表，长于清热泻火，治三焦大热，开郁闭，为寒凉解热之要药；牛膝善补肾，治足膝痿软，专于引药下行，主寒湿痿痹，四肢拘急，腰膝不可屈伸。石膏与牛膝配伍，既能增清热泻火、滋肾阴之力，又能导热引血下行，缓解上焦热盛，共同发挥清热滋阴的功效。

常见方剂玉女煎等用此药对。

【临床疗效】

石膏、牛膝配伍多用于头痛、牙痛、牙衄属胃中热盛，循经上攻者。

牙龈炎为口腔科常见病，牙龈会出现萎缩性的生理退化，严重者导致牙齿脱落，对患者的身体和形象都造成一定影响。现有胃热阴虚患者4例，有牙龈红肿疼痛，伴有烦热口渴，时有牙痛、舌红、苔黄而干、脉细数的症状。治则：清胃滋阴。基本方为玉女煎加减。处方：生地黄15g，知母10g，麦冬25g，石膏15g，牛膝12g，石斛10g。便秘者加火麻仁30g，当归15g，口干甚者加玄参15g，牙龈出血加白及10g。有效率为 95.5%。

【药理作用】

降血糖作用　为优化玉女煎降血糖作用处方，采用链脲佐菌素腹腔注射诱导建立糖尿病小鼠动物模型，应用均匀设计方法，根据复方中 5 味中药，选择 U10×(108) 表设计为 10 个水平组方实验，以糖尿病小鼠血糖为考察指标，优化处方并验证。结果：优化后玉女煎降血糖作用的处方为熟地黄 36g，石膏 45g，知母 18g，牛膝 18g，降血糖作用显著（$P<0.01$）。结论：优化设计该方的方法可行，可显著降低糖尿病小鼠血糖。

【药效物质】

石膏主要成分为含水硫酸钙的矿石，尚夹有黏土、有机物和硫化物等杂质，另含微量的铁及镁。

牛膝主要成分为齐墩果酸、葡萄糖醛酸等三萜皂苷类化合物、甾酮类成分、牛膝多糖和甜菜碱等。牛膝总皂苷对子宫平滑肌有明显的兴奋作用，还有降低血压的作用。齐墩果酸具有保肝、护肝、强心等作用。牛膝多糖能增强免疫、抑制肿瘤转移、提高记忆力和耐力。

采用硅胶柱色谱、大孔树脂以及制备型 HPLC 色谱等方法来分离出牛膝中的化学成分，依据这些化合物的 3C-NMR、1H-NMR1 等波谱数据以及理化性质来进行结构鉴定。结果从牛膝中分离鉴定出了 5 个化合物，分别为①25-R-膝甾酮、②旌节花甾酮 A、③β-蜕皮甾酮、④PodecdysoneC、⑤25-S-牛膝甾酮。结论是化合物②、④是第一次从牛膝中分离得到。

参考文献

[1]张妍，初海霞．牙龈炎 20 例辨证论治[J]．中国保健营养（下旬刊），2014，(4)：2328.

[2]刘琳，李生茂，刘姣，等．基于均匀设计的玉女煎降血糖作用处方优化研究[J]．中医药信息，2015，(3)：40-42.

[3]赵婉婷，孟大利，李铣，等．牛膝的化学成分[J]．沈阳药科大学学报，2007，24(4)：207-210.

5. 石膏、升麻

石膏、升麻均有辛寒之性。石膏善疏肌表，长于清泻阳明郁火，治三焦大热，开肺闭，为寒凉解热之要药；升麻善解毒消疮，专于升阳举陷，可解蛊毒邪气，可广泛用于热毒之证。石膏与升麻配伍，既能增加解阳明热毒之力，又能升阳透表，共同发挥清热升清的功效。

常见方剂麻黄升麻汤等用此药对。

【临床疗效】

石膏、升麻配伍可用于治疗胃火炽盛，循经上炎所致的头痛、牙痛、面颊肿胀等。

补脾胃泻阴火升阳汤由黄芪、人参、白术、柴胡、升麻、葛根、黄芩、黄连、石膏组成，用以治疗发热、郁证、口疮等症状，经治患者 3 例，临床效果显著。临床但见火证，当察其有无脾气虚之象，脾气虚、清阳不升则"火与元气不两立，一胜则一负"，故"阴火"郁而生矣。胃火内郁则舌体口唇溃疡红肿，大便干结，伴口干多饮、苔黄；脾气虚则形弱面色少华、言语无力。故用人参、黄芪、白术补脾气，再以升麻、柴胡、葛根升清散火，黄芩、黄连、石膏、玄参、蒲公英清泄胃经热毒。补、升、泻三者密切配合，缺一不可，亦相反相成、相辅相用之理也。

【药理作用】

（1）**解热作用**　紫雪丹为凉开法主要方剂，常用于治疗流行性乙型脑炎、流行性脑脊髓膜炎、各种感染性疾病引起的败血症、小儿高热引起的惊厥以及麻疹并发肺炎等。大耳兔耳静脉注射五联疫苗，2 小时后测定体温，选升高 0.5℃以上的动物，随机分为给药组和对照组。紫雪丹按成人等效量灌胃给药，对照组给水不给药，观察给药后 2 小时、4 小时、6 小时的体温变化，复方阿司匹林做为阳性对照。紫雪丹对五联疫苗造成的大耳兔体温升高的退热作用与对照组比较有非常显著的差异（$P<0.01$），优于复方阿司匹林组。

（2）**镇静作用**　BALB/C 系纯种雄性小白鼠，随机分紫雪丹组、三嗅合剂组，用小白鼠活动记录仪测定给药前活动频数（次/秒）。紫雪丹组配成混悬液灌胃给药；三嗅合剂组灌胃给药，测定给药后 10 分钟、30 分钟、60 分钟小白鼠活动频数。紫雪丹有显著的镇静作用，给药后 10 分钟的抑制率为 56.6%，与三嗅合剂比较无显著差异，但持续时间较长。

【药效物质】

石膏主要成分为含水硫酸钙（$CaSO_4 \cdot 2H_2O$）的矿石，尚夹有黏土、有机物和硫化物等杂质，另含微量铁及镁元素。

升麻主要成分为异阿魏酸、升麻酸等酚酸类成分、三萜及苷类成分、升麻素等色酮类，具有解热、抗炎、抗菌、镇痛、抑制血小板聚集及降低血压等作用。

采用 Agilent EcliPse XDB-C$_{18}$色谱柱，以乙腈-1%磷酸水（13∶87）为流动相，测定异阿魏酸、咖啡酸、阿魏酸；以乙腈-1%磷酸水（32∶68）为流动相，测定肉桂酸、肉桂醛；以甲醇-水-磷酸（47∶53∶0.2）为流动相，测定黄芩苷；采用 Agilent EcliPse XDB-C$_{18}$色谱柱，1%磷酸水-乙腈梯度洗脱，测定甘草酸、甘草苷。结果寒性药黄芩、凉性药升麻与石膏配伍后有效成分煎出量增加；桂枝、甘草与石膏配伍后有效成分煎出量降低。结论：寒性药石膏能使寒凉药黄芩、升麻的有效成分充分被煎出，而使桂枝、甘草有效成分煎出量减少。

参考文献

[1]孙益平，武相，包薇萍.补脾胃泻阴火升阳汤验案 3 则[J].江苏中医药，2009，41（10）：52.

[2]许俊杰，孟庆棣.紫雪丹的解热镇静和抗惊厥作用的实验研究[J].第一军医大学学报，1985（3）：211-212.

[3]王丽秋，张振秋.不同药性中药与石膏配伍后有效成分的煎出量变化[J].中国现

代应用药学，2014，31(1)：48-53.

6. 栀子、淡豆豉

栀子、淡豆豉均为清热之品。栀子善清心除烦，长于利湿退黄，为治烦之要药；淡豆豉善治心中懊恼，专于泄热下行，可解伤寒寒热头痛，可治时疾热病发汗。栀子与淡豆豉配伍，既能增清热解表、解郁除烦之力，又能治烦躁满闷，共同发挥清热除烦的功效。

常见方剂栀子豉汤、栀子生姜豉汤、栀子甘草豉汤、枳实栀子豉汤、枳实栀子大黄豉汤等用此药对。

【历代文献】

栀子、淡豆豉配伍出自栀子豉汤，原方出自《伤寒论·辨太阳病脉证并治》："发汗吐下后，虚烦不得眠，若剧者，必反复颠倒，心中懊恼，栀子豉汤主之。""发汗，若下之，而烦热，胸中窒者，栀子豉汤主之。""伤寒五六日，大下之后，身热不去，心中结痛者，未欲解也，栀子豉汤主之。"《伤寒来苏集》："此阳明半表半里涌泄之剂也。少阳之半表是寒，半里是热；而阳明之热，自内达外，有热无寒。其外证身热汗出，不恶寒反恶热，身重，或目疼鼻干不得卧。其内证咽燥口苦，舌苔，烦躁，渴欲饮水，心中懊恼，腹满而喘。此热半在表半在里也。脉虽浮紧，不得为太阳病，非汗剂所宜。又病在胸腹，而未入胃腑，则不当下。法当涌吐以发散其邪。栀子苦能泄热，寒能胜热，其形像心；又赤色通心，故除心烦、愦愦、懊恼、结痛等症。豆形像肾，制而为豉，轻浮上行，能使心腹之邪上出于口，一吐而心腹得舒，表里之烦热悉除矣。"

【临床疗效】

栀子、淡豆豉配伍可用于治疗心烦失眠，神经衰弱，外感风热，胃脘痛等。

对60例抑郁症患者进行研究，将患者随机分为常规组($n=30$，盐酸氟西汀)和中药组($n=30$，盐酸氟西汀+加味栀子豉汤)，分析两组患者的治疗效果及安全性。结果：中药组患者治疗总有效率比常规治疗组有明显的增加($P<0.05$)；两组用药不良反应发生率与常规组相比没有明显的差异($P>0.05$)。结论：抑郁症采取加味栀子豉汤治疗疗效显著。

【药理作用】

抗抑郁作用 观察栀子豉汤对抑郁模型大鼠的改善作用。实验大鼠随机分为正常对照组、抑郁模型组、栀子豉汤组和阳性对照组(盐酸氟西汀)，采用孤养和多种长期慢性轻度不可预知的应激，连续造模35天来建立大鼠抑郁模型。连续治疗21天，测定各组大鼠的体重、糖水消耗量、大鼠大脑皮质中5-HT，5-HIAA，DOPAC，DA以及大鼠血浆中5-HT，5-HIAA中的含量等各项指标。实验结果显示，给药前模型组与正常对照组比较，给药组大鼠体重增长缓慢，糖水消耗量也减少，且大脑皮质以及血浆中5-HT，5-HIAA含量均有显著的减少，连续治疗一定时间后，给药组大鼠的体重、糖水消耗量、大脑皮质以及血浆中5-HT、5-HIAA含量与模型组相比均有显著性差异($P<0.05$)。结论：栀子豉汤能较好地改善抑郁模型大鼠的抑郁症状，具有良好的开发价值和临床作用。

【药效物质】

栀子主要成分为栀子苷、京尼平苷等环烯醚萜类化合物，同时还存在一些有机酸、黄酮、香豆素、多糖及其他类化合物。栀子苷具有利胆、抗氧化、抗肿瘤的作用；京尼平苷具有降血脂、血糖及抗血栓作用；西红花苷具有显著抗炎作用；栀子油具有镇静、催眠、抗惊厥及促学习记忆的作用。

淡豆豉主要含大豆苷、黄豆苷、大豆素等异黄酮类成分，还含有维生素、淡豆豉多糖及微量元素。异黄酮类具有显著的抗癌、溶解血栓和降血糖等生理功能，能治疗动脉粥样硬化，调节血脂，对糖尿病、乳腺癌及女性更年期综合征等疾病的预防和控制有较好的作用。

采用液质联用技术同时测定大鼠血浆中栀子苷、鸡矢藤次苷甲酯和京尼平-1-β-龙胆苷。大鼠灌胃给予栀子提取物和栀子豉汤提取物后，对栀子苷、鸡矢藤次苷甲酯和京尼平-1-β-龙胆苷在大鼠体内的药动学进行系统的研究。对实验结果进行分析，大鼠灌胃给予栀子提取物和栀子豉汤提取物后，栀子苷、鸡矢藤次苷甲酯和京尼平-1-β-龙胆苷在体内吸收效果较差；灌胃给予合煎液后，栀子苷、鸡矢藤次苷甲酯和京尼平-1-β-龙胆苷的 $AUC_{0-\infty}$ 值比灌胃栀子单煎液有显著的增加，说明配伍淡豆豉后，淡豆豉中的化学成分有助于这三种成分在体内吸收，实验结果可为临床使用栀子和栀子豉汤提供实验依据。

淡豆豉和栀子配伍组实验动物并未出现明显的肝脏毒性，大鼠血清 ALT、AST、ALP、TBIL 水平均较栀子组显著降低，肝脏系数也明显下降，大鼠体重增长正常，HE 染色也观察到肝脏显微结构与正常对照组相比无明显差别，说明栀子与淡豆豉 1∶1 配伍可明显拮抗栀子的肝毒性；为初步明确二者配伍减毒的作用机制，课题组采用血清药理学的方法，从氧化应激的角度观察了淡豆豉与栀子配伍后细胞 Mn-SOD、MDA、ROS 水平的变化，证实了淡豆豉可通过减轻 HePG2 细胞的氧化应激性损伤而起到减轻栀子肝毒性的作用。以上研究结果从体内动物及体外细胞水平证实了栀子、淡豆豉配伍的合理性，并初步探讨了配伍减毒的机制。

参考文献

[1]王宝仙，张艳，贾锡莲.加味栀子豉汤治疗抑郁症临床研究[J].内蒙古中医药，2017，36(15)：38.

[2]龙志敏.栀子豉汤体内外化学成分与药代动力学研究[D].沈阳：沈阳药科大学，2012.

[3]任艳青，甄亚钦，李葆林，等.淡豆豉与栀子配伍降低栀子肝脏毒性的研究[J].中药药理与临床，2017，33(4)：94-97.

7. 栀子、茵陈

栀子、茵陈均具苦味。栀子善清心除烦，长于疗郁热，为利湿退黄之要药；茵陈善治脾胃湿热，专于退黄，可解湿温初起，为散湿除结之要药。栀子与茵陈配伍，既能增利湿退黄、清热除烦之力，又能解郁除满，缓解腹部胀满，共同发挥清热利湿的功效。

常见方剂茵陈蒿汤、茵陈二苓汤、茵陈栀子黄连三物汤、茵陈玉露饮、秘传茵陈散、通泰丸、茵陈栀子豆豉汤、茵陈蒿散等用此药对。

【历代文献】

栀子、茵陈配伍出自茵陈蒿汤，原方出自《伤寒论·辨阳明病脉证并治》："伤寒七八日，身黄如橘子色，小便不利，腹微满者，茵陈蒿汤主之。"《古今名医方论》："太阳、阳明俱有发黄证。但头汗而身无汗，则热不外越，小便不利，则热不下泄，故瘀热在里。然里有不同，肌肉是太阳之里，当汗而发之，故用麻黄连翘赤小豆汤，为凉散法；心胸是太阳阳明之里，当寒以胜之，用栀子柏皮汤，乃清火法；肠胃是阳明之里，当泻之于内，故立本方，是逐秽法。茵陈禀北方之色，经冬不凋，傲霜凌雪，偏受大寒之气，故能除热邪留结，率栀子以通水源，大黄以调胃实，令一身内外瘀热，悉从小便而出，腹满自减，肠胃无伤，仍合引而竭之之法，此阳明利水之圣剂也。仲景治阳明渴饮有四法：本太阳转属者……小便不利，腹满者，茵陈汤以泄满，令黄从小便出。病情治法，胸有成竹矣。"

【临床疗效】

栀子、茵陈配伍可用于治疗湿热黄疸。

选取 89 例急性黄疸型甲型肝炎患者，随机分为对照组 44 例和观察组 45 例。对照组用甘草酸二铵进行治疗，观察组在对照组的基础上予以茵陈蒿汤来进行治疗。对结果进行统计分析，对照组无效为 9 例，有效为 15 例，显效为 20 例，总有效率为 79.54%；观察组无效为 4 例，有效为 17 例，显效为 24 例，总有效率为 91.11%；观察组的总有效率比对照组有明显的提高（$P<0.05$）。结论：采用茵陈蒿汤联合甘草酸二铵来治疗急性黄疸型甲型肝炎患者与单用甘草酸二铵相比，前者临床疗效显著增加。

【药理作用】

（1）抗胆汁淤积作用　36 只雄性大鼠随机分为正常组、对照组、茵陈组、茵陈栀子组、茵陈大黄组、茵陈蒿汤组，每组 6 只；连续 5 天皮下注射苯甲酸雌二醇来建立胆汁淤积大鼠模型。实验结果显示，茵陈蒿汤及不同配伍组干预 14 天后，胆汁流速均显著升高，血清生化与肝脏病理较对照组均有明显改善；与对照组相比，茵陈组、茵陈栀子组、茵陈大黄组及茵陈蒿汤组 MrP2、MrP3、NtcP 的表达均升高；MrP4 的表达均降低；此外，茵陈栀子组 MrP1 的表达降低。结论：茵陈蒿汤及其不同组方提取物对雌激素诱导的大鼠胆汁淤积均有治疗作用，其疗效可能与调控转运体 MrP1-4 和 NtcP 的表达相关，且不同组方提取物对 MrP1-4 和 NtcP 的调控作用不同。

（2）保肝作用　分别提取茵陈蒿、栀子、大黄及茵陈蒿汤，观察对 D-GalN 诱导的大鼠肝细胞损伤的保护作用。结果：茵陈蒿醇提物在降低 D-GalN 诱导的大鼠肝细胞损伤及 ALT 升高的作用比茵陈蒿醇提物、栀子醇提物及大黄醇提物更为显著。结论：茵陈蒿汤保肝作用可能是茵陈蒿、栀子、大黄共同作用的结果。

【药效物质】

栀子主要成分为栀子苷、京尼平苷等环烯醚萜类化合物，同时还存在一些有机酸、黄酮、香豆素、多糖及其他类化合物。

茵陈主要成分为β-蒎烯、茵陈二炔烃、茵陈炔酮等挥发油成分，还有香豆素、黄酮、有机酸类成分，具有显著的利胆作用，并有解热、抗菌、抗病毒、保肝、抗肿瘤和降压作用。

采用 HPLC 法测定茵陈、栀子、大黄、茵陈与栀子配伍(配伍 A)、茵陈与大黄配伍(配伍 B)、栀子与大黄配伍(配伍 C)及全方配伍(配伍 D)中 2 个环烯醚萜类成分、2 个西红花酸类成分、3 个结合型蒽醌、5 个游离型蒽醌、2 个鞣质单体及绿原酸的提取量，若单味药中提取率为 100%，计算配伍 A-D 中 15 种成分的提取率。实验结果表明配伍 A、C、D 中栀子苷、西红花苷Ⅰ和西红花苷Ⅱ提取率均降低；配伍 A、D 中去乙酰车叶草酸甲酯提取率均提高，配伍 C 中该成分提取率降低；配伍 B 中 3 个结合型蒽醌及芦荟大黄素、大黄酚提取率提高，配伍 C、D 中大黄酚和大黄素甲醚提取率提高；配伍 C、D 中没食子酸提取率降低；配伍 A-D 中绿原酸提取率降低。结论：方剂配伍对茵陈蒿汤中主要成分提取率有一定影响。

参考文献

[1]郭黎娜，王云海．茵陈蒿汤治疗急性黄疸型甲型肝炎患者 89 例疗效[J]．中国医药指南，2017，15(9)：175．

[2]侯旭东，朱琳，张国强，等．茵陈蒿汤及其不同组方提取物对雌激素诱导胆汁淤积大鼠的治疗作用及机制研究[J]．中国医院药学杂志，2017，37(15)：1454-1458．

[3]董自波，朱荃．茵陈蒿汤保肝作用有效成分分析[J]．中国中医药科技，2002(2)：91-93．

[4]窦志华，罗琳，姜晓燕，等．方剂配伍对茵陈蒿汤中 15 种成分提取率的影响[J]．中草药，2015，46(12)：1753-1758．

8. 芦根、竹叶

芦根、竹叶均为寒性之品。芦根善清胃热，长于降逆，解大热，止呕哕，为治疗肺热咳嗽、肺痈腥痰之要药；竹叶善去烦热，专于通利，上行可祛胸中痰热，咳逆上气，下行则可治小便淋痛，赤涩不利。芦根与竹叶配伍，既能增清热除烦，利湿化浊之力，又能生津止渴，缓解心烦口渴诸症，共同发挥清热生津的功效。

常见方剂银翘散、五叶芦根汤、薄荷蝉蜕饮、银翘蝉蜕汤等用此药对。

【历代文献】

芦根、竹叶配伍出自银翘散，原方出自《温病条辨》，"太阴风温、温热、温疫、冬温，初起恶风寒者，桂枝汤主之。但热不恶寒而渴者，辛凉平剂银翘散主之"。《成方便读》："治风温、温热，一切四时温邪，病从外来，初起身热而渴，不恶寒，邪全在表者。此方吴氏《温病条辨》中之首方，所治之温病，与瘟疫之瘟不同，而又与伏邪之温病有别。此但言四时之温邪，病于表而客于肺者，故以辛凉之剂，轻解上焦。银花、连翘、薄荷、荆芥皆辛凉之品，轻扬解散，清利上焦者也；豆豉宣胸化腐，牛蒡利膈清咽。竹叶、芦根清肺胃之热而下达，桔梗、甘草解胸膈之结而上行。此淮阴吴氏特开客气温邪之一端，实前人所未发耳。"蔡陆仙："银翘散为近世治温热病辛凉解表之通方。方中有薄荷、牛蒡、竹叶、豆豉之辛凉宣散，又君以银花、连翘之清解心热，俾心热清，则肺得清肃……况有桔梗、芦根以直接宣清肺热，更何患口渴之不清，身热之不解耶?"

【临床疗效】

芦根、竹叶配伍可用于治疗烦热口渴、胃热呕吐等。

梅尼埃病 23 例眩晕、呕吐患者，治疗方药：淡竹叶、白芍各 15g，生石膏、芦根各 30g，党参、麦冬、薄荷各 12g，半夏 9g，生姜 3 片，粳米 1 小撮，炙甘草6g。少气加五味子 12g，心悸明显加生龙骨、生牡蛎各 30g；血压偏低者加黄芪 30g；血压偏高者加泽泻 12g，薏苡仁 30g。治疗结果：痊愈，即眩晕、耳鸣、恶心、呕吐、烦热少气、自汗身疲等症状全部消失，恢复正常生活者 17 例；显效，即症状基本消失，稍微活动偶有头晕恶心者 2 例；有效，即恶心呕吐消失，有饥饿感，眩晕程度减轻者 2 例；无效，即服药前后无变化者 2 例。服药最多者 18 剂，最少者 2 剂。

【药理作用】

抗凋亡作用 复制幼龄小鼠流感病毒肺炎模型，将银翘散精简方提取物以灌胃给药的方式进行干预，观察银翘散精简方不同浓度提取物对小鼠流感病毒性肺炎的治疗作用。检测实验各组的小鼠肺组织上皮细胞中细胞凋亡相关基因表达情况，观察银翘散精简方不同浓度提取物对流感病毒性肺炎小鼠肺组织上皮细胞凋亡的影响，并探讨其作用机制。结果：与正常组比较，模型组具有显著性差异；各治疗组在小鼠精神状态、活动、饮食、呼吸等方面均有明显的改善；银翘散精简方高剂量组、中剂量组、低剂量组均有不同程度降低病毒性肺炎小鼠肺指数；正常组可检测到少量 Bcl-2、Bax 蛋白表达，模型组与正常组比较，肺组织 Bax 表达明显增强。结论：不同剂量银翘散精简方提取物均有减轻小鼠肺部炎症的作用；流感病毒感染小鼠能够诱导肺组织上皮细胞发生凋亡，银翘散精简方提取物能够明显抑制流感病毒性肺炎肺组织细胞凋亡。

【药效物质】

芦根主要含酚酸类成分咖啡酸、龙胆酸；维生素类成分维生素 B_1、维生素 B_2、维生素 C 等；还含有天冬酰胺及蛋白质、脂肪、多糖等。芦根有保肝作用，可通过抗氧化、保护肝细胞、抑制胶原沉积等途径来抑制肺纤维化。此外，芦根还有解热镇痛、降血糖、抗氧化等作用。

竹叶提取物有效成分含有黄酮类及其苷类、活性多糖类、特种氨基酸及其衍生物等与人体生命活动有关的化合物；含有锰、锌、硒、锗、硅等多种能活化人体细胞的元素，以及以醛、醇为主的芳香成分等。竹叶提取物有优良的抗氧化、抗衰老、增强免疫力等生物学功效。

实验测定了清热泻火药栀子、芦根、天花粉、知母、淡竹叶、夏枯草中多糖、多酚含量，同时用 DPPH 法测定了中药提取液的抗氧化性作用。结果表明，多糖含量次序为：知母（44.80%）>芦根（21.47%）>栀子（16.36%）>淡竹叶（11.62%）>夏枯草（11.04%）>天花粉（10.30%）；多酚含量次序为：淡竹叶（0.667%）>知母（0.605%）>天花粉（0.536%）>夏枯草（0.322%）>栀子（0.162%）>芦根（0.0523%）。清除自由基能力的大小与多糖多酚的含量有关，随着中药提取液浓度的增大，清除率有升高的趋势。

参考文献

[1]刘中景.竹叶石膏汤加味治疗美尼尔氏综合征23例[J].陕西中医,1993(8):31.

[2]高伟.银翘散精简方对Ⅳ感染鼠肺细胞凋亡相关基因表达的影响[D].辽宁中医药大学,2012.

[3]何跃君,岳永德.竹叶提取物的有效成分及其应用研究进展[J].生物质化学工程,2008(3):31-38.

[4]王文英,张海容.清热泻火药多糖多酚含量测定及其抗氧化性研究[J].广州化工,2016,44(19):78-79,104.

9. 黄柏、黄连、黄芩

黄柏、黄连、黄芩均具苦寒之性。黄柏善燥湿清热,专于下焦,凡湿热蕴结之证均可选用,为阴虚内热首选;黄连善入少阴,专于清热,可解高热烦躁不安,神昏谵语,膈间热痰。黄芩善清里热,专于清热消痞,开达解郁,可解少阳在里之热邪。黄柏、黄连与黄芩配伍,既能增清热祛湿、苦寒降下之力,又能坚阴敛汗,缓解热邪灼阴,共同发挥泻火坚阴的功效。

常见方剂当归六黄汤、黄连解毒汤、黄连黄芩汤等用此药对。

【历代文献】

黄柏、黄连、黄芩配伍出自当归六黄汤,原方出自《兰室秘藏》,"治盗汗之圣药也"。《古今名医方论》:"汗本心之液,其出入关乎肝、肺,荣分开合,肝司之;卫分开合,肺司之。顾营卫各有所虚,则各有所汗,阳虚汗责在卫,阴虚汗责在营,然必相须为用。卫气不固于外,由阴气之不藏;营气失守于中,由阳气之不密。故治盗汗之法有二:一由肝血不足,木不生火而心亦虚,酸枣仁汤补肝即以补心也;一以肝气有余,木反侮金,而肺亦虚,当归六黄汤治肝以治肺也。是方当归之辛养肝血,黄连之苦清肝火,一补一泄,斯为主治;肝火之动,由水虚无以养,生地凉营分之热,熟地补髓中之阴,黄柏苦能坚肾,是泻南补北之义也;肝木之实,由金虚不能制,黄芪益肺中之气,黄芩清肺中之热,是东实西虚之治也。唯阴虚有火,关尺脉旺者始宜。若阴虚无气,津脱液泄,又当以生脉、六味,固阴阳之根。若用芩、连、柏苦寒伤胃,使金水益虚,木火益旺,有措手不及之虞矣。"

【临床疗效】

黄柏、黄连、黄芩配伍可用于治疗三焦火毒证、败血症、痢疾、肺炎、泌尿系感染等。

对急性脑出血(ACH)火毒证与急性脑梗塞(ACI)火毒证患者用黄连解毒汤进行干预,采集两组患者入院后第1天、第5天、第14天的四诊信息,以及治疗前后神经功能缺损评分、生物学指标群的变化,对差异分析比较。结果:入院第1天和第5天,ACH与ACI组患者的NIHSS评分、GCS评分无显著性统计学差异,在第14天,两组患者NIHSS评分分别为(12.97±8.60)和(6.82±9.86),GCS评分分别为(10.90±3.81)和(12.43±2.17),两者有显著差异($P<0.05$)。ACI火毒证组患者和ACH火毒证组患者

在治疗 14 天后，明显降低了高敏 C 反应蛋白(Hs-CRP)、基质金属蛋白酶 9(MMP-9)水平，两组患者氧化低密度脂蛋白(Ox-LDL)水平治疗后均有所降低。结论：以黄连解毒汤为代表的清热解毒法对 ACH 火毒证与 ACI 火毒证均具有改善作用。

【药理作用】

(1)**解热作用**　研究黄连-黄芩及黄连-黄芩-黄柏对于热病证候模型大鼠尿液中生物标记物的影响。结果：初步确定 2,4-二硝基苯酚诱导热病证候模型 51 个生物标志物，黄连-黄芩对其中 8 个生物标志物具有明显干预作用，黄连-黄芩-黄柏对其中 15 个生物标志物有显著干预作用。结论：黄连-黄芩-黄柏对于热病证候模型生物标志物的干预数量和程度均好于黄连-黄芩，佐药黄柏的加入有效加强了对热病的治疗作用，这从代谢组学的角度阐明了传统复方理论中"君臣佐使"组方原则的科学性。

(2)**降血脂作用**　50 只 SD 大鼠随机分为正常对照组、模型组、立普妥组(0.2mg/kg)，黄连解毒汤低、高剂量组(6g/kg、12g/kg)，除正常对照组外，其他组大鼠喂饲高脂饲料建立高脂血症模型。实验结果显示，各剂量组的黄连解毒汤能显著降低实验大鼠血清胆固醇、甘油三酯、低密度脂蛋白以及丙二醛的水平，并且可显著提高血清高密度脂蛋白水平和 SOD、GSH-Px 活性。说明黄连解毒汤能有效调节高脂血症大鼠血脂代谢，提高机体抗氧化能力，改善肝组织病理损害。

【药效物质】

黄柏主要成分是小檗碱、黄柏碱、木兰花碱、药根碱、掌叶防己碱等多种生物碱。此外，尚含黄柏内酯、菜油甾醇等苦味物质和甾体成分。小檗碱、药根碱、掌叶防己碱等生物碱对金黄色葡萄球菌、大肠杆菌等具有抑制作用，对流感病毒、乙肝表面抗原也有抑制作用，还具有抗真菌作用。小檗碱还有显著的抗炎性增生、抗溃疡和利胆的作用。

黄连主要成分为生物碱类，主要是小檗碱，其次为黄连碱、甲基黄连碱、巴马汀、药根碱、非洲防己碱、5-羟基小檗碱、木兰花碱。小檗碱和黄连碱有抗菌、抗病毒和抗内毒素作用；小檗碱还有解热、抗胃溃疡的作用，能治疗糖尿病及心脑血管疾病，降血压，调节免疫及抗血小板聚集。

黄芩主要成分为黄芩苷、黄芩素、汉黄芩苷、黄芩新素等黄酮类成分，还有挥发油和黄芩酶等。黄芩苷、黄芩素对炎症有抑制作用，可降低毛细血管的通透性，减少过敏介质的释放，具有抗过敏作用。黄芩总黄酮具有显著的解热、抗炎作用。

研究黄连解毒汤及其不同配伍组方成分溶出变化，按质量将大鼠分为模型组和假手术组，每组又分为 4 个亚组，分别为小檗碱组、小檗碱+黄芩苷组、小檗碱+栀子苷组、小檗碱+栀子苷+黄芩苷组。各组给药后一定时间通过眼眶取血测定小檗碱在大鼠血浆中的浓度变化，绘制药-时曲线，计算药动学参数。结果根据统计矩参数，模型组和假手术组中小檗碱的吸收顺序均为小檗碱+栀子苷组>小檗碱+栀子苷+黄芩苷组>小檗碱组>小檗碱+黄芩苷组。结论：对于脑缺血模型，黄连解毒汤中的栀子苷可促进小檗碱在体内的吸收，黄芩苷对小檗碱在体内的吸收有一定的抑制作用，三者组合给药后栀子苷、黄芩苷对小檗碱吸收的抑制作用会减小。

参考文献

[1]王革生，张允岭，张志辰，等．黄连解毒汤对急性脑出血与脑梗塞火毒证的效应差异及相关机制[J]．中华中医药杂志，2013，28(11)：3178-3181．

[2]荆雷，何薇，刘树民，等．黄连-黄芩及黄连-黄芩-黄柏干预2，4-二硝基苯酚诱导热病证候模型的代谢物组学研究[J]．中药药理与临床，2011，27(4)：67-71．

[3]张扬，金瑾，张莲珠，等．黄连解毒汤对高脂血症大鼠血脂及氧自由基代谢的影响[J]．中国实验方剂学杂志，2011，17(2)：169-172．

[4]刘冬敏，刘树民，祖金祥，等．黄连解毒汤及其不同配伍组方成分溶出变化研究[J]．中成药，2012，34(1)：74-78．

10. 黄连、栀子

黄连、栀子均为清热之品。黄连善入少阴，专于清热，可解高热烦躁不安，神昏谵语，膈间热痰，为泻火燥湿之要药；栀子善清心除烦，长于利湿退黄，为治烦之要药。黄连与栀子配伍，既能增清热泻火、除烦祛湿之力，又能解毒消疮，缓解热邪弥漫，共同发挥泻火解毒的功效。

常见方剂黄连解毒汤、黄连栀子汤、二陈加黄连栀子汤、牛黄上清片、开光复明丸、当归龙荟丸、清胃黄连丸等用此药对。

【历代文献】

黄连、栀子配伍出自黄连解毒汤，《肘后备急方》："烦呕不得眠。"《医方考》："阳毒，上窍出血者，此方主之。治病必求其本，阳毒上窍出血，则热为本，血为标，能去其热，则血不必治而自归经矣。故用连、芩、栀、柏苦寒解热之物以主之。然唯阳毒实火，用之为宜。若阴虚之火，则降多亡阴，苦从火化，而出血益甚，是方在所禁矣。"《医方集解》："此手足阳明、手少阳药也。三焦积热，邪火妄行，故用黄芩泻肺火于上焦，黄连泻脾火于中焦，黄柏泻肾火于下焦，栀子通泻三焦之火从膀胱出。盖阳盛则阴衰，火盛则水衰，故用大苦大寒之药，抑阳而扶阴，泻其亢甚之火，而救其欲绝之水也，然非实热不可轻投。"

【临床疗效】

黄连、栀子配伍可用于治疗风热上攻、肺胃热盛所致的暴发火眼、牙齿疼痛、口舌生疮、咽喉肿痛、耳痛耳鸣、大便秘结等。

寻常痤疮为皮肤科常见病之一，由于好发于面部，有损容貌，严重影响患者身心健康，已越来越受到重视。中医学认为寻常痤疮多由禀赋不耐，肺胃血热内盛，上蒸头面；或脾虚失健，痰湿内生，蕴结肌肤；或冲任不调，相火妄动而成。因"肺主皮毛"，故本病病位在肺，累及脾胃、肝肾、冲任。治疗当以清肺胃湿热、凉血解毒为主。采用中药内服外敷治疗寻常痤疮患者80例，取得较好疗效，内服方中枇杷叶、桑白皮清泄肺热；黄连、黄芩、金银花、连翘、炒栀子清热解毒；生地黄、牡丹皮、赤芍清热凉血；蜈蚣解毒散结；甘草调和诸药。诸药合用，有清热解毒，凉血消疮之功。

【药理作用】

(1)解热作用　运用 UPLC-MS 技术，利用主成分分析(PCA)和偏最小二乘-判别分析法(PLS-DA)数据解析方法，确定黄连-栀子药对对 2,4-二硝基苯酚致热病证候模型大鼠尿液中生物标记物的影响。结果：初步确定 2,4-二硝基苯酚致热病证候模型 97 个生物标志物，其中黄连-栀子药对对 31 个生物标记物具有明显干预作用。结论：应用代谢组学方法，初步说明黄连-栀子药对对热病证候具有治疗作用。

(2)保护脑神经元作用　成功建立缺氧/复氧的细胞损伤模型，在此基础上，用 MTT 法明确适当浓度的栀子苷、黄芩苷和小檗碱对正常培养状态下的微血管内皮细胞的活性没有显著抑制作用，而且在细胞受到缺氧/复氧损伤时保护作用良好。深入研究黄连解毒汤的有效成分，以求为进一步探讨清热解毒方药对脑微血管内皮细胞的保护机制奠定基础。

【药效物质】

黄连主要成分为生物碱类，主要是小檗碱，其次为黄连碱、甲基黄连碱、巴马汀、药根碱、非洲防己碱、5-羟基小檗碱、木兰花碱。

栀子主要成分为栀子苷、京尼平苷等环烯醚萜类化合物，同时还存在一些有机酸、黄酮、香豆素、多糖及其他类化合物。栀子苷具有利胆和抗氧化、抗肿瘤作用；京尼平苷具有降血脂、血糖及抗血栓的作用；西红花苷具有显著的抗炎作用；栀子油具有镇静、催眠、抗惊厥及促进学习记忆的作用。

栀子组和黄连-栀子组(1∶1)灌胃给药，反相高效液相色谱法测定栀子苷的血药浓度，对结果进行统计分析。结果：栀子单独给药、药对黄连-栀子配伍给药，栀子苷在家兔体内代谢模型均为呈二室开放模型；配伍后会缩短栀子苷的 $t_{1/2\alpha}$、$t_{1/2Ka}$，减小 t_{max} 和 V_1/F，增加 K_{21} 和 CL/F。结论：黄连中的化学成分对栀子苷的吸收、分布和消除过程会有一定程度的影响。

参考文献

[1]刘利红.中药内服外敷治疗寻常痤疮 80 例临床观察[J].云南中医中药杂志，2009，30(3)：23.

[2]何薇，荆雷，刘树民，等.黄连解毒汤中君-使药对黄连-栀子干预 2,4-二硝基苯酚热病证候模型的代谢组学[J].中国实验方剂学杂志，2011，17(20)：173-178.

[3]袁拯忠，朱陵群，庞鹤，等.黄连解毒汤有效成分对缺氧/复氧时脑微血管内皮细胞的保护作用[J].中国中药杂志，2007(3)：249-252.

[4]李霞，李继，王晓红，等.黄连对栀子中栀子苷的药物代谢动力学影响[J].中南药学，2015，13(4)：362-364.

11. 黄连、木香

黄连、木香均为祛湿之品。黄连善入少阴，专于清热，可解高热烦躁不安，神昏谵语，膈间热痰，为治疗热邪蕴胃之要药；木香善通脾胃气滞，专于健脾消食，为行气止痛之要药，并且善去大肠气滞。黄连与木香配伍，既能增清热泄浊、祛湿导滞之力，又能通理中焦，缓解脘腹胀痛，共同发挥清热化滞的功效。

常见方剂芍药汤、健脾丸、香连丸、木香槟榔丸、肥儿丸、完素诃子散、缩砂丸等用此药对。

【历代文献】

黄连、木香配伍出自芍药汤，原方出自《素问病机气宜保命集》："下血调气。《经》曰：溲而便脓血，气行而血止。行血则便脓自愈，调气则后重自除。"《古今名医方论》："本方注云，溲而便脓血，知气行而血止也。行血则便脓自愈，调气则后重自除，至今推为要言，然非知本之论也……太阴失健运，少阳失疏达，及饮食失节不化，至秋金收令行，火用不宣，郁蒸之久，而滞下之症作矣。是始为暑伤气，继为气伤血，因而为白为赤为兼赤白。下迫窘急，腐秽不去，以成后重。方以芍、草为君，用甲己化土法，先调脾，即于土中升木；顾湿热必伤大肠，黄连燥湿清热，厚肠胃，黄芩清大肠火为臣；久积必中气逆滞，疏滞以木香，下逆以槟榔，当归和气血为佐；桂补命门，实土母，反佐温而行之，恐芩、连之胜今也。斯少阳达，太阴运矣。若大实痛者，加大黄，用仲景芍药汤加大黄法，以荡腐秽，无留行矣。是方允为滞下本方也。"

【临床疗效】

黄连、木香配伍可用于治疗湿热痢疾、胃痞、胃脘痛等。

将 108 例肠易激综合征患者随机分为对照组和治疗组，两组各 54 例。对照组用常规西药治疗，治疗组口服木香黄连汤，2 周为 1 个疗程，连续服用 3 个疗程。临床结果：治疗组显效为 42 例，有效为 8 例，无效为 4 例，总有效率为 92.6%；对照组显效为 26 例，有效为 12 例，无效为 16 例，总有效率为 70.4%。两组比较有显著差异（$P<0.05$）。结论：木香黄连汤加味治疗肠易激综合征效果显著。

【药理作用】

（1）抗胃溃疡作用　采用大白鼠醋酸涂抹法、幽门结扎法、水浸应激法和药物诱发法致溃疡来观测溃疡指数、点数和面积等的改变。结果：香连丸可使幽门结扎型消化性溃疡的点数显著减少，溃疡总面积显著减少，其作用强度与西咪替丁基本相同。能显著缩短使束缚水浸应激型胃溃疡的条索长度，显著降低溃疡指数，作用强度较西咪替丁稍弱，但可明显缩小醋酸涂抹型溃疡面积，对吲哚美辛药物型胃溃疡作用不明显。结论：香连丸通过口服给药对胃酸分泌过多、植物神经机能紊乱、化学物质损伤和机械性因素引起的溃疡有显著的作用，但对药物引起的溃疡作用效果并不明显。

（2）抗溃疡性结肠炎作用　SD 大鼠 90 只随机分为正常组、模型组、阳性药物组、黄连组、木香组、黄连木香 1∶1 配伍组、黄连木香 2∶1 配伍组、黄连木香 4∶1 配伍组、黄连（生）木香 1∶1 配伍组。除正常组外，均采用三硝基苯磺酸（TNBS）/乙醇灌肠建立的溃疡性结肠炎模型。实验结果表明，黄连和木香配伍能改善造模大鼠结肠疾病活动指数，显著降低溃疡性结肠炎模型大鼠结肠组织血清 TNF-α、MDA 含量，升高SOD、Gin 含量。

【药效物质】

黄连的主要成分为生物碱类，主要是小檗碱，其次为黄连碱、甲基黄连碱、巴马汀、药根碱、非洲防己碱、表小檗碱、5-羟基小檗碱、木兰花碱。

木香为菊科植物云木香的根，根挥发油主要含去氢木香内酯、木香烃内酯，含量达50%，还含二氢木香内酯等活性成分。具有抗溃疡、抗菌作用，能扩张支气管平滑肌，有轻度升压，降血糖作用。

运用气相色谱-质谱联用技术（GC-MS）来检测药对萸黄连-木香中的挥发油成分，并且使用保留指数（RI）和自动质谱去卷积软件（AMDIS）来进行定性分析，运用峰面积归一化法对化学成分进行定量。结果从药对中鉴定出76种化学组分，其中主要成分为去氢木香内酯（9.51%）、α-木香醇（4.94%）、异土木香内酯（2.90%）以及α-檀香醇（4.40%）等。

参考文献

[1]刘润爱．木香黄连汤治疗肠易激综合征54例[J]．山西中医，2011，27（5）：21-22．

[2]李丽萍，刘环清，张淑清，等．香连丸抗消化性溃疡作用的实验研究[J]．中医药学报，2012，40（2）：43-46．

[3]李骏豪．黄连木香配伍对溃疡性结肠炎大鼠模型干预作用及相关机制研究[D]．成都：成都中医药大学，2011．

[4]冯国彬，方洪壮．药对萸黄连-木香挥发性成分的GC-MS分析[J]．广东化工，2016，43（22）：14-16．

12. 黄连、吴茱萸

黄连、吴茱萸均为燥湿之品。黄连善入少阴，专于清热，可解高热烦躁不安，神昏谵语，膈间热痰；吴茱萸善走厥阴，开郁化滞，入胃可温中散寒，入肝上可止头痛，下能去寒疝，为祛寒浊之要药。黄连与吴茱萸配伍，既能增清热泻火、疏肝解郁之力，又能制酸止呕，缓解嘈杂吐酸，共同发挥清火降逆的功效。

常见方剂左金丸、香连丸、戊己丸、四味茱连丸等用此药对。

【历代文献】

黄连、吴茱萸配伍出自左金丸，《丹溪心法》："治肝火。"《医宗金鉴》："此泻肝火之正剂。肝之治有数种：水衰而木无以生，地黄丸乙癸同源是也；土衰而木无以植，参苓甘草剂缓肝培土是也。本经血虚有火，用逍遥散清火；血虚无水，用归脾汤养阴。至于补火之法，亦下同乎肾，而泻火之治，则上类乎心。左金丸独用黄连为君，从实则泻子之法，以直折其上炎之势；吴茱萸从类相求，引热下行，并以辛燥开其肝郁，惩其扞格，故以为佐。然必本气实而土不虚者，庶可相宜。左金者，木从左而制从金也。"《谦斋医学讲稿》："本方主治肝火胁痛，吞酸嘈杂，口苦舌红，脉象弦数。由于黄连入心，吴萸入肝，黄连的用量六倍于吴萸，故方解多作实则泻其子，并以吴萸为反佐药……从效果研究，以吞酸嘈杂最为明显，其主要作用应在于胃。黄连本能苦降和胃，吴萸亦散胃气郁结，类似泻心汤的辛苦合用。"

【临床疗效】

黄连、吴茱萸配伍可用于治疗胁痛，胃痛，呕吐，湿热痢疾等。

用加味左金丸治疗老年消化性溃疡，对照组口服雷尼替丁150mg，服用4周；维持量，每晚临睡前服用150mg，共服用2周；治疗组口服雷尼替丁的同时加服加味左金丸，并随症加减。每日1剂，水煎服，分2次服用，共治疗6周。临床结果显示，治疗组治愈10例，好转30例，未愈3例，总有效率为93.02%；对照组治愈7例，好转26例，未愈10例，总有效率为76.75%，两组结果有统计学差异($P<0.05$)。

【药理作用】

（1）**抗溃疡作用** 从结肠黏膜屏障修复角度探讨黄连、吴茱萸配伍对溃疡性结肠炎的作用，发现黄连、吴茱萸配伍可以有效改善溃疡性结肠炎模型大鼠脓血便的症状，修复肠黏膜屏障，主要是通过降低TNF-α，升高EGF、bFGF的协同表达机制来促进肠黏膜屏障的修复作用。

（2）**抗肿瘤作用** 研究黄连、吴茱萸对S180荷瘤小鼠的治疗作用，结果显示，左金丸中两药在配伍后对抑制肝癌活性有显著的协同作用，其抗癌抗菌素的增加机制可能与对基因表达的影响和血清中抗癌标志物活性有关。

（3）**解热效应** SD大鼠随机分为空白对照组（A组）给予生理盐水、阳性对照组（B组）给予藿香正气水和实验组（C、D、E、F组，分别给予黄连、吴茱萸药对各配伍比例提取物）。6组均在温度41℃，相对湿度70%的人工热室中受热至死，记录各组大鼠的死亡时间。实验结果：B组和C、D、E、F组均能不同程度降低大鼠肛温、死亡率和延长存活时间，D组效果最为明显。结论：黄连、吴茱萸按2：1的比例能明显提高大鼠在热环境中的耐受力。

【药效物质】

黄连的主要成分为生物碱类，主要是小檗碱，其次为黄连碱、甲基黄连碱、巴马汀、药根碱、非洲防己碱、表小檗碱、5-羟基小檗碱、木兰花碱。

吴茱萸主要成分为吴茱萸碱、吴茱萸次碱等多种生物碱以及吴茱萸苦素、吴茱萸内酯、挥发油、吴茱萸烯、罗勒烯。吴茱萸碱、吴茱萸次碱、羟基吴茱萸碱、吴茱萸卡品碱等生物碱，具有强心、兴奋中枢神经、抗心律失常、抗炎和抑制肿瘤的作用。

利用薄层色谱扫描法测定黄连吴茱萸药对中黄连生物碱的含量，黄连与吴茱萸配伍后，盐酸小檗碱、盐酸巴马汀和盐酸药根碱的含量都有明显的降低，盐酸小檗碱减少最为明显；与黄连单煎液相比，三者的含量在合煎液中的降低率较显著。实验中，合煎液与单煎混合液在制备时均产生了大量的沉淀，可能是黄连中的生物碱类与吴茱萸中的黄酮类成分形成的大分子复合物所致，因此两药配伍后黄连生物碱含量明显下降。

生物碱类是黄连吴茱萸药对最主要的药效物质，其药代动力学得到了广泛的研究。比较口服左金丸及其单味药后大鼠血浆中去氢吴茱萸碱和黄连碱药代动力学参数，结果可知吴茱萸配伍黄连后，去氢吴茱萸碱的吸收和生物利用度有一定的提高，吴茱萸使黄连的作用得到缓和，且延长了其作用时间。

<h1 style="text-align:center">参考文献</h1>

[1]李晓莉，孟凡淼.自拟加味左金丸治疗消化性溃疡临床疗效分析[J].中国误诊学杂志，2008（9）：2056-2057.

[2]周昕.黄连吴茱萸配伍对溃疡性结肠炎大鼠模型的实验研究[D].成都：成都中医药大学，2011.

[3]董立，石海莲，季光，等.黄连吴茱萸药对水提物对大鼠结肠癌癌前病变的作用[J].中国中药杂志，2010，35（9）：1185-1188.

[4]高崇佳，张振秋，赖静怡，等.黄连、吴茱萸不同配比对大鼠热耐受能力的影响研究[J].中南药学，2010，8（11）：830-832.

[5]刘法锦，孙冬梅，鲁佳慧，等.薄层色谱扫描法测定黄连吴茱萸药对中黄连生物碱的含量[J].中成药，2010，32（1）：75-79.

[6]Yan R，Wang Y，Shen W，et al. Comparative pharmacokinetics of dehydroevodiamine and coptisine in rat plasma after oral administration of single herbs and Zuojinwan prescription[J]. Fitoterapia，2011，82（8）：1152-1159.

13. 黄连、半夏

黄连、半夏均为消痞之品。黄连善入少阴，专于清热，可解高热烦躁不安，神昏谵语，膈间热痰；半夏善祛湿痰，专于降逆，可解中焦寒痛湿泻，心下急痛坚痞，为燥湿健脾之要药。黄连与半夏配伍，既能增清热消痞、化痰散结之力，又能开胸利气，缓解结胸胸痛，共同发挥清热消痞的功效。

常见方剂小陷胸汤、半夏泻心汤、甘草泻心汤、黄连汤、生姜泻心汤、黄连温胆汤、中满分消丸等用此药对。

【历代文献】

黄连、半夏配伍出自小陷胸汤。《伤寒论·辨太阳病脉证并治》："小结胸病，正在心下，按之痛，脉浮滑者，小陷胸汤主之。"《绛雪园古方选注》："结胸，按之始痛者，邪在脉络也。故小陷胸止陷脉络之邪，从无形之气而散。瓜蒌生于蔓草，故能入络，半夏成于坤月，故亦通阴，二者性皆滑利，内通结气，使黄连直趋少阴，陷脉络之热，攻虽不峻，胸中亦如陷阵，故名陷胸。仅陷中焦脉络之邪，不及下焦，故名小。"《伤寒来苏集》："热入有浅深，结胸分大小，心腹硬痛，或连小腹不可按者，为大结胸，此土燥水坚，故脉亦应其象而沉紧……秽物据清阳之位，法当泻心而涤痰，用黄连除心下之痞实，半夏消心下之痰结，寒温并用，温热之结自平。瓜蒌实色赤形圆，中含津液，法象于心，用以为君，助黄连之苦，且以滋半夏之燥，洵为除烦涤痰开结宽胸之剂。虽同名陷胸，而与攻利水谷之方悬殊矣。"

【临床疗效】

黄连、半夏配伍可用于治疗脾胃湿热证、胃热脾寒证等。

半夏泻心汤具有调和肝脾，寒热平调，消痞散结之功效。主治寒热错杂之痞证。症见"胃中不和，心下痞硬，胁下有水气，呕吐，肠鸣下利，舌苔腻而微黄，谷不化，心烦不得安"等。其发病机理属于脾胃虚弱，中气虚弱，寒热错杂于中，升降失常，气机失畅者，均可选用半夏泻心汤，例如临床对泄泻、呕吐、胃痛、脘痞以及腹胀肠鸣、矢气频多等症进行治疗，效果显著。

【药理作用】

（1）保护胃黏膜　采用灌胃造模的方法建立幽门螺杆菌（HP）感染相关性胃炎小鼠模型，检测用半夏泻心汤及黄连素分别治疗后胃黏膜炎性细胞浸润程度和血清中表皮生长因子（EGF）含量的变化。治疗后，全方组和黄连素组炎性细胞浸润程度明显减轻；与模型组比较，全方组小鼠血清中 EGF 含量升高（$P<0.05$）；黄连素组与模型组 EGF 的含量差异无显著性意义（$P>0.05$）。结论：半夏泻心汤和黄连素都可减轻胃黏膜的炎症反应，半夏泻心汤可通过上调 EGF 含量而实现对胃黏膜的保护作用。

（2）调节胃电节律　胃电节律失常与胃功能性疾病密切相关，是胃运动功能障碍的一个重要原因。研究表明，Cajal 间质细胞对胃肠动力有重要的调控作用。一些如糖尿病性胃轻瘫等胃肠动力性疾病，胃肠局部 Cajal 间质细胞的数目和结构就会发生变化。制备大鼠胃电节律失常模型，用 RT-PCR 法检测半夏泻心汤及其拆方对胃壁 SCF 基因表达水平的影响。结果显示，与模型组比较，各用药组均能下调 SCF 基因的表达（$P<0.05$）。表明半夏泻心汤治疗心下痞证（调节胃肠运动）可能与其调节 SCF 基因表达有关。

【药效物质】

黄连主要成分为生物碱类，主要是小檗碱，其次为黄连碱、甲基黄连碱、巴马汀、药根碱、非洲防己碱、5-羟基小檗碱、木兰花碱。

半夏主要成分为半夏蛋白、挥发油、生物碱、皂苷、胆碱、半夏胰蛋白酶抑制物、多糖等，具有镇咳祛痰、镇吐、降低全血黏度、抗心律失常、镇静催眠的作用。半夏蛋白有抗早孕的作用，半夏制剂对毛果芸香碱引起的唾液分泌有显著抑制作用。半夏多糖和生物碱具有抗肿瘤作用。

采用在体诱导-体外肝微粒体温孵方法，考察半夏泻心汤全方，辛温开痞组（半夏、干姜）、苦寒降逆组（黄连、黄芩）及甘滋补益组（人参、炙甘草、大枣）对黄连生物碱成分在大鼠肝微粒体系代谢中的影响。结果：各生物碱成分在空白肝微粒体中代谢速率快慢顺序为黄连碱>小檗碱>药根碱>巴马汀。从各成分的酶促动力学指标肝清除率也可知，黄连碱的代谢最快，巴马汀的代谢最慢。辛温开痞组对巴马汀的代谢无抑制作用，而其余配伍组对黄连生物碱成分均有抑制作用。

参考文献

[1]边恒.半夏泻心汤的临床应用[J].世界最新医学信息文摘，2016，16（66）：186-189.

[2]吴忠祥，尹抗抗，谭达全.半夏泻心汤及其有效组份黄连素对 HP 感染小鼠胃黏膜保护作用的实验研究[J].新中医，2009，41（8）：108-109.

[3]李宇航，王庆国，陈萌，等.半夏泻心汤对胃电节律失常大鼠胃壁 SCF 基因表达水

平的影响[J].中医药学刊,2003(11):1825-1826.

[4]蔡巧玲,王莹,袁瑾,等.半夏泻心汤及不同配伍组对黄连生物碱大鼠体外肝代谢的影响[J].中成药,2012,34(2):212-216.

14. 黄柏、苍术

黄柏、苍术均为燥湿之品。黄柏善燥湿清热,专于下焦,凡湿热蕴结之证,不论上中下三焦,均可选用,为阴虚内热首选;苍术善祛湿浊,专于健脾,可解水湿内停,湿热痹痛,为风寒表证夹湿之要药。黄柏与苍术配伍,既能增清热祛湿、除痹止痛之力,又能健脾祛痿,治疗湿热引起的下肢痿痹,共同发挥清热燥湿的功效。

常见方剂二妙散、三妙散、四妙散、清暑益气汤(《脾胃论》)、乌蛇止痒汤等用此药对。

【历代文献】

黄柏、苍术配伍出自二妙散,《丹溪心法》:"治筋骨疼痛因湿热者。有气虚加气药,血虚者加补药,痛甚者加生姜汁,热辣服之。"《徐大椿医书全集》:"湿热下注,腰脊不能转枢,故机关不利,腰中疼重不已焉。苍术燥湿升阳,阳运则枢机自利;黄柏清热燥湿,湿化则真气得行。为散,酒调,使湿热运行,则经气清利,而腰府无留滞之患,枢机有转运之权,何腰中疼重不瘥哉。此清热燥湿之剂,为湿热腰痛之专方。"《成方便读》:"二妙丸苍术、黄柏,治湿热盛于下焦,而成痿证者……其病筋脉弛长,足不任地,步履歪斜,此皆湿热不攘,蕴留经络之中所致。然湿热之邪,虽盛于下,其始未尝不从脾胃而起,故治病者必求其本,清流者必洁其源。方中苍术,辛苦而温,芳香而燥,直达中州,为燥湿强脾之主药。但病既传于下焦,又非治中可愈,故以黄柏苦寒下降之品,入肝肾直清下焦之湿热,标本并治,中下两宣。如邪气盛而正不虚者,即可用之。"

【临床疗效】

黄柏、苍术配伍可用于治疗湿热所致的痿、痹、淋、带、脚气、下部疮疡等。

阴囊湿疹主要由感受外邪,主要为风、湿、热三邪相兼而成;与饮食不节,恣食膏粱厚味,损伤脾胃,脾失运化,湿浊内生及久坐湿地有关。故治疗针对"湿热浸淫,下注会阴"的病机,选用二妙丸加味治疗32例亚急性阴囊湿疹患者。方中以黄柏为君药,取其寒以胜热,苦以燥湿,且善祛下焦湿热之性。苍术燥湿健脾,使湿邪去而不再生。二者寒温同用,标本兼顾,起到事半功倍之效。配以土茯苓、败酱草清热解毒;佐以泽泻、苦参、地肤子利湿、止痒;再以生地黄、牡丹皮清热凉血、养阴活血;以辛温之陈皮理气、调和诸药。全方组方精简,功专力宏,临床治疗亚急性阴囊湿疹疗效显著。

【药理作用】

(1)抗炎作用　对大鼠佐剂性关节炎(AA)影响的实验发现,苍术、黄柏不同比例配伍均有抑制大鼠后足趾肿胀的作用,且以苍柏1∶1组、苍柏2∶1组作用显著,效果都优于黄柏、苍术单用组。对超氧化物歧化酶活性、丙二醛含量的影响发现,以苍柏1∶1、苍柏2∶1组作用明显,优于黄柏单用组。各组均能降低AA大鼠血清一氧化氮水平,以苍柏1∶1组作用明显,优于苍术单用组。

（2）抗痛风作用 采用乙胺丁醇和腺嘌呤造模法，研究二妙丸抗痛风的作用机制。采用电感耦合等离子体质谱法（ICP-MS）对各组大鼠血清中金属元素含量进行聚类统计分析，筛选出具有明显差异的金属元素。实验结果显示二妙丸具有降低血尿酸和抗痛风的作用，痛风可能与体内金属离子的作用有关。该研究从金属离子的角度对二妙丸能够降低血尿酸含量达到抗痛风作用的机制研究提供了参考依据。

【药效物质】

黄柏主要成分是小檗碱、黄柏碱、木兰花碱、药根碱、掌叶防己碱等多种生物碱。此外，尚含黄柏内酯、菜油甾醇等苦味质和甾体成分。小檗碱、药根碱、掌叶防己碱等生物碱对金黄色葡萄球菌、大肠杆菌等具有抑制作用，对流感病毒、乙肝表面抗原也有抑制作用，还有抗真菌作用。小檗碱还有显著抗炎性增生、抗溃疡和利胆的作用。

苍术主要成分为挥发油，油中主含苍术醇（β-桉叶醇和茅术醇的混合结晶物），并含少量苍术酮、烯炔类、三萜和甾体类。苍术醇有促进胃的运动和保肝作用，其中β-桉叶醇对胃肠运动机能有双向调节作用，还能通过抑制钠钾ATP酶的活性，阻止水和钠离子在肾脏的重吸收而产生利尿作用。

在黄柏、苍术药对中，盐酸小檗碱在大鼠体内的吸收速度与盐酸小檗碱单体的吸收速度相近，达峰时间均在2小时左右，但药对中盐酸小檗碱在大鼠体内的平均停留时间长于盐酸小檗碱单体在大鼠体内的时间，说明在药对中某些药物成分作用下降低了盐酸小檗碱在体内代谢的速度，延长了在体内发挥作用的时间，提高了生物利用度。

以丹皮酚为内标物，采用内标法和程序升温的气相色谱条件对二妙丸（苍术、黄柏）单煎与合煎的挥发油中的β-桉叶醇含量进行测定和比较；采用高效液相色谱法对二妙丸中的小檗碱、巴马汀、药根碱成分进行含量测定和比较。结果二妙丸合煎的挥发油中的β-桉叶醇含量比单煎的含量略高，分别为73.34mg/g和70.04mg/g，单煎与合煎的β-桉叶醇的色谱图峰数和保留时间无明显差别。合煎中的小檗碱、巴马汀、药根碱的含量明显高于单煎合并的含量。实验结果表明，苍术、黄柏相配伍，挥发油中的β-桉叶醇含量发生变化，小檗碱、巴马汀、药根碱的含量也明显发生了改变。

参考文献

[1]刘锦森．二妙丸加味治疗亚急性阴囊湿疹32例[J]．中国中医急症，2011，20（9）：1418．

[2]于洋．二妙散配伍的实验研究[D]．哈尔滨：黑龙江中医药大学，2004．

[3]张卉卉，孙兆姝，包永睿，等．二妙丸治疗痛风症大鼠作用机制研究[J]．辽宁中医药大学学报，2016，18(6)：19-21．

[4]张杨，张振秋，孙兆姝，等．黄柏、苍术药对提取物中盐酸小檗碱在大鼠体内的药代动力学研究[J]．中成药，2009，31(9)：1351-1354．

[5]张杨，张振秋，王海波，等．二妙丸多指标化学成分质量研究[J]．中成药，2009，31(4)：562-566．

15. 黄连、干姜

黄连、干姜均为燥湿之品。黄连善清中焦实热，专于燥湿，可解高热烦躁不安，神昏谵语，膈间热痰；干姜善散中焦虚寒，守而不走，善祛水湿，可解散肌腠风寒，温通经脉，散寒祛滞。黄连与干姜配伍，既能增清热除湿、温中祛寒之力，又能止泻化饮，缓解脾胃寒湿引起的泄泻，共同发挥清热温里的功效。

常见方剂半夏泻心汤、生姜泻心汤、甘草泻心汤、黄连汤、干姜黄芩黄连人参汤等用此药对。

【历代文献】

黄连、干姜配伍出自半夏泻心汤，《伤寒论·辨太阳病脉证并治》："但满而不痛者，此为痞，柴胡不中与之，宜半夏泻心汤。"《伤寒明理论》："凡陷胸汤攻结也，泻心汤攻痞也。气结而不散，壅而不通为结胸，陷胸汤为直达之剂。塞而不通，否而不分为痞，泻心汤为分解之剂。所以谓之泻心者，谓泻心下之邪也……黄连味苦寒，黄芩味苦寒，《内经》曰：苦先入心，以苦泄之。泻心者，必以苦为主，是以黄连为君，黄芩为臣，以降阳而升阴也。半夏味辛温，干姜味辛热，《内经》曰：辛走气，辛以散之。散痞者必以辛为助，故以半夏、干姜为佐，以分阴而行阳也。甘草味甘平，大枣味甘温，人参味甘温。阴阳不交曰痞，上下不通为满。欲通上下，交阴阳，必和其中。所谓中者，脾胃是也。脾不足者，以甘补之，故用人参、甘草、大枣为使，以补脾而和中。中气得和，上下得通，阴阳得位，水升火降，则痞消热已，而大汗解矣。"

【临床疗效】

黄连、干姜配伍可用于治疗胃痞、胃痛、泄泻、痢疾、口腔溃疡等。

慢性萎缩性胃炎在中医属于"胃痛""痞满"的范畴，以"痞、胀、痛"为主，与脾胃虚弱，外感六淫，忧思恼怒，情志失调等有关，可致气机滞留不畅、热毒蕴结、胃阴亏虚，致使肝胃不和、中焦升降不调，治以扶正祛邪、标本兼治。黄连与干姜相伍可直达中焦，具有清泻及固护中阳之功。故本组研究采用黄连汤加味与西药合用用于脾胃湿热型慢性萎缩性胃炎的治疗。黄连汤加味与西药合用为治疗组，单用西药为对照组。研究结果表明，治疗组总有效率为94%，对照组总有效率为72%，差异显著（$\chi^2 = 8.58$，$P<0.01$）。黄连汤加味治疗脾胃湿热型慢性萎缩性胃炎临床疗效较好，值得应用推广。

【药理作用】

（1）抗腹泻作用　使用番泻叶制备小鼠腹泻模型，测定6小时内的腹泻指数，来评价生姜汁制黄连和干姜汁制黄连的抗腹泻作用，用灌服营养性半固体糊的方法来测定不同姜汁制黄连对小鼠肠推进率和胃残留率的影响。结果与空白组比较，黄连可显著降低小鼠的腹泻指数（$P<0.01$），并显著抑制肠推进率和胃排空率（$P<0.05$），姜汁制后仍具有明显抗腹泻作用，还可提高小肠推进率和胃排空率（$P<0.05$），但生姜黄连比干姜黄连作用更强。黄连姜制后仍然有止泻作用，还可以缓和生黄连引起的胃肠动力紊乱的副作用。

（2）抗炎作用　用DSS诱导制备结肠炎模型小鼠，给予3%DSS后出现明显的便溏、便血症状，而给予黄连、干姜预防性干预的各组小鼠的症状明显减轻，综合考虑各种症状并计算其DAI评分，黄连、干姜给药各剂量组DAI评分显著低于模型组，表明预防性黄连-干姜灌胃对DSS导致小鼠结肠炎有较好的治疗作用。在一定程度上，结肠长度的变化可以反映炎症的程度。在本实验中，正常组结肠长度明显长于模型组，而黄连、干姜药对各剂量组结肠长度均明显长于模型组，并且呈现剂量依赖性。

【药效物质】

黄连的主要成分为生物碱类，主要是小檗碱，其次为黄连碱、甲基黄连碱、巴马汀、药根碱、非洲防己碱、5-羟基小檗碱、木兰花碱。

干姜的主要成分为姜酚、姜酮、姜脑、姜辣素等挥发油，还含有少量黄酮类、糖苷类、氨基酸、多种维生素和微量元素。姜酚、姜酮、姜脑等化合物具有抗氧化作用，其中姜酚类化合物有明显的镇痛消炎解热和抑制血小板聚集的效果，能有效抑制脂肪生成，还可以降低血糖。

观察黄连与干姜配伍后黄连中5种主要生物碱(药根碱、小檗碱、巴马汀、表小檗碱和黄连碱)在 Wistar 大鼠体内药动学的影响。分别灌胃给予黄连单煎液和黄连干姜合煎液后，运用 HPLC 法同时测定不同时间点的5种生物碱血药浓度，分别计算其药动学参数。结果：黄连干姜合煎组与黄连单煎液组比较，黄连的5种主要生物碱的半衰期($t_{1/2}$)和平均滞留时间(MRT_{0-t})均降低，药时曲线下面积(AUC_{0-t})和峰浓度(C_{max})增加，达峰时间(T_{max})相近。结论：黄连与干姜配伍后干姜能够促进黄连中生物碱在大鼠体内的吸收，并加速其代谢速率，显著影响其药物代谢。

黄连与干姜配伍中，在干姜的影响作用下，高、低剂量组中的巴马汀、小檗碱与高剂量组中的表小檗碱和黄连碱的 AUC_{0-t}、$AUC_{0-\infty}$ 明显降低，高、低剂量组各生物碱的 MRT_{0-t}、$MRT_{0-\infty}$ 与半衰期均明显降低。说明干姜可加速黄连中生物碱的代谢速率。在干姜的影响下，低剂量组中的小檗碱、黄连碱与高、低剂量组药根碱中的 AUC_{0-t} 与 $AUC_{0-\infty}$ 明显升高。说明干姜能够促进黄连生物碱的吸收。黄连、干姜低剂量组中五种生物碱的 AUC_{0-t}、$AUC_{0-\infty}$ 较高剂量组均有升高趋势。说明生物碱浓度越低，干姜的促吸收作用越明显。

参考文献

[1]郑坤玉.采用黄连汤加味对脾胃湿热型慢性萎缩性胃炎的临床治疗分析[J].当代临床医刊，2015，28(4)：1550-1551.

[2]王婷婷，钟凌云，徐婷.不同姜汁炮制黄连对小鼠止泻作用及胃肠动力的影响[J].时珍国医国药，2017，28(8)：1876-1878.

[3]李阳，郝艺照，傅熠俊，等.黄连-干姜药对预防 DSS 诱导的小鼠结肠炎作用及其机制[J].中国实验方剂学杂志，2017，23(15)：154-159.

[4]张文君，宁浩辰，周游，等.黄连与干姜配伍对黄连中5种生物碱的大鼠体内药动学影响[J].中医药学报，2015，43(4)：15-19.

[5]宁浩辰.干姜对黄连中五种主要生物碱药代动力学的影响[D].哈尔滨：哈尔滨商业大学，2015.

16. 金银花、连翘

金银花、连翘均为清热之品。金银花善消痈肿，专于清热解毒，可解肺经热邪，透热达表，为治一切内痈外痈之要药；连翘善清热邪，专于透达，外行于表可解散风热温病初起，内行可透热转气，治疗热入营血之证。金银花与连翘配伍，既能增清热泻火、散上焦风热之力，又能透热转气，缓解高热、谵语等症，共同发挥清热解毒的功效。

常见方剂银翘散、清营汤、羚翘解毒丸、银翘解毒片、荆防败毒散、金银花解毒汤、消毒饮等用此药对。

【历代文献】

金银花、连翘配伍出自银翘散，《温病条辨》："太阴风温、温热、温疫、冬温，初起恶风寒者，桂枝汤主之。但热不恶寒而渴者，辛凉平剂银翘散主之。"《实用方剂学》："银花、连翘为治温热之主药。薄荷、荆芥以散风；竹叶、甘草以清热（此四味为佐）。用桔梗为使，轻扬以开其上；加苇根为引，甘淡以泄于下。而以牛蒡、淡豉为臣，通玄府以逐邪，俾为汗解。此亦辛凉苦甘之旨，诚为外感风温，初起在表、无汗之主方。"《医方概要》："治温邪初起。以牛蒡宣利肺气而滑肺窍；豆豉发越少阴陈伏之邪，为君。以银花、连翘甘凉轻清，宣泄上焦心肺之邪，为臣。荆芥散血中之风；薄荷辛凉，宣肺胃之热而泄风；竹叶清心肺；甘、桔解毒开肺，载诸药上浮；芦根清胃热，合辛凉轻剂而治肺胃上焦风温，但热无寒。咳嗽不爽，加杏仁、象贝；口燥，加花粉；热重加山栀、黄芩；脉洪口渴，石膏亦可加。吴氏以银翘散为主，治津气内虚之人。"

【临床疗效】

金银花、连翘配伍可用于治疗温病发热，四时感冒，咽喉疾病，疮疡痈肿，风热痒疹等。

将100例小儿外感高热患者随机分为两组，治疗组50例用银翘散合生石膏治疗，对照组50例则用利巴韦林与青霉素钠肌内注射治疗，疗程都为3天。结果对照组退热率仅有62%，而治疗组高达90%，两组比较有显著性差异（$P<0.05$）。结论：银翘散合生石膏治疗小儿外感高热疗效好，在临床上有推广的价值。

【药理作用】

（1）**抗菌作用** 将金银花、连翘及其配伍后抗多药耐药、耐甲氧西林金黄色葡萄球菌（MDR-MRSA）选取的最优活性组分，采用微量稀释法进行体外抗菌实验。结果：金银花、连翘配伍使用后对11种常见致病菌均具有抑制和杀灭作用，其抗菌效果好于单味药和双黄连粉针剂。结论：金银花、连翘配伍不仅对MDR-MRSA具有抑制作用，对11种常见致病菌也具有抵抗作用，这为临床抗菌抗炎感染的治疗提供了用药参考。

（2）**解热作用** 采用20%的干酵母悬液背部皮下注射法制备大鼠发热模型，考察金银花、连翘及其不同配伍比例对热证大鼠的体温以及血清中IL-6、NO含量的影响。实验结果显示，单味金银花、连翘及其不同配伍比例均具有解热、抗炎、抗自由基损伤的作用，但金银花、连翘配伍应用后作用明显优于单味药。结论：金银花与连翘配伍在解热、抗自由基损伤及提高免疫力等方面具有明显的协同增效作用，其解热的机制可能与IL-6含量变化有关。

【药效物质】

金银花主要含有绿原酸、异绿原酸和咖啡酸等有机酸，挥发油、黄酮、环烯醚萜、皂苷等多种类型化学成分。绿原酸类化合物有抗炎、抗菌、抗病毒、抗氧化、抗肿瘤等作用，皂苷具有保肝作用。

连翘主要含烃类、醛酮类、醇脂醚类化合物等挥发油，连翘酯苷 A、C、D 等苯乙醇苷类，连翘苷等木质素，三萜和有机酸等。连翘酯苷的提取物和纯化物具有较强的抗氧化活性和解热作用。其中连翘酯苷 A 具有抗菌活性和抗内毒素作用，连翘苷 B、齐墩果酸和熊果酸还有保肝作用。

采用 HPLC 法测定金银花、连翘单煎和共煎提取物中绿原酸、连翘苷、连翘酯苷 A 的含量。结果：绿原酸和连翘苷在共煎提取物中含量高于单煎提取物，但连翘酯苷 A 在连翘单煎液的煎出量高于药对共煎液。结论：金银花、连翘配伍能促进绿原酸和连翘苷的溶出，提高二者含量，但连翘酯苷 A 的溶出量减少。

采用 GC-MS 系统对金银花、连翘药材以及金银花、连翘药对中的挥发油进行分析，考察药对配伍对挥发油成分及含量的影响。实验结果发现，金银花挥发油中检出的香叶醇、9，12，15-十八碳三烯酸甲基酯、亚油酸十四烷酸甲基酯、十六烷酸乙基酯、荧蒽等成分和连翘挥发油中检出的棕榈醛、β-水茴香萜、樟脑烯、α-松油烯、紫苏醇等成分在药对挥发油中未检出，比较单煎所得的挥发油，药对挥发油中有新增加的成分如异长松叶烯、柠檬烯、十九烷等。结论：金银花、连翘药对配伍对所提的挥发油的成分和含量都有明显的影响。

参考文献

［1］贺小梅.银翘散合生石膏汤治疗小儿外感高热 50 例［J］.临床和实验医学杂志，2007(11)：98.

［2］刘玉婕，王长福.金银花、连翘及其配伍后对临床 11 种致病菌的作用研究［J］.中医药学报，2016，44(5)：43-47.

［3］段红妍，马成.金银花与连翘配伍退热机制的实验研究［J］.现代中西医结合杂志，2009，18(11)：1214-1216.

［4］林以宁，高茹，张萌，等.金银花-连翘配伍比例对有效成分溶出和大鼠体内药动学的影响［J］.中国实验方剂学杂志，2013，19(17)：180-183.

［5］邢学锋，陈飞龙，罗佳波.金银花、连翘药对配伍挥发油成分的 GC-MS 分析［J］.中药新药与临床药理，2009，20(4)：358-360.

17. 鱼腥草、野荞麦根

鱼腥草、野荞麦根均为入肺之品。鱼腥草善降泄散结，长于清热解毒，具有消痈排脓之效，为治疗肺痈之要药；野荞麦根善清热解毒，排脓祛瘀，并能清肺化痰，治疗咳吐脓血，也可用于治疗瘰疬痰核。鱼腥草与野荞麦根配伍，既能增清热解毒、排脓消痈之力，又能止咳消痰，缓解肺热咳嗽，共同发挥清热排脓的功效。

常见方剂清肺八味汤、肺炎Ⅱ号合剂等用此药对。

【历代文献】

鱼腥草、野荞麦根配伍出自清肺八味汤，《中医文献杂志》："痰热咳嗽。"该方在临床应用30年，疗效确切，方中三味主药，其中"黄芩治肺热"乃李时珍的亲身经历和体会，《本草纲目》中有相关记载；《神农本草经疏》中"鱼腥草"条曰："治痰热壅肺，发为肺痈吐脓血之要药"；野荞麦根功效为清热解毒、清肺化痰，应用于肺热咳嗽、咽喉疼痛及肺痈咯痰浓稠腥臭者(《中药学》)。临床应用时鱼腥草、黄芩、野荞麦根剂量多为30g，三者共奏清热解毒、清肺化痰之功，是清肺的君药；浙贝母、杏仁清肺化痰、降气止咳为臣药；桔梗、前胡一升一降，宣肃肺气，止咳化痰，共为臣药；半夏下气化痰，同时有和胃降逆之功，痰热较盛者用竹沥、半夏以助清热化痰，为臣药，热痰较轻者可用姜半夏为佐药以承胃气，避免清凉之药攻伐过度。

【临床疗效】

鱼腥草、野荞麦根配伍可用于治疗支气管炎等。

从1993年3月至1994年9月，选取104例慢性支气管炎伴急性感染或者急性支气管炎的患者，其中使用自拟清肺汤来治疗支气管炎的有62例，同时用蛇胆川贝胶囊治疗42例以此来进行对比观察，结果取得了较好的临床效果。其中治疗组使用自拟清肺汤(鱼腥草、野荞麦根、百部、山海螺、浙贝母、桔梗、杏仁、鲜芦根、桃仁、前胡、生甘草)进行治疗，对照组采用蛇胆川贝胶囊进行治疗，结果治疗组的总有效率达到95.16%，对照组总有效率为80.95%。

【药理作用】

抗炎、调节免疫作用 研究清肺八味汤(鱼腥草、野荞麦根、黄芩、桔梗、浙贝母、杏仁、前胡、姜半夏)对经过化疗后的肿瘤患者血清转化生长因子-β1(TGF-β1)及肿瘤坏死因子-α(TNF-α)的影响，并探讨其在预防放射性肺炎中的作用。方法为选取确诊为恶性肿瘤的62例患者进行研究，对照组患者采用常规化疗，观察组在对照组的基础上于化疗结束后1个月服用清肺八味汤，连续服用一个疗程(10天，每日1剂)。治疗前及治疗后检测两组患者血清中TNF-α及TGF-β1的水平，采用影像学检查方法观察并记录患者放疗后放射性肺炎的发生情况。结果肿瘤患者采取放射性治疗后，配合服用清肺八味汤可有效降低血清TGF-β1含量，且可有效降低放射性肺炎的发生率。

【药效物质】

应用GC-MS的方法来鉴定鱼腥草中的挥发性物质以及鱼腥草注射液中有效成分的化学组成，从两者中共鉴定出48种化合物。研究结果表明，两者中的化学组成基本上是相同的。其中主要成分有冰片乙酸酯、葵酸、2-十一烷酮(甲基正壬酮)、苯甲醛、葵酰乙醛(鱼腥草素)、薄荷醇、肉豆蔻醚、石竹烯氧化物、2-十一烯醛、正十一烷醇、斯巴醇、δ-瑟林烯、二苯胺及十六酸。占据优势地位的化合物是甲基正壬酮，它在鱼腥草注射液有效成分中以及鱼腥草的挥发性物质中分别占9.2%、9.8%。葵酰乙醛(鱼腥草素)作为鱼腥草中的特有物质，在鱼腥草注射液的有效成分和鱼腥草的挥发性物质中分别占2.6%和5.1%。本文还对甲基正壬酮以及葵酰乙醛的结构进行了确定。

荞麦中主要含有黄酮、植物甾醇、蛋白质、脂肪酸以及矿物元素等活性成分。其中黄酮类化合物主要有槲皮素、芦丁、山柰酚以及表儿茶素等；从该植物中分离得到的甾体类化合物有trans-5，22-二烯-3β-豆甾醇、5，24二烯，3-豆甾醇、β-谷甾醇、

23s-甲基胆甾醇、胡萝卜苷、过氧化麦角甾醇、棕榈酸酯、5-烯-3β-豆甾醇、12-烯-3-醇-熊果醇、24-烯，3-醇-9，19-环羊毛甾醇等；荞麦中蛋白质的含量是 10%～18%，主要由清蛋白、球蛋白、醇溶蛋白和谷蛋白 4 种成分构成，其中清蛋白的含量是最高的；荞麦中还含有 19 种氨基酸，其中有 8 种是人体所必需的氨基酸，色氨酸、赖氨酸、精氨酸含量较高。

参考文献

[1]范小芬，李夏玉.清肺汤治疗支气管炎 62 例疗效观察[J].浙江中医药大学学报，1996(1)：10-11.

[2]周晓红，宋利，董晶.清肺八味汤对化疗后肿瘤患者血清 TGF-β1 及 TNF-α 的影响及其在预防放射性肺炎中的作用[J].癌症进展，2017，15(6)：642-644，695.

[3]曾志，石建功，曾和平，等.机质谱学在中药鱼腥草研究中的应用[J].分析化学，2003，31(4)：399-404.

[4]李蕾，孙美利，张舒媛，等.荞麦化学成分与药理活性研究进展[J].西部中医药，2014，27(11)：157-160.

18. 红藤、虎杖

红藤、虎杖均为清热之品。红藤善清热解毒，长于消痈止痛，可散肠中瘀滞，为治疗肠痈之要药；虎杖善治湿热黄疸，有清热利湿之功，入血分有凉血清热解毒、活血散瘀止痛的功效。红藤与虎杖配伍，既能增清热解毒、散结止痛之力，又能消痈祛瘀，缓解肠痈腹痛，共同发挥清热消痈的作用。

常见方剂清利通淋汤、骨痛药酒等用此药对。

【历代文献】

红藤、虎杖配伍出自清利通淋汤，《张伯臾医案》："湿热瘀阻于下焦，膀胱宣化失司，发为淋沥而痛。""淋沥者，总由膀胱气化不利所致，究其病因，或因肾亏，或由气虚，或由湿热下注，或由气滞而瘀血内停，或虚实兼而有之，临床当随其变化而施治。前列腺肥大所致淋沥者，张老认为以虚实错杂者多，因本病患者多有下焦湿热，瘀血内停，且年高病延日久之故；治疗上应宗'毋虚毋实'的原则，权衡轻重缓急而顾标本。在临床中，对于湿热下注，膀胱气化失司，日久而致瘀血阻滞，张老常以宣通清利之品与滋肾通关丸同用，取知母、黄柏清下焦之热，用肉桂以助气化；亦常用红藤、败酱草以清热活血消肿；并每入生升麻、虎杖两味，既能清热解毒，又能升降气机，使气机通调而小便自利。"

【临床疗效】

红藤、虎杖配伍可用于治疗急性痛风性关节炎湿热蕴结证。

将 86 例急性痛风性关节炎湿热蕴结证患者随机分为对照组和治疗组各 43 例，对照组使用秋水仙碱片联合双氯芬酸钠缓释胶囊，治疗组则使用红藤虎杖汤，两组的疗程都是 7 天。以此来比较两组患者治疗前后的症状及体征积分、血尿酸（BUA）、临床疗效以及不良反应。结果：两组患者治疗后的症状及体征积分与 BUA 同治疗前相比较都有明显的降低($P<0.01$)；两组治疗后的症状及体征积分与 BUA 没有明显的差异($P>0.05$)。对照组的总有效率是 93.02%，治疗组的总有效率为 90.70%，两组比较差异没有统计学意义($P>0.05$)。对照组的不良反应发生率是 93.02%，治疗组则为 34.88%，两组的比较差异具有统计学意义($P<0.01$)。结论：使用红藤虎杖汤来治疗急性痛风性关节炎具有不良反应少，能够降低 BUA 水平的特点，临床疗效得到肯定。

【药理作用】

抗炎镇痛、降低血尿酸作用 通过急性痛风性关节炎小鼠模型的建立，观察红藤虎杖复方免煎剂治疗急性痛风性关节炎的疗效。方法是取 KM 雌雄小鼠各 36 只，称重后随机分成空白组、模型组、阳性组和中药高、中、低剂量组，采用小鼠足踝肿胀法、观察扭体次数进行抗炎镇痛实验；取 KM 雌雄小鼠各 48 只，称重后随机分成空白组、模型组、阳性组和中药高、中、低剂量组，除空白组外，其余各组以尿酸腹腔注射，进行高尿酸血症实验。结果表明，红藤虎杖复方免煎剂有较好的抗炎、镇痛、降低血尿酸的效果。

【药效物质】

红藤，别名大血藤，有效成分主要有酚酸类、黄酮类、苯丙素类、三萜类化合物等。研究表明，其有抗菌消炎，改善心肌微循环灌流量，抗氧化，降低组织粘连程度，抗肿瘤等作用。

虎杖中主要含有蒽醌类、二苯乙烯类、黄酮类、香豆素类以及一些脂肪酸类化合物，具有抗炎、抗病毒、抗菌、调血脂、抗血栓、改变血流变、扩张血管、保护心肌、抗氧化、抗肿瘤，改善阿尔茨海默病及预防艾滋病等作用。

参考文献

[1]郑德勇，刘峻承. 红藤虎杖汤治疗急性痛风性关节炎 43 例[J]. 中医杂志，2013，54(3)：250-251.

[2]刘峻承，郑德勇. 红藤虎杖复方免煎剂治疗急性痛风性关节炎的实验研究[J]. 云南中医中药杂志，2018，39(9)：75-76.

[3]张莹莹，李诒光，季巧遇，等. 大血藤现代研究进展[J]. 亚太传统医药，2018，14(11)：81-84.

[4]时圣明，潘明佳，王文倩，等. 虎杖的化学成分及药理作用研究进展[J]. 药物评价研究，2016，39(2)：317-321.

19. 生地黄、石斛

生地黄、石斛均具寒润之性。生地黄善入血分，长于滋阴降火，可治阴虚内热，为清热、凉血、止血之要药；石斛善清胃热，专于滋养胃阴，生津止渴，又能滋肾阴，降虚火。生地黄与石斛配伍，既能增降火泻热补阴之力，又能补益肝肾，缓解筋骨痿软，共同发挥清热滋阴的功效。

常见方剂地黄饮子、生地黄饮子、甘露饮、石斛夜光丸、石斛明目丸、石斛散、生熟地黄丸、巴戟丸、七子散等用此药对。

【历代文献】

生地黄、石斛配伍出自地黄饮子，《杂病源流犀烛》："治消瘅。"《常用中药药对分析与应用》："生地黄性寒味甘，入营、血分，以养阴为主，具有寒而不滞，润而不腻的特点，功专清热凉血、养阴生津……为'补肾家之要药，益阴血之上品'。"张洁古云："地黄生则大寒而凉血，血热者须用之。"《珍珠囊》云生地黄："凉血，补不足血。"《施今墨对药》："鲜石斛甘寒汁浓，功擅养胃阴，生津液，清虚热，止烦渴。"《药性切用》："石斛平胃气而除虚热，益肾阴而安神志，为胃虚夹热伤阴专药。"《本草再新》云石斛："清胃火，除心中之烦渴，疗肾经之虚热。"二者均为甘寒之品，共用则养阴生津、泄热除烦之力增强。

【临床疗效】

生地黄、石斛配伍可用于治疗阴虚内热消渴，口燥咽干，胃痛干呕，牙龈肿痛，牙宣出血等。

糖尿病在临床以非胰岛素依赖型（2 型）居多，属中医学"消渴"的范畴。消渴病虽由燥热所致，但燥热伤阴耗气而致气阴两伤极为常见。故服用固本降消汤（由黄芪、生地黄、山药、石斛、天花粉、葛根、牡丹皮、檀香、枸杞叶、黄连、黄柏组成），益气养阴以固本，清热生津以降消。用固本降消汤治疗 2 型糖尿病患者 30 例，疗效满意。该方不仅能明显改善患者症状，而且还能显著降低血糖，既符合中医理论，又与西医学研究相吻合。

【药理作用】

抗脑缺血作用　养阴通脑颗粒是由生地黄、石斛、川芎、水蛭、葛根、黄芪等药物组成的复方新制剂。研究考察养阴通脑颗粒对麻醉犬的脑血流量和脑血管阻力的影响，并分析其影响犬脑血流量的机制。养阴通脑颗粒可增加麻醉犬的脑血流量，中剂量组在 30 分钟和 90 分钟时增加最明显，与维脑路通组相比较，在 30 分钟时，大、中剂量养阴通脑颗粒组的脑血流量增加比维脑路通组明显（$P<0.05$）。养阴通脑颗粒可降低脑血管阻力，中剂量的效果比大剂量好。养阴通脑颗粒和维脑路通都能降低射血前期（PEP）/射血时间（LVET）比值，有延长 LVET 和缩短 PEP 的作用。

【药效物质】

生地黄主要成分为梓醇、地黄苷、桃叶珊瑚苷等环烯醚萜苷类，多种氨基酸和糖类等，具有降血糖、抗胃溃疡、促进造血、止血、降压等作用。地黄苷、地黄低聚糖可增强体液免疫和细胞免疫功能，地黄苷还有一定降血糖的作用。

石斛主要含有多糖、酚类、木质素类、菲和联苄等化合物。多糖是铁皮石斛的主要药效成分，具有提高机体免疫力，抑制肿瘤，降压抗氧化，降血糖，生津止渴，增加干燥综合征患者的唾液分泌等作用；菲和联苄等化学成分具有抗肿瘤和抗多药耐药性的作用。

参考文献

[1]王国义. 固本降消汤治疗 2 型糖尿病 30 例[J]. 光明中医，2011，26(3)：498-499.

［2］朱肖星．养阴通脑颗粒对犬脑血流量的影响及其机制［D］．西安：第四军医大学，2002.

20. 生地黄、黄柏

生地黄、黄柏均为清热之品。生地黄善入营血，长于清热养阴，可治热病伤阴，为清热、凉血、止血之要药；黄柏善清泄下焦湿热，专于苦寒沉降，善除大肠湿热以治泻痢，入肾经善泻相火而退骨蒸。生地黄与黄柏配伍，既能增清热除蒸、泻火除烦之力，更能滋阴益肾，治疗盗汗、遗精，共同发挥滋阴清火的功效。

常见方剂当归六黄汤、知柏地黄丸、牛黄上清片等用此药对。

【历代文献】

生地黄、黄柏配伍出自当归六黄汤，《兰室秘藏》："治盗汗之圣药也。"《医方考》："阴虚有火，令人盗汗者，此方主之。醒而出汗曰自汗，睡去出汗曰盗汗。自汗阳虚，盗汗阴虚也。曰有火者，谓其证有面赤、口干、唇燥、便赤、声音重、脉来数也。然阴虚所以盗汗者，阴虚之人睡去，则卫外之阳乘虚陷入于阴中，表液失其固卫，故令溅然汗出。人觉则阳用事，卫气复出于表，表实而汗即止矣。当归、熟节，养阴之品也。而黄芩、黄连，去火之品也；生节、黄柏，可以养阴，亦可以去火；而黄芪者，所以补表气于盗汗之余也。是盗汗也，与伤寒盗汗不同，伤寒盗汗是半表半里之邪未尽，杂证盗汗则阴虚而已。彼以和表为主，此以补阴为主。明者辨之。"《医方集解》："此手足少阴药也。盗汗由于阴虚，当归、二地所以滋阴；汗由火扰，黄芩、柏、连所以泻火；汗由腠理不固，倍用黄芪，所以固表。"

【临床疗效】

生地黄、黄柏配伍可用于治疗热痹、湿疹、痔疮出血等。

肛门瘙痒的病因病机较为复杂，但从中医角度而言不外虚实两端。虚者，多以虚寒为主，多见于老年人。实者，为肝经湿热或外风引动内邪，皮肤营卫失和而作痒。故采用龙胆泻肝汤治疗此病。方中黄柏、栀子清热泻火；龙胆草上泻肝胆实火，下泄（清）下焦湿热；生地黄、当归、白芍养血活血，防止苦燥伤阴；甘草和中缓急。全方使邪由二便而出，诸药合用共奏清热利湿止痒之功。经临床观察，总有效率为92%，疗效显著，临床上值得推广。

【药理作用】

抗炎作用　将40只雄性SD大鼠随机分为正常对照组（简称正常组）10只，模型组15只，治疗组15只。模型组与治疗组于大鼠前列腺背外侧叶和前列腺腹叶注射消痔灵注射液，复制慢性非细菌性前列腺炎（CPPS）动物模型，正常组于相同位置注射生理盐水。治疗组给予前列通瘀汤（王不留行、川芎、黄柏、生地黄、白芷、川牛膝、生黄芪、炙甘草等12味药物），给药剂量为24g/（kg·d）原药材量，按1mL/100g浓缩药液进行灌胃。模型组及正常组用生理盐水灌胃，连续给药30天。结果显示，前列通瘀汤可以明显减轻大鼠前列腺组织的炎症反映，减少炎细胞浸润和组织破坏，降低前列腺硬化大鼠组织中Ⅰ、Ⅳ型胶原的含量，而Ⅰ、Ⅳ型胶原是细胞外基质的主要组成成分，降低其含量可以延缓前列腺组织纤维化乃至硬化进程，证明前列通瘀汤对模型大鼠的前列腺组织具有一定的保护作用。结论：前列通瘀汤能改善CPPS模型大鼠前列腺的组织病理结构，减轻炎症反应，减缓纤维化进程。

【药效物质】

生地黄主要成分为梓醇、地黄苷、桃叶珊瑚苷等环烯醚萜苷类，多种氨基酸和糖类等。

黄柏主要成分是小檗碱、黄柏碱、木兰花碱、药根碱、掌叶防己碱等多种生物碱。此外，尚含黄柏内酯、菜油甾醇等苦味质和甾体成分。小檗碱、药根碱、掌叶防己碱等生物碱对金黄色葡萄球菌、大肠杆菌等具有抑制作用，对流感病毒、乙肝表面抗原也有抑制作用，还有抗真菌作用。另外小檗碱还有显著抗炎性增生、抗溃疡、利胆的作用。

参考文献

[1]刘国良，唐兴广，丁明星．龙胆泻肝汤治疗肛门瘙痒症50例分析[J]．中国煤炭工业医学杂志，2009，12（9）：1432.

[2]来媛媛，李玉杰，陈国宏，等．前列通瘀汤对大鼠慢性非细菌性前列腺炎的治疗作用[C]．2013中国中西医结合泌尿外科专业委员会第11次全国学术年会论文集．2013：227-228.

21. 生地黄、熟地黄

生地黄、熟地黄均为玄参科植物地黄之根块。生地黄善入营血，长于清热养阴，兼能生津止渴，为清热、凉血、止血之要药；熟地黄善滋补肾阴，专于填精益髓，为补肾阴之要药，亦可补阴益精以生血，为养血补虚之要药。生地黄与熟地黄配伍，既能增清热养阴、滋补肝肾之力，又能补虚生津，缓解血虚燥热，共同发挥清热滋阴的功效。

常见方剂当归六黄汤、生熟地黄丸等用此药对。

【历代文献】

生地黄、熟地黄配伍出自当归六黄汤，《兰室秘藏》："治盗汗之圣药也。"《医宗金鉴》："寤而汗出曰自汗，寐而汗出曰盗汗。阴盛则阳虚不能外固，故自汗。阳盛则阴虚不能中守，故盗汗。若阴阳平和之人，卫气昼则行阳而寤，夜则行阴而寐，阴阳既济，病安从来？唯阴虚有火之人，寐则卫气行阴，阴虚不能济阳，阳火因盛而争于阴，故阴液失守外走而汗出；寤则卫气复行出于表，阴得以静，故汗止矣。用当归以养液，二地以滋阴，令阴液得其养也。用黄芩泻上焦火，黄连泻中焦火，黄柏泻下焦火，令三火得其平也。又于诸寒药中加黄芪，庸者不知，以为赘品，且谓阳盛者不宜，抑知其妙义正在于斯耶！盖阳争于阴，汗出营虚，则卫亦随之而虚，故倍加黄芪者，一以完已虚之表，一以固未定之阴。经曰：阴平阳秘，精神乃治。此之谓欤！"

【临床疗效】

生地黄、熟地黄配伍可用于治疗阴虚血亏、阴虚血热之出血，月经不调等。

干燥综合征属中医"阴虚血亏"范畴，多发生于50岁左右绝经期妇女。治疗该病应以肝肾为本，滋阴润燥，益气养血，通瘀活血，兼调他脏，辨证论治，随症加减。治疗本病患者12例，方用熟地黄、潼蒺藜滋肾填精；白菊花养肝明目，生地黄、麦冬、葛根养阴润燥；当归、熟地黄活血补血，白术、党参、黄芪补气健脾以益生化之源；生山楂酸甘，既可消食化滞又可敛阴生津；火麻仁、大黄润肠通便，通下存阴；牡丹皮、丹参、红花活血化瘀，去瘀生新，共奏养阴润燥，益气养阴之功。

【药理作用】

（1）减毒作用 通过急性毒性动物实验，研究制马钱子配伍生地黄、熟地黄后对其毒性的影响。方法：将制马钱子分别与生地黄、熟地黄以不同比例配伍，实验用 SPF 级昆明小鼠，检测毒性，用改良寇氏法计算出各种配伍的解毒率。结果：与生地黄、熟地黄配伍均可以降低制马钱子的毒性。结论：本实验为临床安全有效使用制马钱子提供了依据。

（2）抗过敏作用 观察熟地黄和生地黄相配伍的四物汤对实验性变态反应的影响，比较作用的差异。方法：使用 Compound48/80 来诱导小鼠皮肤搔抓反应、过敏性休克以及大鼠腹腔肥大细胞释放组胺，分别测定 10 分钟内的搔抓次数、1 小时内的死亡率以及组胺的释放量和残留量（荧光法）；使用氯化钴来诱导小鼠耳郭迟发型的超敏反应，测定耳郭的肿胀程度。结论：熟地黄配伍的四物汤对 T 淋巴细胞依赖性迟发型变态反应以及肥大细胞依赖性的速发型变态反应的抑制作用相较于生地黄配伍的四物汤强，熟地黄和生地黄作用的差异可能是造成这种现象的主要原因。

【药效物质】

生地黄主要成分为梓醇、地黄苷、桃叶珊瑚苷等环烯醚萜苷类，多种氨基酸和糖类等。

熟地黄主要含梓醇、地黄素、甘露醇、地黄苷（A、B、D）、毛蕊花糖苷、糖类以及微量元素等多种化学成分，具有抗氧化、抗衰老、调节免疫、促进造血、抗突变、抑制肿瘤、改善学习记忆等作用。熟地黄粗多糖具有增强免疫力、促进造血、抗疲劳、抗突变、抑制肿瘤等作用。

地黄传统用药部位是其新鲜或干燥块根。选取制药时废弃不用的地黄叶为原材料，经实验确定以 95%乙醇为提取溶剂，超声 20 分钟提取梓醇，并同时从新鲜地黄叶、干地黄叶、生地黄、熟地黄中提取梓醇，采用 HPLC 分别测得提取物中梓醇的含量。结果表明：鲜地黄叶、干地黄叶、生地黄和熟地黄中的梓醇含量分别为 1.07mg/g，9.93mg/g，14.24mg/g，12.54mg/g。说明从地黄叶中提取梓醇具有一定的可行性。

参考文献

[1]党根才.自拟滋阴调血汤治疗干燥综合征12例[J].陕西中医，2004（10）：918.

[2]苗根旺，娄玉钤，李朝阳，等.配伍生地黄、熟地黄对制马钱子毒性影响的实验研究[J].风湿病与关节炎，2012，1（5）：21-24.

[3]戴岳，詹亚玲，毕培曦，等.熟地黄和生地黄配伍的四物汤抗过敏作用的研究[J].中华中医药学刊，2002，20（5）：596-597.

[4]许继承，高明波，王婷，等.HPLC测定地黄叶与生地、熟地中梓醇含量[J].广州化工，2015，43（12）：104-105，155.

22. 牡丹皮、栀子

牡丹皮、栀子均为清热之品。牡丹皮善入心肝血分，长于清热，凉血止血，可清透阴分伏热，为治无汗骨蒸之要药；栀子善清心除烦，长于利湿退黄，为治烦之要药。牡丹皮与栀子配伍，既能增清热除烦、凉血祛瘀之力，又能散结祛瘀，缓解血滞经闭，共同发挥清热凉血的功效。

常见方剂加味逍遥散、清瘟败毒饮、栀子清肝散、茵陈蒿汤、清肺泻肝汤等用此药对。

【历代文献】

牡丹皮、栀子配伍出自丹栀逍遥散，《内科摘要》："治肝脾血虚发热，或潮热晡热，或自汗盗汗，或头痛目涩，或怔忡不宁，或颊赤口干，或月经不调，肚腹作痛，或小腹重坠，水道涩痛，或肿痛出脓，内热作渴等症。"《丹栀逍遥散》："《滇南本草·卷一》指出：柴胡行肝经逆结之气，止左胁肝气疼痛。《药品化义》曰：柴胡性轻清，主升散，味微苦，主疏肝。臣以当归、白芍二药，当归味甘、辛，性温，归肝、心、脾经，具有补血、活血、调经、止痛之功效。二药皆入肝经，均能补血，养血柔肝，合用相得益彰，既养肝体助肝用，以治血虚，又防柴胡劫肝阴。佐以白术、茯苓、甘草健脾益气，为补气健脾之要药，三药合用使脾气运化有权，化气生血。佐以牡丹皮、栀子皆能清热凉血，其中栀子入营分，能引上焦心肺之热，屈曲下行，尚可泻火除烦……牡丹皮亦能入肝胆血分，清血中之浮火。《本草经疏》谓本品：'其味苦而微辛，其气寒而无毒。辛以散结聚，苦寒除血热，入血分，凉血热之要药。'"

【临床疗效】

牡丹皮、栀子配伍可用于治疗肝郁化火之胁痛、目赤、吐血衄血、痈疽疔毒等。

2013 年 9 月至 2014 年 8 月，对 92 名肝郁化火型多囊卵巢综合征患者，随机分为观察组（46 例）和对照组（46 例）。对照组患者给予复方醋酸环丙孕酮片，观察组在此基础上加用丹栀逍遥丸进行综合治疗。给药后两组的临床症状均有一定程度改善，且观察组临床症状改善情况优于对照组；与对照组比较，观察组排卵率都明显提高（$P < 0.05$）；治疗后，观察组各项指标改善程度优于对照组（$P < 0.05$）。结论：丹栀逍遥丸辅治肝郁化火型多囊卵巢综合征患者促排卵疗效显著，可明显改善患者肝郁火旺证和月经情况，促进排卵。

【药理作用】

（1）**抑郁作用** 采用孤养结合慢性不可预见应激法制备抑郁大鼠模型。将大鼠随机分为丹栀逍遥丸高、中、低剂量组，正常组，模型组，评价和比较这 5 组大鼠的旷场实验运动评分、游泳不动时间，以及海马组织脑源性神经营养因子（BDNF）和血管内皮生长因子（VEGF）蛋白表达情况。结果：丹栀逍遥丸可提高抑郁大鼠旷场实验水平运动评分，缩短抑郁大鼠游泳不动时间，增加海马组织中 BDNF 和 VEGF 蛋白表达。结论：丹栀逍遥丸可有效改善慢性应激抑郁大鼠症状，其作用机制可能是提高海马组织中 BDNF 和 VEGF 的表达。

（2）**护肝作用** 采取正交试验设计，按 3mL/kg 体重，皮下注射 40%四氯化碳橄榄油溶液制备慢性肝损伤动物模型，测定大鼠血清丙氨酸氨基转移酶、胆碱酯酶、肝匀浆丙二醛、γ-GT 和Ⅳ型胶原的含量。结果：F 值检验显示丹栀逍遥丸 4 种主要成分丹皮酚、栀子苷、芍药苷和甘草酸的交互配伍对慢性肝损伤大鼠的血清丙氨酸氨基转移酶、胆碱酯酶、肝匀浆丙二醛、γ-GT 和Ⅳ型胶原有不同作用。结论：丹栀逍遥丸主要成分配伍能降低丙氨酸氨基转移酶、胆碱酯酶活性，改善肝功能。

【药效物质】

牡丹皮主要成分为丹皮酚、牡丹酚苷、牡丹酚原苷、芍药苷、苯甲酰芍药苷等，还有没食子酸、挥发油等。丹皮酚具有保肝护肾、降血糖、抗菌消炎、抗心律失常、抗过敏、保护心血管、神经保护、增强免疫力等多种药理作用，丹皮总苷还具有显著的抗惊厥作用。

栀子主要成分为栀子苷、京尼平苷等环烯醚萜类化合物，同时还存在一些有机酸、黄酮、香豆素、多糖及其他类化合物。栀子苷具有利胆、抗氧化、抗肿瘤作用，京尼平苷有降血脂、血糖及抗血栓作用，西红花苷具有显著的抗炎作用，栀子油具有镇静、催眠、抗惊厥及促学习记忆的作用。

以栀子苷和丹皮酚作为脑血宁注射液药代动力学研究的指标，分别对二者在人体内的药代动力学过程进行了研究，从不同方面反映了脑血宁注射液在人体内的药代动力学。静脉滴注脑血宁注射液后，从人血清中检测到 3 种化合物，其中 2 种为脑血宁注射液所含原形成分，分别为丹皮酚和栀子苷；1 种为新产生的代谢产物，成分暂不明确。丹皮酚和栀子苷在人体内的药物动力学研究显示，静脉注射给药后，栀子苷在人体内血药浓度迅速下降，其药时过程符合一室模型，给药后 70% 的栀子苷以原型由肾脏清除；丹皮酚在人体的血浆药物浓度时间曲线过程符合二室模型，给药后，在体内广泛代谢，只有占给药量 0.04% 的丹皮酚以原形从尿液排出。

参考文献

[1]田璐，王翠霞.丹栀逍遥丸辅治肝郁化火型多囊卵巢综合征患者促排卵疗效观察[J].中国性科学，2016，25(5)：107-109.

[2]白金川，刘巨源.丹栀逍遥丸对慢性应激抑郁大鼠的影响[J].亚太传统医药，2016，12(14)：24-26.

[3]王欣.丹栀逍遥丸对肝损伤大鼠的影响[J].海南医学院学报，2012，18(8)：1040-1042，1046.

[4]吴秀君，肇丽梅.脑血宁注射液血清药物化学及药动学研究[J].中药新药与临床药理，2008(5)：376-379.

23. 赤芍、牡丹皮

赤芍、牡丹皮均为凉血之品。赤芍善清泻肝火，长于泄血分郁热，止血消斑，可治肝经风热目赤，为治疗肝郁血滞胁痛之常用药；牡丹皮善入心肝血分，长于清热、凉血、止血，可清透阴分伏热，为治无汗骨蒸之要药。赤芍与牡丹皮配伍，既能增清热凉血之力，又能活血消瘀，缓解瘀血阻滞，共同发挥清热活血的功效。

常见方剂桂枝茯苓丸、温经汤、犀角地黄汤等用此药对。

【历代文献】

赤芍、牡丹皮配伍出自桂枝茯苓丸,《金匮要略·妇人妊娠病脉证并治》:"妇人宿有癥病,经断未及三月,而得漏下不止,胎动在脐上者,为癥痼害。妊娠六月动者,前三月经水利时,胎也。下血者,后断三月衄也。所以血不止者,其癥不去故也。当下其癥,桂枝茯苓丸主之。"《张氏医通》:"癥病妇人恒有之,或不碍子宫,则仍行经而受孕。虽得血聚成胎,胎成三月而经始断,断未三月而癥病复动,遂漏下不止,癥在下,迫其胎,故曰癥痼害。胎以脐上升动不安,洵为真胎无疑,若是鬼胎,即属阴气结聚,断无动于阳位之理……故用桂心、茯苓、丹皮、桃仁以散其衄,芍药以护其营,则血方止而胎得安。世本作桂枝茯苓丸,乃传写之误。详桂枝气味俱薄,仅堪走表,必取肉桂之心,方有去癥之功。安常所谓桂不伤胎,勿疑有碍于妊。观下条子藏开用附子汤,转胞用肾气丸,俱用桂、附,《内经》所谓有故无殒是也。"

【临床疗效】

赤芍、牡丹皮配伍多用于营分、血分实热及瘀热证。

慢性湿疹多为湿热蕴久,耗伤阴血,血燥生风,病情顽固,缠绵难愈。现用中药、西药分别治疗慢性湿疹,评价赤芍丹皮方的临床疗效。对照组:口服盐酸西替利嗪片10mg,并外用卤米松乳膏。治疗组:赤芍丹皮方免煎颗粒口服并外用卤米松乳膏。赤芍丹皮方中赤芍、牡丹皮、紫草能凉血活血。卤米松乳膏为皮质类固醇激素软膏,配合使用能起到抗炎、抗过敏作用,增强疗效。研究结果显示,治疗组疗效显著优于对照组,表明赤芍丹皮方治疗慢性湿疹疗效好于抗组胺类药物。赤芍丹皮方免煎颗粒联合卤米松乳膏治疗慢性湿疹疗效确切,有临床推广使用价值。

【药理作用】

(1)**抗菌作用** 提取牡丹皮中丹皮总苷、赤芍中的赤芍总苷和大血藤中绿原酸三种抑菌组分,定量后以肺炎克雷伯菌、铜绿假单胞菌、大肠埃希菌、粪肠球菌为实验菌株,棋盘试验法和琼脂二倍稀释法评价三种抑菌组分单用与联用的体外抑菌效果。结果:三种组分单用对四种细菌均有抑菌效果,丹皮总苷和赤芍总苷合用对粪肠球菌有协同作用,绿原酸与丹皮总苷合用对铜绿假单胞菌和粪肠球菌有协同作用。结论:所提取的三种组分均具有抑菌活性,合用后抑菌活性增强。

(2)**保肺作用** 通过HPLC-MS测定分析牡丹皮、赤芍各提取部位的HPLC特征图谱,用内毒素诱导大鼠急性肺损伤模型测定样品抑制蛋白和肿瘤坏死因子-α的浓度,运用偏最小二乘回归分析法研究谱效相关性,并用HPLC-MS/MS指认样品主要成分峰。结果显示,各样品对急性肺损伤均有一定的疗效,谱效相关性研究得出4个对药效贡献率较大的成分。其中牡丹皮具有良好的抗急性肺损伤活性,没食子酸、芍药苷、没食子酰芍药苷和丹皮酚是其主要有效成分。

【药效物质】

赤芍主要含芍药苷、羟基芍药苷、苯甲酰芍药苷等单萜苷类及丹皮酚、没食子酸、鞣质、多糖、挥发油、树脂等成分。芍药苷有解热镇痛、镇静、保肝作用,对不同佐剂诱发的关节炎有显著的抑制作用,也对神经系统和心脏有保护作用。

牡丹皮主要成分为丹皮酚、牡丹酚苷、牡丹酚原苷、芍药苷、苯甲酰芍药苷等,还有没食子酸、挥发油等。

应用 HPLC 技术对赤芍、牡丹皮药对共煎物及单味药材水煎物进行了分析。结果：芍药苷在共煎物中的含量比赤芍单味药水煎物提高了 5.3 倍，丹皮酚在共煎物中的含量与牡丹皮单味药水煎物无明显差别。结论：赤芍、牡丹皮药对配伍的物质基础可能为芍药苷含量的增加。

参考文献

[1]龙剑文，李恒，皮先明.赤芍丹皮方治疗慢性湿疹的疗效观察[J].湖北中医杂志，2014，36(8)：42.

[2]王宇敫，李惠芬，周静，等.大血藤、牡丹皮、赤芍有效组分间对肠道致病菌体外抑菌的协同作用[J].中国中西医结合外科杂志，2008(4)：410-413.

[3]汤明杰，叶永山，张旗，等.丹皮抗内毒素性急性肺损伤活性的谱效关系研究[J].中国中药杂志，2014，39(22)：4389-4393.

[4]卢晨霞，张浩，迟宗良，等.赤芍-牡丹皮药对配伍药效物质基础研究[J].中国中医药科技，2018，25(3)：344-345.

24. 青蒿、白薇

青蒿、白薇均具寒凉之性。青蒿善清热透散，长于清透阴分伏热，凉血除蒸，善解暑热，为除疟疾寒热之良药；白薇善入血分，专于益阴除热，治疗热病后期，余邪未尽，亦可清热凉血，泄肺热而透邪。青蒿与白薇配伍，既能增清热解暑之力，又能清退虚热，缓解骨蒸潮热，共同发挥清热除蒸的功效。

常见方剂加味白薇汤、青蒿白薇汤等用此药对。

【历代文献】

青蒿、白薇配伍出自加味白薇汤，《马培之医案》："肺胃痰热，壅于膈上，身热咳嗽，气粗痰鸣，口干作渴。"《实用对药》："青蒿辛香透散，清热退蒸；白薇凉血清热，益阴除烦。二药合用，增清透退热之功。青蒿配白薇长于清透气营伏热，使在里之邪还出于外，习用于温邪入营，身热经久不退，或阴虚发热。对暑热病后，余热未清，低热者亦宜选用。发热有汗属营卫不和。徐仲才治邪热稽留，缠绵不退，发热有汗属营卫不和者，习用桂枝汤合此对药治之。小儿体虚感冒低热症。董廷瑶亦喜欢用桂枝汤加青蒿、白薇，治疗小儿体虚感冒低热症，确有良效。滕宣光自制蒿柴薇丹汤……治小儿急性高热性疾病。方中用此二药，能增强退热效果。现代还常用本对药治疗结核病、原因不明之长期低热、热性病后期虚热不退等。"

【临床疗效】

青蒿、白薇配伍可用于治疗体虚低热、结核病、原因不明之长期低热等。

低热在临床上颇为常见，或因气血亏虚，或因血行瘀滞，或因湿热蕴结，或因阴液亏虚等，病因错综复杂，症状难愈，但都有低热之证候。自拟退热汤(牡丹皮 10g，东白薇 10g，青蒿 10g，地骨皮 10g)治疗低热，效果良好。退热汤中牡丹皮、东白薇、青蒿、地骨皮均寒凉但非大苦大寒之品，用之不伤脾胃，反有清补之效；白薇清热，凉血，治阴虚内热；青蒿，除蒸退虚热；地骨皮凉血除蒸，清肺降火；牡丹皮清热凉血，活血化瘀。四药协力，与治本之药共同治低热之证，焉能不除。

【药理作用】

退热作用 中成药平尔热是由青蒿、白薇、银柴胡等退虚热的药物组成。通过制备内生性致热源(EP)性发热及内毒素(ET)性发热模型，观察平尔热的退热作用，探讨其作用机制。空白对照组及平尔热对照组在观察时间内温度无明显变化，而 EP 组在 60 分钟时出现最高峰，ET 组分别在 10 分钟、180 分钟时出现双峰，第二峰高于第一峰。平尔热+EP 组及平尔热+ET 组发热曲线都低于相应的 EP 组及 ET 组。

【药效物质】

青蒿主要成分为青蒿素、青蒿酸、青蒿醇等萜类成分，以及黄酮类、挥发油、香豆素类成分及豆甾醇、β-谷甾醇等。青蒿素有显著抗疟作用，对血吸虫成虫有明显的杀灭作用，还有抑菌抗炎作用。青蒿素、豆甾醇、β-谷甾醇均有抗病毒作用。

白薇主要含 C21 甾体皂苷、白薇素等挥发油和甾体多糖苷等强心苷成分。白薇皂苷具有抗肿瘤作用，增强心肌收缩，减慢心率，可用于治疗充血性心力衰竭，对肺炎球菌也有抑制作用。

参考文献

[1]李春玲.低热症的中医辨证治疗体会[J].河南中医，2012，32(6)：770-771.

[2]李萍，盛巡，鲍朝辉，等."平尔热"对家兔发热效应影响的实验研究[J].编辑之友，1996(4)：41-42.

25. 青蒿、鳖甲

青蒿、鳖甲均具寒凉之性。青蒿善清热透散，长于清透阴分伏热，凉血除蒸，善解暑热，为除疟疾寒热之良药；鳖甲善滋阴清热，专于软坚散结，常用于温病后期，阴液耗伤，虚火亢旺之骨蒸潮热、盗汗、遗精。青蒿与鳖甲配伍，既能增清热除蒸、泻火凉血之力，又能截疟除蒸，缓解疟疾寒热，共同发挥清热凉血的功效。

常见方剂青蒿鳖甲汤、清骨散等用此药对。

【历代文献】

青蒿、鳖甲配伍出自青蒿鳖甲汤，《温病条辨》："夜热早凉，热退无汗，热自阴来者，青蒿鳖甲汤主之。"《谦斋医学讲稿》："本方原治温病邪伏阴分，亦用于肝虚潮热。因鳖甲入肝滋阴，丹皮凉肝，青蒿清透少阴之热，佐以生地、知母养阴退蒸，对肝虚形成的潮热，恰恰符合。这种潮热多发于午后，伴见神疲汗出，形体消瘦，脉来细弱而数等。"《中国医药汇海》："治温病夜热早凉，热退无汗，热自阴分而发者。夫邪自阴出阳，自内达外，则其内之阴已亏，而为伏热之根据地，既已自内达外，由阴出阳，而其热之仍留内不解者，则其阳气之被邪热遏于阴中，而不能泄越可知也。唯其不能泄越，故用青蒿、丹皮之辛凉，以助阳气之起发于阴中，以逐邪外出也；唯其阴亏，邪热伏为根据，故用鳖甲、生地、知母之甘寒以养阴，搜捕其伏寇也。合之为辛凉甘寒复法，而收内修外攘之功，岂不宜哉！"

【临床疗效】

青蒿、鳖甲配伍多用于阴虚内热，骨蒸潮热，皮肌炎，红斑狼疮等。

将80例阴虚郁热型社区获得性肺炎患者随机分为两组。每组40例，其中对照组使用阿奇霉素和头孢呋辛钠治疗，而治疗组在对照组的基础上加青蒿鳖甲汤加减治疗。结果两组的主要症状咳嗽与发烧缓解的时间比较，有显著差异（$P<0.05$）；总有效率比较（$P<0.05$），对照组是72.5%，而治疗组为92.5%；两组的中医证候积分及炎症因子各项指标的治疗前后组内比较及治疗后组间比较均有差异（$P<0.05$ 或 $P<0.01$）。结论：青蒿鳖甲汤加减治疗阴虚郁热型社区获得性肺炎有良好的疗效。

【药理作用】

(1)调节脂质代谢以及抗炎作用　收集系统性红斑狼疮 SLE 模型组、对照组和青蒿、鳖甲药对治疗组（低、高剂量组）小鼠的血清样本，使用高效液相色谱-四级杆-飞行时间质谱联用系统（HPLC-Q-TOF/MS）和代谢图谱对样本进行分析。应用 MPP 和 MassHunter 软件对数据进行处理，采用有监督的偏最小二乘法判别分析（PLS-DA）对数据模式进行识别。经过代谢组学分析发现，SLE 模型的小鼠存在较明显的脂代谢紊乱。与模型组相比，药物组能够改善 SLE 小鼠体内的脂质代谢异常，进而影响 SLE 血栓的发生与发展；同时能够减少 SLE 小鼠急性期的炎症反应，降低病理损害。结论：青蒿、鳖甲药对能够通过调节 SLE 小鼠的脂质代谢及炎症反应而发挥一定的治疗作用。

(2)解虚热作用　将大鼠随机分为8组，其中7组采用灌胃热性中药造虚热证的大鼠模型，选择其中造模成功的大鼠分为模型组、阳性对照组、鳖甲组、青蒿组、药对高剂量组、药对中剂量组、药对低剂量组，进行4周干预后，观察动物模型的一般状况，进行环磷酸鸟苷（cGMP）、碘甲状腺原氨酸（T_3）、环磷酸腺苷（cAMP）、乳酸（LD）、甲状腺素（T_4）、皮质醇（COR）、雌二醇（E_2）、睾酮（T）、乳酸脱氢酶（LDH）的测定，计算脏器指数。结果给药后，与模型组相比，各给药组血清 T_3、T_4 的含量都有所下降，作用强度：鳖甲组<青蒿组<青蒿鳖甲组。各给药组的大鼠血清 cAMP、COR、E_2、LD 的含量都有所降低，但是 cGMP 以及 T 的含量有所升高，同时药对高剂量组的疗效与阳性对照组效果相当，并呈现一定的量效关系。能够明显降低虚热模型大鼠的肾上腺指数（$P<0.01$）。结论：青蒿鳖甲药对通过协同入肾经，能够明显降低甲状腺激素的水平，调节内分泌系统和自主神经系统，改善能量和物质代谢异常，从而改善虚热证的整体证候表现。相比于单味药物有更好的疗效，有良好的研究开发前景。

【药效物质】

青蒿的主要成分是青蒿酸、青蒿素、青蒿醇等萜类成分，以及挥发油、黄酮类、香豆素类成分及豆甾醇、β-谷甾醇等。

鳖甲主要含维生素、骨胶原、角蛋白、多糖等成分，同时还含有17种氨基酸以及磷、钙、镁等多种微量元素，具有降低血脂、抗肝纤维化、护肝、抗癌、促进造血、增强免疫、抗疲劳等作用。

参考文献

[1]彭媛媛,徐卫方,陈洁,等.青蒿鳖甲汤加减治疗社区获得性肺炎40例临床观察[J].湖南中医杂志,2017,33(5):54-56.

[2]陈娟,邓军,周佳,等.青蒿-鳖甲药对配伍治疗系统性红斑狼疮小鼠的代谢组学研究[J].中国药理学通报,2016,32(5):727-732.

[3]田文慧,姚晓霞,陈佳丽,等.青蒿-鳖甲药对对虚热证大鼠模型的药效学初步研究[J].浙江中医杂志,2016,51(8):617-619.

26. 地骨皮、桑白皮

桑白皮、地骨皮均具寒凉之性。桑白皮善入肺经,长于泻肺火兼泻肺中水气而平喘,为治疗热喘之常用药;地骨皮善清肝肾虚热,专于退虚热,疗骨蒸,善清泄肺热,除肺中伏火,并治血热妄行,凉血止血,尚能生津止渴。桑白皮与地骨皮配伍,既能增清泄肺热、除肺中伏火之力,又能清肃肺气,缓解咳嗽气喘,共同发挥清热泻肺的功效。

常见方剂泻白散等用此药对。

【历代文献】

桑白皮、地骨皮配伍出自泻白散,《小儿药证直诀》:"治小儿肺盛,气急喘嗽。"《医方考》:"肺火为患,喘满气急者,此方主之。肺苦气上逆,故喘满;上焦有火,故气急。此丹溪所谓'气有余便是火'也。桑白皮味甘而辛,甘能固元气之不足,辛能泻肺气之有余;佐以地骨之泻肾者,实则泻其子也;佐以甘草之健脾者,虚则补其母也。此云虚实者,正气虚而邪气实也。又曰:地骨皮之轻,可使入肺;生甘草之平,可使泻气,故名以泻白。白,肺之色也。"《小儿药证直诀笺正》:"此为肺火郁结,窒塞不降,上气喘急之良方。桑白、地骨,清泄郁热,润肺之燥,以复其顺降之常。唯内热上扰,燥渴舌绛者为宜。若外感寒邪,抑遏肺气,鼻塞流涕,咳嗽不爽,法宜疏泄外风,开展肺闭者,误用是方,清凉抑降,则更增其壅矣。"

【临床疗效】

地骨皮、桑白皮配伍可用于治疗痰热咳嗽、哮喘等。

用加减泻白散辨证治疗321例痰热咳嗽患儿,结果治愈297例,占92.5%;好转13例,占4.1%;无效11例,占3.4%。总有效率为96.6%。以地骨皮、桑白皮等配伍的加减泻白散既无辛温峻烈,又无大苦大寒,药性比较平和,同时祛邪扶正,能够有效结合儿童体质特点,临床上只要辨证准确,便会取得疗效。

【药理作用】

抗哮喘作用 BALB/c小鼠60只,随机分为6组,分别为泻白散低剂量组(3g/kg)、中剂量组(6g/kg)、高剂量组(12g/kg)、模型组、正常组、地塞米松阳性对照组(2mg/kg)。泻白散低、中、高剂量组对中性粒细胞及淋巴粒细胞没有明显的影响,但能够使哮喘小鼠血中EOS的含量明显降低($P<0.01$,$P<0.05$);对肺泡灌洗液中的中性粒细胞及单核粒细胞没有明显的影响,但使肺泡灌洗液中的EOS显著下降($P<0.01$,

$P<0.05$）；根据病理显示，各给药组小鼠的肺部病变均有减轻。泻白散低、中、高剂量组能明显降低哮喘小鼠肺泡灌洗液中 TNF-α 及 IL-6 的含量，能明显抑制哮喘小鼠肺部 GATA3 蛋白的表达，并能提高哮喘小鼠肺部 T-bet 蛋白表达。结论：泻白散能够有效抗哮喘，其可能是通过调节 T-bet 与 GATA3 蛋白的表达来发挥作用。

【药效物质】

地骨皮主要含蒽醌类、生物碱类、环肽类、有机酸类等成分，具有降血压、抗自由基、免疫调节、调血脂、降血糖、抗菌、解热、抗病毒等活性。

桑白皮主要含东莨菪内酯等香豆素类和桑酮、桑根皮素等黄酮类成分，还含有鞣质、多糖、挥发油等。桑白皮总黄酮有镇痛及抗炎作用，其中桑白皮平喘作用的主要有效成分是东莨菪内酯，同时还有降血脂和降血糖作用。

将药方中各药进行正交组合，测定 HPLC 图谱及评价抗炎、祛痰作用，并对 HPLC 图谱进行峰归属，运用数理统计的方法将 HPLC 图谱中各色谱峰面积和药理数据相关联，研究色谱与疗效的相关性。结果：桑白皮中有 2 个峰显示与祛痰以及抗炎作用呈正相关，经过初步推断为二苯乙烯苷类成分。结论：泻白散方中桑白皮对药效呈加强作用，与桑白皮为其药方中君药是相对应的。

参考文献

[1]武丽丽，史正刚. 加减泻白散治疗小儿痰热咳嗽[J]. 中医儿科杂志，2010，6(5)：30-31.

[2]张天柱，张景龙，樊湘泽，等. 泻白散对小鼠过敏性哮喘气道炎症的作用及机制[J]. 中国实验方剂学杂志，2014，20(20)：173-177.

[3]林立，刘晓秋. 泻白散 HPLC 谱效关系初探[J]. 中国现代中药，2009，11(8)：35-37，58.

27. 白薇、玉竹

白薇、玉竹均具寒凉之性。白薇善清热凉血，专于益阴除热，治疗热病后期，余邪未尽，泄肺热而透邪；玉竹善养肺阴，专于清肺热，适用于阴虚肺燥有热之干咳少痰、咳血，亦能清胃热，主治燥伤胃阴。白薇与玉竹配伍，既能增清热滋阴、润燥止渴之力，又能养心阴，清心热，缓解烦热多汗，共同发挥清热滋阴的功效。

常见方剂加减葳蕤汤、千金葳蕤汤等用此药对。

【历代文献】

白薇、玉竹配伍出自加减葳蕤汤，《重订通俗伤寒论》："为阴虚体，感冒风温，及冬温咳嗽，咽干痰结之良剂。"《中医方剂学》："本方为治阴虚之体，复感外邪之主方。阴虚之体，汗源不充，故用甘平之葳蕤滋阴生津，以充汗源为主；葱白、豆豉疏散风热，以解表邪为辅。阴虚感受外邪，易于化热，故用白薇、薄荷以助葱、豉而退虚热为兼制。炙甘草、大枣辅葳蕤益气和营，以扶正祛邪；桔梗宣通肺气，共为引和药。"
《汤头歌诀详解》："本方是俞根初根据《千金》葳蕤汤加减而制订的一张'滋阴发汗'的经验效方，对于阴虚体质，阴液亏乏，伏热内遏，风寒外束的'阴虚感冒'，最是对证良药。方中葳蕤，质润柔滑，功能养阴生津，为补虚清热之品；葱、豉、桔、薄，功能开发肌腠，宣散外邪。同时佐用白薇清泄伏热，草、枣甘润，增强玉竹养阴之力。这样便面面俱到，达到所谓'养阴而不留邪，发汗并不伤阴'了。"

【临床疗效】

白薇、玉竹配伍可用于治疗阴虚之慢性咽炎、感冒等。

加减葳蕤汤由生葳蕤、生葱白、桔梗、东白薇、淡豆豉、苏薄荷、甘草、大枣等药组成，具有滋阴解表的功能。用它治疗慢性咽炎效果满意。例：应某，女，35 岁。1985 年 10 月 5 日诊咽喉不适、干燥发痒、微痛，反复发作四年余。每遇感冒后，症状加重，时有咽部梗阻感。查：咽壁微红干燥，淋巴滤泡增生，苔薄、舌质偏红，脉浮细略数。证属阴虚、虚火上炎于咽喉。投以加减葳蕤汤加减：玉竹 20g，桔梗 9g，薄荷 3g，白薇、红花、淡豆豉、炙甘草各 6g，生地黄、芦根各 12g，大枣 5 枚。服上药 3 剂后，咽痒干燥感减轻；前方去薄荷、豆豉，加玄参、沙参各 12g，继服 10 剂后症状基本消失。药后至今已 2 年，未再复发。

【药理作用】

抗上呼吸道菌群失调的作用　通过腹腔注射青霉素建立小鼠菌群失调模型，观察加减葳蕤汤对小鼠口咽部优势菌甲型链球菌的构成比和菌群总密集度的调节作用。结果显示不同剂量的加减葳蕤汤对菌群失调小鼠上呼吸道菌群有不同程度的调节作用。高剂量的加减葳蕤汤能显著升高甲型链球菌的构成比，中剂量的加减葳蕤汤能够显著提高菌群总密集度，低剂量的加减葳蕤汤对甲型链球菌的构成比及菌群总密集度都有一定的促进作用。结论：青霉素致小鼠上呼吸道菌群失调模型可用于中医药调节小鼠上呼吸道菌群失调的研究，加减葳蕤汤对青霉素致小鼠上呼吸道菌群失调具有调节作用，其作用机制可能与促进有益菌甲型链球菌的生长，升高菌群总密集度，提高菌群多样性有关。

【药效物质】

白薇的化学成分主要为白薇素及 C21 甾体皂苷等挥发油和甾体多糖苷等强心苷。白薇皂苷具有抗肿瘤作用，能够增强心肌收缩，减慢心率，可用于治疗充血性心力衰竭，同时对肺炎球菌也有抑制作用。

玉竹主要成分为玉竹果聚糖 A-D 等多糖类、玉竹黏多糖、甾体皂苷类、高异黄酮类及挥发油类等化合物。其中甾体皂苷类有增强体液免疫及吞噬功能的作用。玉竹多糖具有抗氧化能力，能够提高免疫功能，还能通过抑制脂质过氧化以及降低丙二醛，来减轻对人体的损伤从而达到抗衰老的作用。

参考文献

[1]张伟斌．加减葳蕤汤治疗慢性咽炎[J]．四川中医，1988(7)：48.

[2]康良，李仲锐，陈文慧，等．加减葳蕤汤对青霉素致小鼠上呼吸道菌群失调的调节作用[J]．昆明医学院学报，2009，30(5)：10-14.

28. 夏枯草、牡蛎

夏枯草、牡蛎均具寒凉之性。夏枯草善入肝经，长于泻肝火以明目，泻热散结，为治疗痰火凝聚瘰疬之要药；牡蛎善治心神不安，专于重镇，用治心神不安，惊悸怔忡，并能消痰火郁结，治盗汗、遗精、崩漏、滑脱等病。夏枯草与牡蛎配伍，既能增清热化痰、消瘰祛瘿之力，又能软坚散结，缓解乳痈肿痛，共同发挥清热散结的功效。

常见方剂加味消瘰汤、夏枯消瘰丸等用此药对。

【历代文献】

夏枯草、牡蛎配伍出自加味消瘰汤，《肿瘤良方大全》："各种淋巴结肿大病症。"又见于《实用中医杂志》之朱良春治疗痰核(结节病)"对药"临床经验。《常用中药药对分析与应用》："牡蛎咸寒，重镇安神，平肝潜阳；夏枯草苦寒泄热，辛寒散结。二药伍用，牡蛎重在养阴镇潜，平肝降逆；夏枯草偏于清肝火、散郁结，二者一降一散，既可清除肝经郁热，又可潜降肝阳，平息肝风，清利头目。"《重庆堂随笔》："夏枯草，微辛而甘，故散结之中，兼有和阳养阴之功，失血后不寐者服之即寐，其性可见矣。陈久者其味尤甘，入药为胜。"《得配本草》云："夏枯草微辛，微苦，气寒，入足厥阴经气分。解阴中郁结之热，通血脉凝滞之气。"牡蛎与夏枯草均入肝经，且夏枯草主入肝经气分，体质轻，可散火散结，尤其适于火在肝经，久郁不化者。牡蛎得夏枯草则软坚散结，潜浮阳，敛真阴，疏肝郁，消痰核之力更著；夏枯草得牡蛎，其清肝散结、消瘿瘤痰核之力益增。

【临床疗效】

夏枯草、牡蛎配伍多用于甲状腺结节、腺瘤或囊肿。

将符合良性单纯性甲状腺结节纳入标准的 68 例患者随机分为 2 组，柴夏牡蛎汤组 32 例，其中显效的有 12 例，有效的有 18 例，无效仅有 2 例，总的有效率为 93.75%；夏枯草颗粒组 33 例，其中显效 2 例，有效 21 例，无效 10 例，总有效率 69.70%，两组总疗效相比较有差异($P<0.05$)，表明柴夏牡蛎汤组的治疗效果较夏枯草颗粒组更好。辨证论治是中医治病的特色，本病属于肝气郁结、痰血瘀结，用自拟的柴夏牡蛎汤来治疗本病，临床疗效明确，与疗效确切、应用较广的夏枯草颗粒进行比较，证实柴夏牡蛎汤的治疗效果优于夏枯草颗粒，这为柴夏牡蛎汤的临床应用提供了参考依据。

【药理作用】

(1)抗肿瘤作用　近年对夏枯草的抗肿瘤作用研究较多，其中夏枯草的抗甲状腺癌作用与其促进甲状腺癌细胞系 SW579 的凋亡有关。此外，夏枯草对膀胱癌、结肠癌、胰腺癌、口腔癌、肝癌、肺癌等均有一定作用。对牡蛎天然活性肽(BPO)对人胃癌 BGC-823 细胞凋亡的生物学效应及其对胃癌细胞的作用机制作了研究。结果显示，BPO 能有效抑制胃癌 BGC-823 细胞增殖活动，出现亚 G_1 期细胞，细胞进入凋亡期，表明其具有显著的诱导凋亡作用。

(2)降血糖作用　研究发现夏枯草水提物对 α-淀粉酶和 α-葡萄糖苷酶有较强的抑制作用，对正常小鼠及四氧嘧啶糖尿病小鼠的淀粉耐受量实验发现，夏枯草水提物一次性给药，可明显降低正常和四氧嘧啶糖尿病小鼠的餐后血糖值，提高淀粉耐受量。用牡蛎提取液给小鼠灌胃，连续 4 周，然后腹腔注射四氧嘧啶，发现牡蛎提取物可显著降低由四氧嘧啶所致的小鼠血糖升高的幅度（$P<0.01$），增加小鼠免疫器官的重量（$P<0.05$），而对正常小鼠血糖无明显影响，提示该药物有磺脲类和双胍类降糖药的特性。

【药效物质】

夏枯草主要成分为迷迭香酸等有机酸，熊果酸等三萜类、甾体类、黄酮类、香豆素类等，主要具有抗肿瘤、抗炎、抗菌、抗病毒、降血压、降血糖、调节免疫、保肝等药理作用。总黄酮提取液对金黄色葡萄球菌、大肠杆菌有明显的抑菌效果。

牡蛎主要成分有碳酸钙、磷酸钙及硫酸钙，还有铜、铁、锌等微量元素和多种氨基酸。牡蛎具有提高机体细胞免疫功能的作用，还具有较高含量人体所必需的 8 种氨基酸和微量元素，具有收敛、镇静、解毒、镇痛等广泛的中枢抑制作用，牡蛎多糖具有降血脂、抗氧化、免疫调节等作用。

选择临床常用消瘿中药海藻、昆布、牡蛎、香附、夏枯草、玄参等，测定这些药物碘的含量。方法用氧化还原滴定法，以淀粉为指示剂，用硫代硫酸钠滴定液滴定。结果：昆布、海藻、牡蛎、香附、夏枯草及玄参的含碘量分别为 $4\ 993\times10^{-6}$、575×10^{-6}、115×10^{-6}、93×10^{-6}、38×10^{-6} 和 19×10^{-6}。结论：临床常用消瘿中药中昆布、海藻含碘量最高，牡蛎、香附含碘量次之，夏枯草、玄参含碘量较低。

参考文献

[1]李彩霞. 柴夏牡蛎汤治疗良性单纯性甲状腺结节（气郁痰阻型）的临床疗效观察[D].黑龙江中医药大学，2017.

[2]陈蕾，周倩. 夏枯草现代研究进展述要[J]. 海峡药学，2015，27(12)：9-12.

[3]李鹏，李琪福，石松林. 牡蛎天然活性肽对人胃腺癌 BGC-823 细胞周期与基因表达的调控[J]. 中国海洋药物杂志，2007，26(6)：3.

[4]王世华，于红霞，王淑娥. 牡蛎提取物对高血糖小鼠保护作用[J]. 中国公共卫生，2006，22(1)：80.

[5]王旭，尤爱琴，李伟，等. 临床常用消瘿中药含碘量测定研究[J]. 南京中医药大学学报，2007(6)：387-388.

29. 黄芩、白术

黄芩、白术均具苦燥之性。黄芩善清里热，专于清热燥湿，消痞开郁，可解少阳在里之热邪；白术善健脾燥湿，专于补气运脾，外行可解散肌腠寒痹，为补气健脾第一要药。黄芩与白术配伍，既能增清热燥湿、补气健脾之力，又能安胎退热，治疗胎动不安，共同发挥清热安胎的功效。

常见方剂当归拈痛汤、当归散、泰山磐石散、枳实导滞丸、中满分消丸等用此药对。

【临床疗效】

黄芩、白术配伍可用于治疗胎动不安，滑胎，出血证等。

妊娠恶阻是临床常见病之一，症状轻时恶心欲吐，重的时候则恶心呕吐、食欲不振。采用黄芩白术汤治疗,此方中黄芩和白术能够清热健脾,是安胎圣药;砂仁、陈皮、紫苏梗、藿香能够在宽中理气的同时和胃止呕。多药合用,起到清热安胎及和胃止呕的功效。用此药方治疗妊娠恶阻,有较好的疗效。

【药理作用】

安胎作用　通过比较自然流产小鼠和黄芩、白术作用的小鼠蜕膜细胞凋亡及 Bax、Bcl-2 蛋白的表达,从细胞和分子水平上来探讨黄芩、白术对自然流产小鼠的保胎作用及对 Bax、Bcl-2 蛋白表达的影响,建立自然流产模型以及黄芩、白术作用模型。使用免疫组化 SABC 法测定 2 组蜕膜细胞 Bax 和 Bcl-2 蛋白的表达,用 DNA 缺口原位末端标记技术(TUNEL)来检测 2 组蜕膜细胞凋亡的情况。结果:与自然流产组相比较,黄芩白术作用组的 Bax 蛋白的表达显著降低($P<0.01$),而 Bcl-2 蛋白的表达增多($P<0.01$)。自然流产组的蜕膜细胞凋亡指数明显高于黄芩白术作用组($P<0.01$)。结论:黄芩、白术对自然流产的小鼠有保胎作用,能有效降低凋亡指数和 Bax 水平,同时增高 Bcl-2 水平。

【药效物质】

黄芩主要成分为黄芩苷、汉黄芩苷、黄芩素、汉黄芩素等黄酮类成分。此外,尚含木脂素、酚苷、醇苷、氨基酸、有机酸、甾醇、挥发油及微量元素等。黄芩苷、黄芩素、汉黄芩苷及汉黄芩素等成分具有抗肿瘤作用。黄芩素、黄芩苷是黄芩中有效的抗氧化剂,还能抗缺血再灌注损伤。黄芩苷还有解热、抗炎,对多种病毒有抑制作用,还具有保护肝损伤、治疗慢性肝炎、抗肝纤维化等作用。

白术主要成分为苍术酮、苍术醇等挥发油,内酯类化合物、多糖、苷类成分、氨基酸及其他类化合物。苍术酮具有利尿作用,白术内酯具有抗炎、抗肿瘤、抗氧化作用,白术多糖、白术挥发油能增强细胞免疫功能,白术多糖还有抗衰老作用。

建立黄芩、黄芩白术配伍的高效液相色谱测定方法(HPLC)来制备人胎盘屏障体外模型,将黄芩、芩术配伍分别加入模型母体池中,在给药后 10 分钟、30 分钟、60 分钟、90 分钟、120 分钟、150 分钟、180 分钟共 7 个时间点收集胎儿池的溶液,运用 HPLC 来分析鉴定胎儿池溶液,研究芩术配伍对黄芩胎儿宫内暴露成分的影响。结果:在实验剂量下(20mg/mL),各个时间点的黄芩透过胎盘的药物溶液检测的化合物中,有明确归属的有黄芩素、黄芩苷、汉黄芩素、汉黄芩苷,芩术配伍后透过胎盘的药物溶液检测到的化合物中,这 4 种化合物的含量都减少,以 60 分钟为例,汉黄芩素、黄芩苷、黄芩素、汉黄芩苷分别减少了 $1.86\pm0.01\mu g/mL$、$2.50\pm0.02\mu g/mL$、$0.51\pm0.01\mu g/mL$、$2.90\pm0.01\mu g/mL$,有显著性差异。结论表明黄芩、白术配伍能够抑制黄芩药物成分透过胎盘屏障。

参考文献

[1]贾长文.黄芩白术汤治疗妊娠恶阻[J].新中医,2005(6):14.

[2]陈婉霞,陈淑华,李旺兼,等.黄芩白术安胎作用现代药理研究[J].临床合理用药杂志,2012,5(35):177-178.

[3]李会娟，宋殿荣．基于人胎盘屏障体外模型对黄芩白术配伍透过胎盘药物成分的研究[J]．中药药理与临床，2015，31(5)：85-88.

30. 木蝴蝶、凤凰衣

木蝴蝶、凤凰衣均为甘味之品。木蝴蝶善清肺热，长于利咽喉，化痰浊，降咳逆，能疗肝气郁滞之肝胃气痛，为治疗咽喉肿痛之常用药；凤凰衣善养肺阴，专于润肺燥，为血肉有情之品，能生津止咳开音。木蝴蝶与凤凰衣配伍，既能增清热润燥、利咽开音之力，又能止咳养阴，缓解久咳咽痛，共同发挥清热利咽的功效。

常见方剂清咽理胃汤等用此药对。

【历代文献】

木蝴蝶、凤凰衣配伍出自清咽理胃汤，《南京中医药大学学报》："慢性胃炎合并慢性咽炎。症见上腹部胀痛，嗳气或泛酸，纳呆，恶心，大便不畅，舌苔薄黄或黄腻，脉弦或弦细及咽痛、咽中不适或咽中有异物感者。本方咽胃同治。"《实用对药》："木蝴蝶清肺利咽，疏肝和胃，生肌敛疮；凤凰衣润肺止咳，开音，愈溃疡。二药合用，既能清润肺系，止咳开音，又能疏肝和胃，生肌敛疮。本对药体轻善升，清中有润，对音哑声嘶、咽痒、咽痛、干咳无痰，或痰少而黏者随证选用，可增疗效。陈耀堂认为凤凰衣治咳嗽疗效甚好，可能有抗过敏作用，常与玉蝴蝶同用。章次公治疗溃疡病善用二药相伍疏肝和胃，生肌敛疮，随证选用效果满意。朱雄华治慢性胃炎合并慢性咽炎，用二药相伍配合他药……取其清热利咽，保护胃黏膜之用。现代用于急慢性支气管炎、咽炎、胃十二指肠溃疡等。"

【临床疗效】

木蝴蝶、凤凰衣配伍可用于治疗消化性溃疡、胃炎、食管炎、咽喉炎等。

海派中医从章次公、张镜人至朱凌云数十年间，采用凤凰衣和木蝴蝶高频药对，治疗脾胃病多例患者，均取得较好疗效，该药对特点在于对胃黏膜的修复作用，是体现"护膜医疡"治则的特色药对，并代代相传。治疗消化性溃疡病的传统中药以健脾理气为主，再根据辨证而加减，而运用凤凰衣、木蝴蝶这一药对则是抓住了胃食管反流病以及溃疡病的共同病机，即消化道黏膜的破损，从而能够起到修复破损黏膜的作用，同时，也为中医治疗脾胃病拓展了新思路。

【药效物质】

木蝴蝶主要含黄酮及其苷、对羟基苯乙醇、环己醇、紫檀碱及挥发油等化学成分，具有抗菌、抗炎、抗诱变、抗氧化、抗癌等多种作用。

凤凰衣以胶原蛋白、角蛋白、与黏多糖类相结合的复合蛋白质为主，具有良好的生物相容性、分子渗透性和生物可降解性，无毒副作用，可以改善骨关节炎患者的膝关节疼痛和僵硬症状，治疗老年人骨质疏松症。

参考文献

[1]杨倩颖，朱凌云．海派中医运用凤凰衣、木蝴蝶药对治疗脾胃病经验总结[J]．中医文献杂志，2016，34(5)：45-47.

[2] Le T D H, Nguyen X T. Influence of flavonoids from oroxylum indicum Vent. Towards α-chymotrypsin in relation to inflammation[J]. Tap Chi Duoc Hoc, 2005, 45(8): 23-26, 36.

[3] 李奕修，余添赐，魏迎辰，等. 灌胃凤凰衣水解物对膝骨关节炎模型大鼠影响的实验研究[J]. 中国中医骨伤科杂志, 2014, 22(1): 8-11.

31. 大青叶、板蓝根

大青叶、板蓝根均具寒凉之性。大青叶善泻心胃二经实火，长于入血分而凉血消斑，气血两清，为治疗温热病心胃毒盛之常用药；板蓝根善清解实热火毒，专于利咽解毒，可用于外感风热，或风热上攻，亦主治多种瘟疫热毒之证。大青叶与板蓝根配伍，既能增解毒利咽、凉血消肿之力，又能泻火消斑，缓解发斑发疹，共同发挥清热凉血的功效。

常见方剂阑尾消炎丸、加味凉血退斑汤、小儿感冒颗粒、加味育阴润燥饮、龙虎二仙汤等用此药对。

【历代文献】

大青叶、板蓝根配伍出自龙虎二仙汤，《时疫白喉捷要》："主治白喉重症。"《本草便读》："清热解毒，辟疫杀虫。"大青叶苦寒咸，入心肺胃经，善解心胃二经实火，又解瘟疫时毒，咸寒入血分，又能凉血消斑清热。"《本草正》："治瘟疫热毒发狂，风热斑疹，痈疡肿痛，除烦渴，止鼻衄、吐血，杀疳蚀、金疮箭毒。板蓝根苦寒，清热凉血能力强，长于清利咽喉。大青叶苦大寒，善解心胃二经实火热毒，有清热解毒之效，咸寒入血分，又能凉血消斑，善清解血络热毒。二者伍用，一清一解，清热解毒凉血之力更强。"

【临床疗效】

大青叶、板蓝根配伍可用于治疗流感、流行性腮腺炎等。

流行性腮腺炎多数发于年长儿童，四季都有可能发病，以冬春季较为常见，应用大青叶、板蓝根、连翘、金银花、紫花地丁、夏枯草、僵蚕、浙贝母可以抗炎抗病毒以及软坚散结，消除腮部肿胀。用大青叶15g，板蓝根30g来煎汤服用，也可以很好地预防流行性腮腺炎，在流行性腮腺炎的发病季节是值得在临床推广应用的。

【药理作用】

（1）**抗菌作用** 运用试管稀释法测定板蓝根和大青叶的各级提取物，即总浸液、乙醇提取液、正丁醇萃取液对各实验菌的最小抑菌浓度（MIC）。结果表明各级提取物分别在不同程度对实验菌有抑制作用，其中对金黄色葡萄球菌的抑菌作用是最明显的。各提取物的抑菌强度依次为总浸液（只对金黄色葡萄球菌抑制作用明显：MIC＝62mg/mL）、乙醇提取液（肠炎杆菌：MIC≤125mg/mL、金黄色葡萄球菌：MIC≤62mg/mL、大肠埃希菌 MIC≤500mg/mL）、正丁醇萃取液（对3种实验菌都存在明显的抑制作用：MIC≤62mg/mL）。结论：大青叶和板蓝根有广谱抗菌的作用，逐级提取物富集的抑菌活性是逐级增强的。

（2）**抗病毒作用** 采用鸡胚法分别观察15个种质的大青叶和板蓝根对甲型流感病毒的抑制作用。结果：血凝滴度的实验表明，对甲型流感病毒的治疗作用、直接作用以及预防作用，板蓝根和大青叶是有效的。结论：在保证药材可靠来源的前提下，证明了板蓝根和大青叶的确具有抗病毒的作用。

【药效物质】

大青叶主要成分为靛玉红、靛蓝等吲哚类生物碱，还有水杨酸等有机酸、菘蓝苷等苷类、挥发性成分等。其抗菌有效成分为色胺酮和一些吲哚类衍生物，吲哚苷类化合物也有抗病毒作用，靛玉红具有抗肿瘤和显著的抗白血病作用，可提高细胞免疫力，使细胞免疫力恢复正常水平。

板蓝根主要成分为靛玉红、靛蓝等吲哚类生物碱、喹唑酮类化合物、喹啉类化合物、有机酸和多糖等。板蓝根多糖有增强免疫力的作用，吲哚类化合物具有抗病毒和抗菌作用，有明显的解热作用，靛玉红具有抗肿瘤和显著的抗白血病作用，还有一定的抑制血小板聚集作用等。大青叶与板蓝根化学成分类似，具有协同增效作用。

利用凯氏定氮法对抗病毒中药板蓝根、南板蓝根和大青叶的生药和相应的新鲜植物组织中的总蛋白含量进行测定，利用 Lowry 法、B radford 法对提取液进行蛋白质含量测定，提取液中的蛋白质组分应用 SDS-PAGE 电泳进行分析。结果 3 种药材的蛋白质种类和含量有一定差别，且同种药材的新鲜植物组织和生药蛋白质组分在含量和种类上有明显差别。

参考文献

[1]张宏丽，刘青华．自拟板青汤治疗流行性腮腺炎 46 例临床观察[J]．中国社区医师，2008(7)：40-41.

[2]郑剑玲，王美惠，杨秀珍，等．大青叶和板蓝根提取物的抑菌作用研究[J]．中国微生态学杂志，2003(1)：21-22.

[3]刘盛，陈万生，乔传卓，等．不同种质板蓝根和大青叶的抗甲型流感病毒作用[J]．第二军医大学学报，2000(3)：204-206.

[4]项雷文，高观祯，汪惠勤，等．板蓝根、南板蓝根及大青叶中蛋白质组分分析[J]．中药材，2008(3)：390-392.

32. 地骨皮、牡丹皮

地骨皮、牡丹皮均具寒凉之性。地骨皮善清肝肾虚热，专于退虚热，疗骨蒸，善清泄肺热，除肺中伏火，并治血热妄行，凉血止血，尚能生津止渴，为治有汗骨蒸之要药；牡丹皮善入心肝血分，长于清热、凉血、止血，可清透阴分伏热，为治无汗骨蒸之要药。地骨皮与牡丹皮配伍，既能增清热降火、凉血祛瘀之力，又能清透伏热，缓解骨蒸潮热，共同发挥清热除蒸的功效。

常见方剂地骨皮饮、清骨滋肾汤、清经散等用此药对。

【历代文献】

地骨皮、牡丹皮配伍出自地骨皮饮。《医宗金鉴》："经水先期而至，属热而实者，用四物汤加黄芩，黄连清之，名芩连四物汤。属热而虚者，用四物汤加地骨皮，丹皮凉之，名地骨皮饮。"《实用对药》："牡丹皮清热凉血，退阴分伏热，兼能清肝泄热，活血散瘀；地骨皮功似丹皮，唯丹皮重在清透，治无汗骨蒸，地骨皮重在清降，治有汗骨蒸潮热，兼清肺泻热。二药合用，相辅相成，清热凉血除蒸作用增强……对阴虚血热、骨蒸潮热、热病后期余热未清、低热等尤为适宜，无论有汗、无汗皆可用之。妇人血虚经前发热或产后血虚发热用之亦有良效。因血虚生热伏于冲任所致者，可与麦冬、玄参、沙参等同用，以滋阴血、清虚热。亦常用于血热妄行的吐血、鼻出血、尿血、月经过多、崩漏，有凉血止血作用。"

【临床疗效】

地骨皮、牡丹皮配伍可用于治疗骨蒸潮热、痤疮等。

将寻常型痤疮患者105例随机分为2组，治疗组共64例使用自拟清肺健脾汤（主要由地骨皮、牡丹皮、鱼腥草、黄芩、赤芍、五指毛桃根、茯苓、白术、炙甘草等组成），对照组共41例服用四环素，观察2组治疗前后的各种体征变化、面部皮损、临床疗效及药物副作用，对临床痊愈的患者进行3个月的随访。结果为治疗组有改善脂溢程度和面部皮损的作用（与治疗前相比，$P<0.05$），与对照组相比较没有显著性差异（$P>0.05$）。随访结果表明治疗组的复发率明显低于对照组（$P<0.05$）。结论：清肺健脾汤对于治疗寻常型痤疮有效。

【药理作用】

（1）**降压作用**　地骨皮的煎剂、浸剂、酊剂及注射剂均有明显的降压作用。将地骨皮的甲醇提取物对大鼠静脉注射5mg/kg，降压作用显著。牡丹皮水煎液静脉注射，可使麻醉犬的血压下降27%，作用持续5~60分钟。给犬口服牡丹皮水煎液，连续2周，可使实验性肾型或原发型高血压明显下降。丹皮酚给肾型高血压犬口服，第10天开始降压，持续9~14天。丹皮酚灌胃对肾性高血压大鼠也有降压作用。

（2）**降血糖作用**　地骨皮水煎液对链脲佐菌素等3种高血糖模型都有不同程度的降糖作用，其中对链脲佐菌素、四氧嘧啶模型小鼠的降糖强度优于盐酸肾上腺素注射液复制的小鼠高血糖模型，且对高血糖模型的改善呈现剂量依赖关系。通过实验发现丹皮多糖纯品可以通过抑制肾上腺素升血糖作用而降低血糖。

【药效物质】

地骨皮主要含生物碱类、有机酸类、蒽醌类、环肽类等成分，具有降血压、调血脂、降血糖、解热、抗菌、免疫调节、抗自由基、抗病毒等活性。

牡丹皮主要成分为丹皮酚、牡丹酚苷、牡丹酚原苷、芍药苷、苯甲酰芍药苷等，还有没食子酸、挥发油等。丹皮酚具有保肝护肾、降血糖、抗菌消炎、抗心律失常、抗过敏、保护心血管、神经保护、增强免疫力等多种药理作用，丹皮总苷还具有显著的抗惊厥作用。

参考文献

[1]李东海，肖红丽，林少健，等．从肺热脾虚论治寻常型痤疮64例[J]．广州中医药大学学报，2006，23（1）：32-34.

[2] Funayama S, Kozue Y, Chohachi Ketal. Structure of Kukoamine A, ahypotensive principle of Lycium chinense root barks[J]. Tetrahedron Lett, 1980, 21(14): 1355-1356.

［3］屠万倩．牡丹皮的研究进展［C］.第十届全国中药和天然药物学术研讨会论文集.2009：96-100.

［4］崔璀，韩宝来，张娜娜，等．地骨皮水煎液对3种高血糖模型小鼠的降血糖作用研究［J］.中国药师，2016，19(11)：2023-2026.

［5］赵帜平，何正祥，刘柞军，等．丹皮多糖2b对肾上腺素模型小鼠降血糖作用研究［J］.生物学杂志，2003，2(5)：20.

33. 黄柏、椿根皮

黄柏、椿根皮均具苦寒之性。黄柏善燥湿清热，专于下焦，凡湿热蕴结之证，不论上中下三焦，均可选用，为阴虚内热首选；椿根皮善燥湿清热，专于涩肠止泻，故能疗泻痢不止，又可入下焦止带止血。黄柏与椿根皮配伍，既能增清热燥湿、固肠止泻之力，又能泻火止带，缓解血热崩漏，共同发挥清热固经的作用。

常见方剂固经丸等用此药对。

【历代文献】

黄柏、椿根皮配伍出自固经丸。《丹溪心法》："治妇人经水过多。"《实用方剂学》："《内经》曰：天地温和，则经水安静；天寒地冻，则经水凝滞；天暑地热，则经水沸溢；卒风暴起，则经水波涌而垒起。冲任为经脉之海，故凡崩漏等症，无非由于血热之故。其因劳动过度，则五志内燔，或郁怒伤肝，则郁而生火，皆足以入于冲任而不能约制经血。《经》云：阴虚阳搏谓之崩。且紫黑成块，终因于火盛煎熬之所致。本方用黄柏入下焦，所以泻胞宫之火；黄芩走中上，所以清冲任之热，则血海安静，自无沸腾泛滥之虑。然崩下之后，则血脉空虚，龟板大补其真阴，白芍安养其营血者为臣，则阴血内充而火自不炎，既足以滋水以济火，复足以养阴而潜阳。香附调气散郁以为佐。椿皮止脱固涩以为使。阴阳调而气血和，风平浪静，海晏河清，与养营、归脾等剂并用。诚标本兼治之良方也。"

【临床疗效】

黄柏、椿根皮配伍可用于治疗崩漏、带下、皮炎等。

对65例下肢淤积性皮炎患者使用赤芍甘草汤（陈皮、当归、两头尖、赤芍、生甘草）加减治疗，1天1剂，分2次煎服。同时加用疮疗外洗方（黄柏、椿根皮、石榴皮、白矾、艾叶）来外洗。15天为1个疗程，治疗2个疗程。结果：治愈52例，好转13例，无效0例，有效率为100%。结论：赤芍甘草汤内服加疮疡外洗方外洗治疗下肢淤积性皮炎具有较好的临床疗效。

【药效物质】

黄柏主要成分是小檗碱、黄柏碱、木兰花碱、药根碱、掌叶防己碱等多种生物碱。此外，尚含黄柏内酯、菜油甾醇等苦味质和甾体成分。小檗碱、药根碱、掌叶防己碱等生物碱对金黄色葡萄球菌、大肠杆菌等具有抑制作用，对流感病毒、乙肝表面抗原也有抑制作用，还有抗真菌作用。小檗碱还有显著的抗炎性增生、抗溃疡、利胆作用。

臭椿的根皮和茎皮入药，称为椿皮。研究证明，臭椿发挥其抗疟疾、抗癌、抗病毒等生物活性的物质基础主要是苦味素类化合物。此外，从臭椿中还分离得到一些三萜和甾体化合物，有的具有较好的抗菌活性。

参考文献

[1] 吴建萍，崔炎．崔公让教授赤芍甘草汤内服加疮疡外洗方外洗治疗下肢瘀积性皮炎65例[J]．中医研究，2013，26(9)：26-27.

[2] Guo Z, Vangapandu S, Sinderlar R W, et al. Biologically active quassinoids and their chemistry: Potential leads for drug design[J]. Curr Med Chem, 2005, 12(2): 173-190.

[3] Jin M, Yook J, Lee E, et al. Anti-inflammatory activity of ailanthus altissima in ovalbu-min-induced lung inflammation. [J]. Biol Pharm Bull, 2006, 29(5): 884-888.

[4] Zhao C, Shao J, Li X, et al. Antimicrobialconstituents from fruits of ailanthus altissima swingle. [J]. Arch Pharm Res, 2005, 28(10): 1147-1151.

34. 黄连、人参

黄连、人参均为入心经之品。黄连善入少阴，专于清热，可解高热，除烦躁不安，神昏谵语，膈间热痰；人参善补元气，专于复脉固脱，为拯危救脱之要药，亦为补肺脾气虚之要药。黄连与人参配伍，既能增清热补虚、降火除烦之力，又能益阴泄浊，缓解脾虚腹胀，共同发挥清热益气的功效。

常见方剂半夏泻心汤、黄连汤、健脾丸、生姜泻心汤、干姜黄芩黄连人参汤等用此药对。

【临床疗效】

黄连、人参配伍可用于治疗下痢、糖尿病、失眠、小儿夜啼等。

把98例2型糖尿病患者随机分为治疗组和对照组，其中对照组46例进行常规西药治疗，治疗组52例患者在对照组基础上再加服中药清热益气汤进行治疗。对2组治疗3个疗程后的临床效果进行对比。结果治疗组患者显效26例，有效21例，无效5例，其显效率为50%，总有效率是90.38%；而对照组患者显效16例，有效19例，无效11例，其显效率是34.78%，总有效率是76.09%，两组相比具有显著差异($P<0.05$)。和对照组比较，治疗组患者血糖和血脂均下降($P<0.05$)。结论：应用清热益气汤对2型糖尿病患者进行治疗，不仅能够缓解患者的临床症状，而且能够降低患者血脂血糖，疗效明确，值得临床广泛推广使用。

【药理作用】

(1)改善胰岛纤维化　使用高热量高脂饲料喂养诱导GK大鼠，建立自发性2型糖尿病(T2DM)大鼠模型。造模成功后大鼠随机分为2组：模型组、黄连人参组，每组10只；另外取雄性Wistar大鼠10只为正常对照组。治疗前和正常对照组比较，模型组FPG和2小时PG均升高($P<0.01$)。治疗后和正常对照组比较，模型组大鼠体重、空腹血糖和2小时血糖均升高($P<0.01$)，黄连人参组体重及2小时血糖较模型组降低($P<0.05$)。与正常对照组比较，模型组胰岛内ADPNR1表达水平降低，胰岛内纤维结缔组织含量升高($P<0.01$)；和模型组比较，黄连人参组胰岛内ADPNR1表达水平升高($P<0.01$)，胰岛内纤维结缔组织含量降低($P<0.05$)。结论：清热益气中药黄连、人参有可能通过上调ADPNR1表达，提高脂联素生物的利用率，改善胰岛纤维化，促进胰

岛损伤修复。

（2）抗心律失常 建立大白兔左冠状动脉前降支结扎造急性心肌梗死模型，测定模型组、假手术组、参连汤大剂量组、参连汤中剂量组以及参连汤小剂量组 T 波电交替（TWA）、恶性室性心律失常和心性猝死的发生率，测定 Ca^{2+} 浓度和 ATP 酶活性。结果显示参连汤各组动物的各种 ATP 酶活性升高，恶性室性心律失常减少，TWA 的发生率减少，实验动物死亡率明显降低。同时还发现使用中、大剂量参连汤疗效显著，明显优于低剂量组。结论表明参连汤能有效控制 TWA 的发生发展，显著减少恶性室性心律失常的发生，其疗效和剂量有关。

【药效物质】

黄连主要成分为生物碱类，主要是小檗碱，其次为黄连碱、甲基黄连碱、巴马汀、药根碱、非洲防己碱、5-羟基小檗碱、木兰花碱。小檗碱和黄连碱有抗菌、抗病毒和抗内毒素作用；小檗碱还有解热、抗胃溃疡、改善糖尿病及心脑血管疾病、降血压、免疫调节及抗血小板聚集等作用。

人参主要含多种人参皂苷、多糖、挥发油、有机酸、维生素素类和微量元素等多种成分。人参皂苷能增强消化、吸收功能，增强学习记忆力，保护胃肠细胞，提高免疫力，还能抗疲劳、抗脑缺血、抗心律失常。人参皂苷 Rg2 具有强心的作用。

采用 UPLC T3C$_{18}$色谱柱（2.1mm×100mm，1.8μm），流动相 0.3%甲酸-0.3%甲酸乙腈梯度进行洗脱，负离子模式下采集质谱数据，应用 Markview1.2.1 等软件进行主要成分分析（PCA），以黄连水煎液为空白组，比较人参水煎液和人参、黄连共煎液中人参皂苷类成分变化。结果显示 3 种溶液中发现 10 个差异性人参皂苷类化合物，其中齐墩果酸和 2 个未知化合物含量显著上升，20-葡萄糖 Rf 和人参皂苷 Rf、Ra3、Rb1、Ra2、Rb3、Rs2 含量显著下降。结论表明负离子模式下的方法能很好地区分共煎前后人参皂苷类成分变化，提示人参皂苷类成分水解生成的齐墩果酸型苷元可能是人参和黄连共煎后的物质基础。

采用高效液相色谱和电喷雾质谱联用技术（HPLC-ESI-MS）对不同比例的人参和附子或者黄连的水煎液、药渣和沉淀产物进行研究，共鉴定了 8 种人参皂苷，发现加入黄连后，溶液中人参皂苷含量明显减少，进一步研究证明黄连中的某些成分有效地阻止了皂苷的溶出；同时以抗坏血酸作对照，应用铁离子还原/抗氧化能力测定法（FRAP）测定了人参单煎液及人参、黄连共煎液中正丁醇的提取物和水提取物的抗氧化活性。结果证明，共煎液中正丁醇提取物的抗氧化活性比人参单煎液高，同时也高于人参和黄连单煎混合液的抗氧化活性，但与水提取物抗氧化活性的变化规律有所不同，这可能和煎煮过程中物质之间的相互作用有关联。

参考文献

［1］劳汝明．清热益气汤配伍治疗 2 型糖尿病 52 例临床研究［J］．四川中医，2015，33（1）：81-83.

［2］周迪夷，牟新，刘颖慧，等．黄连人参对药对自发性 2 型糖尿病大鼠脂联素及其受

体表达的影响[J]. 中国中西医结合杂志，2017，37（6）：699-703.

[3]刘鹰，唐耀平，刘钢，等. 参连汤预防大白兔缺血性室性心律失常的试验研究[J]. 临床心血管病杂志，2010，26（12）：946-948.

[4]单晨啸，文红梅，于生，等. UFLC/Q-TOF-MS 结合主成分分析法考察人参和黄连共煎前后人参皂苷类成分的变化[J]. 中国实验方剂学杂志，2015，21（1）：24-27.

[5]杜芹芹，张旭，宋凤瑞，等. 人参和附子、黄连配伍的 HPLC-ESI-MS 研究及抗氧化活性测定[J]. 高等学校化学学报，2010，31（7）：1332-1336.

35. 黄连、枳实

黄连、枳实均为消痞之品。黄连善入少阴，专于清热，可解高热烦躁不安，神昏谵语，膈间热痰；枳实善破气除痞，专于苦降，可疗饮食积滞，脘腹痞满胀痛，并能行气化痰，破气止痛。黄连与枳实配伍，既能增清热散结、消痞除满之力，又能清热祛浊，缓解胃积胀痛，共同发挥清热消痞的功效。

常见方剂枳实导滞丸、黄连温胆汤、枳实消痞丸等用此药对。

【历代文献】

黄连、枳实配伍出自枳实导滞丸。《内外伤辨惑论》："治伤湿热之物，不得施化，而作痞满，闷乱不安。"《医略六书》："湿热内滞，积久伤脾，不能运化精微，故大腹胀满，疼痛不已。枳实破滞气以推积，白术健脾元以运湿，黄连清火燥湿，黄芩清热宽肠，神曲消积滞，甘草和中州，茯苓渗湿化热以利脾肺，泽泻分清以利膀胱，大黄乃荡涤热结之品，为推送湿热积滞之首。为末糊丸，白汤送下，使湿热化而积滞消，则脾气健而胀闷退，何疼痛之不已哉？此导滞开结泻热之剂，为湿热积滞闷痛之专方。""湿热内滞，脾气不输，不能消化痰食而痞结于中，故胀闷恶食，腹痛不止焉。此枳术丸合三黄汤兼五苓之制，以祛湿热宿滞也，热实腹痛者宜之。"《王旭高医书六种》："大黄、枳实涤荡实热，芩、连燥湿清热，苓、泻利湿泄热，神曲消食和中，白术补脾，湿热积滞自化。"

【临床疗效】

黄连、枳实配伍可用于治疗湿热积滞之泻痢腹痛、消化不良等。

【药理作用】

（1）止泻作用　将黄连、枳实按不同比例制成供试品溶液。取小鼠60只，雌雄各半，随机分成6组，每组10只。将小鼠分笼放置，笼底垫有滤纸片，分别灌胃给药，空白对照组给生理盐水，阳性组给香连丸。连续给药3天，最后一次给药前禁食12小时，不用禁水，每只小鼠给药1小时后，再次分别灌服番泻叶浸出液（5g/kg），记录6小时内湿便粒数，并计算出腹泻指数。在小鼠腹泻和小肠推进实验中，黄连、枳实比例1∶4组效果最显著。

（2）镇痛作用　将黄连、枳实按不同比例制成供试品溶液。取小鼠60只，雌雄各半，随机分为6组，每组10只，分别灌胃给药，空白对照组给生理盐水，阳性组给元胡止痛片。给药30分钟后腹腔注射0.6%醋酸溶液0.2mL/只，观察记录30分钟内小鼠的扭体次数（腹部内凹，伸展后肢，臀部抬高），并计算镇痛率。在小鼠镇痛实验中，黄连、枳实比例1∶2、1∶3.5、1∶4、1.5∶1组对小鼠均存在明显的镇痛作用。

（3）促小肠运动作用　将黄连、枳实按不同比例制成供试品溶液。取小鼠60只，雌雄各半，随机分为6组，每组10只，分别灌胃给药，空白对照组给生理盐水，阳性组给健胃消食片。连续给药3天，最后一次给药前禁食12小时，不禁水，每只小鼠给药20分钟后，灌胃5%活性炭混悬液0.3mL。20分钟后，将小鼠用颈椎脱臼法处死，打开腹腔取出小肠，不加牵引平铺于托盘上，测量从幽门至盲部的距离（小肠全长）及炭末推进的距离，计算炭末推进率。在小鼠腹泻和小肠推进实验中以黄连、枳实比例1∶4组效果最好。

【药效物质】

黄连主要成分为生物碱类，主要是小檗碱，其次为黄连碱、甲基黄连碱、巴马汀、药根碱、非洲防己碱、5-羟基小檗碱、木兰花碱。

枳实主要含柚皮苷、橙皮苷、新橙皮苷等黄酮类成分、辛弗林等生物碱及柠檬烯、芳樟醇等挥发油。橙皮苷等黄酮类成分具有促进小肠推进和胃排空、抗癌、抗氧化、促进脂质代谢、抗炎抗菌等的作用。枳实挥发油中的主要组分β-月桂烯具有抗溃疡的活性，能够显著降低胃和十二指肠损伤、增加胃黏液。

通过黄连单味药、枳实单味药、黄连、枳实药对色谱图比较，进行色谱峰的归属比较，未发现新成分的出现，但两药成分显示有交叉，这可能和两药配伍后化学成分发生变化有关系，有待进一步的研究。指纹图谱的建立为药物质量控制及成分鉴别提供了有效依据。

参考文献

[1]贾晓莉，王秀芳．枳实消痞汤治疗功能性消化不良45例[J]．河北中医，2003（8）：602.

[2]林丽丽．黄连、枳实药对的配伍研究[D]．沈阳：辽宁中医药大学，2011.

36. 黄连、马齿苋

黄连、马齿苋均具寒凉之性。黄连善入少阴，专于清热，可除高热，解烦躁不安，神昏谵语，膈间热痰；马齿苋善入大肠经，专于清热解毒，具有凉血止痢、消肿之功，亦能入肝经血分，清热凉血，收敛止血。黄连与马齿苋配伍，既能增清热凉血、解毒止痢之力，又能疗疮止痒，缓解疮疡肿毒，共同发挥清热止痢的功效。

常见方剂加减黄连汤、马齿苋黄芩汤等用此药对。

【历代文献】

黄连、马齿苋配伍出自加减黄连汤。《伤寒论·辨太阳病脉证并治》："伤寒，胸中有热，胃中有邪气，腹中痛欲呕吐者，黄连汤主之。"《从寒热错杂证探析黄连汤在慢性溃疡性结肠炎患者的应用》："黄连汤方乃主治上热下寒，腹中冷痛之要方。胃肠病中晚期，缠绵难愈，临床多见寒热错杂证，特别是慢性溃疡病的患者治愈难度较大，反复发作，迁延顽固，其病位在大肠，但与脾胃关系密切，湿热、血瘀和脾虚是其基本病理因素。热证乃因湿热蕴结，寒则归咎于脾肾阳虚，中晚期多属于本虚标实，寒热错杂，热瘀互结证。患者常见面色萎黄，大便溏薄，畏寒腹痛，神疲乏力，舌淡等症，同时又可见大便夹有红白黏冻之上寒下热，脾虚肠热，寒热错杂之征象。故而在中医辨证的基础上治疗应以寒热兼顾，补虚泄实，温清并补。上海名中医王庆其教授曾治一慢性溃疡性结肠炎患者，腹痛、腹泻时作，大便不成形，有时伴有黏液，选用黄连汤加马齿苋、白芍、防风、木香、石榴皮等药，症状明显好转，基本成形，已无腹痛。"

【临床疗效】

黄连、马齿苋配伍可用于治疗溃疡性结肠炎等。

结肠炎主要临床表现是无痛性腹泻。个别病人有可能出现腹部轻度的疼痛，腹胀，肠鸣音亢进，食用刺激性食物后的腹泻，腹泻后疼痛消失，大便呈黄色稀便状，量和次数增多（每日 3 次以上）；病程久者可能出现消瘦、乏力、精神差、贫血等症状。青中年者多见，男性较女性多见。有文献记载用复方马齿苋煎剂和复方黄连煎剂联用治疗结肠炎，得到理想的治疗效果，32 名患者中治愈者 28 例，治愈率 87.5%；好转者 2 例，好转率 6.25%；未愈者 2 例，未愈率 6.25%。病程越短，疗效越明显。

黄连主要成分为生物碱类，主要是小檗碱，其次为黄连碱、甲基黄连碱、巴马汀、药根碱、非洲防己碱、5-羟基小檗碱、木兰花碱。

马齿苋主要成分为 β-番树脂醇、帕克醇等三萜醇类、生物碱类、黄酮类、多糖等。黄酮类和马齿苋多糖具有抗炎、镇痛、抑菌的作用，马齿苋多糖还有降血脂、降血糖、抗肿瘤、增强免疫、调节肠道微生态等作用，对溃疡性结肠炎有一定的治疗作用。

参考文献

[1]阿布都热依木·买买提，阿布都克热木·买买提. 复方马齿苋及黄连煎剂治疗 32 例结肠炎[J]. 中国民族医药杂志，2009，15(11)：29.

[2]赵日超，王礼，徐媛媛，等. 陇马陆配伍中药抑制幽门螺杆菌作用的实验研究[J]. 中国医学创新，2017，14(4)：39-43.

37. 白花蛇舌草、青蒿

白花蛇舌草、青蒿均具寒凉之性。白花蛇舌草善清热解毒，长于利湿通淋，消痈肿、治肠痈，为清热解毒消肿之常用药，已广泛用于各种癌症的治疗；青蒿善清热透散，长于清透阴分伏热，凉血除蒸，善解暑热，为除疟疾寒热之良药。白花蛇舌草与青蒿配伍，既能增清热凉血、解毒消痈之力，又能祛热化湿，缓解湿热浸淫，共同发挥清热截疟的功效。

常见方剂复方蛇舌草片等用此药对。

【历代文献】

白花蛇舌草、青蒿配伍出自复方蛇舌草片，《抗癌中草药制剂》："各种肿瘤。"《中药八百种详解》："青蒿苦寒能清热，芳香而透散，长于清泄肝胆和血分之热，可使阴分伏热外透而出；其芳香疏达，又能清透解肌，故有祛暑截疟之效，从而具凉血退蒸，解暑截疟之能。白花蛇舌草能清热解毒，用于多种恶性肿瘤、疮疡肿毒、咽喉肿痛、毒蛇咬伤，并能利湿通淋，用于湿热淋证、湿热黄疸。"《大剂量中药临床应用》："青蒿具有清透虚热，凉血除蒸，解暑，截疟的功效。白花蛇舌草属于清热解毒药。具有清热解毒，利尿消肿，活血止痛的功效。主治肺热喘咳，咽喉肿痛，肠炎，水肿，痢疾，热淋涩痛，湿热黄疸，肠痈，疖肿疮疡，毒蛇咬伤，癌肿。"

【临床疗效】

白花蛇舌草、青蒿配伍可用于治疗感染性疾病、癌症发热等。

对 132 例支气管哮喘患者进行了糖皮质激素配合中医辨证治疗不同阶段的临床回顾性研究。支气管哮喘开始阶段以肺热阴虚证、肺脾气虚证以及热哮为主，减少剂量期间以寒哮证、肺脾气虚证以及肺热阴虚证为主，维持药量时期以肾阳虚证、寒哮最常见。激素使用的不同阶段共用的中药：白花蛇舌草、青蒿、升麻、佛手、炙鳖甲、积雪草、薏苡仁、干地黄、赤芍、甘草，可为今后制定标准化的中医诊疗方案提供依据。

【药效物质】

白花蛇舌草是一种广谱抗癌药，所含抗瘤成分不止一种，所含三萜酸类对淋巴肉瘤腹水型、宫颈癌、肝癌实体型、肉瘤，香豆精类对子宫颈癌、肉瘤、肝癌实体型，多糖类对淋巴肉瘤腹水型、艾氏腹水癌皮下型，均有显著抑制作用。采用各种色谱方法对白花蛇舌草进行分离纯化，利用光谱数据和理化性质来鉴定结构，结果从白花蛇舌草全草中分离得到了另外 8 种化合物，其化学结构分别为丝石竹酸、6-羟基豆甾-4，22-二烯-3-酮、七叶内酯、3-羟基豆甾-5，22-二烯-7-酮、2,′4,′5,′5，7-五羟基黄酮、2-甲基-3-甲氧基蒽醌、异高山黄芩素、2，6-二羟基-4-甲氧基-3-甲基蒽醌。结论：除了第 8 种化合物以外，其余的化合物都是第一次从该属的植物中分离得到。

青蒿的主要成分是青蒿酸、青蒿素、青蒿醇等萜类成分，以及挥发油、黄酮类、香豆素类成分，还有豆甾醇和 β-谷甾醇等。青蒿素对血吸虫成虫有明显的杀灭作用，有显著的抗疟作用，还有抑菌抗炎的作用。豆甾醇、青蒿素、β-谷甾醇有抗病毒作用。

参考文献

［1］温成平，范永升，谢志军. 哮喘激素不同使用阶段的临床回顾性研究［C］. 江浙沪中西医结合高峰论坛，2010.

［2］黄卫华，李友宾，蒋建勤. 白花蛇舌草化学成分研究［J］. 中国中药杂志，2009，33（6）：524-526.

38. 生地黄、玄参、麦冬

生地黄、玄参、麦冬均具柔润之性。生地黄善入血分，长于滋阴降火，可治阴虚内热，为清热、凉血、止血之要药；玄参善入营分，能清热凉血，为治疗温病邪陷心包，津伤便秘，痰火郁结之常用药；麦冬善清胃热，专于生津止渴，又能清肺热，养心阴，广泛用于各种阴液不足，为燥伤阴分之常用药。生地黄、玄参与麦冬配伍，既能增清热滋阴、润燥凉血之力，又能增液补津，缓解肠燥便秘，共同发挥发汗解表的功效。

常见方剂增液汤、养阴清肺汤、百合固金汤、增液承气汤等用此药对。

【历代文献】

生地黄、玄参、麦冬配伍出自增液汤。《温病条辨》："阳明温病，无上焦证，数日不大便，当下之，若其人阴素虚，不可行承气者，增液汤主之。"《成方便读》："夫大便闭结一证，有虚有实。其实者，或热积于中，或寒结于内，而寒下、温下之法固当详察。至其虚者，或因气馁，或因津枯。气馁者宜用辛温补运，以助其传送；其津枯者，非甘寒养阴、增水行舟之法，何以使肠中坚结之浊，顺流而下……元参味苦、咸，微寒，壮水制火通二便，启肾水上潮于天，其能治液涸，固不待言，《本经》称其主治腹中寒热积聚，又能解热结。可知麦冬、生地补肺阴，壮肾水，使金水相生，津自充而肠自润，热邪自解，闭结自通矣。"《温病条辨》："本论于阳明下证，峙立三法：热结液干之大实证，则用大承气；偏于热结而液不干者，旁流是也，则用调胃承气；偏于液干多而热结少者，则用增液，所以回护其虚，务存津液之心法也。"

【临床疗效】

生地黄、玄参、麦冬配伍可用于治疗糖尿病、咽喉炎、干燥综合征、便秘等阴液不足之证。

增液汤出自清代吴鞠通所著的《温病条辨》，此方中以玄参为君药，能够养阴生津，启用肾水来滋肠燥，以麦冬、生地黄为臣药，在滋阴壮水的同时增液润燥，三药都质地滋润而多汁，性能专一。按照中医辨证论治的原则，以增液汤为基础加减化裁来治疗干燥综合征，目的在于润燥清热、养阴生津，正所谓"存得一分津液，便有一分生机"。经过46例患者的临床验证，得到了预期的疗效，显示增液汤化裁能显著改善干燥综合征病人的症状，减少复发次数，巩固疗效，能够有效提高干燥综合征患者的生活质量。

【药理作用】

(1) 降糖作用 使用由四氧嘧啶(70mg/kg)诱导的糖尿病模型小鼠以及正常小鼠，连续给药7天后，观察增液汤水提物(15mg/kg，10mg/kg，5mg/kg)对口服糖耐量、血糖、血清胰岛素水平以及体重的影响；使用MIN6胰岛细胞来观察增液汤水提物(100μg/mL，50μg/mL，25μg/mL，12.5μg/mL)对胰岛素分泌的影响。得到的结果表明增液汤能够显著降低糖尿病小鼠的血糖，改善正常小鼠以及糖尿病小鼠的糖耐量，增加胰岛素的分泌量。此外，增液汤水提物在高糖(16.7mmol/L)环境下能够明显升高MIN6胰岛细胞的胰岛素分泌量。结论：增液汤能够有效降低糖尿病小鼠的血糖，改善正常小鼠以及糖尿病小鼠的糖耐量，其作用机制可能与升高胰岛素的分泌量有关，与磺酰脲类降糖药的作用途径是不同的。

(2) 润肠通便作用 使用复方地芬诺酯来建立小鼠便秘模型，观察便秘小鼠的粪便排泄情况、肠水分和小肠推进运动等相关指标；同时观察正常小鼠的大肠推进运动；使用在体肠管实验法来研究增液汤颗粒对正常小鼠肠道肠液分泌量以及正常大鼠回肠收缩活动的影响。结果显示，增液汤颗粒能够明显缩短便秘小鼠的首次排便时间，增加便秘小鼠的粪便粒数($P<0.05$ 或 $P<0.01$)，同时能够改善粪便的性状，增加便秘小鼠的肠水分($P<0.05$ 或 $P<0.01$)，使便秘小鼠的小肠推进运动增强，同时还能增强正常小鼠的大肠推进运动，促进正常大鼠的回肠收缩能力，增加正常小鼠肠腔液的含量

（*P*<0.05 或 *P*<0.01）。结论：增液汤颗粒具有良好的润肠通便作用，能够有效治疗便秘。

【药效物质】

生地黄主要成分为梓醇、地黄苷、桃叶珊瑚苷等环烯醚萜苷类，多种氨基酸和糖类等，具有降血糖、抗胃溃疡、促进造血、止血、降压等作用。地黄苷、地黄低聚糖可增强体液免疫和细胞免疫功能，地黄苷还有一定降血糖作用。

玄参主要成分为哈巴苷、哈巴酯苷、梓醇、异玄参苷元等环烯醚萜类化合物，还含生物碱类，植物甾醇和挥发油等，具有扩张冠状动脉、降压、保肝、增强免疫、抗氧化等作用，哈巴苷、哈巴酯苷为主要的抗炎、抗菌成分。

麦冬主要有麦冬皂苷 B、麦冬皂苷 D 等皂苷类成分、高异黄酮类，还含多糖、多种氨基酸、微量元素等。麦冬皂苷具有明显的抗炎活性，还有抗心律失常、改善心肌收缩力、抗休克、降血糖的作用。麦冬多糖有增强免疫、抗癌、抗脑缺血损伤、降血糖的作用。

分别制作由生地黄、玄参、麦冬组成的增液汤分煎以及合煎的样品，使用高效液相色谱法观察并确定最佳的色谱条件，分别对增液汤分煎以及合煎样品进行测定，将两者 HPLC 图谱相比较，得到差异。结果是增液汤分煎以及合煎样品的 HPLC 图谱相似度>0.9，与分煎相比，合煎后并未发现明显的新峰，两者的主要共有峰积分面积没有明显的差异。结论：增液汤分煎与合煎后的化学组成没有明显的差异，这为增液汤的临床应用及其质量控制提供了一定的科学依据。

参考文献

[1]孙丽英，吴晓丹．增液汤化裁治疗原发性干燥综合征46例临床观察[J]．中医药信息，2007(5)：49-50.

[2]杨帆，戚进，朱丹妮．增液汤降糖作用实验研究[J]．中国实验方剂学杂志，2010，16(8)：98-102.

[3]付书婕，农慧亮，王绍龙，等．增液汤颗粒对便秘小鼠的润肠通便作用[J]．中国现代应用药学，2014，31(6)：658-662.

[4]钟亮，杜中英，戚进．HPLC法研究增液汤分煎与合煎的化学成分变化[J]．海峡药学，2017，29(6)：39-42.

39. 生地黄、玉竹

生地黄、玉竹均具凉润之性。生地黄善入血分，长于滋阴降火，可治阴虚内热，为清热、凉血、止血之要药；玉竹善养肺阴，专于清肺热，适用于阴虚肺燥有热之干咳少痰、咯血，亦能清胃热，主治燥伤胃阴。生地黄与玉竹配伍，既能增清热养阴、益胃生津之力，又能甘凉清润，缓解胃阴灼痛，共同发挥清热益胃的功效。

常见方剂益胃汤等用此药对。

【历代文献】

生地黄、玉竹配伍出自益胃汤。《温病条辨》："阳明温病，下后汗出，当复其阴，益胃汤主之。""温病本伤阴之病，下后邪解汗出，汗亦津液之化，阴液受伤，不待言矣，故云当复其阴。此阴指胃阴而言，盖十二经皆禀气于胃，胃阴复而气降得食，则十二经之阴皆可复矣。欲复其阴，非甘凉不可。汤名益胃者，胃体阳用阴，取益胃用之义也"。《成方便读》："夫伤寒传入阳明，首虑亡津液，而况温病传入阳明，更加汗、下后者乎？故虽邪解，胃中之津液枯槁已甚，若不急复其阴，恐将来液亏燥起，干咳身热等证，有自来矣。阳明主津液，胃者五脏六腑之海。凡人之常气，皆禀气于胃，胃中津液一枯，则脏腑皆失其润泽。故以一派甘寒润泽之品，使之饮入胃中，以复其阴，自然输精于脾，脾气散精，上输于肺，通调水道，下输膀胱，五经并行，津自生而形自复耳。"《方剂学》："胃为水谷之海，十二经皆禀气于胃，胃阴复则气降能食。治宜甘凉生津，养阴益胃为法。方中重用生地、麦冬，味甘性寒，功能养阴清热，生津润燥，为甘凉益胃之上品，共为君药。配伍北沙参、玉竹为臣，养阴生津，以加强生地、麦冬益胃养阴之力。冰糖濡养肺胃，调和诸药，为佐使。全方甘凉清润，清而不寒，润而不腻，药简力专，共奏养阴益胃之效。"

【临床疗效】

生地黄、玉竹配伍可用于治疗糖尿病、甲状腺功能亢进症等。

使用前瞻性设计方法，对30例甲状腺功能亢进症的患者进行辨证治疗。其中阴虚火旺者使用清肝芦荟丸合玉女煎（生地黄、玉竹、白芍、麦冬各15g，夏枯草25g，牡蛎30g，黄芩20g，地骨皮、知母、昆布各15g，黄连15g，海藻20g，生石膏30g，芦荟1.5g）。30天为1个疗程。1天1剂，水煎350mL。待病情稳定后，早晚温水服用清肝芦荟丸，1丸/天，为巩固疗效，防止其复发。观察临床症状、促甲状腺激素（TSH）、血清总三碘甲腺原氨酸（TT_3）、游离三碘甲腺原氨酸（FT_3）、血清游离甲状腺素（FT_4）、血清总甲状腺素（TT_4）以及不良反应。连续治疗3个疗程，判定有效。结论：辨证分型疗法对甲状腺功能亢进症的疗效显著，没有严重不良反应，值得推广。

【药理作用】

（1）降血糖作用　抗饥消渴冲剂是一种用现代科学方法制成的抗糖尿病冲剂。主要成分为生地黄、玉竹、红参以及黄连等。选取18~22g健康小白鼠雌雄各半，实验前17小时内禁食不禁水，随机分组，每天灌胃给药1次，连续7天，对照组灌服等体积的自来水。采用眼底静脉丛取血，使用葡萄糖氧化酶法测定空腹血糖（禁食17小时），用 t 检验法来进行统计学处理。实验结果表明，抗饥消渴冲剂对正常小白鼠和四氧嘧啶糖尿病小白鼠以及肾上腺素所导致的高血糖小白鼠，都有显著的降血糖作用。进行急性毒性实验，对小白鼠使用临床治疗量200倍的药量灌胃给药，没有发现毒副反应。

（2）促进胃动力作用　糖尿病胃轻瘫是糖尿病常见的一种并发症，严重影响患者的生活质量，发病机制至今并未完全阐明。目前的研究发现，糖尿病胃轻瘫与Cajal间质细胞的异常病变关系十分密切。和胃汤（由生地黄、玉竹、麦冬、北沙参、佛手、生白术、莱菔子组成）在临床上治疗糖尿病胃轻瘫的疗效显著，但其具体机制并没有明确。将成年的雄性SD大鼠随机分为糖尿病胃轻瘫模型组、正常对照组、和胃汤低剂量组、和胃汤高剂量组和吗丁啉组。一次性腹腔注射链脲佐菌素以建立糖尿病胃轻瘫的大鼠模型、和胃汤低剂量组、和胃汤高剂量组和吗丁啉组分别灌胃给予低剂量和胃汤、高剂量和胃汤以及吗丁啉混悬液，正常对照组和糖尿病胃轻瘫模型组灌胃等量的蒸馏水。

结论：和胃汤可以通过上调 SCF-Kit 的信号途径来调节 Cajal 间质细胞的数量，以此来提高糖尿病胃轻瘫大鼠的胃起搏功能，以此促进胃动力。

【药效物质】

生地黄主要成分为梓醇、地黄苷、桃叶珊瑚苷等环烯醚萜苷类，还含多种氨基酸和糖类等。

玉竹主要成分为玉竹黏多糖、玉竹果聚糖 A-D 等多糖类、甾体皂苷类、高异黄酮类及挥发油类等化合物。玉竹多糖具有抗氧化、提高免疫功能的作用，还能通过抑制脂质过氧化，降低丙二醛，减轻对人体的损伤，进而达到抗衰老的目的。甾体皂苷类有增强体液免疫及吞噬功能的作用。

参考文献

[1] 舒军. 辨证分型治疗甲状腺功能亢进症 35 例临床观察 [J]. 实用中医内科杂志，2014，28(11)：67-69.

[2] 王玉良，张宏，李显华，等. 抗饥消渴冲剂降血糖作用研究 [J]. 中成药，1992(10)：26-27.

[3] 丁雪菲. 和胃汤对糖尿病胃轻瘫大鼠胃窦 SCF-Kit 信号途径的影响 [D]. 南京：南京中医药大学，2016.

40. 生地黄、知母

生地黄、知母均具质润寒凉之性。生地黄善入血分，长于滋阴降火，可治阴虚内热，为清热、凉血、止血之要药；知母善清金泻火，专于滋阴，可解肺阴燥咳，质润甘寒，为生津止渴常用药。生地黄与知母配伍，既能增清热凉血、滋阴降火之力，又能养阴退虚热，缓解热邪阴伤，共同发挥清热补阴的功效。

常见方剂青蒿鳖甲汤、地黄膏等用此药对。

【药理作用】

抗衰老作用 利用 M 受体的选择性拮抗剂 PirenzePine 对 3H-QNB 和脑 M 受体结合的竞争性抑制实验，通过一定的数学模型计算 M1、M2 两种亚型受体的数量以及 KI 值，以此来观察自然衰老的大鼠脑中 M 受体亚型变化以及补益药生地黄、知母以及黄芪合剂对它们的影响，结果表明，老年大鼠的脑 M1 受体比对照组大鼠的脑 M1 受体明显减少（$t=4.4$，$P<0.01$），而老年大鼠使用生地黄、知母、黄芪合剂后脑 M1 受体明显增多（$t=3$，$P<0.01$）。Hill 系数、KI 值以及 M2 受体数量都没有明显的变化。

【药效物质】

生地黄的主要成分是多种氨基酸、糖类以及地黄苷、梓醇、桃叶珊瑚苷等环烯醚萜苷类。

为了研究生地黄干燥根的化学成分而采用制备高效液结合硅胶柱色谱相来进行分离和纯化，据波谱数据以及理化性质进行结构鉴定，分离得到了 12 种化合物，即①6-O-E-阿魏酰基筋骨草醇，②5-hydroxymethyl-Pyrrole-2-carbaldehyde，③5-羟甲基糠醛（5-hydroxymethylfurfural），④酪醇(tyrosol)，⑤5,6-二羟基-β-紫罗兰酮，⑥异地黄苷，⑦麦角甾苷，⑧leucoscePtosideA，⑨地黄苷，⑩PurPureasideC，⑪jionosideA1，⑫jionosideB1。结论：①、③、⑨种化合物为首次从该属植物中分离得到的。

知母的主要成分为多糖类、杧果苷、知母皂苷类以及有机酸类等化学成分。知母的杧果苷有减轻哮喘以及抗炎、抗氧化、抗病毒以及抗肿瘤、免疫调节的作用，其中皂苷类能降脂以及抗动脉粥样硬化，清除自由基及抗氧化，改善老年性痴呆的症状，使骨质疏松症状得到改善，抗血小板聚集，抗癌。

参考文献

［1］王红宇．生地黄合剂联合泼尼松治疗肾病综合征随机平行对照研究［J］．实用中医内科杂志，2014，28(12)：53-55.

［2］俞建，吴家敏，杨毅，等．滋阴泻火方对青春期大鼠性腺轴相关基因的影响［J］．上海中医药杂志，2003，37(6)：48-50.

［3］陆敏，胡雅儿，何路明，等．生地、知母、黄芪合剂对老年大鼠脑 M 受体亚型的影响［J］．中药药理与临床，1993(5)：11-13.

［4］李行诺，周孟宇，沈培强，等．生地黄化学成分研究［J］．中国中药杂志，2011，36(22)：3125-3129.

41. 生地黄、枸杞子

生地黄、枸杞子均为滋阴之品。生地黄善入血分，长于滋阴降火，可治阴虚内热，为清热、凉血、止血之要药；枸杞子善滋肝肾之阴，专于滋补，为平补肾精肝血，治疗精亏血虚、两目干涩之常用药。生地黄与枸杞子配伍，既能增清热益阴、柔肝补精之力，又能滋水涵木，缓解肝体失养，共同发挥清热养血的功效。

常见方剂一贯煎、杞菊地黄丸等用此药对。

【历代文献】

生地黄、枸杞子配伍出自一贯煎。《续名医类案》："胁痛，吞酸，吐酸，疝瘕，一切肝病。"《中风斠诠》："胁肋胀痛，脘腹撑撑，多肝气不疏，刚木恣肆为病。治标之法，每用香燥破气，轻病得之，往往有效。然燥必伤阴，液愈虚而气愈滞，势必渐发渐剧，而香药、气药不足恃矣。若脉虚舌燥，津液已伤者，则行气之药，尤为鸩毒。柳州此方，虽是从固本丸、集灵膏二方脱化而来，独加一味川楝，以调肝气之横逆，顺其条达之性，是为涵养肝阴第一良药。凡血液不充，络脉窒滞，肝胆不驯，而变生诸病者，皆可用之，苟无停痰积饮，此方最有奇功……读《续名医类案》一书，知柳州生平得力，在此一著，虽有时未免用之太滥，然其功力必不可没，乃养阴方中之别出机杼者，必不可与六味地黄同日而语。口苦而燥，是上焦之郁火，故以川连泄火。连本苦燥，而入于大剂养阴队中，反为润燥之用，非神而明之，何能辨此？方下舌无津液四字，最宜注意，如其舌若浊诟，即非所宜。"

【药效物质】

生地黄的主要成分是多种氨基酸和糖类，地黄苷、梓醇、桃叶珊瑚苷等环烯醚萜苷类。

枸杞子中含有大量的蛋白质、氨基酸、维生素和铁、锌、磷、钙等人体必需的营养成分，具有促进和调节免疫、保肝和抗衰老等药理作用，具有不可代替的药用价值。枸杞多糖是枸杞子中最重要的成分之一，能提高腹腔巨噬细胞的吞噬能力，对人体具有改善新陈代谢、调节内分泌、促进蛋白合成、加速肝脏解毒和受损肝细胞的修复、抑制胆固醇和甘油三酯的功能，并且对肝脏的脂质过氧化损伤有明显的保护和修复作用。

运用色谱技术对枸杞子进行分离，NMR、MS 和 IR 光谱解析并与对照品进行比较来鉴定化合物。结果分离得到 8 种化合物，其中 6 种为①胡萝卜苷、②莨菪亭、③β 谷甾醇、④葡萄糖、⑤香豆酸、⑥甜菜碱。结论：化合物①、③、④是首次从该植物中分离得到的。

参考文献

［1］谢忱，徐丽珍，李宪铭，等. 枸杞子化学成分的研究［J］. 中国中药杂志，2001，26（5）：323-324.

42. 天花粉、石斛

天花粉、石斛均具寒凉之性。天花粉善清肺胃两经实热，长于止烦渴，泻火毒，排脓疮，为治疗燥热伤肺，干咳少痰之常用药；石斛善清胃热，专于滋养胃阴，生津止渴，又能滋肾阴，降虚火，为清补滋阴常用药。天花粉与石斛配伍，既能增清热除烦、滋阴降火之力，又能益胃止痛，缓解胃热伤阴，共同发挥清热滋阴的功效。

常见方剂抽薪饮加减等用此药对。

【历代文献】

天花粉、石斛配伍出自抽薪饮加减。《常用中药药对分析与应用》："石斛性寒味甘，益胃生津，滋阴清热。《药品化义》：'石斛气味轻清，合肺之性，性凉而清，得肺之宜。肺为娇脏，独此最为相配。主治肺气久虚，咳嗽不止，邪热痱子，肌表虚热。其清理之功，不特于此，盖肺出气，肾纳气，子母相生，使肺气清则真气旺，顺气下行，以生肾水，强阴益精。且上焦之势，能令肺气委曲下行，无苦寒沉下之痹。'天花粉性寒、味甘苦，既能清热泻火、生津止渴，又能通行经络、消肿排脓。《本草汇言》：'天花粉……其性甘寒，善能治渴，从补药而治虚渴，从凉药而治火渴，从气药而治郁渴，从血药而治烦渴，乃治渴之要药也。'两药配伍，则生津止渴之力增强。"

【临床疗效】

天花粉、石斛配伍可用于治疗糖尿病等。

【药效物质】

天花粉蛋白可用于引产，治疗葡萄胎、宫外孕等妇科疾病，在抗病毒、调节免疫和抗肿瘤等方面亦具有良好作用。天花粉中还含有多种氨基酸，如 α 羟甲基丝氨酸、天冬氨酸、精氨酸、瓜氨酸、苯丙氨酸、丝氨酸、甘氨酸、谷氨酸、组氨酸、苏氨酸、缬氨酸、酪氨酸、赖氨酸、鸟氨酸、肽类、葡萄糖、核糖、阿拉伯糖、木糖、半乳糖等；根中含有降血糖作用的多糖；根茎中含具有抗癌和免疫活性的多糖，是由果糖、葡萄糖、甘露糖、半乳糖、木糖以及小量的蛋白质组成。鲜根还含泻根醇酸、7-豆甾烯-3β-醇、23,24-二氢葫芦苦素 B 以及葫芦苦素 B 和葫芦苦素 D。

石斛主要含石斛多糖、石斛碱等成分，具有调节免疫、调节血糖血脂、抗凝血、抗肿瘤等药理活性。利用凝胶柱色谱、硅胶以及制备高效液相色谱等方法来进行铁皮石斛的分离，根据理化性质和波谱数据来鉴定其结构。结果从铁皮石斛中分离得到了20 种化合物，经过鉴别分别为十六烷酸、3,4′-二羟基-5-甲氧基联苄、Denbinobin、二氢白藜芦醇、Dendromoniliside E、对羟基顺式肉桂酸三十烷基酯、2,4,7-三羟基-9,10-二氢菲、尿苷、钩状石斛素、反式阿魏酸二十八烷基酯、(-)-loliolide、鸟苷、腺苷、蔗糖、5-羟甲基糠醛、对羟基反式肉桂酸三十烷基酯、胡萝卜苷、β-谷甾醇、三十一烷醇及十七烷酸。结论：以上所有化合物都是首次从铁皮石斛中分离得到的。

参考文献

[1]王国义.固本降消汤治疗 2 型糖尿病 30 例[J].光明中医，2011，26(3)：498-499.

[2]胡悦，郭惠玲.降糖延生袋提取物对几种高血糖动物模型的作用研究[J].陕西中医，1999(8)：378-378.

[3]李燕，王春兰，王芳菲，等.铁皮石斛化学成分的研究[J].中国中药杂志，2010，35(13)：1715-1719.

43. 栀子、连翘

栀子、连翘均为清热之品。栀子善清心除烦，长于利湿退黄，为治烦之要药；连翘善清热邪，专于透达，外行于表可解散风热，治温病初起，内行可透热转气，治疗热入营血之证。栀子与连翘配伍，既能增清热泻火、散火去结之力，又能透散上焦火热，缓解咽燥唇焦，共同发挥清热透邪的功效。

常见方剂凉膈散、清心凉膈散等用此药对。

【历代文献】

栀子、连翘配伍出自凉膈散。《太平惠民和剂局方》："治大人小儿脏腑积热，烦躁多渴，面热头昏，唇焦咽燥，舌肿喉痹，目赤鼻衄，颌颊结硬，口舌生疮，痰实不利，涕唾稠黏，睡卧不宁，谵语狂妄，肠胃燥涩，便溺秘结，一切风壅，并宜服之。"

【临床疗效】

栀子、连翘配伍可用于治疗流感、上呼吸道感染等。

黄省三治流感的方中均有栀子、连翘，如针对没有并发症的单纯型流行性感冒，使用"黄省三流行性感冒有效汤方"（连翘壳三钱五分，栀子皮三钱，牛蒡子三钱五分，杭甘菊花三钱五分，瓜蒌皮三钱五分，栝楼根三钱五分，冬桑叶三钱五分，薄荷叶三分）治疗，对于病毒性流行性感冒有较好的疗效，90%的病例使用后可在第 3～5 天或 7 天内痊愈，其效用不只是早期解热及缩短病程，且能预防各种合并症发生。

【药理作用】

清热、利胆作用　将 SD 大鼠随机分为正常组、模型组、阳性药对照组以及中药给药组，中药给药组可分为栀子、连翘单药给药组和栀子、连翘药对给药组。除正常组的大鼠外，对各组大鼠实行背部皮下注射15%的干酵母悬液10mL/kg，以此来建立大鼠发热模型。观察配伍前后发热大鼠的体温以及胆汁量的变化。实验结果为栀子、连翘及其药对配伍都有降低大鼠体温的功能，两药配伍后的降温效果较单用栀子或连翘更好；栀子、连翘药对能够有效降低发热大鼠的体温（$P<0.05$ 或 $P<0.01$），对正常大鼠的体温也具有一定的影响；栀子与连翘配伍有促进发热大鼠胆汁分泌的作用，效果明显优于单用栀子（$P<0.05$）。结论：栀子与连翘配伍在大鼠发热模型上的降温能力较单药应用更优，但是没有显著性的差异；而在促进胆汁分泌方面则具有显著性差异，表明该药对利胆作用比单味药强。

【药效物质】

栀子主要成分为栀子苷、京尼平苷等环烯醚萜类化合物，同时还存在一些有机酸、黄酮、香豆素、多糖及其他类化合物。栀子苷具有利胆作用和抗氧化、抗肿瘤作用；京尼平苷具有降血脂、血糖及抗血栓作用；西红花苷具有显著抗炎作用；栀子油具有镇静、催眠、抗惊厥及促学习记忆的作用。

连翘主要含烃类、醛酮类、醇脂醚类化合物等挥发油，连翘酯苷A、C、D等苯乙醇苷类，连翘苷等木质素以及三萜和有机酸等。连翘酯苷的提取物和纯化物具有较强的抗氧化活性和解热作用。其中连翘酯苷A具有抗菌、抗内毒素的作用，连翘苷B、齐墩果酸和熊果酸还有保肝作用。

栀子、连翘药对配伍前后对正常SD大鼠体内主要化学成分连翘酯苷、连翘苷和栀子苷的药动学特征没有显著的影响，配伍栀子后对连翘苷以及连翘酯苷的生物利用度只有轻微的影响。栀子、连翘药对配伍前后对发热模型大鼠体内主要化学成分连翘酯苷、连翘苷的药动学存在一定的影响，配伍栀子后连翘苷的生物利用度明显降低，连翘酯苷的生物利用度没有明显增加；栀子、连翘药对配伍后可明显提高发热模型大鼠体内的主要化学成分栀子苷的血药浓度，提高栀子苷的生物利用度，可能是栀子、连翘药对配伍能够增效的作用机制之一。

利用化学计量学分辨新方法——直观推导式演进特征投影法结合GC-MS联用技术分析栀子、连翘及其药对的挥发性化学成分。结果：从栀子、连翘及其药对的挥发油中分别鉴定出18种、28种与27种化合物，分别占总挥发油相对含量的87.77%、96.94%与96.84%，三者共有的挥发性化学组分有12种。结论表明，栀子、连翘药对的挥发性化学成分基本都来自其组成的2种单味药，但是取自连翘的物质占多数，并且化合物的含量发生了较大的变化。

参考文献

［1］刘小斌. 黄省三与其治流感三型五方［N］. 中国中医药报，2009-12-25（004）.

［2］孟祥乐，李红伟，韩永龙，等. 栀子-连翘药对清热、利胆作用研究［J］. 世界科学技术-中医药现代化，2015，17（7）：1486-1491.

［3］孟祥乐，李红伟，韩永龙，等. 栀子-连翘药对大鼠体内药动学变化特征研究［J］. 中国新药杂志，2015，24（17）：2003-2009，2024.

[4]徐小娜，蒋军辉，谢志鹏，等．气相色谱-质谱联用技术结合直观推导式演进特征投影法分析药对栀子-连翘及其单味药的挥发油成分[J]．中国卫生检验杂志，2016，26（13）：1843-1846.

44. 苦参、甘草

苦参、甘草均为清热解毒之品。苦参善清热燥湿，长于胃肠湿热，杀虫止痒，利尿祛湿，为湿热所致皮肤病之常用药；甘草善调和诸药，生用可清热解毒，长于调脾胃虚弱，中气不足，食少便溏，气短乏力，为缓急之要药。苦参与甘草配伍，既能增清热解毒、缓和苦寒之力，又能祛湿利尿，缓解湿热引起的小便不利，共同发挥清热止痒的功效。

常见方剂消风散、当归拈痛汤等用此药对。

【历代文献】

苦参、甘草配伍出自消风散。《外科正宗》："治风湿疹浸淫血脉，致生疥疮，瘙痒不绝，及大人小儿风热瘾疹，遍身云片斑点，乍有乍无并效。"

【临床疗效】

苦参、甘草配伍可用于治疗肝炎、湿热证等。

将88例慢性乙型肝炎的患者随机分为2组，其中47例为治疗组，41例为对照组，2组都给予复方甘草酸苷来治疗，在此基础上治疗组加用苦参碱治疗。用药12周后观察2组临床症状、肝功能、体征、HBeAg 转阴率等多种变化。结果：治疗组 ALT 复常率以及 TBiL 复常率都高于对照组（$P<0.05$）。与此同时苦参碱有一定的抗病毒作用。表明苦参碱联合复方甘草酸苷来治疗慢性乙型肝炎是安全有效的，二者联用对退黄、降酶、保肝及抗病毒来治疗慢性乙型肝炎具有指导意义。

【药理作用】

降低急性毒性作用 研究苦参与甘草配伍后指标成分含量的变化以及对小鼠急性毒性的影响。采用口服灌胃给药，观察小鼠的活动状态，记录1周的死亡率，使用全自动生化分析仪来测定小鼠的血清生化指标，在光镜下观察小鼠主要脏器的病理组织学变化，用高效液相色谱法来测定提取液中4种指标成分的含量。结果：苦参与甘草配伍后水煎液中4种指标成分的含量是有变化的；苦参配伍甘草组小鼠的死亡率有所降低，对小鼠的部分生化指标存在显著影响，同时对脑组织与肝脏组织病理学改变也存在影响。结论：苦参经甘草配伍后对小鼠的急性毒性降低，可能与水煎液中化学成分的含量变化有关。

【药效物质】

苦参主要含苦参碱、氧化苦参碱、槐果酸等生物碱和苦参醇、异苦参酮等黄酮类化合物。苦参碱、氧化苦参碱具有抗乙型肝炎病毒、抗皮肤真菌、抗炎、抗过敏的作用。

甘草主要含甘草酸、甘草次酸等三萜类和甘草黄酮、甘草素、异甘草黄酮等黄酮类，尚含生物碱、多糖及少量挥发油。甘草次酸和黄酮类成分具有抗心律失常和抗溃疡作用。甘草素、异甘草素、甘草总黄酮等均可降低肠管紧张度，减少收缩幅度，具有解痉作用。

以氧化苦参碱、苦参碱和甘草酸的转移率为指标，在单因素实验的基础上，使用正交实验来考察提取次数、乙醇体积分数、提取时间以及液料比对苦参、甘草药对提取工艺造成的影响。使用 UPLC-Q-TOF/MS 对苦参、甘草药对的提取物化学成分进行了在线鉴定。结果：苦参、甘草药对的最佳提取条件是加 8 倍量的 60% 乙醇进行回流提取 2 次，每次 2 小时，提取前进行浸泡 1 小时；苦参碱以及氧化苦参碱的总转移率是 93.92%，甘草酸转移率是 99.23%。苦参、甘草药对的提取物共鉴定出 49 种成分，其中有 28 种来自苦参，21 种来自甘草。结论：优选的提取工艺是稳定可行的。苦参、甘草药对配伍的提取物能够相互促进溶出，这为阐明其他药对的药效物质基础以及配伍机制提供了参考。

参考文献

［1］欧奇伟. 苦参碱联合复方甘草酸苷治疗慢性乙型肝炎 88 例疗效观察［J］. 中外医疗，2011，30（8）：106-107.

［2］王绪平，黄孝闻，王娜妮，等. 苦参配伍甘草的水煎液对小鼠急性毒性的影响研究［J］. 中华中医药学刊，2015（7）：1653-1655.

［3］胡继鹰，潘克英，孙江桥，等. 甘草三参合剂对小白鼠耐缺氧作用的实验研究［J］. 中国实验方剂学杂志，2004，10（5）：68-69.

［4］赵洋，张涛，贾红梅，等. 苦参-甘草药对提取工艺的优化及其化学成分分析［J］. 中国实验方剂学杂志，2017，23（3）：18-24.

45. 山慈菇、莪术

山慈菇、莪术均为散结之品。山慈菇善清热解毒，长于消痈散结，解毒疗疮、软坚化痰，为治疗瘰疬结核之常用药；莪术善入血分，专于破血散瘀，适用于食积日久，气滞血瘀，可疗饮食不化之脘腹疼痛。山慈菇与莪术配伍，既能增清热消瘀、散结行气之力，又能祛癥消瘕，缓解肝结痞块，共同发挥清热消癥的功效。

常见方剂慈丹胶囊、莲花片、治肿瘤方（《中药与处方手册》）等用此药对。

【历代文献】

山慈菇、莪术配伍出自慈丹胶囊。《现代中医肿瘤防治学》："化瘀解毒，消肿散结，益气养血。用于原发性肝癌等恶性肿瘤或经手术、放化疗后患者的辅助治疗。适用于原发性肝癌瘀毒蕴结证，能直接杀灭肝癌细胞，促使癌瘤退化、缩小、消失；又能提高人体免疫功能与造血功能，增强人体的抗病能力。与西医配合用于癌症病人的术后和放疗、化疗中，能增强放疗、化疗作用，巩固手术治疗的效果，有效地防止肝癌细胞转移或扩散，可改善临床症状，提高病灶缓解率，还能减轻放疗、化疗的副作用。"

【临床疗效】

山慈菇、莪术配伍可用于治疗疣状胃炎、肿瘤等。

【药效物质】

山慈菇主要为二氢菲类、联苄类、苷类和芳香类化合物，具有抗肿瘤、抗血管生成、降压等作用，还有对酪氨酸酶具有激活作用，可抑制细胞分裂，并有抗辐射、降糖、镇痉等作用。杜鹃兰素Ⅰ、Ⅱ具有较强的降压活性。

莪术主要成分为α-蒎烯、β-蒎烯、莪术醇等挥发油类成分。莪术挥发油有抗癌、抗炎、抗菌、抗胃溃疡、保肝等作用。

46. 山慈菇、半枝莲

山慈菇、半枝莲均具寒凉之性。山慈菇善清热解毒，长于消痈散疖，解毒疗疮、软坚化痰，为治疗瘰疬结核之常用药；半枝莲善清热解毒，专于活血化瘀，能入血分而散血分之寒滞，疗慢性肝炎、肝脏肿大。山慈菇与半枝莲配伍，既能增清热解毒、消肿散结之力，又能缓解火热壅盛，共同发挥清热散结的功效。

常见方剂扶正培本清化汤等用此药对。

【历代文献】

山慈菇、半枝莲配伍出自扶正培本清化汤。《中医研究》："晚期消化道恶性肿瘤。"

【药效物质】

山慈菇主要为二氢菲类、联苄类、苷类和芳香类化合物，具有抗肿瘤、抗血管生成、降压等作用，还有对酪氨酸酶具有激活作用，可抑制细胞分裂，并有抗辐射、降糖、镇痉等作用。杜鹃兰素Ⅰ、Ⅱ具有较强的降压活性。

半枝莲主要成分为半枝莲多糖、红花素、异红花素、硬脂酸和生物碱等成分。半枝莲红花素有较强的对抗由组织胺引起的平滑肌收缩作用，同时还有很好的祛痰作用，是治疗慢性支气管炎的有效成分。半枝莲多糖具有促进细胞免疫功能和抗肿瘤的作用。

半枝莲水煎剂10g/kg对正常大鼠的体温无明显影响，而半枝莲水煎剂2.5g/kg、5g/kg、10g/kg对皮下注射干酵母引起的发热大鼠具有明显的解热作用。

参考文献

[1]蒋小岗，顾振纶. 半枝莲的化学成分和药理作用[J]. 中国野生植物资源，2004（1）：3-5.

第三章
泻下药

1. 大黄、芒硝

大黄、芒硝均具寒凉之性。大黄善荡涤肠胃，长于推陈致新，泄邪热、清热毒，为治疗积滞热秘之要药；芒硝善润燥软坚，专于泻下攻积，外用可清热解毒，消痈散解，内服可泻下通便，对大便燥结者尤宜。大黄与芒硝配伍，既能增泻下通便、散结消肿之力，又能利胆软坚，缓解腹痛便秘，共同发挥泻下软坚的功效。

常见方剂大承气汤、黄龙汤、调胃承气汤、桃核承气汤、大黄牡丹汤等用此药对。

【历代文献】

大黄、芒硝配伍出自大承气汤。《伤寒论·辨阳明病脉证并治》："阳明病，脉迟，虽汗出不恶寒者，其身必重，短气，腹满而喘。有潮热者，此外欲解，可攻里也。手足濈然汗出者，此大便已硬也，大承气汤主之。""阳明病，谵语，有潮热，反不能食者，胃中必有燥屎五六枚也。若能食者，但硬耳，宜大承气汤下之。"《医宗金鉴》："诸积热结于里而成痞、满、燥、实者，均以大承气汤下之也。满者，胸胁满急胀，故用厚朴以消气壅；痞者，心下痞塞硬坚，故用枳实以破气结；燥者，肠中燥实干结，故用芒硝润燥软坚；实者，腹痛大便不通，故用大黄攻积泻热。然必审四证之轻重，四药之多少，适其宜，始可与也。若邪重剂轻，则邪气不服；邪轻剂重，则正气转伤，不可不慎也。"

【临床疗效】

大黄、芒硝配伍可用于治疗急性胰腺炎、肠梗阻等。

采用生大黄联合芒硝外敷治疗急性胰腺炎，临床选取98例急性胰腺炎患者，重症急性胰腺炎由于应急反应，腹腔神经丛受刺激，渗液作用于肠管等因素，可不同程度抑制肠运动，表现为肠梗阻、肠麻痹等。生大黄有泻火凉血、逐瘀通经、攻下导滞等功能；芒硝外敷能恢复肠蠕动，改善血液循环，加快内皮系统的吞噬功能，调动机体内在的抗病能力。研究表明，采用生大黄联合芒硝外敷可促进肠蠕动，缓解腹胀，改善和消除肠麻痹。

【药理作用】

(1)抗炎作用 SD大鼠随机分为假手术组(术后正常饲养，不予干预措施)、给药组(术后在大鼠右下腹涂抹大黄芒硝散)、对照组(术后在大鼠右下腹涂抹凡士林)，每组12只，通过盲肠结扎穿孔术制备阑尾周围脓肿模型。对动物的体温、体重和白细胞数量等进行观察，检测血浆中肿瘤坏死因子 α(TNF-α)和炎症因子白介素 1β(IL-1β)水平，对病区组织标本 HE 染色大体评估各组局部组织炎症反应的强度和变化趋势，通过免疫组化和 TUNEL 实验进一步检测组织中炎症因子的分泌量及组织发生凋亡的程度。结果：白细胞数量和 TNF-α 水平在对照组和给药组都有显著性升高（$P<0.05$）；而 IL-1β 各组没有显著性变化（$P>0.05$）；HE 染色、免疫组化及 TUNEL 实验结果显示对照组出现小肠壁增厚，炎症细胞浸润和 TNF-α 分泌量增加以及组织凋亡水平增强，而应用大黄芒硝散干预后，上述表现均得到一定缓解。结论：大黄芒硝散一定程度上通过缓解炎症、消除肿胀来治疗阑尾周围脓肿，并且具有较好的临床应用价值。

（2）促小肠运动作用　将 40 只 NIH 小鼠随机分为空白组、生大黄组、熟大黄组、生大黄配伍芒硝组，测量胃全重、胃净重、小肠全长、炭末的推进距离；计算小肠推进率及胃残留率。结果显示：生大黄、熟大黄对胃残留率和小肠推进无明显影响（$P>0.05$），大黄配芒硝对胃残留率及小肠推进率有显著影响（$P<0.05$）；与熟大黄组比较，生大黄组胃残留率明显降低，大黄配芒硝组胃排空率及肠推进率都明显升高。结论：大黄泻下主要部位不在小肠，结合型蒽醌是其主要泻下成分；芒硝对小肠推进作用显著，小肠是其泻下主要作用部位之一。

【药效物质】

大黄主要成分为蒽醌衍生物，如大黄酸、大黄酚、芦荟大黄素、大黄酸-8-葡萄糖苷、大黄酚葡萄糖苷等游离型的苷元。此外，还有番泻苷 A、B、C、D、E、F 双蒽醌类物质以及 α-儿茶素、没食子酸等。番泻苷类物质促进肠蠕动，具有较强的泻下作用；大黄酸、大黄素、芦荟大黄素有抗菌、抗感染的作用；α-儿茶素、没食子酸可降低抗凝血酶Ⅲ活性，具有止血的作用。

芒硝主要成分为硫酸钠（$Na_2SO_4 \cdot 10H_2O$），另含氯化钠、硫酸钙、硫酸镁等物质。硫酸钠有泻下、抗炎、利尿以及组织脱水作用。

采用紫外-可见分光光度法测定大黄单煎、大黄与芒硝不同配伍比例（1∶1，1∶2，2∶1）中蒽醌苷的含量。大黄单煎时蒽醌苷的含量为 0.126%，大黄与芒硝 1∶1、1∶2、2∶1 配伍时蒽醌苷的含量分别为 0.158%、0.132% 和 0.113%。大黄与芒硝配伍后，蒽醌苷提取率发生变化，其中大黄与芒硝（1∶1）配伍时相对含量最高。

参考文献

［1］张华虹，李晓霞，李冬英. 生大黄联合芒硝外敷治疗重症急性胰腺炎腹胀效果观察及护理［J］. 护士进修杂志，2012，27（6）：532-533.

［2］沈建良，潘良明，孔祥东，等. 大黄芒硝散外敷治疗大鼠阑尾周围脓肿的实验研究［J］. 中国医药导报，2017，14（12）：151-154.

［3］李飞艳，张斌，李卫先. 大黄炮制前后及大黄配伍芒硝对小鼠胃肠运动的影响［J］. 中医药导报，2008（10）：72，74.

［4］毛幼儿，周桂芬. 大黄与芒硝药对不同比例配伍对蒽醌苷含量的影响［J］. 江西中医药，2011，42（2）：60-61.

2. 大黄、巴豆

大黄、巴豆均为泻下之品。大黄善荡涤肠胃，长于推陈致新，泄邪热、清热毒，为治疗积滞热秘之要药；巴豆善峻下冷积，专于开通闭塞，可解腹水鼓胀，逐水退肿，外用有蚀腐肉、疗疮毒的作用。大黄与巴豆配伍，既能增泻下积聚、攻积消肿之力，又能通肠开闭，缓解积滞便秘，共同发挥攻下通积的功效。

常见方剂三物备急丸等用此药对。

【历代文献】

大黄、巴豆配伍出自三物备急丸。《金匮要略·杂疗方》："心腹诸卒暴百病，若中恶，客忤，心腹胀满，卒痛如锥刺，气急口噤，停尸卒死者。"《古今名医方论》："大便不通，当分阳结、阴结。阳结有承气、更衣之剂，阴结又制备急之方。"《医方集解》："此手、足阳明药也。大黄苦寒以下热结，巴霜辛热以下寒结，加干姜辛散以宣通之。三药峻厉，非急莫施，故曰备急。"

【临床疗效】

大黄、巴豆配伍可用于治疗便秘、溃疡性结肠炎等。

采用大黄联合巴豆治疗便秘。将大黄、巴豆按 150∶50、150∶40、150∶30、150∶20 和 150∶10 制成煎液，然后用这 5 种不同比例煎液对猪灌药，进行粪潜血实验，观察煎液对在体肠管及离体肠管的影响。大黄味苦性寒，巴豆味辛性热，二者相配，寒热相互制约，发挥协同作用，使寒热得当，攻泻作用增强。临床试验表明，大黄巴豆煎液用于治疗便秘是可行的，最佳配比为大黄、巴豆150∶(40~30)。

【药理作用】

(1)止泻作用　将 40 只大鼠随机分为对照组、模型组、巴豆霜+大黄组、巴豆霜+没食子酸组、巴豆霜+大黄素组，利用 2，4，6-三硝基苯磺酸(TNBS)法复制溃疡性结肠炎(UC)大鼠模型。观察结肠大体形态损伤和组织学变化；测定各组大鼠外周血 $CD_4^+CD_{25}^+Treg$、$CD_4^+CD_{25}^+Foxp_3^+Treg$ 淋巴细胞变化。结果显示：巴豆霜+大黄组、巴豆霜+没食子酸组结肠大体形态损伤、组织学变化显著改善。治疗 1 周后，和模型组比较，巴豆霜+大黄组、巴豆霜+没食子酸组大鼠外周血 Treg 细胞有显著增高($P<0.01$ 或 $P<0.05$)，而巴豆霜+大黄素组没有差异($P>0.05$)。结论：巴豆霜+大黄、巴豆霜+没食子酸对大鼠 UC 具有显著的治疗作用，提高大鼠外周血 $CD_4^+CD_{25}^+Treg$、$CD_4^+CD_{25}^+Foxp_3^+$ Treg 细胞数量可能是作用机制之一，没食子酸是大黄和巴豆霜配伍发挥止泻作用的有效物质之一。

(2)抗炎作用　将 Wistar 雄性大鼠随机分为正常对照组、模型组、大黄+巴豆霜配伍组、巴豆霜与大黄成分配伍组(巴豆霜+大黄素组、巴豆霜+没食子酸组)。酶联免疫吸附试验测定血清 IL-6、IL-10 含量；流式细胞术检测大鼠外周血 $CD_4^+CD_{25}^+Treg$、$CD_4^+CD_{25}^+Foxp_3$ 的变化；免疫组织化学检测肠黏膜 ICAM-1、COX-2 的表达情况。结果：大黄+巴豆霜配伍组、巴豆霜+没食子酸组 IL-6 浓度降低，IL-10 浓度升高，$CD_4^+CD_{25}^+Treg$、$CD_4^+CD_{25}^+Foxp_3$ 的含量升高，ICAM-1、COX-2 的表达明显降低，差异具有显著性($P<0.05$)。结论：大黄、巴豆霜通过抑制肠黏膜局部免疫，促进外周炎性因子平衡的恢复，发挥治疗作用。

【药效物质】

大黄主要成分为蒽醌衍生物，如大黄酸、大黄酚、芦荟大黄素、大黄酸-8-葡萄糖苷、大黄酚葡萄糖苷等游离型的苷元，此外还有番泻苷 A、B、C、D、E、F 双蒽醌类物质以及 α-儿茶素、没食子酸等。

巴豆主要成分为巴豆油，此外还有生物碱和巴豆毒素等。巴豆油可以促进肠蠕动，有抗菌和促进呼吸的作用，生物碱可破坏癌细胞微管，巴豆毒素有溶解体内红细胞的毒副作用。

参考文献

［1］徐春，汤德元，曾智勇，等．大黄巴豆不同配比的药效观察［J］．中国兽医杂志，2008（7）：49-50.

［2］王晓红，侯丽娟，孙晓萍，等．大黄、巴豆霜对溃疡性结肠炎大鼠 CD4~+CD25~+Treg 的影响［J］．中药药理与临床，2013，29（2）：127—129.

［3］王晓红．大黄、巴豆霜对溃疡性结肠炎大鼠药效机制及有效物质基础的探讨［D］．天津：天津医科大学，2012.

3. 大黄、附子

大黄、附子均为峻烈之品。大黄善荡涤肠胃，长于推陈致新，泄邪热、清热毒，为治疗积滞热秘之要药；附子善助心阳，温脾阳，补肾阳，专于回阳救逆，可解寒邪入里，直中三阴，温通经络，逐风寒湿邪。大黄与附子配伍，既能增泻下通利、祛体内寒浊之力，又能补阳固脱，缓解下焦痼冷，共同发挥泻下温阳的功效。

常见方剂大黄附子汤、温脾汤、附子泻心汤等用此药对。

【历代文献】

大黄、附子配伍出自大黄附子汤。《金匮要略·腹满寒疝宿食病脉证治》："胁下偏痛，发热，其脉弦紧，此寒也，以温药下之，宜大黄附子汤。"《王旭高医书六种》："胁下偏痛，脉弦紧，为阴寒成聚；大便难，发热恶寒，为阳气被郁。故以附子破阴寒，细辛散浮热，大黄通便难，共成温下之功。夫附子泻心汤用芩、连佐大黄，以祛膈上之热痞，即兼附子之温以散之；大黄附子汤用细辛佐附子，以攻胁下之寒结，即兼大黄之寒导而下之。许学士温脾汤治寒积腹痛泄泻，即效仲景温药下之之法也。"

【临床疗效】

大黄、附子配伍可用于治疗胃肠功能障碍等。

采用大黄联合附子治疗脓毒症胃肠功能障碍。大黄具有良好的抗病毒、抗菌、保肝、导泻利胆的作用；附子具有抗炎、镇痛、抗休克、扩张血管、增加血流量、强心、抗心律失常、增强肾上腺皮质系统的功能，可提高对缺氧的耐受能力。临床试验表明，应用大黄附子汤能明显改善脓毒症患者胃肠功能障碍，改善患者预后，值得推广。

【药理作用】

减毒作用　SD 大鼠按 10mL/kg 灌胃给药，平行比较附子和附子配伍大黄的心脏毒性；ICR 小鼠按 40mL/kg 灌胃给药，平行比较附子和附子配伍大黄的急性毒性，测定其半数致死量（LD50）；采用高效液相色谱法测定附子与大黄配伍前后乌头类生物碱成分的含量；通过小鼠醋酸扭体实验、耳肿胀实验和回阳救逆实验考察附子配伍大黄对附子药效的影响。结果显示：随着大黄配伍比例的增高，附子急性毒性 LD50 有增加趋势，大黄对附子导致心律失常的抑制率逐渐提高，附子配伍大黄后主要乌头类生物碱成分含量降低，但附子配伍大黄后对附子抗炎、镇痛和回阳救逆药效无明显影响。结论：大黄对附子毒性具有剂量依赖性拮抗作用，大黄配伍附子在减轻附子毒性的同时不影响附子的药效，所以附子配伍大黄减毒时应该考虑大黄的配伍比例。

【药效物质】

大黄主要成分为蒽醌衍生物，如大黄酸、大黄酚、芦荟大黄素、大黄酸-8-葡萄糖苷、大黄酚葡萄糖苷等游离型的苷元，此外还有番泻苷 A、B、C、D、E、F 双蒽醌类物质以及 α-儿茶素、没食子酸等。

附子主要成分为剧毒的二萜双酯类生物碱、乌头碱、次乌头碱、塔拉乌头胺、新乌头碱等，此外还有毒性较弱的氨基酚、去甲基乌药碱及阿替新。去甲基乌药碱有增强心肌收缩力的作用，乌头碱有增强机体免疫应答、抑制运动神经的作用。

建立同时测定乌头碱等 6 种单酯和双酯型生物碱含量的高效液相色谱法，对生附子、黑顺片和白附片及生附子与大黄配伍后生物碱的含量进行测定。附子中 6 种酯型生物碱分离良好，各成分的质量浓度与峰面积在测定范围内均呈现良好的线性关系（r>0.999），平均加样回收率为 96.9%～102.4%；与生附子相比，黑顺片、白附片及生附子大黄配伍中双酯型生物碱的含量均明显降低。炮制或配伍可明显降低附子中生物碱类成分的含量，从而降低其毒性。

参考文献

［1］李雄辉，张东山．大黄附子汤治疗脓毒症胃肠功能障碍临床研究［J］．河北中医，2017，39（3）：356-360.

［2］梁佳佳，杨丽娜，郑卫华，等．附子炮制及与大黄配伍后酯型生物碱的含量变化研究［J］．世界科学技术-中医药现代化，2014，16（1）：38-44.

4. 大黄、桃仁

大黄、桃仁均为泻下之品。大黄善荡涤肠胃，长于推陈致新、泄邪热、清热毒，为治疗积滞热秘之要药；桃仁善入心肝血分，专于消瘀血，是治疗多种瘀血阻滞证常用药，并能润燥滑肠，止咳平喘。大黄与桃仁配伍，既能增泻下清热、祛瘀消肿之力，又能通经逐瘀，缓解瘀血阻滞，共同发挥泻下逐瘀的功效。

常见方剂大黄牡丹汤、桃核承气汤、大黄桃仁汤、阑尾化瘀汤、加减桃仁承气汤、阑尾清化汤等用此药对。

【历代文献】

大黄、桃仁配伍出自大黄牡丹汤。《金匮要略·疮痈肠痈浸淫病脉证并治》："肠痈者，少腹肿痞，按之即痛如淋，小便自调，时时发热，自汗出，复恶寒。其脉迟紧者，脓未成，可下之，当有血；脉洪数者，脓已成，不可下也，大黄牡丹汤主之。"《金匮要略心典》："前之痛在小肠，而此之痛在大肠也。大肠居小肠之下，逼迫膀胱，致小腹肿痞，按之即痛如淋，而实非膀胱为害，故仍小便自调也。小肠为心之合，而气通于血脉，大肠为肺之合，而气逼于皮毛，故彼脉数，身无热，而此时时发热，自汗出复恶寒也……云不可下者，谓虽下之而亦不能消之也。大黄牡丹汤，肠痈已成未成，皆得主之，故曰：有脓当下，无脓当下血。"

【药理作用】

(1)对血液流变学的作用　通过大鼠尾静脉注射脂多糖，制备大鼠蓄血证模型，给予不同配比的桃仁、大黄药对及抵当汤全方干预30天。检测大鼠全血黏度、体温变化、凝血四项、红细胞聚集指数及肝脏、肾脏、睾丸(卵巢)指数等指标；观察肾脏、肝脏组织病理学变化。结果显示，除桃仁、大黄(2:3和3:2)组外，给药组平均体温变化值显著减小($P<0.01$)；全血极低、低、中、高切全血黏度及红细胞聚集指数显著降低($P<0.01$)；PT、APTT、TT显著延长($P<0.01$)；FIB含量显著降低($P<0.01$)；桃仁、大黄(1:1)高剂量组和抵当汤全方高剂量组肝脏汇管区只有少量细胞浸润，肝脏水肿和空泡不显著；桃仁、大黄(3:2)和(2:3)高剂量组肾小球毛细血管几乎无扩张，肾小管水肿改善。桃仁、大黄(1:1)高剂量组和抵当汤全方组肾小球毛细血管和肾小管病变不明显。结论：桃仁、大黄药对不同配比对蓄血证大鼠均有逐瘀泻热作用，以桃仁、大黄(1:1)配比作用最佳。

(2)抗凝血作用　采用冰水浴与注射盐酸肾上腺素的方法复制大鼠急性血瘀模型，给予不同配比(0:1、1:5、2:5、2:3、1:1、3:2、5:2、5:1、1:0)PS-RRR后，通过测定红细胞聚集指数(EAI)、血沉(ESR)、全血黏度(WBV)、活化部分凝血活酶时间(APTT)、纤维蛋白原(FIB)、凝血酶时间(TT)、凝血酶原时间(PT)，观察血液流变学、凝血指标的变化。采用响应曲面分析法和多指标综合指数法对PS-RRR不同配比的总活血化瘀效应进行综合比较分析。结果显示：PS-RRR配比在2:3~3:2表现出明显的协同作用(协同作用强度为-0.8)；在桃仁(PS)剂量5.5~10g，大黄(RRR)剂量2.1~5.8g时表现出拮抗作用(拮抗作用强度最大为0.6)。结论表明PS-RRR活血化瘀效应相互作用的范围、性质与程度，PS-RRR活血化瘀作用的最佳配比与临床中医方剂中使用PS-RRR配比1:1频次最高的结论相一致。

【药效物质】

大黄主要成分为蒽醌衍生物，如大黄酸、大黄酚、芦荟大黄素、大黄酸-8-葡萄糖苷、大黄酚葡萄糖苷等游离型的苷元，此外还有番泻苷A、B、C、D、E、F双蒽醌类物质以及α-儿茶素、没食子酸等。

桃仁主要成分为脂质体、甾体、氨基酸、黄酮以及糖苷类化合物，此外还有葡萄糖、蔗糖、果糖、苦杏仁苷等。中性脂质体可增加脑血流量，改善血流动力学状况；苦杏仁苷有抑制血小板聚集、镇痛、抗癌以及护肝的作用。

设置大黄对照组和不同配比的大黄、桃仁药对(1:5、2:5、2:3、1:1、3:2、5:2、5:1)，采用HPLC法测定不同配比药对中没食子酸、(+)-儿茶素、番泻苷B、蒽醌类(芦荟大黄素、大黄酚、大黄酸、大黄素甲醚、大黄素、大黄素-8-O-葡萄糖苷、大黄酚-1-O-葡萄糖苷)10种成分的含量，并分析10种成分提取量的变化。结果显示：大黄、桃仁不同配比样品（5∶1、5∶2、3∶2）中随着桃仁比例的升高，大黄中的 10 种成分提取量逐渐减少；1∶1 样品中大黄的 10 种成分提取量达到最低值。大黄、桃仁不同配比样品（2∶3、2∶5、1∶5）中，随着桃仁比例的升高，大黄中的没食子酸、（+）-儿茶素、大黄酚的提取量明显升高。配伍不同比例的桃仁后，大黄中 10 种成分提取量发生明显变化。

参考文献

[1] 颜永刚，王红艳，尹立敏，等. 桃仁-大黄药对对脂多糖所致蓄血证模型大鼠的影响[J]. 中药材，2016，39（5）：1148-1151.

[2] 颜永刚，王红艳，尹立敏，等. 基于响应曲面分析法的不同配比桃仁-大黄活血化瘀效应相互作用研究[J]. 中草药，2017，48（17）：3560-3567.

[3] 颜永刚，尹立敏，王红艳，等. 大黄-桃仁药对不同配比对大黄中 10 种成分提取量的影响[J]. 中药材，2016，39（7）：1578-1581.

5. 大黄、三七

大黄、三七均为祛瘀之品。大黄善荡涤肠胃，长于推陈致新，泄邪热、清热毒，为治疗积滞热秘之要药；三七善入血分，专于止血，外用治跌打损伤，瘀血肿痛，为活血化瘀之首选药物。大黄与三七配伍，既能增泻下活血、化瘀止痛之力，又能消肿止血，缓解瘀血阻滞，共同发挥泻下化瘀的功效。

常见方剂黎洞丸等用此药对。

【历代文献】

大黄、三七配伍出自黎洞丸。《医宗金鉴》："续筋接骨，疏风活络。主金疮跌扑伤，发背痈疽，恶疮，瘰疬，刑伤，疯犬咬伤，蜂、蛇、蝎毒。"

【临床疗效】

大黄、三七配伍可用于治疗消化道出血、脑出血等。

采用大黄联合三七粉治疗肾病综合征出血热腔道出血，临床上选取 69 例确诊为肾病综合征伴腔道出血患者，大黄化瘀通腑，三七具有活血化瘀的功效，一通一涩，从而达到"不止血而血自止"的目的。结果表明，中药大黄、三七粉对肾病综合征出血热腔道出血的治疗效果显著，应在临床上推广。

【药理作用】

改善神经功能缺损作用　以肝素胶原酶Ⅳ法制作大鼠脑出血（ICH）模型，考察药物干预前后 ICH 大鼠神经功能评分、脑系数及脑含水量、脑匀浆中自由基释放量及抗氧化酶活力的变化及病理切片的观察。结果表明，大黄三七散可明显改善 ICH 大鼠神经功能缺失症状，显著降低脑系数并减少脑含水量，大黄三七散干预后，ICH 大鼠脑组织自由基含量明显降低，而机体 SOD 及 CAT 抗氧化酶活力显著提高，且改善效果明显呈剂量依赖性。病理切片观察表明，与模型组相比，大黄三七 3 个剂量治疗组 ICH 大鼠的脑组织病变、脑水肿及炎症细胞浸润情况均明显改善，神经细胞损伤亦显著减轻。大黄三七散的解毒、通络及抗氧化功效是改善急性 ICH 大鼠神经功能缺损的重要分子机制。

【药效物质】

大黄主要成分为蒽醌衍生物，如大黄酸、大黄酚、芦荟大黄素、大黄酸-8-葡萄糖苷、大黄酚葡萄糖苷等游离型的苷元，此外还有番泻苷 A、B、C、D、E、F 双蒽醌类物质以及 α-儿茶素、没食子酸等。

三七主要成分为皂苷，此外还有挥发油、三七素、黄酮类、甾醇、聚炔醇类、糖类、氨基酸、有机酸以及其他成分。三七素有止血的作用，三七总皂苷有抗血栓、抗心肌缺血、扩血管、保护脑组织以及降血脂、抗动脉粥样硬化和保肝的作用，人参皂苷有镇痛、镇静、抗炎作用。

参考文献

［1］付德才，于春艳. 大黄、三七粉治疗肾综合征出血热腔道出血的疗效观察［J］. 中国中西医结合杂志，2005（8）：744-747.

［2］王志伟，朱青. 大黄三七散改善急性脑出血大鼠神经功能缺损的研究［J］. 中华中医药学刊，2012，30（2）：415-417，462.

［3］岑艳华，蔡丽云，陈华. 活血祛瘀片中三七、大黄的薄层色谱鉴别［J］. 临床医学工程，2011，18（6）：915-916.

第四章
祛风湿药

1. 羌活、独活

羌活、独活均具辛苦温之性。羌活善走上焦，长于发散，气味雄烈，具有较强的解表散寒、祛风胜湿、止痛之功，并能祛头项肩背之痹痛，为发汗散寒解表之要药；独活善走下焦，专于温通，善祛风湿，止痹痛，为治疗风湿痹证之主药，并能疗外感风寒夹湿所致的头重、头痛。羌活与独活配伍，既能增祛风胜湿、解表散寒之力，又能止痛除痹，缓解肢体疼痛，共同发挥祛湿解表的功效。

常见方剂败毒散、羌活胜湿汤、大秦艽汤、七味羌活膏、行经活血汤、羌活当归汤等用此药对。

【历代文献】

羌活、独活配伍出自败毒散。《太平惠民和剂局方》："伤寒时气，头痛项强，壮热恶寒，身体烦疼，及寒壅咳嗽，鼻塞声重，风痰头痛，呕哕寒热。"

【临床疗效】

羌活、独活配伍可用于治疗颈肩综合征、风湿性关节炎等。

采用加味羌活胜湿汤治疗颈肩综合征，颈肩综合征属中医痹证范畴，是由感受风寒湿邪气及正气亏虚导致气血运行不畅，经络阻滞，筋脉失养所致。加味羌活胜湿汤中葛根性平味甘，可升阳发表，解肌祛风；羌活、独活散周身风湿，舒利关节而通痹……诸药合用，舒经通络，行气活血止痛。临床观察证实，加味羌活胜湿汤治疗颈肩综合征疗效显著，值得推广应用。

【药理作用】

抗炎镇痛作用　建立完全弗氏佐剂关节炎大鼠模型，随机分空白组、模型组、阳性组、羌活组、独活组、羌独活组，观察大鼠足趾容积变化和机械疼痛阈值，酶联免疫吸附试验检测足趾组织研磨液 TNF-α、IL-1β、IL-6、PGE$_2$ 水平。结果显示：给药组大鼠的足趾容积显著减小（$P<0.05$），对机械压力刺激的痛阈值显著提高（$P<0.05$）；各给药组均能够显著抑制 TNF-α、IL-1β、IL-6、PGE$_2$ 水平（$P<0.05$），但是羌活组、独活组对 IL-1β 水平无明显影响，羌独活组能够显著减少 IL-1β 的产生。结论：药对羌活与独活及其单味药均能在不同程度上减轻关节炎大鼠的足趾肿胀，提高机械压力刺激的痛阈值，抑制 TNF-α、IL-1β、IL-6、PGE$_2$ 的水平。

【药效物质】

独活主要成分为二氢山芹醇及其乙酸酯、香苷内酯、花椒毒素、异欧前胡内酯、欧芹酚甲醚、二氢山芹醇当归酸脂、毛当归醇以及挥发油等。独活挥发油有镇痛、抗炎作用，香苷内酯和花椒毒素有光敏及抗肿瘤的作用，独活及其醇提物有脑保护的作用。

羌活主要成分为挥发油类、呋喃香豆素类以及有机酸类，此外还有赖氨酸等 17 种氨基酸及鼠李糖、果糖、葡萄糖等。挥发油类物质有解热的作用。

参考文献

[1]姚淑贤，王引玲. 加味羌活胜湿汤治疗颈肩综合征 68 例疗效观察[J]. 山西中医学院学报，2011，12(5)：31-32.

[2]刘晨，王英豪，陈智煌，等. 药对羌活与独活及其单味药治疗佐剂关节炎初步研究[J]. 辽宁中医药大学学报，2015，17(12)：20-22.

2. 独活、桑寄生

独活、桑寄生均具苦味。独活善走下焦，专于温通，善祛风湿，止痹痛，为治疗风湿痹痛之主药，并能疗外感风寒夹湿所致的头重头痛；桑寄生善祛风湿，长于补肝肾、强筋骨，对痹证日久，腰膝酸软，筋骨无力者尤为适宜，兼能补肝肾，养血而固冲任。独活与桑寄生配伍，既能增祛风胜湿、除痹止痛之力，又能补益肝肾，缓解肝肾损伤引起的下焦痹痛，共同发挥胜湿补益的功效。

常见方剂独活寄生汤等用此药对。

【历代文献】

独活、桑寄生配伍出自独活寄生汤。《备急千金要方》："治腰背痛，独活寄生汤。夫腰背痛者，皆由肾气虚弱，卧冷湿地当风所得也，不时速治，喜流入脚膝，为偏枯冷痹，缓弱疼重，或腰痛挛，脚重痹，宜急服此方。"

【临床疗效】

独活、桑寄生配伍可用于治疗风寒湿痹等。

采用独活联合桑寄生治疗风寒湿痹，临床上选取 52 例患者，采用独活寄生汤加减辨证治疗。痹证日久应祛邪扶正，攻补兼施，祛风散寒除湿的同时，加入补益气血、滋补肝肾之品。方中独活、羌活、防风、细辛疏经升阳以祛风；桑寄生补肝肾，又祛风湿；杜仲、牛膝强筋健骨；川芎、当归、白芍、熟地黄活血而补阴；人参、桂枝、甘草益气而补阳。临床治疗效果明显，值得进一步研究和应用。

【药理作用】

抗炎作用　SD 大鼠随机分为对照组，模型组，阿司匹林组，独活寄生汤低、中、高剂量组；大鼠左后肢踝关节腔注射完全弗氏佐剂(CFA)制作佐剂性关节炎模型。灌胃给药 14 天，对照组及模型组灌服羧甲基纤维素钠(CMC-Na)。ELISA 法测定血清中 5-HTP 和 5-HIAA 的含量。结果显示：独活寄生汤药物干预组能明显增加大鼠胸腺质量，明显降低佐剂性关节炎大鼠血清中 5-HTP 和 5-HIAA 的含量。结论：独活寄生汤对大鼠起到抗炎镇痛的作用，其作用机制可能与降低大鼠血清 5-HTP 和 5-HIAA 有关。

【药效物质】

独活主要成分为二氢山芹醇及其乙酸酯、香苷内酯、花椒毒素、异欧前胡内酯、欧芹酚甲醚、二氢山芹醇当归酸肢、毛当归醇以及挥发油等。

桑寄生主要成分为黄酮类化合物萹蓄苷、槲皮苷、槲皮素以及右旋儿茶酚，其中萹蓄苷有利尿的作用。

参考文献

[1]沈绍文．独活寄生汤加减治疗风寒湿痹 52 例临床观察[J]．中国医药指南，2012，10(34)：625-626.

[2]车萍，季旭明，梁粟，等．独活寄生汤对佐剂性关节炎大鼠的抗炎镇痛作用及血清中 5-HTP，5-HIAA 的影响[J]．中国实验方剂学杂志，2014，20(19)：170-173.

3. 秦艽、防风

秦艽、防风均具辛温之性。秦艽善祛风湿，长于舒筋络，为风药中之润剂，并能退虚热，除骨蒸，为治疗虚热之要药；防风善治一身之风，专行经络，既能祛风散寒，又能除湿止痛，为治风之通剂。秦艽与防风配伍，既能增祛风胜湿、通络止痛之力，又能祛湿解热，缓解湿热蕴蒸，共同发挥祛湿止痛的功效。

常见方剂大秦艽汤、独活寄生汤、三痹汤等用此药对。

【历代文献】

秦艽、防风配伍出自大秦艽汤。《素问病机气宜保命集》："中风，外无六经之形证，内无便溺之阻格，知血弱不能养筋，故手足不能运动，舌强不能言语，宜养血而筋自荣，大秦艽汤主之。"

【临床疗效】

秦艽、防风配伍可用于治疗痔疮、中风中经络等。

采用秦艽联合防风治疗嵌顿痔，临床上选取 42 例急性嵌顿痔患者，"气血纵横、经络交错""浊气瘀血流注肛门"，加之肛门括约肌痉挛，脱出之痔核不能还纳，嵌塞在肛门口而形成嵌顿痔。选择《外科正宗》中的防风秦艽汤，方中防风、秦艽、白芷、苍术、枳壳祛风理气止痛，栀子、连翘、槟榔、赤茯苓清热解毒利湿，地榆、槐角凉血止血祛瘀通便，当归、川芎、生地黄、白芍活血化瘀，甘草调和诸药，全方共奏清热解毒利湿、活血化瘀、消肿止痛之效，因药症相合则效如桴鼓。

【药效物质】

秦艽主要成分为生物碱秦艽碱甲(即龙胆碱)、秦艽碱乙(龙胆次碱)及秦艽碱丙。此外，还有糖、挥发油以及龙胆苦苷。秦艽中主要含有环烯醚萜苷类、木脂素类、黄酮类及三萜类等化学成分。其药理研究主要集中在抗炎、免疫抑制、降血压、抗病毒、镇痛、保肝以及抗肿瘤等方面。

防风挥发油含量为 0.1%，主要成分为己醛、2-甲基-3-丁烯-2-醇、戊醛等，色原酮类成分有二氢呋喃色原酮和二氢吡喃色原酮，香豆素类成分有补骨脂素、香柑内酯等，此外还有聚炔类、多糖类成分以及甘露醇、胡萝卜苷、β-谷甾醇等。其中防风多糖有抗氧化的作用，药理活性研究主要集中在解热、镇痛和抗炎等方面。

参考文献

[1]高春波.防风秦艽汤治疗嵌顿痔42例[J].陕西中医,2007(12):1636-1637.

[2]聂安政,林志健,王雨,等.秦艽化学成分及药理作用研究进展[J].中草药,2017,48(3):597-608.

[3]刘双利,姜程曦,赵岩,等.防风化学成分及其药理作用研究进展[J].中草药,2017,48(10):2146-2152.

4.豨莶草、臭梧桐

豨莶草、臭梧桐均具寒凉之性。豨莶草善祛筋骨间风湿,长于辛散,通经络、利关节,能治痈疮肿毒,红肿热痛,为祛风湿热痹之常用药;臭梧桐善祛风湿痹痛,专于苦燥,可治风湿痹痛,四肢麻木,半身不遂,亦可治风疹等皮肤瘙痒、湿疮。豨莶草与臭梧桐配伍,既能增祛风胜湿、除痹止痛之力,又能疗疮解毒,缓解疮疡瘙痒,共同发挥祛风除湿的功效。

常见方剂豨桐丸等用此药对。

【历代文献】

豨莶草、臭梧桐配伍出自豨桐丸。《济世养生集》:"治男妇感受风湿……两足软酸疼痛,不能步履……状似风瘫。"

【临床疗效】

豨莶草、臭梧桐配伍可用于治疗关节炎。

临床上随机选取40例膝骨性关节炎患者,采用豨桐丸治疗。方中豨莶草具有强筋骨、祛风湿的效果,还有较好的镇痛、抗炎、改善微循环作用;臭梧桐叶有活络止痛、祛风湿的功效,有较好的抗炎、镇痛作用。临床试验表明,古方豨桐丸防治膝骨性关节炎安全有效,可进一步应用。

【药理作用】

抑制炎性介质的作用 Wistar大鼠随机分为空白组,模型组,秋水仙碱组(阳性药,4mg/kg),豨桐丸低、中、高剂量组(200mg/kg,400mg/kg,800mg/kg),灌胃用药7天。建立痛风性关节炎模型。检测大鼠足肿胀和步态评分,抗酒石酸酸性磷酸酶染色法检测破骨细胞形成、苏木素-伊红(HE)染色法检测关节组织学评分、蛋白免疫印迹法(Western blot)分析NLRP3炎性体表达、免疫组化法分析关节组织中肿瘤坏死因子(TNF-α)及白细胞介素(IL-1β、IL-6)的表达,结果:豨桐丸治疗后,大鼠足肿胀显著减轻,步态评分和组织学评分均显著减少,同时关节组织中的破骨细胞数量及IL-1β、IL-6、TNF-α和NLRP3炎症体表达也都明显降低。结论:豨桐丸可通过抑制炎性介质的表达来抑制尿酸钠晶体诱导的大鼠痛风性关节炎的进展。

【药效物质】

豨莶草主要成分为豨莶苷、苷元豨莶精醇等五种双萜类化合物,此外还有生物碱、有机酸、氨基酸、酚性成分、苦味质和糖类等。

臭梧桐主要成分为臭梧桐素甲、臭梧桐素乙、海州常山黄酮苷以及海棠黄苷、海州常山苦素 A 和 B、臭梧桐素 A 和 B、内消旋肌醇、植物血凝素、生物碱、洋丁香酚苷、刺槐素-7-双葡萄糖醛酸苷以及苦味质等。其中臭梧桐素甲有镇静作用，臭梧桐素乙有镇痛作用。

参考文献

[1]谢运华，李升.豨桐丸治疗膝骨性关节炎 40 例临床观察[J].湖南中医杂志，2015，31(6)：74-76.

[2]贾萍，陈刚.豨桐丸对大鼠痛风性关节炎的影响及机制[J].中国实验方剂学杂志，2018，24(1)：96-101.

[3]李文恋，陈双民，刘珍珍.豨莶草中总黄酮测定方法和提取工艺研究[J].长江大学学报(自科版)，2017，14(24)：7-10，13.

[4]徐瑞兰，师彦平.中药臭梧桐的化学成分研究[J].南昌工程学院学报，2015，34(4)：15-19.

5. 络石藤、海风藤

络石藤、海风藤均具苦味。络石藤善祛风通络，长于燥湿清热，尤适宜风湿热痹，腰膝酸痛者，并能清热凉血，利咽消肿，疗疮滞肿痛，为祛风通络之常用药；海风藤善治风寒湿痹，肢节疼痛，专于辛散温通，并治跌打损伤，瘀肿疼痛，为屈伸不利之常用药。络石藤与海风藤配伍，既能增祛湿除痹、消肿止痛之力，又能通经活络，缓解瘀肿疼痛，共同发挥祛湿通络的功效。

常见方剂四藤一仙汤等用此药对。

【历代文献】

络石藤、海风藤配伍出自四藤一仙汤。《祝谌予经验集》："糖尿病性周围神经病变。""糖尿病性周围神经病变是常见慢性并发症之一。早期症状是以感觉障碍为主，常见有对称性的双下肢麻木，伴有针刺样及烧灼样感觉异常，难以忍受，夜间加重。有的病人可有自发性疼痛、闪电痛或刀割样痛，日久可产生大腿肌肉萎缩，肢体不用。这些表现颇似于中医的痹证，但又不能完全按照痹证论治。祝氏认为本病系因气阴两虚、血脉瘀阻之体，复感寒湿而成，治疗宜益气养阴，活血通络，散寒除湿，常用降糖对药方合四藤一仙汤加减治疗……络石藤祛风清热，舒筋消瘀；海风藤祛风除湿，通脉行络。"

【临床疗效】

络石藤、海风藤配伍可用于治疗痛风性关节炎、顽固性过敏性紫癜等。

【药效物质】

络石藤主要成分为络石藤苷、牛蒡子苷、罗汉松脂素苷等木脂素类、甾体糖苷、三萜、黄酮及糖苷和吲哚生物碱、糖、乙酸酯，其中黄酮化合物主要有芹菜素、木犀草素和芹菜素-7-新橙皮糖苷。络石藤苷、牛蒡子苷有抗炎和抗癌的作用，络石藤三萜总皂苷有抗疲劳的作用。

海风藤主要成分为细叶青蒌藤烯酮、细叶青蒌藤醌醇、细叶青蒌藤素，此外还有挥发油、豆甾醇、β-谷甾醇以及海风藤酮、海风藤酚、海风藤醇(A、B)以及风藤素K、LD等。其中海风藤醇(A、B)、甲基海风藤酚和海风藤酚对血小板活化因子有拮抗作用，海风藤酮有保护局部缺血组织和生殖系统的作用。

6. 海风藤、鸡血藤

海风藤、鸡血藤均具苦温之性。海风藤善治风寒湿痹、肢节疼痛，专于辛散温通，并治跌打损伤，瘀肿疼痛，为屈伸不利之常用药；鸡血藤善行血养血，专于舒筋活络，可行血散瘀，调经止痛，为治经脉不畅、络脉不和之常用药。海风藤与鸡血藤配伍，既能增祛风胜湿、通络止痛之力，又能补血通经，缓解肢体麻木，共同发挥祛风通络的功效。

常见方剂四藤一仙汤等用此药对。

【历代文献】

海风藤、鸡血藤配伍出自四藤一仙汤。原方出自《祝谌予经验集》，"糖尿病性周围神经病变"。"祝氏认为本病系因气阴两虚、血脉瘀阻之体，复感寒湿而成，治疗宜益气养阴，活血通络，散寒除湿……方中选用藤枝攀绕、性能多变的四藤，配合通达十二经脉的威灵仙，使全方具有疏通经络、养血活血、解痉止痛的功用。其中钩藤清热平肝，缓急解痉；络石藤祛风清热，舒筋消瘀；海风藤祛风除湿，通脉行络；鸡血藤养血活血，舒筋通络；威灵仙祛风湿，行经脉，通络止痛"。

【临床疗效】

海风藤、鸡血藤配伍可用于治疗糖尿病周围神经病变、关节炎等。

采用四藤一仙汤治疗糖尿病周围神经病变，糖尿病周围神经病变的主要病机为气血亏耗，气滞血瘀，血行不畅，脉络瘀阻，消渴日久，久病入络，血行不畅，气血不能通达四肢，肌肉筋脉失养，导致本病出现。四藤一仙汤：鸡血藤30g，钩藤15g，海风藤15g，络石藤15g，威灵仙10g，丹参30g，蜈蚣2条。方中四藤皆为藤蔓之属，可通经入络；配威灵仙走而不守，通达十二经络；加蜈蚣调节脂代谢，改善血液流变学，调节氧自由基代谢；丹参抗凝、溶栓、调脂、改善微循环。全方药味不多，但配伍严谨，辨病与辨证结合，值得临床推广和进一步研究。

【药理作用】

抗炎作用　建立大鼠佐剂性关节炎模型，观察不同阶段进行药物干预对佐剂性关节炎的影响。结果：木瓜丸(木瓜、当归、川芎、白芷、威灵仙、狗脊、牛膝、鸡血藤、海风藤、人参、制川乌、制草乌)预防性给药，能抑制局部炎症和8天后的再肿胀，抑制对侧后肢因迟发性超敏反应引起的足肿胀；对继发病变的预防性给药，可抑制对侧足肿胀，消退注射侧足肿胀，减轻再肿胀；对继发病变的治疗性给药，可降低注射对侧足爪的肿胀度、前肢和尾部的病变度。结论：对于大鼠佐剂性关节炎的原发病变和继发病变，木瓜丸都有显著的预防和治疗作用。

【药效物质】

海风藤中分离的化学成分主要有木脂素类、生物碱类、挥发油、环氧化合物、黄酮类及其他类化合物，这些物质有抑制血小板活化因子、抗炎和镇痛、保护局部缺血组织等作用。

鸡血藤主要成分为异黄酮类化合物如大豆黄素、刺芒柄花素、樱花素、花柄花苷等，甾体类及其糖苷化合物如β-谷固醇、油菜固醇、鸡血藤醇、胡萝卜素苷、7-酮基-β-谷甾醇等，三萜类化合物有表木栓醇、木栓酮等，此外还有钙、锌、铜、铁等元素。其中黄酮类化合物有抗肿瘤和抗氧化的作用。

参考文献

[1]张宏宇. 四藤一仙汤治疗糖尿病周围神经病变 74 例疗效观察[J]. 中国全科医学，2010，13(24)：2766-2767.

[2]邴飞虹，张国斌，邓成志，等. 木瓜丸对大鼠佐剂性关节炎的防治作用[J]. 中国临床药理学与治疗学，2006(5)：590-592.

[3]宋敬丽，袁林，刘艳菊，等. 海风藤化学成分和药理作用的研究进展[J]. 湖北中医学院学报，2007(3)：70-72.

7. 威灵仙、葛根

威灵仙、葛根均为辛味之品。威灵仙善通行十二经，长于温通，能软坚，消骨鲠，祛风湿、通经络，为治疗风湿痹痛之要药；葛根善走阳明，长于清热，起阴气、通津液，为解肌升阳之要药。威灵仙与葛根配伍，既能增祛风胜湿、通络止痹之力，又能舒筋止痛，缓解颈背疼痛，共同发挥祛湿止痛的功效。

常见药物颈复康颗粒等用此药对。

【历代文献】

《中药八百种详解》："威灵仙为祛风胜湿，通络疗痹止痛要药，有辛散善走，性温通利，咸软之特性。既能除在经之风，又能化在里之湿，通经达络无处不到，为行痹、痛痹之要药。凡风寒湿痹，关节不利，肌肉麻痹，筋骨酸痛，膈脘痰饮，妇女血气滞痛，癥瘕痞块等症均可应用。近来临床报道用于治疗慢性咽炎、食道炎、腮腺炎、急性黄疸型传染性肝炎有一定疗效。"《药品化义》："善走而不守，宣通十二经络。主治风、湿、痰壅滞经络中，致痛风走注，骨节疼痛，或肿，或麻木。"《本草纲目》："本草十剂云，轻可去实，麻黄、葛根之属。盖麻黄乃太阳经药，兼入肺经，肺主皮毛；葛根乃阳明经药，兼入脾经，脾主肌肉。"《名医别录》："主治伤寒中风头痛，解肌发表出汗，开腠理，疗金疮，止痛，胁风痛。生根汁，大寒，治疗消渴，伤寒壮热。"

【临床疗效】

威灵仙、葛根配伍可用于治疗颈椎病等。

采用威灵仙联合葛根治疗颈椎病，临床上随机选取 38 例门诊颈椎病患者，临床研究表明，威灵仙和葛根配伍使用，可促使椎间孔周围关节囊滑膜充血水肿消退，消除肌肉痉挛，消除神经根的压迫，改善脑部血供，效果显著。

【药理作用】

抗氧化作用 威灵仙中抗氧化作用的主要成分是多糖(CCP)。研究结果表明，威灵仙多糖可显著提高肝损伤小鼠血清和肝脏中 SOD、GSH-Px 的活性，降低丙二醛

（MDA）含量以及肝脏指数，其抗氧化作用与清除氧自由基有关。葛根素对小鼠缺氧后再暴露所引起的过氧化脂质代谢产物丙二醛（MDA）的产生具有显著的抑制作用。拮抗过氧化氢诱导的溶血和抑制超氧离子生成，说明葛根素在体内能抑制自由基的产生，减少因自由基及其产物所引起的各种损伤，从而保证组织正常活力，这可能是其提高小鼠耐缺氧能力的分子机制之一。

【药效物质】

威灵仙主要成分为原白头翁素、甾醇、皂苷、白头翁内酯、糖类等，原白头翁素有较强的抗菌作用。

葛根主要成分为黄酮类化合物如葛根素、大豆苷元、大豆苷、葛根素木糖苷等，此外还有胡萝卜苷、酚性化合物、尿囊素以及花生酸、淀粉、氨基酸、糖苷等。其中多种异黄酮化合物有抗乙酰胆碱的作用，葛根黄酮、大豆苷元有预防心律失常的作用，葛根总黄酮有降低血压、改善血液循环的作用，葛根大豆苷元有抗肿瘤的作用。

参考文献

[1]陈光明，冷怀堂．葛根威灵仙汤治疗颈椎病38例[J]．中国社区医师，2005（5）：34.

[2]陈彦，孙玉军，方伟．威灵仙多糖的抗氧化活性研究[J]．中华中医药杂志，2008，23（3）：266-270.

[3]郭密，张仲君，徐寿水，等．葛根素抗缺氧及抗氧化作用的实验研究[J]．中华老年心脑血管病杂志，2007，9（4）：279.

8. 威灵仙、半夏

威灵仙、半夏均具辛温之性。威灵仙善通行十二经，长于温通，能软坚，消骨鲠，祛风湿，通经络，为治疗风湿痹痛之要药；半夏善祛湿痰，专于降逆，可解中焦寒痛湿泻，心下急痛坚痞，为燥湿健脾之要药。威灵仙与半夏配伍，既能增祛风除湿、散寒止痛之力，又能开结导滞，缓解骨鲠痞满，共同发挥祛湿散结的功效。

常见方剂贝母瓜蒌散等用此药对。

【历代文献】

威灵仙、半夏配伍出自贝母瓜蒌散。《古今医统大全》："主治肥人中风，口眼㖞斜，手足麻木，左右俱作痰治。"《成方切用》："中风证，多挟热痰，而肥人复素有热痰，不论左右，俱作痰治，诚为当矣。但肥人多虚风，瘦人多实火。虚风宜用甘寒一派，如竹沥、人参、麦冬、生地、生葛汁、生梨汁、鲜淡竹叶汁、石膏、瓜蒌、葳蕤、胡麻仁等药。此方三黄并用，治瘦人实火，或可，治。肥人虚风，甚不宜也。至泛论治热痰之药，诸方中又唯此足擅其长，存之以备实火生风生热之选。"《广西中草药》："威灵仙祛风除湿，通经活络，利尿，止痛。治风湿骨痛，黄疸，浮肿，小便不利，偏头痛，跌打内伤。"《名医别录》："半夏主消心腹胸中膈痰热满结，咳嗽上气，心下急痛坚痞，时气呕逆，消痈肿，胎堕，治痿黄，悦泽面目。生令人吐，熟令人下。"

【临床疗效】

威灵仙、半夏配伍可用于治疗慢性咽炎等。

临床上随机选取 50 例慢性咽炎患者，采用半夏厚朴汤合威灵仙治疗慢性咽炎，该方对患者咽干、咽有异物感有良好的治疗效果。

【药理作用】

镇痛作用 观察通络散结酊（主要组成为天南星、半夏、山慈菇、威灵仙）对大鼠炎症痛模型、骨癌痛模型的镇痛作用。方法：通过 Wistar 大鼠右踝部注射完全弗氏佐剂（CFA）0.1mL 建立炎症痛模型，造模 24 小时后应用通络散结酊及扶他林乳剂 7 天，动态观察大鼠体质量和进食水量、右踝周径及屈/伸踝关节疼痛试验评分的变化。通过 Wistar 大鼠右胫骨髓腔内注射 Walker-256 肿瘤细胞建立骨癌痛模型，造模 12 天后应用通络散结酊及扶他林乳剂 14 天，动态观察大鼠体质量和进食水量及丙酮刺激缩足反应时间的变化。结果：炎症痛大鼠造模后第 2 天即出现明显的右踝关节肿胀，屈/伸踝关节疼痛试验评分及右踝周径较空白组明显增加（$P<0.05$）；与模型组相比，通络散结酊和扶他林乳剂外用均可明显减小大鼠屈/伸关节疼痛试验评分及踝周径（$P<0.05$），两种药物作用效果无显著差异。骨癌痛大鼠造模第 12 天缩足反应时间较空白组明显缩短（$P<0.05$），通络散结酊和扶他林乳剂外用 7 天均可明显延长骨癌痛大鼠缩足反应时间，较模型组有显著差异（$P<0.05$），用药 14 天后，通络散结酊仍有很好的效果，而扶他林乳剂效果弱于用药 7 天时（$P<0.05$）。表明通络散结酊对炎症痛及骨癌痛均有镇痛作用，且在扶他林乳剂效果不佳的骨癌痛晚期仍有镇痛作用。

【药效物质】

威灵仙的化学成分可分为挥发性成分和非挥发性成分两大类，主要有三萜皂苷、黄酮、生物碱、挥发油、香豆素、甾体、有机酸、木脂素、大环化合物及酚类等。具有镇痛、利尿、抗肿瘤和抗炎的作用。

半夏块茎含挥发油，主要成分为丁基乙烯基醚、苯甲醛、茴香脑、3-乙酰氨基-5-甲基异噁唑、柠檬醛等，还有左旋麻黄碱、葡萄糖苷、β-谷固醇、胆碱、多糖和半夏蛋白等。其中，半夏多糖有免疫作用，半夏蛋白有抗早孕活性的作用，β-谷固醇有抗肿瘤的作用。

参考文献

[1]李红莲，张承宇. 半夏厚朴汤合威灵仙加减治疗慢性咽炎 50 例[J]. 湖南中医杂志，2007(2)：69-70.

[2]俞珊，毛应启梁，魏品康，等. 通络散结酊对大鼠炎症痛及骨癌痛模型镇痛的疗效观察[J]. 第二军医大学学报，2006(6)：684-686.

[3]阎山林，陈丽佳，李正翔，等. 威灵仙的化学成分及生物活性的研究进展[J]. 天津药学，2016，28(2)：48-52.

9. 路路通、地龙

路路通、地龙均为通络利水之品。路路通善祛风湿，长于舒经络，通经脉，散瘀止痛，利水消肿，疏理肝气，为风湿痹痛、麻木拘挛者之常用药；地龙善走血分，治疗温病，大热狂言，急慢惊风，历节风痛，为性寒降泄之良药。路路通与地龙配伍，既能增祛湿清热、利水消肿之力，又能通经活络，缓解痹证疼痛，共同发挥祛湿除痹的功效。

常见方剂逐血破瘀汤等用此药对。

【历代文献】

路路通、地龙配伍出自逐血破瘀汤。《赵炳南临床经验集》："深部栓塞性静脉炎（血痹），腹腔瘀血（血瘕），腹腔肿物（癥瘕）。"《中药八百种详解》："路路通味苦降泄而燥湿，性平善通利，既能行气宽中，又能通络，通经利水。故凡因气滞湿阻血瘀水停所致之脘腹胀痛，风湿痹痛、手足拘挛，月经不调、经闭、乳少，水肿、小便不利等证，均可配伍应用。""地龙咸寒体滑，下行降泄，善清肝热而息风止痉，以治热盛动风之证；又长于通络利水，治痹证肢体屈伸不利、半身不遂及热结尿闭等。现知其尚能缓解支气管痉挛，故又有平喘之效，对肺热咳喘疗效良好。此外，对于高血压、湿疹瘙痒以及疖腮肿毒、下肢溃疡等，也有一定的疗效。但性寒之品，临床以治热证为宜，脾胃虚寒及无实热者不宜用。"

【临床疗效】

路路通、地龙配伍可用于治疗瘀血阻络证、风湿痹证等。

将90例缺血性中风急性期患者随机分为治疗组和对照组各45例。对照组采用西医常规治疗。治疗组在对照组基础上加用活血通脑汤（丹参、鸡血藤、赤芍、伸筋草、路路通、土鳖虫、僵蚕、地龙、乌梢蛇、冰片），每日1剂，每日2~3次，口服。两组均以7天为1个疗程，治疗6个疗程后判定疗效。结果：治疗组基本痊愈10例，显效18例，有效15例，无效2例，有效率为95.56%；对照组基本痊愈6例，显效12例，有效14例，无效13例，有效率为71.11%。两组差别显著（$P<0.05$）。表明活血通脑汤联合西医常规治疗缺血性中风急性期疗效好，能明显改善患者日常生活能力，值得临床推广运用。

【药理作用】

抗炎镇痛作用　Wistar大鼠随机分为模型组、阿司匹林组、路路通水煎剂2.5g/kg、5g/kg、10g/kg组。实验中观察路路通酸对小鼠腹腔毛细血管通透性亢进、角叉菜胶诱发小鼠足肿胀、内毒素血症小鼠脾淋巴细胞转化及小鼠扭体反应的影响。结果：路路通酸可显著对抗角叉菜胶引起的小鼠足肿胀和醋酸所致小鼠腹腔毛细血管通透性亢进，并降低小鼠的扭体次数。结论：路路通酸显示出一定的抗炎镇痛作用。以大鼠为研究对象，通过观察足肿胀程度和血管通透性的变化，发现地龙醇提物对致炎角叉菜胶和蛋清所致足肿胀、醋酸所致腹腔毛细血管通透性有明显的抑制作用；在醋酸致小鼠扭体反应和热板法小鼠舔足实验中，可观察到明显的镇痛效果，但其作用机制仍有待进一步研究。

【药效物质】

路路通主要成分为苏合香素、环氧苏合香素、白桦脂酮酸、氧化丁香烯、28-去甲齐墩果酮酸、24-乙基胆甾-5-烯醇等，其中白桦脂酮酸有抗肝细胞毒活性的作用。

地龙主要成分为蚯蚓碱、蚯蚓素、蚯蚓毒素、黄嘌呤、腺嘌呤、次黄嘌呤、黄色素及酶类，还有谷氨酸、天门冬氨酸等多种氨基酸以及油酸、棕榈酸等脂肪酸和琥珀酸、花生烯酸等不饱和脂肪酸；此外还有多种纤溶酶、溶栓激酶和胶原酶。其中，蚯蚓素有平喘的作用，蚯蚓碱有解热的作用，次黄嘌呤有显著的舒张支气管的作用，纤溶酶、溶栓激酶和胶原酶有溶血栓、改善微循环的作用，纤溶酶有抗肿瘤的作用。

参考文献

[1]郭新侠.活血通脑汤联合西医常规治疗缺血性中风急性期45例[J].中医研究，2015，28(7)：7-8.

[2]刘婷，孙玉茹，秦彩玲，等.路路通酸的抗炎镇痛作用[J].中国实验方剂学杂志，2006(12)：45-47.

[3]黄敬文，高宏伟，段剑飞.地龙的化学成分和药理作用研究进展[J].中医药导报，2018，24(12)：104-107.

10. 雷公藤、白芍

雷公藤、白芍均为止痛之品。雷公藤善祛风湿，长于活血通络，并能除湿止痒，攻毒杀虫，清热毒，消肿痛，为治风湿顽痹之要药；白芍善和营血，专于敛阴，可调理气血，平抑肝阳，养血柔肝，有缓急止痛之功效。雷公藤与白芍配伍，既能增祛风除湿、清热解毒之力，又能益阴止痛，缓解关节疼痛，共同发挥祛湿益阴的功效。

常见方剂复方雷公藤合剂等用此药对。

【历代文献】

雷公藤、白芍配伍出自复方雷公藤合剂。《中药八百种详解》："雷公藤性烈有大毒，凡大毒之药，无不药性峻猛，只要辨证准确，用药合理，无不奏效。用治风湿顽痹，不论内服外用，单用或入复方，均获捷效。现代广泛应用于各科各系统疾病，如外科疮肿疔毒、伤科跌打损伤；妇科月经过多；肿瘤科有抗肿瘤作用；皮肤科可用治各种皮肤病等。作用于呼吸系统而治肺结核及其他慢性肺部疾病；作用于生殖和泌尿系统而有抗生育和治疗肾脏疾病；作用于血液系统而有解除血液聚集性、降低血液黏滞性及凝固性等作用，并有改善微循环及降低外周血流阻力等作用。""白芍酸苦，微寒，酸能收敛，苦凉泄热，入肝脾经，养血敛阴而柔肝利脾，缓急止痛，清热降泄能补益肝阴，平降肝阳，为肝家要药。"

【临床疗效】

雷公藤、白芍配伍可用于治疗类风湿关节炎、干燥综合征等。

采用雷公藤联合白芍治疗干燥综合征，本病中医一般将其归于"燥症"范畴，《内经》记载有"燥胜则干"，燥症的发生多因肝失其理，肺失其养，津液生化不足所致。雷公藤多苷具有养肝理气、活血通络、降燥除湿的功效，还有良好的调节免疫、控制炎症之功效；白芍总苷具有消炎止痛、护肝养血之功效。临床研究表明，单用雷公藤对干燥综合征有一定治疗效果，在此基础上加用白芍总苷，则疗效更为显著，值得临床进一步研究和应用。

【药理作用】

(1)促进细胞凋亡作用 体外培养 MC3T3-E1 细胞,设空白对照组、雷公藤多苷配伍白芍总苷组、雷公藤多苷组、雷公藤内酯组、白芍总苷组。MTT 法检测各组细胞增殖情况;Western blot 方法检测周期及凋亡相关蛋白(Bcl-2、Bax、cleaved-caspase-3)的表达水平。结果:雷公藤多苷配伍白芍总苷组较雷公藤多苷组和雷公藤内酯组 Bcl-2 显著性升高,cleaved-caspase-3 明显降低,Bax 无明显差异。结论:雷公藤多苷及其与白芍总苷配伍能促进 MC3T3-E1 细胞凋亡。

(2)减轻肝损伤作用 小鼠随机分为空白组、造模组和治疗组,给予雷公藤多苷片干预,制备急性肝损伤模型,检测小鼠血清谷丙转氨酶(ALT)、超氧化物歧化酶(SOD)、谷草转氨酶(AST)及肝匀浆丙二醛(MDA)的含量。结果显示:白芍总苷可以降低肝损伤小鼠血清 ALT、AST 含量,升高 SOD 含量,降低肝匀浆中 MDA 含量。结论:白芍总苷能够对抗雷公藤多苷片所致小鼠急性肝损伤,且对抗机制可能与氧自由基的产生有关。

【药效物质】

雷公藤主要成分为雷公藤碱、雷公藤酮、雷公藤甲素、雷公藤乙素、雷公藤红素、雷公藤内酯、雷公藤三萜酸(A、C)、雷公藤内酯二醇以及卫矛醇、吸山海棠素等,其中雷公藤内酯有抗肿瘤、抗炎和免疫抑制的作用,雷公藤红素有抗菌的作用,雷公藤总苷有抗生育的作用。

白芍主要成分为单萜及其苷类、黄酮、三萜、多糖、鞣质类等,如芍药苷、芍药内酯苷、芍药花苷、牡丹酚、苯甲酸、多糖 SA、多糖 SB 以及没食子鞣质、β-谷固醇,此外还有挥发油、淀粉、蛋白质、脂肪油、树脂等成分。其中白芍总苷可保护免疫系统,还有抗炎、抗病毒、镇痛、保护肝脏和肾脏的作用。

参考文献

[1]吴伺,张晶,苏江,等.雷公藤多苷联合白芍总苷与单用雷公藤多苷在干燥综合征治疗疗效[J].中药药理与临床,2017,33(1):178-180.

[2]夏莎.雷公藤多苷及其与白芍总苷配伍对成骨细胞 MC3T3-E1 增殖、周期、凋亡及相关蛋白表达的影响[D].南京:南京中医药大学,2016.

[3]周艳丽,张磊,刘维.白芍总苷对雷公藤多苷片所致小鼠急性肝损伤保护作用的实验研究[J].天津中医药,2007(1):61-62.

11. 雷公藤、甘草

雷公藤、甘草均为解毒之品。雷公藤善祛风湿,长于活血通络,并能除湿止痒,攻毒杀虫,清热毒,消肿痛,为治风湿顽痹之要药;甘草善和诸药,炙后温性增加,长于调脾胃虚弱,中气不足,食少便溏,气短乏力,为缓急止痛之要药。雷公藤与甘草配伍,既能增胜湿除痹、清热解毒之力,又能缓急止痛,缓解风湿痹痛,共同发挥祛湿缓急的功效。

常见方剂雷公藤甘草合剂等用此药对。

【历代文献】

雷公藤、甘草配伍出自雷公藤甘草合剂。《中药学》："雷公藤有较强的祛风湿、活血通络之功，为治风湿顽痹要药，苦寒清热力强，消肿止痛功效显著，尤宜于关节红肿热痛、肿胀难消、晨僵、功能受限、甚至关节变形者。可单用内服或外敷，能改善功能活动，减轻疼痛……并能以毒攻毒，消肿止痛，可用于疔疮肿毒、腰带疮、皮肤瘙痒等""甘草具有补益脾气，祛痰止咳，缓急止痛，清热解毒，调和诸药等功效，本品在许多方剂中都发挥调和药性的作用；通过解毒，可降低方中某些药（如附子、大黄）的毒烈之性；通过缓急止痛，可缓解方中某些药（如大黄）刺激肠胃引起的腹痛；其甜味浓郁，可矫正方中药物的滋味。"

【临床疗效】

雷公藤、甘草配伍可用于治疗类风湿关节炎。

采用雷公藤联合甘草治疗类风湿关节炎，临床上随机选取 120 例类风湿关节炎患者，研究发现，雷公藤具有显著的抗炎镇痛及全身免疫调节的作用，是迄今为止治疗自身免疫性疾病疗效最为确切的一味中药；甘草味甘，性平，有缓和药性、调和百药及解毒缓急止痛等作用。临床研究表明，雷公藤和甘草配伍，甘草对雷公藤治疗类风湿关节炎有减毒增效的作用。

【药理作用】

（1）升高血红蛋白、血小板、红细胞含量　制备肾病模型大鼠，采用雷公藤提取物及雷公藤提取物与甘草提取物的不同剂量配比进行干预，观察大鼠体重、24 小时尿蛋白、血液学主要指标的变化，观察雷公藤与甘草配伍的减毒增效作用。结果显示，雷公藤提取物、雷公藤提取物与甘草提取物配伍均能减慢大鼠体重下降，降低 24 小时尿蛋白量，提高血红蛋白、血小板、血液红细胞含量，雷公藤提取物与甘草提取物配伍优于雷公藤提取物。结论：甘草提取物对雷公藤提取物具有一定的减毒增效作用。

（2）减毒作用　将雷公藤与甘草水煎剂进行不同的剂量配比，大鼠灌胃给药 4 周，观察不同时间段大鼠血液生化学指标的变化。结果显示，大鼠灌胃给药 2 周时，血液生化学指标均在正常生理值范围；大鼠灌胃给药 4 周时，与空白对照组相比，葡萄糖组、肌酸激酶组、天门冬氨酸氨基转移酶组均有明显变化。结论：单独给予雷公藤时毒性最大，雷公藤、甘草比例为 60：9 时毒性较小，提示甘草对雷公藤有减毒作用。

【药效物质】

雷公藤主要成分为雷公藤碱、雷公藤酮、雷公藤甲素、雷公藤乙素、雷公藤红素、雷公藤内酯、雷公藤三萜酸（A、C）、雷公藤内酯二醇以及卫矛醇、吸山海棠素等。

甘草主要成分为黄酮类、香豆素类、三萜类化合物，还有雌激素、有机酸、生物碱和多糖等。其中黄酮类化合物有解痉和抗氧化的作用，甘草酸有抑制免疫、抗炎、抗癌和保肝的作用，甘草锌有抗应激、抗炎和保护消化系统的作用，甘草多糖有抗病毒的作用，香豆素衍生物有抑制血小板聚集的作用，异甘草素有止咳平喘和祛痰的作用。

采用 LC-MS/MS 研究雷公藤甲素和雷公藤内酯酮单独给药及与甘草联合给药后大鼠血浆中的代谢成分。结果显示，在雷公藤内酯酮单独给药组及其与甘草联合给药组的大鼠血浆中，发现 3 个代谢产物，其中羟基化代谢产物（m/z375）生成量较大。在雷公藤甲素单独给药组及其与甘草联合给药组的大鼠血浆中，发现 4 个代谢产物，其中羟基氧化代谢产物（m/z359）生成量较大。在联合给药组的大鼠血浆中还发现 1 个单独给药组中没有的代谢产物——m/z（[M+H]+）413，且联合给药组比单独给药组的各代谢产物生成量大。雷公藤甲素和雷公藤内酯酮单独给药及其与甘草联合给药后，大部分代谢产物相同，其中主要氧化代谢产物。

参考文献

［1］李涯松，童培建，马红珍，等．甘草对雷公藤治疗类风湿关节炎的减毒增效作用［J］．中国中西医结合杂志，2006（12）：1117-1119．

［2］夏素霞，董晓茜，杨瑞，等．雷公藤提取物与甘草提取物配伍对肾病模型大鼠血液学指标的影响［J］．中华中医药学刊，2013，31（10）：2282-2284．

［3］孔维钢，夏素霞，包玉龙，等．雷公藤提取物配伍甘草提取物对正常大鼠血液生化学指标的影响［J］．中国医药指南，2012，10（27）：79-80．

［4］刘建群，刘一文，王雪梅，等．甘草对雷公藤甲素与雷公藤内酯酮体内代谢成分的影响［J］．中国实验方剂学杂志，2013，19（13）：169-173．

12. 青风藤、鸡血藤

青风藤、鸡血藤均为通络之品。青风藤善祛风湿，长于苦燥，通经络、利小便，为治疗风湿痹痛之常用药；鸡血藤善行血养血，专于舒筋活络，可行血散瘀，调经止痛，为治疗经脉不畅，络脉不和之常用药。青风藤与鸡血藤配伍，既能增祛风胜湿、通经活络之力，又能除痹止痛，缓解关节疼痛，共同发挥祛湿通络的功效。

常见方剂奇效五藤汤等用此药对。

【历代文献】

青风藤、鸡血藤配伍出自奇效五藤汤。《中药八百种详解》："青风藤辛苦以祛风湿，辛温宣散，入肝走筋脉，入脾走肌肉，故能宣通筋脉、舒筋活络，解除痹痛。用于风湿痹痛、腰膝酸痛、脚气肿痛等证。本品既可祛风除湿，又能通脉活络，但需用酒浸服。本品文献虽早有记载，但后世应用不甚多，近年发现其有明显的抗炎及镇痛作用，临床用于治关节炎、类风湿，确有疗效。凡一切风湿流注，关节疼痛，麻痹瘙痒，脚气湿肿等证，皆可治之。如血虚者当与补血药同用。""鸡血藤苦、甘而性温，归肝经走血分，既能活血又能补血，还可舒筋活络以利经脉，用于风湿痹痛及手足麻木、肢体瘫痪等。凡血瘀、血虚或血虚兼血瘀所致诸证，可随证配伍补血、活血、通络药物使用。"

【临床疗效】

青风藤、鸡血藤配伍可用于治疗关节炎等。

采用三藤海桐皮汤治疗膝骨性关节炎，临床上随机选取 110 例膝骨性关节炎患者，该病以肝肾亏虚为内因，风寒湿邪侵袭为外因，瘀血及痰湿为病理产物，属本虚标实之证。方中青风藤、宽筋藤、鸡血藤祛风湿，散寒邪，通络止痛；海桐皮、伸筋草、透骨草、威灵仙驱散风寒湿邪，透关节，舒挛急；当归、川芎、红花活血舒筋，促进血液循环。诸药合用，共奏祛风除湿、温经通络、活血止痛之功效，疗效显著，值得进一步研究和应用。

【药理作用】

免疫抑制作用 研究鸡血藤、青风藤、风湿草、苏木 4 种中药治疗类风湿关节炎（RA）的免疫学机理，以上述 4 种中药水提取液刺激患者外周血单个核细胞后，观察 γ-干扰素、IL-10 基因转录的变化。结果：添加中药后，RA 患者外周血 IFN-γ、IL-10 基因的转录均有明显下降。结论：上述 4 种中药对患者异常活化的细胞免疫和体液免疫有纠正作用，是治疗 RA 有效的机理之一。

【药效物质】

青风藤茎和根的主要成分为青风藤碱、青藤碱、白兰花碱、尖防己碱、木兰花碱、四氢表小檗碱、土藤碱、豆甾醇、β-谷甾醇、棕榈酸甲酯以及消旋丁香树脂酚等。其中青藤碱有抗炎、镇静、镇痛、镇咳的作用，对免疫系统有抑制作用，还有抗心肌缺血，保护再灌注损伤的作用。

鸡血藤主要成分为异黄酮类化合物如大豆黄素、刺芒柄花素、樱花素、花柄花苷等，甾体类及其糖苷化合物如 β-谷固醇、油菜固醇、鸡血藤醇、胡萝卜素苷、7-酮基-β-谷甾醇等，三萜类化合物有表木栓醇、木栓酮等，此外还有钙、锌、铜、铁等元素。其中黄酮类化合物有抗肿瘤和抗氧化的作用。

参考文献

[1]杨红桥，李金森，张海荣，等．三藤海桐皮汤局部熏洗治疗膝骨性关节炎 50 例[J]．陕西中医，2014，35(6)：702-703.

[2]缪珠雷，熊飚，王韧．鸡血藤等 4 种中药对类风湿关节炎患者单个核细胞 IFN-γ、IL-10 基因转录的影响[J]．中国中西医结合杂志，2002(1)：207-209.

13. 青风藤、防风

青风藤、防风均具辛温之性。青风藤善祛风湿，长于苦燥，通经络、利小便，为治疗风湿痹痛之常用药；防风善治一身之风，专行经络，既能祛风散寒，又能除湿止痛，为治风之通剂。青风藤与防风配伍，既能增祛风除痹、通络止痛之力，又能除湿消肿，缓解肢体疼痛，共同发挥祛风除湿的功效。

常见方剂神应万灵膏、神仙金不换膏等用此药对。

【历代文献】

青风藤、防风配伍出自神应万灵膏。《医学启蒙》："一切风气肿毒诸病。"《本草纲目》："治风湿流注，历节鹤膝，麻痹瘙痒，损伤疮肿。入酒药中用。"《浙江天目山药植志》："行水利尿，泻下焦血分湿热。治风水肿，脚气，风湿关节疼痛，口眼㖞斜，痈肿恶疮。"《本草汇言》："青风藤，散风寒湿痹之药也，能舒筋活血，正骨利髓，故风病软弱无力，并劲强偏废之证，久服常服，大建奇功。"《中药八百种详解》："防风辛而微温，以味为用，药性平和，通行周身，善能散表里内外之风，并兼有胜湿之功……其于皮肤可解表止痒，于肌肉可除痹止痛，于筋脉则止痉息风。所治表证，无论风寒、风热、风湿均可配伍应用；其治痹证，以肢体疼痛、筋脉挛急、屈伸不利者多用。"

【临床疗效】

青风藤、防风配伍可用于治疗强直性脊柱炎、类风湿关节炎等。

利用阎小萍名老中医数据库，采集 2010 年 308 例强直性脊柱炎（AS）住院患者初诊信息，运用频数统计方法分析其用药规律。AS 是一种常见的炎性疾病，常可导致脊柱及外周关节功能障碍而致残，针对该病肾督阳气不足，风寒湿热诸邪深侵肾督的基本病机，形成"2 期 6 型"及寒热为纲的辨治体系，以补肾强督为治疗法则，该辨治方法治疗 AS 总有效率为 88.3%～90.7%，中医药治疗本病有一定的优势。308 个病案中共有药物 133 味，核心药物（使用率>50%）为川续断、桑寄生、狗脊、独活、防风、鹿角、制延胡索、片姜黄、知母、青风藤、郁金、伸筋草、炒杜仲、补骨脂。对病案中的对药频次进行统计，其中青风藤、防风对药配伍频次达 150 次。

【药理作用】

SD 大鼠随机分为模型组、阳性药组、狗皮膏药（含有青风藤、防风等 20 余味药材）组。实验中观察狗皮膏提取物对佐剂性关节炎大鼠原发性足跖肿胀、胸腺系数、脾脏系数和继发性足跖肿胀的影响。结果显示：狗皮膏水提物和醇提物都可以降低佐剂性关节炎大鼠的原发性足跖肿胀度，狗皮膏水提物可明显增加大鼠胸腺系数，降低佐剂性关节炎大鼠继发性足跖肿胀度。结论：狗皮膏水提工艺可显著抑制大鼠的原发性和继发性足跖肿胀，其作用机制可能是调节免疫功能。

【药效物质】

青风藤茎和根的主要成分为青风藤碱、青藤碱、白兰花碱、尖防己碱、木兰花碱、四氢表小檗碱、土藤碱、豆甾醇、β-谷甾醇、棕榈酸甲酯以及消旋丁香树脂酚等。

防风挥发油含量为 0.1%，主要成分为己醛、2-甲基-3-丁烯-2-醇、戊醛等，色原酮类成分有二氢呋喃色原酮和二氢吡喃色原酮。香豆素类成分有补骨脂素、香柑内酯等，此外还有聚炔类、多糖类成分以及甘露醇、胡萝卜苷、β-谷甾醇等。其中防风多糖有抗氧化的作用。

参考文献

[1]徐愿，何春晓，陶庆文，等.基于频数分析阎小萍治疗强直性脊柱炎用药规律[J].北京中医药，2018，37（3）：254-258.

[2]陈霞，刘丹，岳枫，等.狗皮膏改工艺后对大鼠佐剂性关节炎的影响[J].中医药导报，2016，22（12）：58-61.

第五章
化湿药

1. 苍术、厚朴

苍术、厚朴均具辛温之性。苍术善祛湿浊，专于健脾，可解水湿内停，湿热痹痛，为治疗湿阻中焦之要药；厚朴善燥湿消痰，专于辛散，可下气除满，消积导滞，为消除胀满之要药。苍术与厚朴配伍，既能增燥湿祛痰、下气除满之力，又能散寒祛湿，缓解腹痛胀满，共同发挥燥湿温中的功效。

常见方剂平胃散、柴平汤、不换金正气散等用此药对。

【历代文献】

苍术、厚朴配伍出自平胃散。《简要济众方》载其主治"胃气不和"。《绛雪园古方选注》："胃为水土之脏，长生于申。水谷之入于胃也，分为三隧，其糟粕一隧，下入小肠，传于大肠，全赖燥火二气，变化传送。若火不温而金不燥，失其长生之气，上虽有心阳以扶土，而下焦川渎失利，则胃中泛滥而成卑湿之土，为湿满，为濡泻。治以苍术辛温，助胃行湿，升发谷气。厚朴苦温，辟阴去浊，温胃渗湿。甘草调和小肠，橘红通理大肠。胃气安常，大小肠处顺，故曰平胃。"《医方论》："人非脾胃，无以养生。饮食不节，病即随之。多食辛辣则火生，多食生冷则寒生，多食浓厚则痰湿俱生。于是为积聚，为胀满，为泻痢，种种俱见。平胃散乃治脾胃之圣剂，利湿化痞，消胀和中，兼治时疫瘴气，燥而不烈，故为消导之首方。"

【药理作用】

降低胃残留，促进肠道吸收功能 将大鼠随机分成正常组、模型组、自然恢复组、平胃散 6.0g/kg、3.0g/kg、1.5g/kg 剂量组，连续灌胃药物干预 3 天。利用酶联免疫法分别检测各组大鼠肝脏水通道蛋白 KCC4、NKCC1、KCC1、KCC3 的含量。结果：与正常组比较，模型组胃肠动力和肠道吸收明显下降，Na^+-K^+-ATP 酶活力显著降低，肝脏组织 KCC1、KCC3、NKCC1 含量明显上升，KCC4 的蛋白含量显著下降。与模型组比较，平胃散组胃肠动力和肠道吸收明显改善，Na^+-K^+-ATP 酶活力显著增强，且以平胃散 1.5g/kg 剂量组尤为明显，KCC1 含量下降，KCC3 和 NKCC1 含量显著升高。结论：平胃散能够减轻湿阻中焦证大鼠症状，可能与平胃散降低胃残留，促进肠道吸收功能，改善 Na^+-K^+-ATP 酶活性，抑制 KCC1，激活 KCC3 和 NKCC1 的蛋白表达有关。

【药效物质】

苍术主要成分为挥发油，如苍木醇、β-桉叶醇、茅术醇，还有 β-芹子烯、揽香醇、3β-羟基苍术酮、3β-醋酸基苍术醇、苍术定醇、糖醛等。此外，还有色氨酸、

3，5-二甲氧基-4-葡萄糖氧基苯基烯丙醇以及半萜糖苷等水溶性成分。其中，β-桉叶醇可以通过抗胆碱作用，促进胃肠运动，也有抗氧化的作用；苍术醇、苍术酮、β-桉叶醇都具有保肝的作用；苍术苷有降血糖的作用；维生素A样物质可治疗夜盲及角膜软化症。

厚朴主要成分为挥发油，如β-桉油醇、厚朴酚，还有厚朴碱、少量的木兰箭毒碱以及鞣质等物质。其中，异厚朴酚、厚朴碱有中枢性肌肉松弛作用，厚朴酚有止泻的作用，和厚朴酚有保肝、镇静和抗肿瘤、抗衰老的作用。

采用正交设计法，以得油率为指标，考察萃取温度、萃取压力、解析温度、解析压力等因素对萃取效果的影响。最佳工艺为萃取温度50℃，萃取压力2MPa，解析温度35℃，解析压力8MPa。萃取物中厚朴酚、和厚朴酚及苍术素的平均含量分别为12.52%、9.81%、7.26%。

参考文献

[1]陈峰，付慧中.平胃散治疗非酒精性脂肪性肝病痰湿证30例[J].福建中医药，2016，47(6)：67-68.

[2]徐萌，黄秀深，李晓红，等.平胃散对湿阻中焦证大鼠肝脏水通道蛋白SLC12家族影响的研究[J].中药药理与临床，2017，33(6)：7-9.

[3]王姿嫒，何泽民.苍术-厚朴药对超临界萃取工艺研究及质量控制[J].中国实验方剂学杂志，2013，19(4)：155-158.

2. 苍术、白术

苍术、白术均具苦温之性。苍术善祛湿浊，专于健脾，可解水湿内停，湿热痹痛，为治疗湿阻中焦之要药；白术善健脾燥湿，专于补气运脾，可解散肌腠寒痹，为补气健脾第一要药。苍术与白术配伍，既能增燥湿健脾、散寒除痹之力，又能补土暖中，缓解脾虚湿困，共同发挥燥湿健脾的功效。

常见方剂当归拈痛汤、完带汤、李氏清暑益气汤等用此药对。

【历代文献】

苍术、白术配伍出自当归拈痛汤。《医学启源》："治湿热为病，肢节烦痛，肩背沉重，胸膈不利，遍身疼，下注于胫，肿痛不可忍。"《医方集解》："此足太阳、阳明之药也。原文曰：羌活透关节，防风散风湿，为君。升葛味薄引而上行，苦以发之，白术甘温和平，苍术辛温雄壮，健脾燥湿，为臣……肢节烦痛，苦参、黄芩、知母、茵陈苦寒以泄之，酒炒以为因用。血壅不流则为痛，当归辛温以散之，人参、甘草甘温补养正气，使苦寒不伤脾胃。治湿不利小便，非其治也，猪苓、泽泻甘淡咸平，导其留饮，为佐，上下分消其湿，使壅滞得宣通也。"《医方考》："脚气疼肿，湿热发黄者，此方主之……羌活、防风、升麻、葛根、苍术，皆辛散之剂也，可以泄越壅塞之脚气。苦参、黄芩、茵陈、知母，皆苦寒之品也，可以解除内壅之湿热。乃泽泻、猪苓、白术，淡渗物耳，能导利下焦之湿。当归、人参、甘草者，所以养血于败坏之余，益气于泄越之后也。"

【临床疗效】

苍术、白术配伍可用于治疗带下病、湿滞脾胃证、湿痹等。

选取 2016 年 1 月—2018 年 1 月收治的 84 例带下病患者作为研究对象，按随机数字表法分为对照组和观察组各 42 例，对照组给予多西环素治疗，观察组在对照组基础上联合完带汤治疗。完带汤中党参可补元气，白术具有健脾益气之效，山药具有固肾止带的作用，三味药物共为君药，可健脾益肾和胃，恢复脾之统摄、胃之化源、肾之开合功能，促使脾胃健运，肾气充盈；苍术可化湿，车前子可利水通淋，陈皮可理气，三味共为臣药，可运脾化湿，促使邪有出路。研究表明，经方完带汤治疗带下病可有效改善中医证候，缓解临床症状，提高白带清洁度，有较好的疗效。

【药理作用】

抗炎作用 50 只 SD 大鼠随机分成正常对照组（A）、模型对照组（B）、阿奇霉素组（C）、抗宫炎片组（D）、完带汤组（E），对比研究完带汤对肝郁脾虚型慢性宫颈炎模型大鼠 EGF、EGFR 及 DNA 二倍体的效果。结果显示：不同治疗方式对 E 组大鼠二倍体影响例数显著低于其他 4 组大鼠（$P<0.05$），E 组大鼠 EGF 水平显著高于 A、B、C、D 组大鼠（$P<0.05$），E 组大鼠 EGFR 水平显著低于 B、C、D 组大鼠（$P<0.05$）；完带汤可有效改善肝郁脾虚型慢性宫颈炎模型大鼠 EGF 及 EGFR 水平，减少 DNA 二倍体受影响程度，对临床治疗肝郁脾虚型慢性宫颈炎具有重要的参考意义。

【药效物质】

苍术主要成分为挥发油，如苍术醇、β-桉叶醇、茅术醇，还有 β-芹子烯、揽香醇、3β-羟基苍术酮、3β-醋酸基苍术醇、苍术定醇、糖醛等。此外，还有色氨酸、3，5-二甲氧基-4-葡萄糖氧基苯基烯丙醇以及半萜糖苷等水溶性成分。

白术有白术内酯类和挥发类成分，如羟基白术内酯、3-β-羟基苍术酮、3-β-乙酰氧基苍术醇、棕榈酸、β-桉醇、β-谷固醇等，此外还有氨基酸、白术多糖以及维生素 A 等成分。其中，白术挥发油有镇静作用，β-桉醇有利尿作用，白术多糖有抗衰老和保护免疫系统的作用。

采用超高效液相（UHPLC）联合二极管阵列检测器和高分辨多级质谱（LTQ Orbitrap MS/MS）在线检测技术，从炒白术和炒苍术中分别鉴定出 11 个和 19 个聚炔类成分，两者共有聚炔 7 个，白术中特有的聚炔类成分 4 个，苍术中特有聚炔类成分 12 个。白术和苍术中不同聚炔成分可以作为两者的鉴别依据，也可为两者功效差异的物质基础研究提供参考，并为提升两者药材质量标准提供依据。

参考文献

[1]李春彦，孙振刚，晏烽根，等．中药白术与苍术中聚炔类成分分析与质谱裂解规律研究[J]．中国新药杂志，2017，26（9）：1071-1078.

3. 藿香、佩兰

藿香、佩兰均为辛味之品。藿香善化湿浊，长于和中止呕，解暑湿、止呕吐，善治霍乱吐泻，为芳香化湿浊之要药；佩兰善化湿和中，专于祛暑，能治脾经湿热，口中甜腻，解暑湿内阻，反胃呕逆。藿香与佩兰配伍，既能增芳香化湿、和中止呕之力，又能解暑去滞，缓解湿邪困重，共同发挥祛湿解暑的功效。

常见方剂芳香化湿汤、清热除湿汤、芎芷透毒汤、宣清解郁汤、七鲜汤等用此药对。

【历代文献】

藿香、佩兰配伍出自芳香化湿汤。《朱仁康临床经验集》："亚急性湿疹，钱币形湿疹，慢性湿疹……用于湿疹，具有脾胃诸证，如胃纳不馨、消化不良、大便溏薄之证。"《本草正义》："藿香芳香而不嫌其猛烈，温煦而不偏于燥热，能去除阴霾湿邪而助脾胃正气……亦辟秽恶，解时行疫气，为醒脾快胃，振动清阳妙品。"佩兰辛甘，性平，芳香疏散，入脾胃二经，气味芳香能化湿浊之气，辛而发表能解暑热之邪，功善解暑化湿，辟秽和中，又能醒脾化湿，是治口甘除口臭之良品。《素问》的"兰草汤"即单用本品治口甘之"脾瘅症"。张山雷云："凡胃有陈腐之物及湿热蕴结于胸膈，皆能荡涤而使之宣散，故口中时时溢出甜水者，非此不除。"

【药理作用】

抗炎作用 采用二甲苯致小鼠耳肿胀法制备小鼠炎症模型，采用灌胃方法进行药物干预，观察清热除湿汤4种不同提取物对小鼠耳肿胀的抑制率。结果显示：清热除湿汤4种不同提取物灌胃均可减轻二甲苯致小鼠耳肿胀的程度。结论：清热除湿汤4种不同提取物对小鼠耳肿胀均有抑制作用，具有抗炎的药理作用。

【药效物质】

藿香主要成分为挥发油和黄酮类化合物，挥发油成分为广藿香醇、广藿香酮、桂皮酚、苯甲醛、丁香油酚以及多种倍半萜类等，黄酮类成分为商陆黄素、鼠李黄素、芹黄素等。其中，挥发油有止咳、化痰、调节免疫和胃肠道功能的作用，广藿香醇有抑制病原微生物的作用。

佩兰主要成分为挥发油，如对聚伞花素、5-甲基麝香草醚、乙酸橙花醇酯，此外还有香豆精、麝香草氢醌、豆甾醇、棕榈酸、蒲公英甾醇、延胡索酸等物质。其中，挥发油有促进消化、抗炎和抗病原微生物的作用。

利用水蒸气蒸馏方法提取广藿香、佩兰及二者药对的挥发油，然后采用气相色谱-质谱联用技术（GC-MS）分别对其进行分析，经计算机检索及质谱图解析确定化合物，采用峰面积归一法计算挥发油中各种化合物的相对含量。结果显示：广藿香挥发油中β-愈创木烯、β-桉叶烯等6个化学成分以及佩兰挥发油中石竹烯、叶绿醇等15个化学成分在药对挥发油中未检出，而在药对挥发油中新增β-侧柏烯、柠檬烯等12个化学成分，在单味药中α-蒎烯、β-蒎烯等化学成分的相对含量在配伍后明显增加，而广藿香醇、广藿香酮等化学成分的相对含量在配伍后明显减少。结论：广藿香、佩兰配伍对所提挥发油的化学成分及其含量都产生了明显的变化，新增了柠檬烯、β-侧柏烯等成分，而单味药挥发油中检测到的β-桉叶烯、石竹烯、β-愈创木烯、叶绿醇等成分在药对挥发油中未检出，表明广藿香、佩兰药对配伍对所提挥发油的化学成分和含量都有一定的影响。

参考文献

[1]田传智.中药治疗小儿夏季热86例[J].河南中医，2011，31(5)：519-520.

[2]张璐.清热除湿汤对小鼠抗炎作用的实验研究(摘要)[C].中华中医药学会2014年第七次临床中药学术研讨会论文集，2014：2.

[3]陈怀远，张丽，张珊珊，等.广藿香、佩兰药对与其单味药的挥发油成分GC-MS分析[J].中药新药与临床药理，2017，28(6)：781-785.

4. 藿香、猪胆汁

藿香、猪胆汁均为化浊之品。藿香善化湿浊，长于和中止呕，解暑湿、止呕吐，善治霍乱吐泻，为芳香化湿浊之要药；猪胆汁善清热解毒，专于降泻，常用作导肠通便及清肝明目之品，亦可配本品于热药中，体现"寒因寒用"。藿香与猪胆汁配伍，既能增化浊祛湿、清热祛邪之力，又能和中导滞，缓解泻痢腹胀，共同发挥祛湿清热的功效。

常见方剂藿胆丸等用此药对。

【历代文献】

藿香、猪胆汁配伍出自藿胆丸。《中华人民共和国药典》："藿胆丸，具有清热化浊，宣通鼻窍的功效，主要用于治疗风寒化热，胆火上攻引起的鼻塞欠通，鼻渊头痛。"《中药八百种详解》："藿香芳香化湿，为暑季常用之药。辛散发表而不峻烈，微温化湿而不燥热，善于散暑湿表邪，醒脾开胃，和中止呕，理气止痛。故常用于夏季受寒轻而暑湿重，出现寒热头痛、胸膈满闷、腹痛吐泻，以及气滞湿阻，中焦失和之脘痞呕吐、胃呆不饥等证。尤为湿困脾阳、倦怠无力、饮食不节、苔浊腻者最捷之药。""猪胆汁寒能胜热，滑能润燥，清心凉肝胆，历来常用作导肠通便及清肝明目之品。此外，若阴盛格阳之证，亦可配用本品加入热药方中，可防止热药格拒不下，取其苦寒润降及'寒因寒用'以反佐之意。"

【临床疗效】

藿香、猪胆汁配伍可用于治疗鼻渊等。

鼻渊，又名脑漏，其病初期失治，缠绵日久，令人不闻香臭，鼻塞不通，呼吸困难，甚者浊涕恶臭，使人厌而避之。有患者求医于当时南京名中医张简斋，诊毕告患者曰，此乃酒湿所致鼻渊症也，当即拟方：广藿香一两，碾为细末，用雄猪胆汁一枚，调搓成为四丸，一日两次，饭后每次服一丸，其遵照医嘱服用，两天后浊涕显著减少，头昏亦轻，复诊时病势已大减……此方古书已有记载，《医宗金鉴》名为奇授藿香丸。方歌曰：奇授藿香鼻渊流，浊涕淋漓久不休，猪胆汁合藿香末，苍耳汤下患可瘥。沈金鳌亦曰：藿香入肺经，故古方治鼻渊以之为君，以其能引清阳之气，上通颠顶也。"

【药理作用】

（1）**抗炎作用**　建立鼻炎小鼠模型，采用血清药理学方法研究藿胆丸含药血清对鼻炎相关细菌、肺炎链球菌、大肠杆菌、肺炎克雷伯菌和金黄色葡萄球菌的体外抑菌效应，研究藿胆丸对局部炎症组织中炎症化学介质组胺和前列腺素的影响。结果显示：藿胆丸含药血清对鼻炎相关细菌、肺炎链球菌、大肠杆菌、肺炎克雷伯菌和金黄色葡萄球菌无明显的影响，藿胆丸高、中剂量组能明显降低小鼠组胺荧光值和前列腺素 OD 值。结论：藿胆丸治疗急慢性鼻炎、鼻窦炎的功效可能并非通过抑制相关细菌实现，而是通过抑制炎症发生发展过程中炎症组织中组胺和前列腺素的含量发挥抗炎作用。

（2）镇痛、抑菌作用 小鼠随机分为蒸馏水组、通窍鼻炎胶囊组和藿胆丸低、中、高剂量组，采用小鼠热板法和扭体法实验研究藿胆丸的镇痛作用，采用醋酸致小鼠腹腔毛细血管通透性亢进、角叉菜胶致大鼠足肿胀、二甲苯致小鼠耳肿胀、大鼠琼脂肉芽肿等模型研究藿胆丸的抗炎作用，采用培养基药物浓度稀释法进行体外抗菌实验。结果显示：藿胆丸能降低小鼠耳郭肿胀度和肉芽肿琼脂块重量，减轻大鼠足肿胀程度，减少小鼠扭体次数；对流感杆菌、金黄色葡萄球菌、卡他球菌和肺炎链球菌均有不同程度的抑制作用。结论：藿胆丸具有显著的抗炎、镇痛和抑菌作用。

【药效物质】

藿香主要成分为挥发油和黄酮类化合物，挥发油成分为广藿香醇、广藿香酮、桂皮醛、苯甲醛、丁香油酚以及多种倍半萜类等，黄酮类成分为商陆黄素、鼠李黄素、芹黄素等。

猪胆汁主要成分为胆汁酸类，如猪胆酸、猪去氧胆酸、胆酸、去氧胆酸、石胆酸等，另外还含有胆红素、卵磷脂、胆甾醇、盐类、多肽化合物以及多种氨基酸等。其中，猪胆酸和去氧胆酸有镇咳、祛痰、抑菌的作用，胆汁酸盐类有促进消化吸收、镇静的作用。

参考文献

[1]蔡惠羣.用藿香末猪胆汁治愈额窦炎（鼻渊）一例纪实[J].江西中医药，1958（6）：40.

[2]胡丽萍，李健，齐珊珊，等.藿胆丸对鼻炎-鼻窦炎抗炎作用的实验研究[J].世界中西医结合杂志，2008（5）：257-259.

[3]胡丽萍，李健，杜佳林，等.藿胆丸抗炎、镇痛、抑菌作用研究[J].中药药理与临床，2007（5）：22-23.

5. 砂仁、木香

砂仁、木香均具辛温之性。砂仁善化湿醒脾，长于温通，散寒湿气滞、止呕吐泄泻，为醒脾调胃之要药；木香善通脾胃气滞，专于健脾消食，为行气止痛之要药，并且善去大肠气滞。砂仁与木香配伍，既能增祛湿理中、燥湿祛滞之力，又能行气和中，缓解呕吐反胃，共同发挥祛湿行气的功效。

常见方剂健脾丸、香砂六君子汤、葛花解醒汤等用此药对。

【历代文献】

砂仁、木香配伍出自健脾丸。《证治准绳》："治一应脾胃不和，饮食劳倦。"《医方集解》："此足太阴、阳明药也。脾胃者，仓廪之官，胃虚则不能容受，故不嗜食；脾虚则不能运化，故有积滞。所以然者，由气虚也。参、术补气，陈皮利气，气运则健脾而胃强矣。山楂消肉食，麦芽消谷食，戊己不足，故以二药助之使化。枳实力猛，能消积化痞；佐以参、术，则为功更捷，而又不致伤气也。夫脾胃受伤则须补益，饮食难化则宜消导，合斯二者，所以健脾也。"《中医方剂学讲义》："方中参、术、苓、草补益脾胃，山药甘平补中，增强补脾之功，木香、砂仁、陈皮理气和胃醒脾，促进脾胃运化，神曲、麦芽、山楂消导食滞，更兼肉蔻温中涩肠，黄连燥湿清热，共成补益脾胃，理气运滞，兼有清化湿热之功。"

【临床疗效】

砂仁、木香配伍可用于治疗腹胀等。

临床上随机选取 33 例腹胀患者，采用砂仁联合木香治疗。腹胀的病理机制在脾、在气，各种致病因素引起脾胃运化失司，或脾胃本身不健，影响气机，导致清阳不升，浊阴不降。《本草纲目》云："木香乃三焦气分之药，能升降诸气。"《开宝本草》记载砂仁"治虚劳冷泻，宿食不消，赤白泻痢，腹中虚痛，下气"。腹胀治法应遵循脾宜升则健，胃宜降则和的原则，而木香、砂仁的性能功效正好与这一原则相吻合。木香可升可降(升脾降胃)，砂仁醒脾和胃，二药合用治疗腹胀乃在情理之中。

【药效物质】

砂仁主要成分为挥发油类、皂苷类、有机酸类、黄酮苷类以及钾、钙、锰等微量元素，其中挥发油有止泻、抗炎抑菌、镇痛和抗氧化的作用。

木香主要成分为挥发油，如单紫杉烯、木香酸、木香醇、木香内酯、α-紫罗兰酮、β-芹子烯等，内酯类成分有异去氢木香内酯、12-甲氧基二氢去氢木香内酯等，有机酸成分有棕榈酸和天台乌药酸，此外还有多种氨基酸和胆胺等成分。其中，挥发油有抗菌、扩张血管的作用。

为完全提取砂仁和木香中含有的挥发油，利用超临界 CO_2 流体萃取，采用正交试验的方法，以萃取率作为指标，对超临界 CO_2 流体萃取工艺进行考察。最终确定萃取木香顺气丸中木香、砂仁的最佳工艺：药材粉碎成粗粉，萃取温度 40 ℃，压力 30 MPa，萃取时间 3 小时，为木香顺气丸的提取工艺改进提供了参考依据。

参考文献

[1]巫浣宜. 木香、砂仁在腹胀中的应用[J]. 北京中医，1992(2)：49-50.

[2]杨靖，阎妍，闫晓楠. 超临界 CO_2 萃取木香顺气丸中木香和砂仁的工艺研究[J]. 药学研究，2013，32(10)：569-570，575.

6. 砂仁、豆蔻

砂仁、豆蔻均具有辛温之性。砂仁善化湿醒脾，长于温通，散寒湿气滞，止呕吐泄泻，为醒脾调胃之要药；豆蔻善温中除湿，专于香燥，上行于肺可祛邪理肺，中入脾胃以化浊除寒，为温中燥湿、行气止呕常用药。砂仁与豆蔻配伍，既能增祛湿行气、健脾和胃之力，又能温中止呕，缓解胃寒湿阻所致的气滞呕吐，共同发挥祛湿止呕的功效。

常见方剂葛花解酲汤、健脾丸等用此药对。

【历代文献】

砂仁、豆蔻配伍出自葛花解酲汤。《内外伤辨惑论》："夫酒者，大热有毒，气味俱阳，乃无形之物也。若伤之，止当发散，汗出则愈矣，此最妙法也。其次莫如利小便，二者乃上下分消其湿，何酒病之有？今之酒病者，往往服酒癥丸大热之药下之，又有用牵牛大黄下之者，是无形元气受病，反下有形阴血，乖误甚矣，酒性大热，已伤元气，而复重泻之，况亦损肾水真阴及有形阴血俱为不足，如此则阴血愈虚，真水愈弱，阳毒之热大旺，反增其阴火，是谓元气消亡，七神何依，折人长命。不然则虚损之病成矣。《金匮要略》云：酒疸下之，久久为黑疸，慎不可犯此戒，不若令上下分消其湿，葛花解酲汤主之。"《医方考》："酒食内伤者，此方主之。""葛花之寒，能解中酒之毒。茯苓、泽泻之淡，能利中酒之湿。砂仁、豆蔻、木香、青皮、陈皮之辛，能行酒食之滞。生姜所以开胃止呕，神曲所以消磨炙腻。而人参、白术之甘，所以益被伤之胃尔。"

【临床疗效】

砂仁、豆蔻配伍可用于治疗脾胃病。

名老中医在临床治疗脾胃病时多喜用砂仁、豆蔻配伍，如山东省名中医王洪京，从事临床工作三十余年，擅长脾胃病的治疗，疗效显著。他常用砂仁、豆蔻治疗脾胃虚寒、运化失职、湿浊内蕴、气机不得宣畅者，见纳呆食少、胸闷不舒、脘腹胀痛、反胃、呕逆等症。小儿因胃寒而导致的消化不良、吐乳等症亦可用之。他认为砂仁、豆蔻同为辛散温通、芳香化浊之品，二者常相须而用。用量为砂仁 3~6g，白豆蔻 3~10g。

【药理作用】

抑制肝癌细胞的作用　雄性 BALB/c 小鼠随机分为正常组、模型组和葛花解酲方高剂量组（40g/kg）、低剂量（20g/kg）组，制备移植性肝癌小鼠模型，从造模后第 2 日开始给药，给药组给予葛花解酲方高、低剂量的中药水煎剂。结果：葛花解酲方高、低剂量组与模型组比较，小鼠瘤重均有不同程度的下降。葛花解酲方高、低剂量组中 APC 表达水平较模型组 APC 蛋白的表达明显下降（$P<0.05$，$P<0.01$）。结论：葛花解酲方在一定剂量下能明显抑制肝癌小鼠瘤块的生长，并呈现剂量依赖性，对 APC 蛋白有一定的调控作用，这可能是葛花解酲方抑制肝癌细胞的作用机制之一。

【药效物质】

砂仁主要成分为挥发油类、皂苷类、有机酸类、黄酮苷类以及钾、钙、锰等微量元素，其中挥发油有止泻、抗炎抑菌、镇痛和抗氧化的作用。

豆蔻化学成分为挥发油，有右旋龙脑、1,8-桉叶素、松油烯、右旋樟脑、香桧烯、石竹烯、月桂烯、桃金娘醛、葛缕酮等物质，挥发油有促消化和解酒的作用。

通过对砂仁、豆蔻药材不同煎煮时间与汤液中挥发油含量关系的讨论，认为砂仁宜浸泡后文火煎煮 1~3 分钟，豆蔻宜浸泡后文火煎煮 1 分钟左右，或临用时制成袋泡茶剂的形式浸入热药液中焖 5 分钟左右，以提高汤液中挥发油含量。

参考文献

[1]刘青，贾伟，郝建，等．王洪京应用健脾益气温中类对药治疗脾胃病的临床经验[J]．中国中医药现代远程教育，2018，16(4)：65-66.

[2]李军，唐东昕，龙奉玺，等．葛花解醒方对移植性肝癌小鼠肿瘤组织生长抑制及其APC蛋白表达的影响[J]．中国实验方剂学杂志，2016，22(15)：128-133.

[3]赵海峰，贺少堂，杨荣利，等．煎煮方法对砂仁、豆蔻挥发油煎出率的影响[J]．陕西中医，1996(10)：472.

1. 茯苓、猪苓

茯苓、猪苓均为常用的利水渗湿之品。然茯苓药性平和，既可祛邪，又可扶正，利水而不伤正气，为利水消肿之要药，无论寒热虚实均可应用，尤其对脾弱生湿之证，有标本兼顾之效；猪苓药性沉降，入肾、膀胱经，性主渗泄，功专利水，且利水作用优于茯苓，但无补脾和中之效。茯苓、猪苓配伍，既能增利水之功，又可健脾宁心，两药配伍使用，利水而不伤正气，相得益彰，共奏利水渗湿之效。

常见方剂五苓散、茵陈五苓散、四苓散、胃苓汤、猪苓汤等用此药对。

【历代文献】

茯苓、猪苓配伍出自五苓散。《伤寒论·辨太阳病脉证并治》："太阳病，发汗后，大汗出，胃中干，烦躁不得眠，欲得饮水者，少少与饮之，令胃气和则愈；若脉浮，小便不利，微热消渴者，五苓散主之""伤寒，汗出而渴者，五苓散主之""中风发热，六七日不解而烦，有表里证，渴欲饮水，水入则吐，名曰水逆，五苓散主之"。《伤寒来苏集》："凡中风伤寒，结热在里，热伤气分，必烦渴饮水，治之有二法……表证未罢，而脉仍浮数，是寒邪在太阳之半表里，用五苓散，饮暖水，利水而发汗。此因表邪不解，心下之水气亦不散，既不能为溺，更不能生津，故渴。及与之水，非上焦不受，即下焦不通，所以名为水逆……猪苓黑色入肾，以利水之用……茯苓色白入肺，清水之源委，而水气顺矣……多服暖水，使水精四布，上滋心肺，外达皮毛，溱溱汗出，表里之烦热两除也。白饮和服，亦啜稀粥之微义，又复方之轻剂矣。"

【药效物质】

茯苓中主要含茯苓三萜和茯苓多糖等成分，主要活性物质是特征性羊毛脂烷型三萜。现有研究结果表明，茯苓具有多方面的药理作用，如调节免疫功能、抗肿瘤、抗炎、抗衰老等。茯苓提取物及含有的猪苓酸C具有增强巨噬细胞产生集落刺激因子的作用，有望用于治疗白细胞下降。

猪苓的主要化学成分为多糖类和甾体类，此外还包括蒽醌类等。猪苓不仅有利水渗湿的功效，还可用于抑制尿中草酸钙结石形成、抗菌、抗氧化、免疫调节等诸多功能。其中猪苓多糖具有抗肿瘤和提高机体免疫力的作用，甾体类化合物麦角甾-4，6，8(14)，22-四烯-3-酮、麦角甾醇、麦角酰胺以及甘露聚糖均具有利尿作用，是猪苓发挥利水渗湿功效的物质基础。

茯苓多糖可增强免疫功能，能有效抑制大鼠肾内的草酸钙结晶形成，能较好地预防肾结石形成；猪苓乙醇提取物能增强机体对肿瘤的免疫功能。从以上药理作用可以看出，该药对的利水渗湿功效可能与其利尿、抑菌等药理作用相关。

参考文献

[1]郑艳，杨秀伟.中药材规范化种植茯苓化学成分研究[J].中国现代中药，2017，19(1)：44-50，63.

[2]陈晓梅，田丽霞，郭顺星.猪苓化学成分及药理活性研究进展[J].菌物学报，2017，36(1)：35-47.

2. 泽泻、猪苓

泽泻、猪苓味甘淡，入肾与膀胱经，具有利水的功效。泽泻性寒，既清膀胱之热，又泻肾中之火，善除下焦湿热；猪苓性平，功专利水，且利水力强。泽泻与猪苓配伍，既能渗泄水湿，又能泄热通淋，共同发挥利水渗湿的功效。

常见方剂猪苓汤、五苓散、茵陈五苓散、四苓散、胃苓汤、藿朴夏苓汤、当归拈痛汤等用此药对。

【历代文献】

泽泻、猪苓配伍出自猪苓汤。《伤寒论·辨阳明病脉证并治》："若脉浮，发热，渴欲饮水，小便不利者，猪苓汤主之。"《伤寒论·辨少阴病脉证并治》："少阴病，下利六七日，咳而呕渴，心烦不得眠者，猪苓汤主之。"《古今名医方论》："仲景制猪苓一汤，以行阳明、少阴二经水热，然其旨全在益阴，不专利水。盖伤寒在表，最忌亡阳，而里虚又患亡阴。亡阴者，亡肾中之阴与胃家之津液也。故阴虚之人，不但大便不可轻动，即小水亦忌下通，倘阴虚过于渗利，津液不致耗竭乎……佐以二苓之淡渗者行之，既疏浊热，而不留其瘀壅，亦润真阴，而不苦其枯燥，源清而流有不清者乎？顾太阳利水用五苓者，以太阳职司寒水，故急加桂以温之，是暖肾以行水也。阳明、少阴之用猪苓，以二经两关津液，特用阿胶、滑石以润之，是滋养无形，以行有形也。利水虽同，寒温迥别，惟明者知之。"

【药理作用】

(1)利尿作用 将32只雄性家兔随机分为NS组、猪苓、泽泻水煎液低、中、高剂量组灌胃给药，10只家兔以体外静脉滴注方式给药，测定总尿量与尿液中的电解质含量。结果显示：猪苓、泽泻中剂量组和高剂量组均能增加家兔的排尿量，与NS组比较具有显著性差异($P<0.01$)；猪苓、泽泻高剂量组还能提高尿中Na^+、NH_4^+浓度，较NS组有明显差异($P<0.05$)。结论：猪苓、泽泻对家兔有利尿作用，能增加家兔的排尿量，增加尿液中Na^+和尿素含量。

(2)抗炎作用 将72只雄性Wistar大鼠随机分为正常对照组、模型对照组、醋酸泼尼松组、猪苓组、泽泻组、猪苓加泽泻组，制作肺纤维化动物模型(支气管内注射博莱霉素)，给药后第14天、第28天光镜下观察大鼠肺组织病理变化，检测各组血清中$TGF-\beta_1$、$TNF-\alpha$的浓度。结果显示：通过对肺纤维化模型大鼠的病理学改变及血清内$TGF-\beta_1$、$TNF-\alpha$浓度的比较，各给药组与模型对照组均有显著性差异($P<0.05$)。醋酸泼尼松组的指标改善程度最为显著，猪苓加泽泻组次之，猪苓组及泽泻组最弱。

【药效物质】

泽泻含有多种组分，主要成分包括三萜类、倍半萜类、二萜类，挥发油类、生物碱类、黄酮类等，除此之外，还包括胆碱、糠醛、乳糖六磷酸酯、肌醇六磷酸酯钠盐、尿嘧啶核苷及胸腺嘧啶脱氧核苷等成分。近年来对泽泻活性成分的研究显示，泽泻有显著的降血糖、降血脂、降血压以及利尿、抗草酸钙结石等作用。

参考文献

[1]卢玉霞．猪苓汤加味治疗泌尿系结石35例临床观察[J]．浙江中医学院学报，1997，(4)：35.

[2]贠洁．猪苓泽泻水煎液对家兔利尿作用的实验研究[J]．亚太传统医药，2015，11(1)：4-5.

[3]刘本佼，胡海波，周兆山，等．猪苓和泽泻对肺纤维化大鼠模型血清TGF-β_1、TNF-α影响研究[J]．实用中医药杂志，2013，29(4)：236-238.

[4]汪春飞，成旭东，顾俊菲，等．泽泻化学物质基础及其毒性研究进展[J]．中国中药杂志，2015，40(5)：840-846.

3. 滑石、甘草

滑石、甘草均具甘味。滑石甘淡性寒，体滑质重，能清热解暑，以治暑热烦渴，又可通利水道，清泄三焦湿热，走而不守为动药；甘草甘平，功善缓和药性，可防滑石之寒滑重坠以伐胃，又可清心解毒，甘缓而守为静药。滑石与甘草配伍，一动一静，甘寒生津，清暑不留湿，利湿不伤津，共奏清暑利湿、利尿通淋之功。

常见方剂六一散、益元散、碧玉散、鸡苏散、桂苓甘露散等用此药对。

【历代文献】

滑石、甘草配伍出自六一散。《黄帝素问宣明论方》："治身热吐痢泄泻，肠癖下痢赤白，癃闭淋痛，利小便，偏主石淋，肠胃中积聚寒热，宣积气，通九窍六腑，生津液，去留结，消蓄水，止渴宽中，除烦热心躁，腹胀痛闷，补益五脏，大养脾肾之气，理内伤阴痿，定魂定魄，补五劳七伤，一切虚损，主痫痓惊悸，健忘，止烦满短气，脏伤咳嗽，饮食不下，肌肉疼痛，并口疮牙齿疳蚀，明耳目，壮筋骨，通经脉，和血气，消水谷，保元真，解百药酒食邪毒，耐劳役饥渴，宣热，辟中外诸邪所伤，久服强志，轻身，驻颜延寿，及解中暑伤寒疫疠，饥饱劳损，忧愁思虑；恚怒惊恐，传染并汗后遗热，劳复诸疾，并解两感伤寒，能令遍身结滞宣通，气和而愈，及妇人下乳催生，产后损益，血衰阴虚热甚，一切热证，兼吹奶乳痈，此神验之仙药也。"《成方便读》："六一散……治伤暑感冒，表里俱热，烦躁口渴，小便不通，一切泻痢、淋浊等证属于热者。此解肌行水，而为却暑之剂也。滑石气清能解肌，质重能清降，寒能胜热，滑能通窍，淡能利水。加甘草者，和其中以缓滑石之寒滑，庶滑石之功，得以彻表彻里，使邪去而正不伤，故能治如上诸症耳。"

【临床疗效】

滑石、甘草配伍可用于治疗暑湿、淋证等。

采用滑石甘草汤治疗慢性前列腺炎，两者合用，共为君药，利小便而不伤津液，清热而不留湿，利水而不伤正，以柴胡、连翘为臣药，生地黄、牡丹皮为佐药，香附为使药。全方合用，能清利湿热，活血化瘀，改善前列腺局部的微循环，调节内分泌机能，促使其局部血流量增加，能促进炎症吸收和转化，而达到治疗疾病的目的。

【药效物质】

滑石有清暑解热、渗湿利尿、收湿敛疮的功能，是一种具有层状结构的富含水镁质硅酸盐矿石，是典型的热液矿物。纯净的滑石矿石很少，通常有其他矿物伴生，例如绿泥石、菱镁矿、透闪石、白云石、菱铁矿、石英、黄铁矿等。

甘草是常见的中药之一，主要含有三萜皂苷类、黄酮类、多糖等活性物质。现代研究表明，甘草具有抗氧化、抗炎、抗病毒、解痉、抗癌、抗过敏、抗溃疡、抗糖尿病等多种作用。

参考文献

[1]袁晓冬，王智．滑石甘草汤治疗慢性前列腺炎的临床观察[J]．中医药学报，2007，35(3)：52-53.

[2]周剑雄，陈振宇，孟丽娟，等．电子探针在中药滑石质量检验中的应用[J]．电子显微学报，2010，29(6)：540-543.

[3]柯昌虎，严慧，郑芳，等．甘草指纹图谱的研究进展[J]．实用药物与临床，2018，21(1)：98-103.

4. 茯苓皮、槟榔

茯苓皮、槟榔均为利水之品。茯苓皮甘淡渗湿，实土而利水，功专行皮肤水湿，为利水祛湿之要药；槟榔辛开苦降，长于行气，为宽中理气之要药，气行则水行，水湿气化得散。茯苓皮与槟榔配伍，既能利水，又能理气，共奏利水消肿、理气消积之功。

常见方剂疏凿饮子等用此药对。

【历代文献】

茯苓皮、槟榔配伍出自疏凿饮子。《济生方》："遍身水肿，喘促气急，烦躁多渴，二便不利。"《医方考》："是方也，羌活、秦艽，疏表之药也，水邪之在表者，得之由汗而泄。泽泻、木通、腹皮、苓皮，渗利之药也，水邪之在里者，得之由溺而泄。商陆、槟榔，功水之药也，水邪之壅塞者，得之由后而泄……随在而分其势，病其不衰去乎？"《医方集解》："此足太阳、手足太阴药也。外而一身尽肿，内而口渴便秘，是上下表里俱病也。羌活、秦艽解表疏风，使湿以风胜，邪由汗出，而升之于上；腹皮、苓皮、姜皮辛散淡渗，所以行水于皮肤；商陆、槟榔、椒目、赤豆去胀攻坚，所以行水于腹里；木通泻心肺之水，达于小肠；泽泻泻脾肾之水，通于膀胱。上下内外分清其势，亦犹神禹疏江凿河之意也。"

【药理作用】

抗肝损伤作用 研究茯苓皮水提物(PWE)对四氯化碳(CCl_4)诱导大鼠肝纤维化的

改善作用。结果：与模型对照组比较，PWE中、高剂量组大鼠血清中 AST、ALT、LN、HA、Hyp 含量和肝组织中 MDA 含量显著降低（$P<0.05$），肝组织中 GSH、SOD 含量显著升高（$P<0.05$），肝组织纤维化程度明显降低。表明 PWE 对 CCl_4 诱导的大鼠肝纤维化具有良好的改善作用，其机制可能与抑制机体脂质过氧化有关。另有槟榔花茶对 SD 大鼠亚急性酒精性肝损伤是否有辅助保护作用的实验研究。结果：随槟榔花茶剂量增加，样品各剂量组大鼠血清中 AST、ALT、CHO、TBIL 和 LDL 值呈下降趋势，其中高剂量组与乙醇模型组间存在显著差异（$P<0.05$）。高剂量组能改善肝细胞脂肪变性，且肝脏病理总分显著低于模型对照组（$P<0.05$）。表明槟榔花茶对亚急性酒精性肝损伤有辅助保护功能。

【药效物质】

茯苓皮中主要含有三萜类化合物和多糖。三萜类主要分为羊毛甾烷三萜烯型和3，4-裂环羊毛甾烷三萜烯型。三萜类化合物具有广泛的药理活性，如利尿、抗溶血、抗菌、抗炎、抗病毒、降低胆固醇、杀软体动物和抗生育等。茯苓多糖类成分主要是 β-茯苓聚糖（约占93%），尚含有羧甲基茯苓多糖、木聚糖、茯苓次聚糖等。茯苓多糖具有保肝、降谷丙转氨酶、增强免疫、镇静、抗衰老、降血糖及抗肿瘤等作用，被广泛应用于中成药、保健食品、美容药膳，具有较好的开发前景。

槟榔含有生物碱，其主要活性成分为槟榔碱，还含有槟榔次碱、去甲基槟榔碱和去甲基槟榔次碱，以槟榔碱和槟榔次碱含量最高。广泛用于围手术期及术后胃肠功能紊乱、功能性消化不良患者及糖尿病胃轻瘫患者，还可用于抗氧化、抗炎镇痛等。

参考文献

［1］杨梅. 疏凿饮子治疗肝硬化腹水100例［J］. 山东中医杂志，1997(10)：16-17.

［2］蒋征奎，王学方. 茯苓皮水提物对四氯化碳诱导大鼠肝纤维化的改善作用［J］. 中国药房，2017，28(22)：3065-3068.

［3］苏林梁，黄业宇，冯丁山，等. 槟榔花茶对大鼠亚急性酒精性肝损伤的保护作用［J］. 现代食品科技，2017，33(6)：15-18，8.

［4］冯亚龙，赵英永，丁凡，等. 茯苓皮的化学成分及药理研究进展(I)［J］. 中国中药杂志，2013，38(7)：1098-1102.

［5］蒋志，陈其城，曹立幸，等. 槟榔及其活性物质的研究进展［J］. 中国中药杂志，2013，38(11)：1684-1687.

5. 茯苓、桂枝

茯苓、桂枝均治痰饮、水肿。茯苓甘淡而平，甘以健脾益气，淡以利水渗湿，补而不峻，利而不猛，理其生湿之源，又可补益心脾；桂枝辛甘而温，辛甘以助阳，甘温以化气，温阳通脉，化气利水，宜治阳虚之气化不利所致的水湿内停。茯苓与桂枝配伍，则桂枝得茯苓不发表而行水，茯苓得桂枝淡渗利水之功倍增，共同发挥利水渗湿的功效。

常见方剂苓桂术甘汤、五苓散、茯苓桂枝甘草大枣汤、桂苓五味甘草汤、柴胡加龙骨牡蛎汤等用此药对。

【历代文献】

茯苓、桂枝配伍出自苓桂术甘汤。《金匮要略·痰饮咳嗽病脉证并治》"心下有痰饮，胸胁支满，目眩，苓桂术甘汤主之""夫短气有微饮，当从小便去之，苓桂术甘汤主之"。《金匮要略论注》："若心下有痰饮，心下非即胃也，乃胃之上，心之下，上焦所属，唯其气受寒湿，阴邪冲胸及胁而为支满，支者，占定不去如痞状也。阴邪抑遏上升之阳，而目见玄色，故眩。苓桂术甘汤正所谓温药也。桂、甘之温化气，术之温健脾，苓之平而走下，以消饮气，茯苓独多，任以为君也。"《医宗金鉴》："《灵枢》谓心包络之脉动则病胸胁支满者，谓痰饮积于心包，其病则必若是也。目眩者，痰饮阻其胸中之阳，不能布精于上也。茯苓淡渗，逐饮出下窍，因利而去，故用以为君。桂枝通阳输水走皮毛，从汗而解，故以为臣。白术燥湿，佐茯苓消痰以除支满。甘草补中，佐桂枝建土以制水邪也。"《金匮要略心典》："苓桂术甘温中去湿，治痰饮之良剂也，是即所谓温药也。盖痰饮为结邪，温则易散，内属脾胃，温则能运耳。"

【临床疗效】

茯苓、桂枝配伍可用于治疗妇科肿瘤、不孕不育、眩晕、心悸等。采用桂枝茯苓胶囊治疗精索静脉曲张性不育症，有较好疗效。

【药理作用】

(1)利尿作用 将128只小鼠随机分为空白对照组、速尿组、茯苓组、桂枝组、茯苓桂枝组(1∶1)、茯苓桂枝组(2∶1)、茯苓桂枝组(1∶2)、茯苓桂枝组(4∶3)，连续5小时测定每小时的尿量。结果显示：茯苓桂枝药对具有利尿作用，二药配伍可增加小鼠尿量，且不同时间段尿量及总尿量均有差异，类似速尿作用，且作用更为持久。结论表明：茯苓、桂枝按一定比例配伍后能明显增加利尿作用，相较于单味用药效果更好，且利尿作用最佳，配伍比例为茯苓桂枝(2∶1)。

(2)保护心肌作用 将60只SPF级大鼠随机分为正常组、模型组、茯苓组、桂枝组、茯苓桂枝组和心得安组，采用慢性心肌缺血造模。观察造模前后和给药后心电图S-T段变化，测血清中乳酸脱氢酶(LDH)、肌酸激酶(CK)和肌酸激酶同工酶(CK-MB)水平，心脏组织病理变化。结果茯苓桂枝组能够降低S-T段电压($P<0.01$)，有效降低血清中CK、CK-MB、LDH含量，有显著性差异($P<0.01$)，病理组织观察与模型组相比有较大改善，表现为纹理清晰，肌纤维排列整齐等，心得安组与正常组相比无显著差异。结论表明，茯苓桂枝药对对大鼠慢性心肌缺血有改善作用，并且较单味药效果更好。

【药效物质】

桂枝主要含有桂皮醛等挥发性成分、桂皮酸等有机酸类及香豆素类成分，具有抑菌、抗炎、抗过敏、抗肿瘤、抗病毒、利尿、扩张血管、促进发汗、降压、解热、解痉镇痛、镇静、抗惊厥、抗血小板聚集、抗凝血等作用。

桂枝及桂枝醛具有降温、解热作用，桂枝油有健胃、利尿、止咳等作用，桂皮醛有镇痛、镇静等作用，而茯苓多糖能增强免疫功能，且具有较好的预防肾结石形成的作用，茯苓对胃溃疡有降低胃液分泌的作用。该药对的温阳化气、利水化饮功效可能与其利尿、强心、镇痛等药理作用相关。

参考文献

[1]杜宝俊，闫朋宣，罗然，等. 桂枝茯苓胶囊治疗精索静脉曲张性不育症60例临床观察[J]. 中医杂志，2014，55(4)：311-314.

[2]刘新，马成，盛萍，等. 茯苓与桂枝配伍对小鼠利尿的实验研究[J]. 新疆中医药，2009，27(5)：45-48.

[3]刘锷，黄芳，薛大权，等. 茯苓-桂枝药对对慢性心肌缺血大鼠的影响[J]. 湖北中医药大学学报，2016，18(2)：5-8.

[4]郑艳，杨秀伟. 中药材规范化种植茯苓化学成分研究[J]. 中国现代中药，2017，19(1)：44-50，63.

6. 金钱草、威灵仙

金钱草、威灵仙均味咸，归膀胱经，咸能软坚散结。金钱草性寒，善清肝胆之火，除下焦湿热，甘淡渗泄，善消结石，尤宜治疗石淋；威灵仙辛散温通，性猛善走，通行十二经脉，祛风通络，为治风湿痹痛之要药。金钱草与威灵仙配伍，既能增祛湿通络止痹之力，又能疏肝利胆排石，共奏祛湿利尿通淋之功。

常见方剂瘀滞型胆石汤等用此药对。

【历代文献】

金钱草、威灵仙配伍见于瘀滞型胆石汤。《外伤科学》："胆绞痛或单纯性胆囊炎（瘀滞型）。"《安徽药材》："金钱草治膀胱结石。"《本草纲目拾遗》："葛祖方去风散毒。煎汤洗一切疮疥。"《本草求原》："金钱草祛风湿，止骨痛。浸酒舒筋活络，止跌打闪伤(痛)，取汁调酒更效。"《开宝本草》："威灵仙主诸风，宣通五脏，去腹内冷气，心膈痰水久积，癥瘕痃癖气块，膀胱蓄脓恶水，腰膝冷痛及疗折伤。久服之，无瘟疫疟。"《本草汇言》："大抵此剂宣行五脏，通利经络，其性好走，亦可横行直往，追逐风湿邪气，荡除痰涎冷积，神功特奏。"

【临床疗效】

金钱草、威灵仙配伍可用于治疗胆结石、泌尿系结石。

采用金威汤治疗泌尿系结石，选取36例门诊就诊患者，B超诊断为泌尿系结石，其中男性26例，女性10例，金钱草清热利水、通淋消肿，有显著的利尿排石作用；威灵仙辛咸，性猛且急，善走而不守，宣通十二经脉，可利尿，且可促进局部肌肉松弛，通经止痛，二者合用，有助于结石排出。芒硝可泻下、软坚、清热；核桃仁，可治尿路结石，有排石之功。体虚者加黄芪、牛膝以补中益气，增强机体利尿排石作用。全方配伍，可清热利水通淋，止痛软坚排石。

【药效物质】

金钱草全草含有黄酮类、酚类、内酯类、鞣质、甾醇、胆碱、氨基酸、挥发油等成分，具有利尿、利胆、抗炎、镇痛、抑制结石形成和免疫抑制等多种药理作用。

威灵仙的化学成分可分为挥发性成分和非挥发性成分两大类，主要有三萜皂苷、黄酮、木脂素、香豆素、生物碱、挥发油、甾体、有机酸、大环化合物及酚类等。威灵仙具有镇痛抗炎、抗肿瘤、降血糖、降血压和保肝等作用，其中含有的皂苷类物质具有抗肿瘤、抗炎和治疗急性早幼粒细胞白血病的作用，所含原白头翁素和白头翁素有显著的抗菌、镇痛和抗肿瘤活性，齐墩果酸有抗炎、抗菌、强心、利尿和抗肿瘤作用。

金钱草具有显著的抑制结石形成的作用，而威灵仙中所含的原白头翁素和白头翁素有显著的抗菌、镇痛作用，可镇痛舒缓，二者并用有助于局部肌肉松弛，抑制结石形成和帮助结石排出。

参考文献

［1］翟本超．自拟金威汤治疗泌尿系结石36例［J］．四川中医，2010(11)：89．

［2］梁颖，孙阳，毕克滨，等．利胆排石汤对胆结石小鼠脂类代谢及肝组织 B-UGT 活性的影响［J］．中医药信息，2008，(6)：77-79．

［3］李军，蔡泓，王君明，等．金钱草化学成分、药理作用及临床应用［J］．中国老年学杂志，2017，37(24)：6262-6264．

［4］阎山林，陈丽佳，李正翔，等．威灵仙的化学成分及生物活性的研究进展［J］．天津药学，2016，28(2)：48-52．

7. 虎杖、金钱草

虎杖、金钱草均入肝、胆经，药性寒凉，均能清利肝胆湿热而退黄，外敷均能治疗痈肿疮毒，毒蛇咬伤。然虎杖苦寒，善清肝胆之火，清热利湿，治湿热蕴结膀胱之小便涩痛，淋浊带下；金钱草甘淡渗利，偏走下焦，能利尿通淋，咸能软坚散结，化坚排石，为排石通淋之要药。虎杖、金钱草配伍，既能清热利湿，又能软坚散结、利石通淋，共同发挥利湿退黄、消肿解毒的功效。

常见方剂利胆排石汤、虎杖金钱草茶等用此药对。

【历代文献】

虎杖、金钱草配伍出自利胆排石汤。《古今中医效验秘方宝典》："主湿热内蕴，积久成石。"《药性论》谓虎杖："治大热烦躁，止渴，利小便，压一切热毒。"《滇南本草》："虎杖，攻诸肿毒，止咽喉疼痛，利小便，走经络。治……五淋白浊，痔漏疮痈，妇人赤白带下。"《本草述》："虎杖之主治，其行血似与天名精类，其疗风似与王不留行类，前哲多谓其最解暑毒，是则从血所生化之原以除结热，故手厥阴之血脏与足厥阴之风脏，其治如鼓应桴也。方书用以疗瘟病者，同于诸清热之味，以其功用为切耳。然于他证用之亦鲜，何哉？方书用以治淋，即丹溪疗老人气血受伤之淋，亦以为要药，于补剂中用之矣。谓虚人服之有损者，与补剂并行，其庶几乎？"《广东中药》："金钱草能平肝火，利水，通淋，清湿热。"《安徽药材》："金钱草治膀胱结石。"

【药理作用】

（1）治疗肝总管狭窄 将21只中国大白兔随机分为3组，柴胡组、金钱草组、虎杖组，雌雄不拘，将兔离体肝总管置入37℃ 10mL恒温麦氏浴皿 krebs 液中，采用BL-

420 生物信号记录系统，描记肝总管收缩张力曲线。结果显示水煎剂柴胡、金钱草可增强兔肝总管平滑肌收缩张力（$P<0.01$ 或 $P<0.05$）；柴胡增加肝总管张力作用约为金钱草的 6.62 倍；而虎杖使肝总管活动降低（$P<0.05$ 或 $P<0.01$）。结论：虎杖松弛肝总管，保持胆道通畅，而柴胡、金钱草可加强肝总管的收缩作用，促进肝总管蠕动，药物互相配合使肝总管收缩、舒张，利于胆汁的排出，具有良好的治疗效果。

【药效物质】

虎杖含有多种活性成分，具有广泛的药理活性。虎杖中主要含有蒽醌类、二苯乙烯类、黄酮类、香豆素类以及一些脂肪酸类化合物，具有多种药理作用，包括抗炎、抗病毒、抗菌、调血脂、抗血栓、改变血流变、扩张血管、保护心肌、抗氧化、抗肿瘤，改善阿尔茨海默病以及预防艾滋病等作用。

金钱草全草含有黄酮类、酚类、内脂类、鞣制、甾醇、胆碱、氨基酸、挥发油等化学成分，具有利尿、利胆、抗炎、镇痛、抑制结石形成和免疫抑制等作用。

参考文献

［1］白玉珣．金虎汤治疗急慢性胆囊炎86例［J］．陕西中医，2001，22（9）：527-527.

［2］张启荣，黎媛．柴胡、金钱草、虎杖对兔肝总管的影响［J］．中国中医药科技，2015，22（1）：44-45.

［3］时圣明，潘明佳，王文倩，等．虎杖的化学成分及药理作用研究进展［J］．药物评价研究，2016，39（2）：317-321.

［4］李军，蔡泓，王君明，等．金钱草化学成分、药理作用及临床应用［J］．中国老年学杂志，2017，37（24）：6262-6264

8. 茵陈、栀子

茵陈、栀子均为苦寒之品。茵陈味苦性凉，善于清利中焦脾胃之湿热，为治疗黄疸之专药；栀子苦寒清降，能清热泻火、疏导三焦水道，入血分能清热凉血。茵陈与栀子配伍，导湿热从小便而去，共同发挥清热利湿退黄的功效。

常见方剂茵陈蒿汤、栀子大黄汤、茵陈栀子黄连三物汤、通泰丸、茵陈玉露饮等用此药对。

【历代文献】

茵陈、栀子配伍出自茵陈蒿汤。《伤寒论·辨阳明病脉证并治》："伤寒七八日，身黄如橘子色，小便不利，腹微满者，茵陈蒿汤主之。""阳明病，发热汗出者，此为热越，不能发黄也。但头汗出，身无汗，剂颈而还，小便不利，渴饮水浆者，此为瘀热在里，身必发黄，茵陈蒿汤主之。"《金匮要略·黄疸病脉证并治》："谷疸之为病，寒热不食，食即头眩，心胸不安，久久发黄，为谷疸，茵陈蒿汤主之。"《伤寒溯源集》："茵陈性虽微寒，而能治湿热黄疸，及伤寒滞热，通身发黄，小便不利。栀子苦寒，泻三焦火，除胃热时疾黄病，通小便，解消渴、心烦懊忱、郁热结气、更入血分……故为阳明发黄之首剂云。"《伤寒来苏集》："太阳、阳明俱有发黄症……症在阳明之里，当泻之于内，故立本方，是逐秽法。茵陈秉北方之色，经冬不凋，傲霜凌雪，历编冬寒之气，故能除热邪留结。佐栀子以通水源……肠胃无伤。仍合'引而竭之'之义，亦阳明利水之奇法也。"

【药效物质】

茵陈的植物来源为菊科蒿属植物滨蒿或茵陈蒿的干燥地上部分，滨蒿和茵陈蒿中含有多种化学成分，包括香豆素、黄酮、色原酮、有机酸、烯炔、三萜、甾体和醛酮。茵陈中多种成分具有利胆保肝作用，其中含有的化合物还有抗心绞痛、扩张脑血管、舒张气管平滑肌以及抗炎镇痛的作用。此外，滨蒿和茵陈蒿均含大量挥发油成分，其中一些具有很好的利胆活性。

栀子中主要有效成分为环烯醚萜苷、有机酸以及色素。临床常用于治疗热病心烦、高热烦躁、湿热黄疸、小便短赤、热淋、血淋、血热出血、痈肿疮毒，以及外用治疗扭挫伤痛等。其中栀子苷具有抗炎、解热、利胆的作用，京尼平苷是抗炎和治疗软组织损伤的主要成分，栀子中的主要有机酸酯类成分绿原酸具有显著的抗炎活性。熊果酸具有明显的镇静和降温作用。藏红花素是西红花、栀子中共有的色素类成分，广泛用于食品添加剂，又具有去黄疸、利胆及明显的降血脂作用。栀子及其有效成分在消化系统、心脑血管系统、中枢神经系统，以及抗肿瘤方面具有广泛的药理作用。

参考文献

[1]谢韬，梁敬钰，刘净．茵陈化学成分和药理作用研究进展[J]．海峡药学，2004，(1)：8-13．

[2]那莎，郭国田，王宗殿，等．栀子及其有效成分药理研究进展[J]．中国中医药信息杂志，2005，12(1)：90-92．

[3]王韵，赵亮，柴逸峰，等．RP-HPLC法同时测定茵陈蒿汤中14个成分[J]．药物分析杂志，2017，37(3)：393-401．

9. 萹蓄、瞿麦

萹蓄、瞿麦均具苦寒之性，为临床常用的利尿通淋之品。萹蓄苦寒沉降，善走气分，归膀胱经，能清膀胱湿热而利尿通淋，长于除下焦之湿热，偏治小便不利之热淋；瞿麦苦寒力猛，善走血分，归心、小肠经，性主滑利，善清心与小肠之火，利小便而导热下行，长于治疗小便淋涩赤痛之血淋。萹蓄与瞿麦配伍，导热下行，利尿通淋之效倍增，兼有化瘀通经之效。

常见方剂八正散、清热解毒汤、清热利湿汤、清肝利湿汤、三金排石汤等用此药对。

【历代文献】

萹蓄、瞿麦配伍出自八正散。《太平惠民和剂局方》："治大人、小儿心经邪热，一切蕴毒，咽干口燥，大渴引饮，心忪面热，烦躁不宁，目赤睛疼，唇焦鼻衄，口舌生疮，咽喉肿痛。又治小便赤涩，或癃闭不通，及热淋、血淋，并宜服之。"《医方集解》："此手足太阳、手少阳药也……瞿麦、萹蓄，降火通淋，此皆利湿而兼泻热者也……虽治下焦而不专于治下，必三焦通利，水乃下行也。"《医略六书》："热结膀胱，不能化气而水积下焦，故小腹硬满，小便不通焉……瞿麦清热利水道，木通降火利小水，萹蓄泻膀胱积水……为散，灯心汤煎，使热结顿化，则膀胱肃清而小便自利，小腹硬满自除矣。此泻热通闭之剂，为热结溺闭之专方。"

【药效物质】

萹蓄中含有多种化学成分如黄酮类、酚酸类、苯丙素类、糖类、氨基酸以及多种常量和微量元素等。研究发现，萹蓄煎剂具有利尿作用，萹蓄的水、丙酮、氯仿、乙醇提取物对革兰阳性菌和革兰阴性菌均有抑制作用，萹蓄甲醇提取物具有显著的抗小鼠肝纤维化作用，萹蓄乙醇提取物冻干粉可清除超氧阴离子自由基、羟基自由基和抗脂质过氧化，具有抗氧化作用。此外，萹蓄中的有效成分还具有对抗血小板聚集、降压及抗癌作用。

瞿麦的化学成分主要为黄酮类和皂苷类物质。研究发现，从瞿麦的地上部分可分离得到8种黄酮化合物以及环肽类化合物。相关研究表明，黄酮具有抗氧化、抗癌、降血压、调血脂等药理作用，对延缓人类的衰老、抗肿瘤具有重要的意义。

参考文献

[1]徐燕，李曼曼，刘增辉，等．萹蓄的化学成分及药理作用研究进展[J]．安徽农业大学学报，2012，39(5)：812-815.

[2]高晗，郭东会，张显忠，等．黑曲霉发酵法辅助提取瞿麦黄酮及抗氧化活性研究[J]．安徽农业科学，2017，45(32)：142-143，220.

10. 薏苡仁、麻黄

薏苡仁、麻黄均为利水之品。薏苡仁甘淡性凉，淡以渗利，凉以清热，入脾胃能健脾利湿，脾健则湿不内生，药性和缓，善清利湿热，又能清热排脓，舒筋脉，和拘挛；麻黄辛开苦降，善于宣通上焦肺气，气畅则湿易化，入肺与膀胱经，上宣肺气可使肌肤水湿从毛窍而散，通调水道，下输膀胱以助利尿之力，温以散寒，温通四肢经脉。薏苡仁与麻黄配伍，既能使留恋于气分或经络之湿热随气而上下分消，又可发汗解表，宣肺平喘，可谓一上一下，一温一凉，共同发挥利水消肿、通经除痹的功效。

常见方剂麻杏苡甘汤、薏苡仁汤、薏苡仁散、防风汤等用此药对。

【历代文献】

薏苡仁、麻黄配伍出自麻杏苡甘汤。《金匮要略·痉湿暍病脉证治》："病者一身尽痛，发热，日晡所剧者，名风湿。此病伤于汗出当风，或久伤取冷所致也。可与麻黄杏仁薏苡甘草汤。"《金匮要略心典》："此亦散寒除湿之法。日晡所剧，不必泥定肺与阳明，但以湿无来去，而风有休作，故曰'此名风湿'。然虽言风，而寒亦在其中，观下文云'汗出当风'，又曰'久伤取冷'，意可知矣。盖痉病非风不成，湿痹无寒不作，故以麻黄散寒，薏苡除湿，杏仁利气，助通泄之用，甘草补中，予胜湿之权也。"

【药效物质】

薏苡仁的主要活性成分包括酯类、不饱和脂肪酸类、糖类及内酰胺类等，薏苡仁及其化学活性成分具有抗肿瘤、提高免疫力、降血糖等作用。薏苡仁抗肿瘤作用的机制主要包括抑制肿瘤血管的形成、促进细胞凋亡和抑制细胞增殖、对酶的抑制调节等几个方面。以薏苡仁中酯类为主要有效成分的 KLT 及 coixan 具有提高机体免疫力的作用。此外，薏苡仁还具有降糖降脂、镇痛抗炎等功效。

麻黄主要成分为麻黄碱，并含少量伪麻黄碱、挥发油、黄酮类化合物、麻黄多糖。麻黄碱具有松弛支气管平滑肌、兴奋心脏、收缩血管、升高血压及兴奋中枢神经系统等作用，伪麻黄碱有显著的利尿作用，麻黄挥发油有发汗作用，且对流感病毒有抑制作用。

参考文献

[1]李苗，曾梦楠，张贝贝，等．麻黄水煎液及拆分组分对肾阳虚水肿大鼠的影响[J]．中国实验方剂学杂志，2017，23(23)：91-96.

[2]吴岩，原永芳．薏苡仁的化学成分和药理活性研究进展[J]．华西药学杂志，2010，25(1)：111-113.

[3]周竹琇．中药配伍对麻杏薏甘汤中苦杏仁苷含量的影响[J]．临床合理用药杂志，2017，10(27)：94-96.

11. 海金沙、金钱草

海金沙、金钱草均具甘咸寒凉之性。海金沙入小肠经、膀胱经，甘淡利尿，寒以清热，其性沉降，善泄小肠膀胱经血分伏热，功专利尿通淋止痛，为治诸淋之要药；金钱草甘淡渗利，咸以软坚散结，化坚排石，为排石通淋之要药。海金沙与金钱草配伍，既能利水通淋，又能清热解毒，共同发挥利尿通淋的功效。

常见方剂三金排石汤、肾石通冲剂、金海排石汤等用此药对。

【历代文献】

海金沙、金钱草配伍见于三金排石汤。《效验秘方》：主治泌尿系结石。海金沙、金钱草配伍鸡内金，习称"三金"，是治疗结石的常用药物。《施今墨对药》："金钱草、海金沙伍用，善治膀胱结石，输尿管结石，若与车前草、旱莲草参合，其功益彰。也可用于治疗肾结石，但须与鱼枕骨、石韦合用，才有良效。又可用于治疗胆道结石症，应与茵陈、柴胡、栀子伍用，其效才著。"《常用中药药对分析与应用》："岳美中以金钱草、海金沙配伍为基础，创制三金二石汤，治疗泌尿系统结石属下焦湿热者，疗效确切。"

【药效物质】

海金沙主要成分包括挥发油类、黄酮类、酚酸类、苯丙素类、萜类、甾类和脂肪酸类等。其中，海金沙中的反式对香豆酸具有利胆作用，水提液和醇提液具有降血糖作用，还有防治尿结石、抗氧化、抗菌等作用。

金钱草全草含有黄酮类、酚类、内酯类、鞣制、甾醇、胆碱、氨基酸、挥发油等化学成分，具有利尿、利胆、抗炎、镇痛、抑制结石形成和免疫抑制等作用。

[1]黄亮辉，苏琪，赵婷婷，等.海金沙的化学成分及药理活性研究进展[J].中药材，2011，34（1）：150-154.

[2]李军，蔡泓，王君明，等.金钱草化学成分、药理作用及临床应用[J].中国老年学杂志，2017，37（24）：6262-6264.

12. 薏苡仁、白蔻仁、杏仁

薏苡仁、白蔻仁、杏仁均有化湿的功效。杏仁味苦性温，善于宣利上焦肺气，肺主一身之气，气行则湿亦化；白蔻仁辛温香窜，芳香化湿，功专于温暖脾胃，行气宽中，畅中焦之脾气；薏苡仁甘淡性凉，上清肺金之热，下利肠胃之湿，渗湿利水，使湿热从下焦而去，又能健脾，脾健则湿不内生。薏苡仁、白蔻仁、杏仁三药配伍，宣上、畅中、渗下，使湿热之邪从三焦分消，共同发挥宣畅气机、清利湿热的功效。

常见方剂三仁汤、藿朴夏苓汤等用此药对。

【历代文献】

薏苡仁、白蔻仁、杏仁配伍出自三仁汤。《温病条辨》："头痛恶寒，身重疼痛，舌白不渴，脉弦细而濡，面色淡黄，胸闷不饥，午后身热，状若阴虚，病难速已，名曰湿温。汗之则神昏耳聋，甚则目瞑不欲言，下之则洞泻，润之则病深不解。长夏深秋冬日同法，三仁汤主之。"《方剂学》："故治疗之法，惟宜宣畅气机、清热利湿。方中杏仁宣利上焦肺气，气行则湿化；白蔻仁芳香化湿，行气宽中，畅中焦之脾气；薏苡仁甘淡性寒，渗湿利水而健脾，使湿热从下焦而去。三仁合用，三焦分消，是为君药。滑石、通草、竹叶甘寒淡渗，加强君药利湿清热之功，是为臣药。半夏、厚朴行气化湿，散结除满，是为佐药。综观全方，体现了宣上、畅中、渗下，三焦分消的配伍特点，气畅湿行，暑解热清，三焦通畅，诸症自除。"

【药效物质】

薏苡仁的主要活性成分包括酯类、不饱和脂肪酸类、糖类及内酰胺类等，薏苡仁及其化学活性成分具有抗肿瘤、提高免疫力、降血糖等作用。薏苡仁抗肿瘤作用的机制主要包括抑制肿瘤血管的形成，促进细胞凋亡和抑制细胞增殖，对酶的抑制调节等几个方面。以薏苡仁中酯类为主要有效成分的 KLT 及 coixan 具有提高机体免疫力的作用。此外，薏苡仁还具有降糖降脂、镇痛抗炎等功效。

白豆蔻所含挥发油的主要成分为 1，8-桉叶油素、柠檬烯、4-松油醇等。豆蔻芳香，能和胃降逆止呕，可用于治疗多种呕吐，且能化湿行气，暖胃，用于治疗胃寒湿阻气滞导致的呕吐最为适宜，且疗效也最佳。

杏仁主要有镇咳、平喘作用，其活性成分苦杏仁苷内服后，可使呼吸运动趋于平稳，从而达到镇咳平喘的作用。此外，苦杏仁苷还具有抗氧化、清除自由基的作用，还有抗肿瘤活性。对苦杏仁中已知的杏仁蛋白、精油以及黄酮类成分的药理活性研究甚少，已知黄酮类化合物普遍具有抗氧化、抗衰老、抗病毒、抗炎镇痛、抗癌抗肿瘤、抗骨质疏松、血管舒张等功能。

参考文献

[1]吴岩，原苡芳．薏苡仁的化学成分和药理活性研究进展[J]．华西药学杂志，2010，25(1)：111-113.

[2]马兴苗．补骨脂与白蔻仁有效部位的制备及抗肿瘤增效作用研究[D]．南京：南京中医药大学，2013.

[3]杨国辉，魏丽娟，王德功，等．中药苦杏仁的药理研究进展[J]．中兽医学杂志，2017(4)：75-76.

13. 茯苓、土茯苓

茯苓、土茯苓均为甘淡性平之品。茯苓甘淡补渗，作用和缓，专于利水渗湿，健脾和胃，利水而不伤正，补脾而不助邪，为利水消肿之要药；土茯苓甘淡降泄，善于解毒除湿，泄浊。茯苓与土茯苓配伍，既能增强利水渗湿健脾之力，又能消肿散结，通利关节，共奏清热解毒、利尿祛湿之效。

常见方剂二苓化毒汤、土茯苓汤等用此药对。

【历代文献】

茯苓、土茯苓配伍出自二苓化毒汤，《辨证录》："人有生杨梅疮，遍体皆烂，疼痛非常，人以为毒气之在皮肤也，谁知是血虚而毒结于皮肤耳。夫杨梅之疮，发于骨髓之中，毒在骨难于医疗，毒在皮肤，似易于施治矣。然毒未出于皮肤，其毒蕴藏，泻骨中之毒，可从下而外泄。毒已出于皮肤，其毒开张，敛肌中之毒，不可由表而入。攻得其法则易泄散，未得其法则转横也。故治之法补其血，泻其毒，引之而尽从小便而出，始得其治法耳。方用二苓化毒汤。"《世补斋医书》："茯苓一味，为治痰主药，痰之本，水也，茯苓可以行水。痰之动，湿也，茯苓又可行湿。"《药性赋》："其用有六：利窍而除湿，益气而和中，小便多而能止，小便塞而能通，心惊悸而能保，津液少而能生。"《本草纲目》："土茯苓，有赤白二种，入药用白者良。按《中山经》云，鼓镫之山有草焉，名曰荣草，其叶如柳，其本如鸡卵，食之已风，恐即此也……土茯苓能健脾胃，去风湿，脾胃健则营卫从，风湿去则筋骨利。"

【临床疗效】

茯苓、土茯苓配伍可用于治疗肿瘤、肾病、带下病等。

运用中医传承辅助平台管理系统，对丁学屏教授诊治水瘀交互证糖尿病肾病的临证经验及用药规律进行探讨。共纳入糖尿病肾病水瘀交互证患者17例，分析显示，高频药物有土茯苓、茯苓、牛膝、防己、黑大豆等，常用药物出现频次前三位的分别是土茯苓、茯苓、牛膝。土茯苓味甘淡性平，归肝、胃经，甘淡渗利，解毒除湿；茯苓味甘淡性平，归心、脾、肾经，利水渗湿，健脾安神；牛膝味苦酸甘，性平，归肝、肾经，具有补肝肾、强筋骨、利尿通淋、活血痛经、引药下行等功效。

【药理作用】

抗肿瘤作用　国产茯苓菌核提取的茯苓素(Poriatin，三萜类混合物)体外对小鼠白血病 L1210 细胞的 DNA 有明显不可逆的抑制作用，抑制作用随着剂量的增大而增强；

对艾氏腹水癌、肉瘤 S180 有显著的抑制作用，对小鼠 Lewis 肺癌的转移也有一定的抑制作用。近代研究表明，土茯苓对宫颈癌培养株系 JTC-26 有抑制作用，抑制率在 90% 以上。

【药效物质】

茯苓中主要含茯苓三萜和茯苓多糖等成分，主要生物活性物质是羊毛脂烷型三萜。现有研究结果表明，茯苓具有多方面的药理作用，如调节免疫功能、抗肿瘤、抗炎、抗衰老等。茯苓提取物及含有的猪苓酸 C 具有增强巨噬细胞产生集落刺激因子的作用，有望治疗白细胞下降。

土茯苓中含多种化学成分，包括糖类、有机酸类、苯丙素类、黄酮和黄酮苷类、甾醇类、皂苷类及挥发油等。研究发现，土茯苓可以治疗痛风性关节炎，对心脑血管系统具有保护作用，此外还具有细胞免疫抑制、利尿、镇痛、保护实验性肝损伤和抗肿瘤等作用。

参考文献

[1]陆施婷，陈清光，徐佩英，等 . 基于中医传承辅助平台探讨丁学屏名中医诊治糖尿病肾病的用药规律[J]. 新中医，2017，49(4)：203-207.

[2]许津，吕丁，钟启平，等 . 茯苓素对小鼠 L1210 细胞的抑制作用[J]. 中国医学科学院学报，1988，10(1)：45-49.

[3]李强 . 土茯苓现代研究概述[J]. 中国药业，2008，17(14)：76-78.

[4]郑艳，杨秀伟 . 中药材规范化种植茯苓化学成分研究[J]. 中国现代中药，2017，19(1)：44-50，63.

[5]王建平，张海燕，傅旭春 . 土茯苓的化学成分和药理作用研究进展[J]. 海峡药学，2013，25(1)：42-44.

14. 金钱草、姜黄

金钱草、姜黄均归肝经，均可利湿。金钱草甘以淡渗，咸以软坚，能清肝胆之火，除下焦湿热，善消结石，利尿通淋，为石淋之要药。姜黄辛散，苦燥温通，外散寒湿，内行气血，善除肢体风湿痹痛。金钱草与姜黄配伍，一寒一温，共奏利尿通淋之功。

常见方剂排石汤、瘀滞型胆石汤、肝豆汤等用此药对。

【历代文献】

金钱草、姜黄配伍见于排石汤，《古今名方》："肝胆管结石，总胆管结石，胆囊结石，胆道术后残余结石，胆道泥沙样结石等。"《安徽药材》："金钱草治膀胱结石。"《广东中药》："金钱草能平肝火，利水，通淋，清湿热。"《本草蒙筌》："姜黄主心服结气，并症忤积气作膨；治产血攻心，及扑损瘀血为痛。更消痈肿，仍通月经。"《本草纲目》："治风痹臂痛。"

【临床疗效】

金钱草、姜黄配伍可用于治疗肝胆结石、胆囊炎等。

采用调中清肝饮治疗肝内胆管结石，选取 46 例患者，上述病例均出现不同程度胁肋胀满疼痛，有的病例出现胸痛掣背，偶见脘腹胀痛及黄疸等症状。中医多认为本病系肝阴亏耗，邪火炽盛，煎灼精津而成。故其外在表现多为胁痛或黄疸，其病位在肝，且与脾、胃、肾有关。以养肝柔肝、和中散结为治法，方中姜黄、金钱草可利胆散结止痛，沉香暖肾益君火，人参益真阴、固元气，柴胡、白芍疏肝柔肝，黄芪、焦山楂健脾消积，黄芪配枣皮、白芍、粉丹皮、焦栀子调补肝阴而平相火，再加上蜈蚣、郁金，诸药合用，共奏柔肝疏肝、健脾和中、行气散结之功。

【药理作用】

保护神经细胞作用　将 72 只雄性 TX 小鼠随机分为正常对照组、模型组，以及基于"6 因子 11 水平表"均匀设计法的 11 个药物组，建立 Wilson 病小鼠模型，采用多元逐步回归分析法优选肝豆汤中 6 种药物（大黄、姜黄、黄连、泽泻、金钱草、三七）进行配伍。采用 Western blot 法以及等离子质谱法分别测定细胞凋亡相关蛋白 Bcl-2、Bax 和血清、脑组织铜含量。结果显示与对照组比较，TX 小鼠脑组织中 Bcl-2 表达水平显著降低（$P<0.05$），Bax 蛋白表达水平明显升高（$P<0.05$），脑组织铜含量显著升高（$P<0.05$），血清铜含量显著降低（$P<0.05$）。结论：肝豆汤中大黄、姜黄、黄连、泽泻、金钱草配伍组合，可通过多靶点保护 TX 小鼠神经细胞；三七在保护 TX 小鼠神经细胞过程中未发挥明显作用。

【药效物质】

金钱草全草含有黄酮类、酚类、内脂类、鞣制、甾醇、胆碱、氨基酸、挥发油等化学成分。

姜黄主要生物活性成分为姜黄素类和挥发油。其中，姜黄素是中药姜黄的主要成分，属于二苯基庚烃类，有酚性与非酚性之分，有重要的经济价值和广泛的药理作用，如抗氧化、抗炎、抗动脉粥样硬化、降血脂等。前者具有降血脂、抗凝、抗氧化、利胆、抗癌等作用，后者主要有抗炎、抗菌以及止咳作用。姜黄素类通过诱导恶性肿瘤细胞分化、诱导肿瘤细胞凋亡及对肿瘤生长各期的抑制效应来发挥抗癌作用，目前临床应用十分广泛。

参考文献

［1］雒洪建. 调中清肝饮治疗肝内胆管结石 46 例［J］. 陕西中医，2003，24（7）：590-591.

［2］汪世靖，赵雯，陈林，等. 均匀设计法优选肝豆汤的效应中药配伍-以 TX 小鼠神经细胞内 Bcl-2、Bax 蛋白表达水平及血清和脑组织中铜含量为指标［J］. 安徽中医药大学学报，2015，34（5）：69-74.

［3］李军，蔡泓，王君明，等. 金钱草化学成分、药理作用及临床应用［J］. 中国老年学杂志，2017，37（24）：6262-6264.

［4］韩婷，宓鹤鸣. 姜黄的化学成分及药理活性研究进展［J］. 解放军药学学报，2001，17（2）：95-97.

15. 金钱草、紫草

金钱草、紫草均为甘咸性寒之品。金钱草有良好的利湿退黄及排石通淋的作用，善治肝胆结石及黄疸，并有解毒消肿之效，用于恶疮肿毒，毒蛇咬伤；紫草味甘性寒，专入心肝二经血分，能清热解毒，凉血散瘀，透疹消斑。金钱草、紫草配伍，共奏清热凉血、解毒消肿之功。

常见方剂宁肝汤等用此药对。

【历代文献】

金钱草、紫草配伍见于宁肝汤，《中原医刊》："急性黄疸型病毒性肝炎。"《百草镜》："治跌打损伤，疟疾，产后惊风，肚痛，便毒，痔漏；擦鹅掌风；汁漱牙疼。"《采药志》："金钱草治脑漏，白浊热淋，玉茎肿痛，捣汁冲酒吃。"《本草纲目拾遗》："葛祖方：去风散毒。煎汤洗一切疮疥。"《现代实用中药》："解热，镇咳，止渴，止血，利尿。治小儿痫热，疳病，瘰疬；研汁点暴赤眼；以盐揉贴肿毒并风癣。"《民间常用草药汇编》："鲜草捣汁外敷撑耳寒。"《本草纲目》："紫草，其功长于凉血活血，利大小肠。故痘疹欲出未出，血热毒盛，大便闭塞者用之，已出而紫黑便闭者亦可用。若已出而红活，及白陷大便利者，切宜忌之。"

【临床疗效】

金钱草、紫草配伍可用于治疗肝炎、黄疸等。

采用宁肝汤治疗 50 例急性黄疸病毒性肝炎患者。紫草、鱼腥草具有抗病毒的作用；金钱草、龙胆草、甘草等具有清热消肿、通淋利胆的作用。除鱼腥草外，均入肝经，共奏清热化湿、疏肝利胆之效。

【药理作用】

抗炎作用　金钱草对组胺引起的小鼠血管通透性增加，巴豆油所致小鼠耳肿胀及大鼠棉球肉芽肿具有显著的抑制作用，同时证明金钱草抗感染的有效成分为总黄酮和酚酸物。研究表明，紫草素能降低晚期 II 型胶原诱导的关节炎小鼠的关节炎评分，紫草素免疫干预阻止了软骨破坏，降低了髌骨及邻近滑膜组织的 Th1 型细胞因子和 IL-6 的 mRNA 水平，其机制可能为紫草素通过抑制 Th1 细胞因子的表达发挥了抗炎的作用。

【药效物质】

金钱草全草含有黄酮类、酚类、内脂类、鞣制、甾醇、胆碱、氨基酸、挥发油等化学成分。

紫草的化学成分主要为萘醌类、单萜苯酚及苯醌类、酚酸及其盐类、生物碱类、脂肪族及酯类化合物等，紫草素类化合物是紫草的主要药效成分。紫草素对于一些病原体如金黄色葡萄球菌、白色葡萄球菌等有抑制作用，还有抗炎、抗氧化作用。另外，紫草在抑菌、抗炎、抗病毒、保肝、抗氧化、抗肿瘤和免疫调节方面也展示了多种药理活性，鉴于其相关药理作用，紫草的提取物及其活性成分有可能开发为治疗癌症、皮肤病、免疫缺陷等多种疾病的药物。

参考文献

[1]李敦辉.宁肝汤治疗急性黄疸型肝炎 50 例[J].中原医刊，1983(3)：47.

[2]顾丽贞，张百舜，南继红，等.四川大金钱草与广金钱草抗炎作用的研究[J].中

药通报，1988，13（7）：40-42，63.

[3]代巧妹，王金凤，张凤山．紫草素对晚期胶原性关节炎的作用研究[J].哈尔滨医科大学学报，2009，43（9）：48-51.

[4]李军，蔡泓，王君明，等．金钱草化学成分、药理作用及临床应用[J].中国老年学杂志，2017，37（24）：6262-6264.

[5]詹志来，胡峻，刘谈，等．紫草化学成分与药理活性研究进展[J].中国中药杂志，2015，40（21）：4127-4135.

16. 泽泻、何首乌

泽泻、何首乌均归肾经。泽泻甘以渗湿，寒以清热，既能清膀胱之热，又能泻肾经虚火；何首乌甘以补益，善补肝肾，益精血，乌须发。泽泻与何首乌配伍，一补一泻，邪去则补药得力，共奏祛湿固肾之功。

常见方剂祛湿健发汤、中成药更年安片等用此药对。

【历代文献】

泽泻、何首乌配伍见于祛湿健发汤，《赵炳南临床经验集》："治脂溢性脱发。"《神农本草经》："泽泻主风寒湿痹，乳难，消水，养五脏，益气力，肥健。"《名医别录》："补虚损五劳，除五脏痞满，起阴气，止泄精、消渴、淋沥，逐膀胱三焦停水。"《药性论》："主肾虚精自出，治五淋，利膀胱热，直通水道。"《医学启源》："治小便淋沥，去阴间汗……去旧水，养新水二也，利小便三也，消肿疮四也……渗泄止渴。"李杲曰："去胕中留垢、心下水痞。"《本草纲目》载其"渗湿热，行痰饮，止呕吐、泻痢，疝痛，脚气"。《开宝本草》："何首乌，主瘰疬，消痈肿，疗头面风疮，五痔，止心痛，益气血，黑髭鬓，悦颜色。久服长筋骨，益精髓，延年不老；亦治妇人产后及带下诸疾。"《本草纲目》："何首乌能养血益肝，固精益肾，健筋骨，乌发为滋补良药，不寒不燥，功在地黄、天门冬诸药之上。"

【临床疗效】

泽泻、何首乌配伍可用于治疗脂溢性脱发、高脂血症等。

采用调脂化瘀丸治疗高脂血症患者，选取 302 例患者，高脂血症是多种原因导致的脂质代谢紊乱，早在《内经》中就有记载"膏人""脂人"等。现代药理研究发现，人参、何首乌、山楂、丹参、泽泻等均有改善血脂，降低血中总胆固醇、甘油三酯和低密度脂蛋白，升高血清高密度脂蛋白，降低动脉硬化指数等功效；葛根可对抗胆固醇、甘油三酯的升高；决明子除可降低血中胆固醇、甘油三酯外，还可明显改善体内胆固醇分布的状况；黄芩中所含黄酮类成分有显著降低血脂的作用，黄芩新素Ⅱ还可抑制葡萄糖合成脂肪。因此，调脂化瘀丸具有降低血中总胆固醇、甘油三酯和低密度脂蛋白，升高血清高密度脂蛋白，防止动脉粥样硬化的作用，效果显著。

【药理作用】

降血脂作用　将 32 只小鼠随机分为正常组、模型组、自拟健脾祛湿方（决明子、丹参、泽泻、何首乌、黄精、山楂）高剂量组、低剂量组。连续给药 4 周后检测小鼠血清中总胆固醇（T-CHO）、甘油三酯（TG）、低密度脂蛋白胆固醇（LDL-C）、高密度脂蛋白胆固醇（HDL-C）含量。结果显示模型组与高剂量组指标比较，健脾祛湿方可降低高血脂模型小鼠血清中 T-CHO、TG、LDL-C，升高 HDL-C，具有显著性差异（$P<0.01$）。与模型组相比，低剂量组健脾祛湿方降低 T-CHO、LDL-C，升高 HDL-C（$P<0.01$），健脾祛湿方可降低高脂血症模型小鼠血清甘油三酯（TG）（$P<0.05$）。结论：健脾祛湿方能降低高脂血症模型小鼠的血清总胆固醇、甘油三酯、低密度脂蛋白胆固醇的含量，升高高密度脂蛋白胆固醇，说明健脾祛湿方能有效调节高脂血症模型小鼠的血脂水平。

【药效物质】

泽泻含有多种组分，主要成分包括三萜类、倍半萜类、二萜类，挥发油、生物碱类、黄酮类等，除此之外，还包括生物碱、胆碱、糠醛、乳糖六磷酸酯、肌醇六磷酸酯钠盐、尿嘧啶核苷及胸腺嘧啶脱氧核苷等成分。泽泻具有利水、清湿热和泄热等功效，临床上可用于治疗小便不利、水肿胀满、泄泻尿少、痰饮眩晕、热淋涩痛等病证。

何首乌化学成分包括蒽醌类、二苯乙烯类、黄酮类、酚类、磷脂类等。其中蒽醌类是其可能的毒性成分和毒性表达的主要物质；二苯乙烯苷是何首乌的主要化学成分和活性成分，是何首乌发挥功效的主要物质，具有提高免疫、抗衰老、促进造血细胞生长、抗菌抗炎等作用。

参考文献

[1]张智勇，周若梅，刘娟云，等.调脂化瘀丸治疗高脂血症 302 例[J].陕西中医，2006（11）：1331-1332.

[2]丁刚.健脾祛湿方对高血脂模型小鼠的影响[D].延边：延边大学，2015.

[3]汪春飞，成旭东，顾俊菲，等.泽泻化学物质基础及其毒性研究进展[J].中国中药杂志，2015，40（5）：840-846.

[4]梅雪，余刘勤，陈小云，等.何首乌化学成分和药理作用的研究进展[J].药物评价研究，2016，39（1）：122-131.

17. 泽泻、决明子

泽泻、决明子均具甘寒之性。泽泻甘淡微寒，入膀胱气分，泻肾经火邪，功专利水除湿，浊气既降而清气上行；决明子苦寒入肝经，善清肝明目，清泻肝火。泽泻与决明子配伍，共同发挥泄热、清肝明目的作用。

常见方剂泻肝汤、泽泻汤等用此药对。

【历代文献】

泽泻、决明子配伍见于泻肝汤，《备急千金要方》："治眼赤漠漠不见物，息肉生。"《神农本草经》："决明子，治青盲，目淫肤赤白膜，眼赤痛，泪出，久服益精光。"《本草求真》："泽泻……用此甘淡微咸以为渗泄，精泄安可渗利，因于湿热而成，不得不渗利耳。则浊气既降，而清气上行，故有耳聪目明之功……决明子……除风散热。凡人目泪不收，眼痛不止，多属风热内淫，以致血不上行，治当即为驱逐。按：此苦能泄热，咸能软坚，甘能补血。力薄气浮，又能升散风邪，故为治目收泪止痛之要药。"

【临床疗效】

泽泻、决明子配伍可用于治疗单纯性肥胖、脂肪肝、高脂血症等。

采用调脂健肝汤治疗脂肪肝，选取 105 例患者，其中治疗组 60 例，内服调脂健肝汤，对照组 45 例，口服绞股蓝总甙片、肌苷片。结果显示调脂健肝汤能有效地促进肝内脂质代谢，降脂调脂，对脂肪肝具有良好的治疗作用。调脂健肝汤中山楂、泽泻、鸡内金消食化积；山楂配泽泻淡渗利湿，有降血脂及抗脂肪肝的作用；泽泻可降低外源性甘油三酯、胆固醇的吸收，影响内源性胆固醇及甘油三酯的合成，从而抗脂肪肝的形成；决明子疏肝理气，能有效降低血清胆固醇、β-脂蛋白及甘油三酯；法半夏、陈皮、茯苓可健脾化痰除湿；何首乌补血养肝；丹参、三七、莪术活血祛瘀；姜黄活血通络，行气止痛。全方消中寓补，补中有消，共奏健脾化痰除湿、疏肝活血理气之功效。

【药理作用】

降血脂作用　将 60 只 Wistar 雄性大鼠随机分为正常组，高脂血症模型组，泽泻丹明饮高、中、低剂量组，血脂康组。高脂饮食喂养 14 天后建立高脂血症大鼠模型，分别以泽泻丹明饮高剂量、中剂量、低剂量及血脂康进行干预，共 21 天。监测血清甘油三酯（TG）、胆固醇（TC）、高密度脂蛋白胆固醇（HDL-C）、低密度脂蛋白胆固醇（LDL）和脂联素（ADP）水平，然后光镜下观察大鼠肝脏的病理变化。结果显示，与模型组比较，泽泻丹明饮高剂量组 TC，TG 水平明显降低（$P<0.01$），LDL-C 显著降低（$P<0.05$），HDL-C 有上升趋势，血清 ADP 水平显著升高（$P<0.01$）。与模型组相比，中剂量组血清 ADP 水平明显升高。结论：泽泻丹明饮中、高剂量组可调节血脂、脂联素水平，具有良好的改善血脂紊乱的作用。

【药效物质】

泽泻含有多种组分，主要成分包括三萜类、倍半萜类、二萜类，挥发油、生物碱类、黄酮类等，除此之外，还包括生物碱、胆碱、糠醛、乳糖六磷酸酯、肌醇六磷酸酯钠盐、尿嘧啶核苷及胸腺嘧啶脱氧核苷等成分。

决明子含有蒽醌类、萘并-吡喃酮类、脂肪酸类、非皂化物质、多糖类、氨基酸和无机元素等成分。蒽醌类为决明子的主要药效成分，主要为大黄素型蒽醌，呈游离或结合状态。决明子具有降血脂、明目的作用，以及抗氧化，清除自由基活性的作用，还可以保肝、降压、抑菌、泻下、调节免疫等。

以调血脂中药山楂、泽泻和决明子等为培养基组分，以实验室筛选的红曲霉 Monascus purpureus 为菌种，对制备既含有传统中药降脂成分又含有他汀类降脂药物的天然降脂中药的固态发酵工艺进行研究。结论：山楂、泽泻和决明子经红曲霉菌固态发酵后，除能显著提高调血脂有效成分的量外，还能提高中药有效成分的量，获得的调血脂中药发酵工艺具有一定的实际应用价值。

参考文献

[1]杨福泰，陈煜辉，周莺．调脂健肝汤治疗脂肪肝 60 例临床观察[J]．新中医，2004

（3）：39-40.

[2]洪军，赵明芬，汪建萍，等.泽泻丹明饮对高脂血症大鼠血脂、脂联素水平的影响[J].中国实验方剂学杂志，2012，18(24)：300-303.

[3]汪春飞，成旭东，顾俊菲，等.泽泻化学物质基础及其毒性研究进展[J].中国中药杂志，2015，40(5)：840-846.

[4]孔祥锋，臧恒昌.决明子化学成分及药理活性研究进展[J].药学研究，2013，32(11)：660-662.

[5]杨静云，赖永勤，李宇兴，等.山楂、泽泻、决明子与红曲霉混合发酵制备调血脂中药工艺研究[J].中草药，2016，47(12)：2100-2107.

18.虎杖、桂枝

虎杖、桂枝均入肺经。虎杖苦能泄能降，善泄经络之湿邪，除脏腑之水，偏入血分，活血散瘀止痛；桂枝辛甘发散，性温，能温通经络，除痹止痛，又能助膀胱气化，增强利水作用。虎杖与桂枝配伍，一寒一温，增强祛风除湿、除痹止痛的作用，且可通阳化气，利水消肿，共奏除湿止痛之功。

常见方剂虎杖散等用此药对。

【历代文献】

虎杖、桂枝配伍出自虎杖散，原方出自《太平圣惠方》，"治白虎风，血脉结滞，骨髓疼痛，发作无时，宜服虎杖散方"。《本草纲目拾遗》："虎杖主风在骨节间及血瘀。煮汁作酒服之。"《日华子本草》："虎杖，治产后恶血不下，心腹胀满，排脓，主疮疖痈毒，妇人血晕，扑损瘀血，破风毒结气。"《滇南本草》载虎杖"攻诸肿毒，止咽喉疼痛，利小便，走经络。治五淋白浊，痔漏疮痈，妇人赤白带下"。《医学启源》："（桂枝）治伤风头痛一也，开腠理二也，解表三也，去皮肤风湿四也。"《本草经疏》："（桂枝）实表祛邪。主利肝肺气，头痛，风痹骨节疼痛。"

【临床疗效】

虎杖、桂枝配伍可用于治疗急性痛风性关节炎等。

采用清热养阴除湿汤治疗痛风急性期患者72例，分为两组，对照组患者治疗采用秋水仙碱，治疗组患者治疗采用清热养阴除湿汤。结果表明清热养阴除湿汤治疗痛风急性期效果显著，安全性高。在此药方中，虎杖利湿退黄，清热解毒，散瘀止痛，止咳化痰；桂枝发汗解肌，温经通脉，助阳化气，散寒止痛，生津养阴；再加上金银花、连翘、生地黄、白鲜皮、半枝莲、土茯苓等药。此药方中，虎杖、金银花、连翘、半枝莲为君药，共奏清热解毒、燥湿止痛之功；白鲜皮、土茯苓、生地黄为臣药，滋阴生津；桂枝、川乌为佐使药，以防清热苦寒太过。诸药合用，共奏清热解毒、消肿止痛、祛风化湿、滋阴生津的功效。

【药理作用】

（1）抗高尿酸血症作用　将84只SD雄性大鼠随机分为正常组，模型组，苯溴马隆组（10mg/kg），痛风定组（160mg/kg）和虎桂低、中、高剂量组（3.5g/kg、7g/kg、14g/kg）。建立高尿酸血症大鼠模型。观察从第4天开始，每天1次，连续2周，测定血尿酸（SUA）、尿尿酸（UUA）浓度，肌酐（Cr）、尿素氮（BUN）、谷丙转氨酶（GPT）水平；以

RT-PCR 方法测定大鼠肾脏 URAT1、OAT3 和小肠 ABCG2 的 mRNA 表达水平,以 Western blot 方法测定大鼠肾脏 URAT1 和 OAT3 的蛋白表达水平;以免疫组化方法测定大鼠小肠 ABCG2 的蛋白表达水平。结果显示,与模型组比较,虎杖、桂枝药对中、高剂量组能够显著降低血尿酸和尿素氮的水平,增加 24 小时尿酸排泄量,显著降低肾脏 URAT1 mRNA 和蛋白表达量,升高肾脏 OAT3 和小肠 ABCG2 mRNA 和蛋白的表达量 ($P<0.01$,$P<0.05$)。结论:虎杖、桂枝药对有明显的抗高尿酸血症的作用。

(2)抗痛风炎症作用　将 48 只雄性 SD 大鼠随机分为正常组、模型组、阴性质粒组、阳性质粒组、虎桂药对(剂量为 7g/kg)+siRNA 组、虎桂药对组(剂量为 7g/kg),每组 8 只。虎桂药对组连续灌胃给药 10 天,其他各组给予生理盐水灌胃。于灌胃第 7 天各实验组大鼠均采用踝关节腔内注射尿酸钠,建立大鼠急性痛风性关节炎模型。观察各组大鼠关节滑膜组织病理形态学变化,检测外周血炎症因子肿瘤坏死因子-α(TNF-α)和白细胞介素-1β(IL-1β)含量,外周血单核细胞中 TLR4、MyD88、肿瘤坏死因子受体相关因子 6(TRAF-6)mRNA 和蛋白的表达,免疫组织化学法检测滑膜核转录因子-κB p65(NF-κB p65)表达。结果显示阳性质粒组,虎桂药对+siRNA 组、虎桂药对组均能明显缓解炎性细胞对滑膜的浸润,能够改善滑膜细胞增生反应,血清中的 TNF-α、IL-1β 含量显著降低($P<0.01$),外周血单核细胞 TLR4、MyD88、TRAF-6 mRNA 和蛋白表达以及滑膜 NF-κB p65 表达均显著降低($P<0.05$ 或 $P<0.01$)。结论:虎桂药对配伍具有调节细胞因子的作用,其机制可能与其抑制 TLR4/MyD88/NF-κB 信号通路的异常激活有关,对痛风炎症具有一定的治疗作用。

【药效物质】

虎杖含有多种活性成分,具有广泛的药理活性。虎杖中主要含有蒽醌类、二苯乙烯类、黄酮类、香豆素类以及一些脂肪酸类化合物,具有多种药理作用,包括抗炎、抗病毒、抗菌、调血脂、抗血栓、改变血流变、扩张血管、保护心肌、抗氧化、抗肿瘤,改善阿尔茨海默病以及预防艾滋病等作用。

桂枝主要成分有桂皮醛等挥发性成分、桂皮酸等有机酸类及香豆素类化学成分,具有抑菌、抗炎、抗过敏、抗肿瘤、抗病毒、利尿、扩张血管、促进发汗、降压、解热、解痉镇痛、镇静、抗惊厥、抗血小板聚集、抗凝血等作用。

参考文献

[1]郭红.清热养阴除湿汤治疗痛风急性期的临床疗效[J].中国中医药现代远程教育,2016,14(11):93-94.

[2]施琬,李钟,顾祖莲,等.虎杖-桂枝药对配伍对大鼠慢性高尿酸血症和肾、肠尿酸转运体表达的影响[J].中国实验方剂学杂志,2016,22(2):107-112.

[3]李钟,韩彬,黄惠珠,等.虎杖-桂枝药对配伍对急性痛风性关节炎大鼠 TLR4/MyD88 信号转导通路的影响[J].广州中医药大学学报,2015,32(6):1040-1046.

[4]时圣明,潘明佳,王文倩,等.虎杖的化学成分及药理作用研究进展[J].药物评价研究,2016,39(2):317-321.

19. 萆薢、石菖蒲

萆薢、石菖蒲均味苦，同走阳明经。萆薢味苦性平，长于利湿祛浊，为治白浊、膏淋之要药；石菖蒲味辛性温，为宣气通窍之佳品，长于化湿行气，芳香化浊，和中开胃。萆薢与石菖蒲配伍，共奏利湿祛浊之功。

常见方剂萆薢分清饮、萆薢饮等用此药对。

【历代文献】

萆薢、石菖蒲配伍出自萆薢分清饮，《杨氏家藏方》："治真元不足，下焦虚寒，小便白浊，频数无度，漩白如油，光彩不定，漩脚澄下，凝如膏糊。或小便频数，虽不白浊。"《医方集解》："此手足少阴、足厥阴阳明药也。萆薢能泄阳明、厥阴湿热，去浊而分清；乌药能疏邪逆诸气，逐寒而温肾；益智脾药，兼入心肾，固肾气而散结；石菖蒲开九窍而通心；甘草梢达茎中而止痛，使湿热去而心肾通，则气化行而淋浊止矣。此以疏泄而为禁止者也。"《张氏医通》："精通尾膂，溲出膀胱，泾渭攸分，源流各异。详溲便之不禁，乃下焦阳气失职，故用益智之辛温以约制之，得盐之润下，并乌药亦不致于上窜也。独是胃中浊湿下渗，非萆薢无以清之，兼菖蒲通九窍、利小便，略不及于收摄肾精之味，厥有旨哉！"

【临床疗效】

萆薢、石菖蒲配伍可用于治疗前列腺炎、湿疮等。

采用萆薢渗湿汤治疗湿热蕴肤型急性湿疮患者，选取 45 例皮肤科病例，中医学认为，湿疮是由于风湿热蕴于肌肤而致。方中萆薢祛风除湿，石菖蒲辛、苦、温，归心、胃经，具有化湿开胃，开窍豁痰，醒神益智之功，再配以黄柏、栀子清热燥湿，车前子、泽泻、滑石、薏苡仁、牡丹皮、土茯苓、白鲜皮等清热利湿，健脾凉血，解毒除湿，祛风止痒，全方共奏清热利湿止痒之效。对于急性湿疮渗液较多者，药液可以湿敷，内外同治，效果更佳。

【药理作用】

对慢性前列腺炎的作用　将 100 只雄性 SD 大鼠随机分为正常对照组、模型对照组、萆薢和石菖蒲不同配比组、阳性药物对照组，各组动物灌胃给药（蒸馏水）1 次/天，连续治疗 45 天。给药期间，密切观察大鼠状态，每周称 1 次体重，并按体重调整给药量。末次给药后 24 小时，各组动物称重后，断颈处死，剥离前列腺，称重，石蜡包埋后进行 HE 染色，组织病理学观察，计算前列腺脏器系数（mg/100g）。结果表明萆薢、石菖蒲药对对实验性大鼠慢性非细菌性前列腺炎疗效显著，其中配伍比例为1∶1时效果最好。结论：以现代研究方法证实了萆薢分清饮中萆薢、石菖蒲1∶1配伍比例的科学性。

【药效物质】

萆薢主要含有甾体类、二芳基庚烷类、木脂素类、三萜皂苷类和黄酮类等化学成分。萆薢水提物和总皂苷以及以萆薢为君药的复方均具有降尿酸作用，萆薢水提物具有保护肾脏的作用，此外萆薢还具有抗炎镇痛、抗骨质疏松的作用，对免疫功能改善也有积极作用。其突出的药理活性为开发治疗高尿酸血症、痛风性关节炎、骨质疏松症等疾病的药物提供了新的思路。

石菖蒲的化学成分一直是人们的研究重点，其化学成分主要为挥发性成分和非挥发性成分。挥发性成分较为复杂，已知成分达60余种，主要结构类型为苯丙素类（简单苯丙素、木脂素及香豆素类）和萜类（单萜、倍半萜、二萜及三萜类）化合物。非挥发性成分主要是生物碱类、醛类、酸类、醌类、酮类、甾醇类、氨基酸类及糖类等。石菖蒲挥发油对中枢神经系统具有兴奋、抑制的双向调节作用，对神经细胞具有保护作用，对心血管系统具有抗心律失常、抗血栓、保护心肌细胞及血管的作用，对呼吸系统具有解痉平喘的作用，对消化系统具有促进消化、调节胃肠运动的作用。

参考文献

[1]张贯高.萆薢渗湿汤治疗湿热蕴肤型急性湿疮45例[J].中医研究，2013，26(7)：42-43.

[2]孙晓慧，张玉刚，曲辑.萆薢、石菖蒲药对治疗慢性非细菌性前列腺炎最佳配伍比例的药效学研究[J].长春中医药大学学报，2017，33(1)：16-18.

[3]陈冲，曾臣红，张斯琪，等.萆薢的研究进展[J].中国中药杂志，2017，42(18)：3488-3496.

[4]王睿，费洪新，李晓明，等.石菖蒲的化学成分及药理作用研究进展[J].中华中医药学刊，2013，31(7)：1606-1610.

第七章
温里药

1. 附子、干姜

附子、干姜均具辛热之性。附子长于回阳救逆，止痛力强，走而不守，有斩关夺将之能，能升能降，上能助心阳以通脉，中能温脾阳以健运，下能补肾阳以益火，为"回阳救逆第一品"；干姜辛热燥烈，守而不走，主入脾胃，善于温中散寒，健运脾阳，为温暖中焦之要药。附子与干姜配伍，有"附子无姜不热"之说，二药相辅相成，使回阳救逆、温中散寒之效倍增。

常见方剂干姜附子汤、四逆汤、通脉四逆汤、四逆加人参汤、白通汤、回阳救急汤、乌头赤石脂丸、大茱萸丸、附子理中汤等用此药对。

【历代文献】

附子、干姜配伍出自干姜附子汤，《伤寒论·辨太阳病脉证并治》："下之后，复发汗，昼日烦躁不得眠，夜而安静，不呕，不渴，无表证，脉沉微，身无大热者，干姜附子汤主之。"《证治要诀》："附子无干姜不热。"《本草求真》："干姜，大热无毒，守而不走，凡胃中虚冷，元阳欲绝，合以附子同投，则能回阳立效。"《伤寒挈要》："本方治表里阳气大虚，阴寒过盛之证。用干姜温中焦之阳；生附子破寒消阴，以扶下焦之阳，阴长阳消，达到阴平阳秘。按：本证为阳气将亡的险证，所以四逆汤减甘草之缓恋，附子又生用，一次顿服，在于集中药力以救阳。"《绛雪园古方选注》："干姜附子汤，救太阳坏病转属少阴者……当急用生干姜以助生附子，纯用辛热走窜，透入阴经，比四逆之势力尤峻，方能驱散阴霾，复涣散真阳，若犹疑未决，必致阳亡而后已。"

【临床疗效】

附子、干姜配伍可用于治疗心、脾、肾阳虚之证。

詹某，因经常应酬，导致 1 年多时间内夜间睡眠不佳，症状表现为入睡困难且容易醒，怕冷，四肢冰凉，天气稍凉时更为明显。平时总是有疲惫无力且想要睡觉的感觉，喜欢吃辛辣的食物，不喜欢喝水，舌淡青，苔白，夜尿频，便秘，脉沉细。辨证为心脾阳虚，治以温补脾肾，使用干姜附子汤加减。干姜 10g，制附片 6g，生晒参 10g，茯苓 15g，炒白术 10g，炙甘草 5g。服 10 剂后，症状缓解，但仍便秘。上药加肉苁蓉 10g，继续服 5 剂后症状明显好转。

【药理作用】

(1) 保护缺血心肌的作用 从自由基角度出发，从体内和体外两个方面探讨四逆汤保护缺血心肌的作用机理。体内实验结果表明，四逆汤不仅可显著降低缺血心肌中氧自由基浓度，而且可增强缺血心肌自由基的防御能力。体外实验结果表明，四逆汤有直接淬灭氧自由基和抑制脂质过氧化反应的作用，全方的效应显著大于各单味药。

（2）减毒增效作用　　将雄性 ICR 小鼠随机分为正常对照组、模型组、低剂量附子组、高剂量附子组、低剂量附子+干姜组和高剂量附子+干姜组。研究中药附子及附子配伍干姜对腺嘌呤所致小鼠慢性肾功能衰竭的疗效，结果高剂量附子水煎液对腺嘌呤所致慢性肾功能衰竭小鼠的肾功能具有一定保护作用，与干姜配伍后其疗效增强，毒性降低。

【药效物质】

附子中的生物碱是其主要有效成分，主要包括乌头碱、次乌头碱（下乌头碱）、新乌头碱（美沙乌头碱、中乌头碱）、塔拉胺、消旋去甲基乌药碱、异塔拉定、新乌宁碱、准噶尔乌头碱、附子宁碱、去甲猪毛菜碱、异飞燕草碱、苯甲酰中乌头原碱、多根乌头碱、森布星 A 和 B、14-乙酸塔拉胺、脂乌头碱、脂次乌头碱和脂去氧乌头碱等生物碱。

干姜的化学成分比较复杂，目前发现的主要为挥发油、辛辣成分、二苯基庚烷三大成分。挥发油中的主要成分为 α-姜烯、1，8-桉叶素、芳樟醇、α-姜黄烯等，辛辣成分有姜酚、包括 6-姜酚、8-姜酚、10-姜酚、12-姜酚等。现代研究表明，干姜中的姜辣素组分不仅是干姜呈多种生物活性作用的主要功能因子，也是干姜特征性辛辣风味的主要呈味物。另外，干姜还含有二苯基庚烷类、二氢姜酚、六氧姜黄素、r-氨基丁酸、天冬氨酸、谷氨酸、丝氨酸、甘氨酸以及六氢吡啶-α-羧酸等成分。

参考文献

［1］黄迟．干姜附子汤治疗不寐4则［J］．内蒙古中医药，2017，36（13）：41.

［2］吴伟康，侯灿，罗汉川，等．四逆汤方药抗缺血心肌脂质过氧化作用及其量效时效的研究［J］．中国中药杂志，1995（4）：235-237，254.

［3］吴伟康，侯灿，罗汉川，等．四逆汤对缺血心肌 NBF，OFR 浓度 SOD 活性及 MDA 含量的影响［J］．中山医科大学学报，1993（4）：292-295.

［4］杨金招，范建萍，王友群．附子及附子配伍干姜对腺嘌呤所致慢性肾衰小鼠肾功能的影响［J］．药学进展，2011，35（5）：224-229.

2. 附子、麻黄

附子、麻黄均具辛温之性。附子大辛大热，长于温阳，温通经脉，祛里寒，温肾壮阳，化气行水；麻黄专于解表，宣通经络散外寒，宣肺平喘，利水消肿。附子与麻黄配伍，一补一散，补邪而不伤正，扶正而不碍邪，于扶阳中促进解表，解表而不伤阳气，肺肾同治，温阳利水而消肿，调节呼吸而平喘，共同发挥助阳解表的功效。

常见方剂麻黄细辛附子汤、麻黄附子甘草汤、麻黄附子汤、五味子汤等用此药对。

【历代文献】

附子、麻黄配伍出自麻黄细辛附子汤，《伤寒论·辨少阴病脉证并治》："少阴病，始得之，反发热，脉沉者，麻黄细辛附子汤主之。"《伤寒溯源集》："以麻黄发太阳之汗，以解其在表之寒邪；以附子温少阴之里，以补其命门之真阳；又以细辛之气温味辛专走少阴者，以助其辛温发散。三者合用，补散兼施，虽微发汗，无损于阳气矣，故为温经散寒之神剂也。"《伤寒论诠解》："麻黄附子细辛汤由麻黄、附子、细辛三药组成，方中麻黄发汗以解太阳之表，附子扶阳以温少阴之里，细辛则既能解在表之寒，尤能散少阴之邪，与麻黄、附子相伍，可兼有表里两治之功，三药合用，温少阴之经而发太阳之表，具有扶正祛邪，温经解表作用。但麻黄、细辛毕竟辛散有热，走而不守，易伤正气，故本方只适用于少阴病始病之时而以正虚不甚者为宜。"

【临床疗效】

附子、麻黄配伍可用于治疗阳虚外感、过敏性鼻炎等。

选取过敏性鼻炎患者 100 例，使用麻黄附子细辛汤加味进行治疗。方药组成为麻黄 6g，细辛 6g，附子 6g，蝉蜕 6g，荆芥 9g，乌梅 9g。如果患者还伴有自汗、气短、面色白、音低等症状，则属于肺虚，要加黄芪、防风、苍耳子、白术等。临床使用时要注意苍耳子有小毒，不宜长期使用。如果还有腹胀、脾虚纳呆、便溏的患者，则要加党参、茯苓等。每天 1 剂，水煎煮，分 2 次口服，5 天为 1 个疗程。经过治疗后，其中有 78 例患者症状得到控制（鼻痒、鼻流清涕、喷嚏都消失），15 例显效（上述症状得到明显减轻），5 例为有效（上述症状得到减轻），只有 2 例无效（症状没有明显改善），总有效率为 98%。

【药理作用】

(1) 抗炎作用　选择肉芽肿致大鼠亚急性炎症模型，将 30 只大鼠随机分组，即空白组、模型组、麻黄组、附子组以及麻黄附子组，每组 6 只。共收集造模前和造模后 6 天的尿液，利用软件对大鼠的尿液代谢物谱进行主成分分析和偏最小二乘法判别分析，对潜在生物标志物进行统计分析，选择差异有统计学意义的物质作为最终的生物标志物。结果麻黄组、附子组、麻黄附子组炎症模型尿液生物标志物水平呈现不同程度的上升，表明 3 个给药组在一定程度上改善了炎症模型的代谢状态，通过对代谢通路的研究发现麻黄、附子可整体调节机体的物质代谢、能量代谢，其中麻黄、附子组生物标志物的上升程度最大，表明麻黄、附子配伍对慢性炎症模型的疗效最佳。

(2) 镇痛作用　分别用热板法和扭体法，研究麻黄细辛附子汤对小白鼠的镇痛药理作用，观察小白鼠对疼痛的反应。结果：麻黄细辛附子汤能明显降低小白鼠对热疼痛及化学刺激引起的疼痛反应，与颅痛定镇痛效果比较无显著差异（$P>0.05$）。结论：麻黄细辛附子汤有明显的镇痛作用，且持续时间长，兼有一定的镇静作用。

【药效物质】

附子主要含乌头碱、次乌头碱（下乌头碱）、新乌头碱（美沙乌头碱、中乌头碱）、塔拉胺、消旋去甲基乌药碱、异塔拉定、新乌宁碱、准噶尔乌头碱、附子宁碱、去甲猪毛菜碱、异飞燕草碱、苯甲酰中乌头原碱、多根乌头碱、森布星 A 和 B、14-乙酸塔拉胺、脂乌头碱、脂次乌头碱和去氧乌头碱等生物碱。

麻黄的化学成分比较复杂，主要为生物碱、挥发油和有机酸。生物碱主要为麻黄碱、伪麻黄碱等，挥发油为 α-萜品醇和十六烷酸等，有机酸主要为苯甲酸、对羟基苯甲酸等。

与麻黄单煎液相比，麻黄附子配伍后能不同程度地影响麻黄中五种生物碱的含量，其中生物碱的溶出率与附子在药对中所占的比例有很大关系，附子比例越大，溶出率越小。其中麻黄附子的比例为1:1和1:2时五种生物碱含量均显著降低。水煎液中去甲基伪麻黄碱、去甲基麻黄碱、麻黄碱、伪麻黄碱以及甲基麻黄碱含量由高到低依次为单味麻黄>麻黄附子（1:0.5）>麻黄附子（1:1）>麻黄附子（1:2）。其中五种生物碱含量变化率：NMP 为 8%～40%，NME 为 10%～44%，PE 为 7%～43%，E 为 10%～44%，ME 为 10%～44%。

比较麻黄、附子不同比例配伍的水煎液对麻黄指纹成分共有峰峰面积变化率的影响。麻黄单煎液共得到 13 个共有峰，麻黄、附子的不同配伍比例都会不同程度地影响麻黄指纹成分图谱，配伍后共有峰的峰面积显著降低的是去甲基麻黄碱、麻黄碱、伪麻黄碱、甲基麻黄碱、11 号未知峰和 12 号未知峰，配伍后共有峰的峰面积显著升高的是 7 号未知峰、8 号未知峰、9 号未知峰和 10 号未知峰，配伍后共有峰的峰面积只有轻微影响的是去甲基伪麻黄碱、6 号未知峰和 13 号未知峰。

参考文献

[1]伊春有.麻黄附子细辛汤加味治疗过敏性鼻炎 100 例[J].吉林中医药，2003，23（4）：29.

[2]周慧芳.麻黄-附子药对配伍化学成分及代谢组学的研究[D].广州：南方医科大学，2013.

[3]段小毛，李茯梅，卢新华，等.麻黄细辛附子汤镇痛药理作用研究[J].中华中医药学刊，2006，24(3)：513-514.

[4]李丛菊.附子与干姜配伍的物质基础研究[D].成都：成都中医药大学，2008.

3. 肉桂、附子

肉桂、附子均为辛温大热之品。肉桂善走血分而温经通脉，能走能守，偏暖下焦而温肾阳，引火归原以摄无根之火，为治命门火衰之要药；附子辛热刚燥，善入气分而散寒止痛，走而不守，为通行十二经的纯阳之品，能升能降，上能助心阳以通脉，中能温脾阳以健运，下能补肾阳以益火，为"回阳救逆第一品"。肉桂与附子配伍，既能增强散寒止痛之效，又能温肾助阳，引火归原，共同发挥补火助阳、散寒止痛的功效。

常见方剂肾气丸、加味肾气丸、十补丸、右归丸、右归饮、地黄饮子、伤心汤、熨背散等用此药对。

【历代文献】

肉桂、附子配伍出自肾气丸，《金匮要略·消渴小便不利淋病脉证并治》："男子消渴，小便反多，以饮一斗，小便一斗，肾气丸主之。"《金匮要略·血痹虚劳病脉证并治》："虚劳腰痛，少腹拘急，小便不利者，八味肾气丸主之。"《证治要诀》："附子……得桂则补命门。"《得配本草》："附子救阴中之阳，肉桂救阳中之阳。以桂性轻扬，能横行达表，走窜百脉也。"《医宗金鉴》："命门之火，乃水中之阳……所云火生土者，即肾家之少火游行其间，以息相吹耳。若命门火衰，少火几于息矣。欲暖脾胃之阳，必先温命门之火，此肾气丸纳桂、附于滋阴剂中十倍之一，意不在补火，而在微微生火，即生肾气也。故不曰温肾，而名肾气，斯知肾以气为主，肾得气而土自生也。且形不足者，温之以气，则脾胃因虚寒而致病者固痊，即虚火不归其原者，亦纳之而归封蛰之本矣。"

【临床疗效】

肉桂、附子配伍可用于治疗肾阳虚证。

隔药饼灸中的一种治疗方法为附子肉桂饼灸。用这种方法治疗老年夜尿多症患者38例，收到较好的疗效。所有患者都表现为每晚夜尿达到3次以上，并且发病时间持续半年以上，排除了其他引起夜尿增多的因素。其病机为肾气亏虚与膀胱固摄失常，治疗方法是温肾化气、固摄膀胱。采用肾俞和膀胱俞为一组，三焦俞、命门和关元为另外一组，每隔1天使用1次，两组穴位交替使用，用附子、肉桂滋补命门之火，艾叶能振扶元阳，具有调整机体功能的作用，二者配合达到从根本上治疗的目的。

【药理作用】

升高血压的作用 本实验证实了附子或者附子加肉桂可使二肾一夹型高血压鼠(一侧肾动脉用0.2mm内径的银夹夹窄，另侧肾脏保持完整的大鼠)的血压明显升高。尿醛固酮的测定表明，高血压大鼠比正常血压的大鼠明显升高($P<0.01$)，助阳药附子能够使尿醛固酮的排出显著升高($P<0.001$)。这表示单味附子可使高血压大鼠的血压明显升高，可能与醛固酮的升高存在一定联系。

【药效物质】

附子中生物碱是主要有效成分，主要含乌头碱、次乌头碱(下乌头碱)、新乌头碱(美沙乌头碱、中乌头碱)、塔拉胺、消旋去甲基乌药碱、异塔拉定、新乌宁碱、准噶尔乌头碱、附子宁碱、去甲猪毛菜碱、异飞燕草碱、苯甲酰中乌头原碱、多根乌头碱、森布星A和B、14-乙酸塔拉胺、脂乌头碱、脂次乌头碱和脂去氧乌头碱等生物碱。

肉桂中主要含有挥发油、黄烷醇及其多聚体、二萜以及其糖苷，另外还含有多酚类和黄酮类等多种类型的化合物。挥发油樟属植物都富含芳香油(精油)，主成分比较明显而且含量高。属于樟属植物的肉桂中含有丰富的挥发油，含量约为0.3~0.5mL/g，而挥发油中主要以桂皮醛为主要成分，相对含量为17.1%~73.9%，并且含有邻甲氧基肉桂醛以及反式肉桂醛，还同时含少量乙酸桂皮酯、乙酸苯丙酯和桂皮酸等。肉桂挥发油化学成分较复杂，并且不同部位和不同产地的肉桂所含挥发油的成分及其含量都有明显的差异。

附子配伍肉桂对总生物碱以及酯型生物碱的含量都有影响。附子配伍肉桂后，附子总碱和酯型生物碱含量均有所下降。附子与肉桂配伍后总碱以及酯碱含量下降幅度较小，从而能够较好地保留附子的有效成分，这有利于附子发挥温肾补火的作用。

参考文献

[1]王蔚平，袭新成. 隔附子肉桂饼灸治疗老年夜尿多38例[J]. 针刺研究，1992(4)：302.

［2］顾德官，邝安堃，顾天华，等．中医阴阳的实验性研究（Ⅱ）附子、肉桂和六味地黄方对高血压大鼠尿醛固酮等的影响［J］．中国中西医结合杂志，1985（1）：48-50.

［3］李丛菊．附子与干姜配伍的物质基础研究［D］．成都：成都中医药大学，2008.

［4］赵凯，薛培凤，屠鹏飞．肉桂的化学成分及其生物活性研究进展［J］．内蒙古医科大学学报，2013，35（1）：63-74.

［5］叶强，石媛慧，彭成，等．附子配伍桂枝肉桂调控药性研究［J］．成都中医药大学学报，2011，34（3）：65-68.

4. 肉桂、黄连

肉桂、黄连为交通心肾之品。肉桂辛甘大热，气厚纯阳，善入下焦，助肾中阳气，益命门火衰，蒸肾中之阴得以气化而上济于心；黄连苦寒，善入上焦泻心火，制阳亢，驱心中之阳下降至肾而不独盛于上。肉桂与黄连配伍，一寒一热，一阴一阳，相辅相成，可使肾水上济于心，使心火下降于肾，彼此交通，共奏引火归原、交通心肾之功。

常见方剂交泰丸、上下两济丹、心肾两交汤、交合汤、滋阴抑火汤等用此药对。

【历代文献】

肉桂、黄连配伍出自交泰丸，《韩氏医通》："黄连……为君，佐官桂少许，煎百沸，入蜜，空心服，能使心肾交于顷刻。"《脾胃论》："升阳气，泻阴火，调营气，进饮食，沉困懒倦。"《四科简要方》："生川连五钱，肉桂心五分，研细，白蜜丸，空心淡盐汤下，治心肾不交，怔忡无寐，名交泰丸。"李时珍曰："一冷一热，一阴一阳，阴阳相济，最得制方之妙，所以有成功而无偏盛之害。"《冷庐医话》："汪春圃《纯粹医案》，亦有以黄连、肉桂治不寐症者……仿《灵枢》秫米半夏汤，如法煎成，另用肉桂10g水煎，待冷，黄连10g，另煎，趁热同和入内，徐徐温服。自未至戌尽剂，是夜即得酣睡，次日已牌方醒。"

【临床疗效】

肉桂、黄连配伍可用于治疗心肾不交之失眠等。

失眠是临床常见的病证，虽然不属于危重的疾病，但常会影响人们正常的工作、生活、学习和健康，并且能加重甚至诱发心悸、眩晕、胸痹、中风、头痛等症状。失眠的病因病机主要是由于饮食不节、情志所伤、心虚胆怯、病后年迈以及禀赋不足等导致心神不安或心神失养，病位在心，然而心肾两脏是水火之脏，心火不能下交在肾，肾水不能上济到心，因而心神不安，肾水失宁。用黄连肉桂汤加减来治疗48例失眠患者，以14天为一个疗程，其中显效38例，好转8例，总有效率为95.83%，效果较为满意。

【药理作用】

（1）镇静催眠作用　采用戊巴比妥钠阈下剂量和阈上剂量进行小鼠自发活动和睡眠实验，比较用生黄连或酒制黄连组成的交泰丸的镇静催眠作用，并初步探讨时效特点，与生黄连组成的交泰丸相比，酒制黄连组成的交泰丸镇静催眠效果更好，且具有维持时间短、起效快的特点。

（2）抗抑郁作用　采用小鼠悬尾实验、利血平诱导小鼠体温下降实验、小鼠强迫游泳实验来研究交泰丸的抗抑郁作用，结果在小鼠的悬尾实验中，交泰丸中剂量组和大剂量组均能明显缩短模型小鼠的不动时间。在由利血平诱导下体温下降实验中，交泰丸中剂量组和大剂量组均能明显抑制小鼠体温下降，证明交泰丸有明显的抗抑郁作用。同时在小鼠的强迫游泳实验中，交泰丸的大剂量组能明显缩短模型小鼠的不动时间。

【药效物质】

肉桂中主要含有挥发油、黄烷醇及其多聚体、二萜及其糖苷，另外还含有多酚类和黄酮类等多种类型的化合物。

黄连的根茎含很多种异喹啉类生物碱，其中以小檗碱的含量最高，有5%~8%，还含黄连碱、药根碱、甲基黄连碱、表小檗碱、巴马亭及木兰花碱等，其中酸性成分有阿魏酸和氯原酸等。须根中含小檗碱的量可达5%，黄连叶中含小檗碱量为1.4%~2.9%。

对交泰丸化学成分研究的结果表明，交泰丸中的黄连成分（包括小檗碱）都明显低于单味黄连煎液中的各化学成分含量，而肉桂煎液中桂皮醛的含量则低于同等量中交泰丸中桂皮醛含量。从含量变化角度来看，交泰丸中的消炎抗菌成分明显降低，而镇静催眠成分（桂皮醛）则明显升高。这与交泰丸的药理作用及主治功能相一致，以现代科学的观点及手段更进一步验证了黄连和肉桂配伍的科学性。

参考文献

[1]杨帆.自拟黄连肉桂汤加减治疗失眠48例的体会[J].中国民族民间医药，2009，18(11)：4.

[2]寇俊萍，吴彦，王清正.生黄连或酒制黄连对交泰丸镇静催眠作用的影响[J].中药药理与临床，2007，23(5)：15-17.

[3]吴琨，时京珍，曲莉莎，等.交泰丸抗抑郁作用的药理实验研究[J].贵阳中医学院学报，2009，31(5)：29-31.

[4]吴明侠，王淑美，梁生旺，等.交泰丸的配伍化学成分研究[J].中成药，2005，27(9)：3-5.

5. 吴茱萸、五味子

吴茱萸、五味子均能治疗虚寒泄泻。吴茱萸味辛而苦，性热苦降，入肾能补火壮阳，入脾能散寒止泻；五味子甘酸而温，酸能收敛，温而不燥，上能固表止汗，下能补肾摄精，收敛止泻。吴茱萸与五味子配伍，一补肾阳，一滋肾阴，一散寒止泻，一收敛止泻，阴阳相济，散敛兼顾，共奏补肾壮阳、涩肠止泻之功。

常见方剂五味子散、四神丸等用此药对。

【历代文献】

吴茱萸、五味子配伍出自五味子散。《普济本事方》："治肾泄。吴茱萸、五味子同炒香熟为度，细末。每服二钱，陈米饮下。顷年有一亲识，每五更初欲晓时，必溏痢一次，如是数月。有人云：此名肾泄，肾感阴气而然，得此方服之而愈。"亦见于四神丸，《内科摘要》："治脾肾虚弱，大便不实，饮食不思。"《医方集解》："此足少阴药也。破故纸辛苦大温，能补相火以通君火，火旺乃能生土；肉蔻辛温，能行气消食，暖胃固肠；五咸能补肾，酸能涩精；吴萸辛热，除湿燥脾，能入少阴、厥阴气分而补火；生姜暖胃，大枣补土，所以防水。盖久泻皆由肾命火衰，不能专责脾胃，故大补下焦元阳，使火旺土强，则能制水而不复妄行也。"《摄生秘剖》："脾主水谷，又主上升，虚则不能消磨水谷，而反行下降。肾主二便，又主闭藏，虚则不能禁固二便，而反为渗泄。夫肾水受时于子，弱土不能禁制，故子后每泻也。肉豆蔻之涩温，可固滑而补脾；吴茱萸之辛温，可散邪而补土；五味子酸咸，可入肾而收敛；破故纸辛温，可固本而益元。土受温补，则燥能制水；水受温补，则功能闭藏，子后之泻从可寥矣。"

【临床疗效】

吴茱萸、五味子配伍可用于治疗肾泄、肠易激综合征等。

使用香砂六君子汤加吴茱萸、五味子、黄芪治疗 43 例肠易激综合征患者，患者排便前都常感腹胀痛，大便时稀时干，一天 2~3 次，排便后胀痛得到缓解。患者自己能感觉到腹部发凉，吃冰凉食物后会立即腹泻。所有患者都经过腹部 B 超、肠镜、血尿粪常规检查以排除器质性疾病。结果 43 例全部有效，其中治愈 36 例，好转 7 例；疗程最长的 22 天，最短的 7 天。随访 1 年未发现复发。

【药理作用】

（1）**对心血管方面的作用**　通过动物实验得出五味子提取液可以在一定程度上减轻急性心肌缺血或因缺氧所造成的损伤，尤其是在因心肌缺血再灌注所导致的损伤方面效果尤为显著。另外，五味子提取液还可以延长在缺氧环境中动物的存活时间。吴茱萸对心血管系统也有一定的作用，主要体现在以下三个方面：一是对心脏的作用，吴茱萸具有正性肌力并增加心输出量；二是舒张血管，其机制可能与内皮活化及抑制血管平滑肌中 Ca^{2+} 通道有关；三是对血压的影响，吴茱萸碱及吴茱萸次碱都有松弛血管平滑肌和舒张血管的作用，以此来降低血压。

（2）**抗肿瘤作用**　有研究表明，五味子乙素能够有效抑制大鼠的乳腺癌细胞 4T1 在肺及骨中的转移。通过实验发现，五味子多糖可以有效抑制小鼠肿瘤增长，同时可以刺激免疫器官如脾脏和胸腺的增生，从而起到一定的抗肿瘤作用。另外有研究表明，吴茱萸在抗肿瘤方面也有一定作用，能够抑制肿瘤细胞的生长。主要的作用机制可能是通过信号的诱导而导致肿瘤细胞死亡。

【药效物质】

五味子中含有的化学成分是十分丰富的，其中木脂素在五味子中含量最多，约有 8%，是主要活性成分，另外还含有多糖、挥发油、氨基酸、三萜和无机元素等多种成分。国内外许多学者已经从五味子科植物中分离鉴定出 200 多种木脂素成分，即便是从五味子属中分离得到的木脂素类的单体化合物也有近 40 种，其中具有明显生物活性的有五味子丙素、五味子甲素、五味子醇乙、五味子乙素、五味子醇甲、五味子酯丁、五味子酯丙、五味子酯乙、五味子酯甲、d1-安五脂素、安五酸、襄五脂素、d-表加巴辛。

吴茱萸中所含的化学成分的种类众多，包括萜类、生物碱、挥发油、黄酮类、多糖、苦味素等。现代药理研究表明，吴茱萸中的生物碱类是其含量最多的成分，并且也是其主要的有效成分。吴茱萸生物碱中含量最高的一类生物碱是吲哚类生物碱，这其中包括了吴茱萸碱及吴茱萸次碱。吴茱萸碱及吴茱萸次碱都是白色晶体，极性相对较小，不溶于水但能溶于有机溶剂。吴茱萸生物碱具有抗炎镇痛、正性肌力、减肥、降血压、松弛血管、抗肿瘤等作用。

参考文献

[1]王元周，王创国．香砂六君子汤加减治疗肠激惹综合征43例[J]．陕西中医，2006，27(1)：84.

[2]严子玲．五味子配伍对吴茱萸肠吸收的影响机制研究[D]．广州：广州中医药大学，2014.

6. 丁香、柿蒂

丁香、柿蒂均为止呃之品。丁香辛温，善于升散，温中降逆，下气止痛，温肾助阳；柿蒂苦涩，长于收涩，降气止呃。丁香与柿蒂配伍，一散一敛，一升一降，相互制约，相互为用，共奏温中和胃、降逆止呕之功。

常见方剂柿蒂汤、丁香柿蒂汤、柿钱散、丁香柿蒂散、竹茹黄连柿蒂汤等用此药对。

【历代文献】

丁香、柿蒂配伍出自柿蒂汤，原方出自《卫生家宝方》，录自《济生方》，"治胸满呕吐，呃逆不止"。《本草求真》："柿蒂味苦气平，虽与丁香同为止呃之味，然一辛热一苦平，合用深得寒热兼济之妙。如系有寒无热，则丁香在所必用，不得固执从治，必当佐以柿蒂。有热无寒，则柿蒂在所必需，不得泥以兼济之必杂以丁香。是以古人用药，有合数味而见效者，有单用一味而见效者。要使药与病对，不致悖谬而枉施耳。"又见于丁香柿蒂汤，《成方便读》："方中以丁香温胃祛寒，补火生土；柿蒂苦温降气，生姜散逆疏邪，二味皆胃经之药；用人参者，以祛邪必先补正，然后邪退正安，且人参入胃，镇守于中，于是前三味之功，益臻效验耳。"《医方集解》："此足阳明、少阴药也。丁香泄肺温胃而暖肾……柿蒂苦涩而降气……盖从治之法也。"

【临床疗效】

丁香、柿蒂配伍可用于治疗肿瘤化疗后呃逆等。

对1999—2000年间，住院接受化疗之后出现呃逆现象的80例恶性肿瘤患者进行研究，采用柿蒂9g，丁香6g，生姜9g，大枣5g，煎汤代水饮用，每次服用20~50mL，3次/天。呃逆症状疗效的评定标准为用药1~3次之后，呃逆症状便消失，停药后无复发为显效；用药1~3次之后，呃逆症状消失，但停药后偶有发作，继续用药之后有效则为有效；用药3次之后，呃逆症状不消失也不减轻，甚至有所加重，则为无效。结果58例显效，18例有效，4例无效，有效率达95%。

【药理作用】

降逆止呃作用　利用中药整合药理学平台，从多成分、多靶标的维度揭示丁香柿蒂汤降逆止呃的潜在分子机制。结果：丁香柿蒂汤降逆止呃作用主要与89个化学成分有关，共有靶标1个[大麻素受体1(CNR1)]，一方面CNR1通过抑制γ-氨基丁酸

（GABA）、多巴胺和 5-羟色胺（5-HT）的释放而抑制呃逆的发生；另一方面，CNR1 激活可抑制胃肠动力、延迟胃排空，推测其可能是通过脑-肠轴发挥调节胃肠运动的作用。同时，丁香柿蒂汤降逆止呃作用可能与神经系统、核苷酸代谢有关。结论：丁香柿蒂汤可能是通过影响神经递质的释放和线粒体能量代谢等调节胃肠运动，基于多靶标、多通路共同干预实现其降逆止呃的作用。

【药效物质】

紫丁香属于木犀科丁香属的灌木植物，《新华本草纲要》《中药大辞典》和《植物名实图考》中都有其药用记载。主要有效药用部位是叶，可以清热解毒及利湿退黄，主要用来治疗黄疸性肝炎、急性痢疾及火眼等。丁香属植物主要含有黄酮、苯丙素酚、环烯醚萜、苯乙醇及生物碱类成分。实验采用从紫丁香叶中分离得到的 8 个化合物，鉴定后分别为①7-羟基-6-甲氧基香豆素、②7-methyl-1-oxo-octahydro-cyclopenta[c] pyran4-carboxylicacid、③乌苏酸、④19α-羟基乌苏酸、⑤3-甲氧基-4-羟基苯甲酸、⑥5，7，4′-三羟基黄酮（芹菜素）、⑦胡萝卜苷、⑧白桦酸。其中化合物①、④、⑤、⑥都是第一次从该属植物中分离得到，化合物②为环烯醚萜氧化产物。

柿蒂中的主要成分是没食子酸，主要作用是降逆下气，用于呃逆。柿蒂的提取物还有镇静以及抗心率失常的作用。另外，柿蒂还有一定抗生育的功效。科学家们已经从柿蒂中分离得到了 23 种化合物，其中包括琥珀酸、硬脂酸、金丝桃（糖）苷、软脂酸、槲皮素、香草酸、没食子酸、山奈酚、三叶豆苷、乌苏酸、β-谷固醇、β-谷固醇β-D 前葡糖苷、木栓酮、齐墩果酸、19β-羟基乌苏酸。此实验目的是对柿蒂的化学成分进行分离和鉴定，方法是利用反复硅胶柱色谱对柿蒂中的化学成分进行分离和纯化，利用 MS、^{1}H-NMR、^{13}C-NMR、HMQC 及 HMBC 等光谱学分析方法对其进行结构鉴定。结果是经过分离得到 4 种化合物，分别鉴定为 19α，24-二羟基乌苏酸、白桦酸、24-羟基齐墩果酸和马尾柴酸。结论：以上 4 种化合物都是第一次从柿蒂中分离得到。

参考文献

[1]谯兴兰，朱庆芬，金玉芹.丁香柿蒂汤治疗肿瘤化疗后呃逆 80 例[J].中国实用护理杂志，2002，18(7)：52.

[2]丁芳芳，彭修娟，唐文强，等.基于整合药理学分析丁香柿蒂汤降逆止呃的分子机制[J].中国实验方剂学杂志，2019，25(3)：100-107.

[3]李全，许琼明，郝丽莉，等.紫丁香叶化学成分研究[J].中草药，2009，40(3)：369-371.

[4]潘旭，具敬娥，贾娴，等.柿蒂化学成分的分离与鉴定[J].沈阳药科大学学报，2008，25(5)：356-359.

7. 小茴香、胡芦巴

小茴香、胡芦巴均为性温之品。小茴香味辛性温，能入下焦，长于温肾暖肝，散寒止痛，为肝经受寒，经气郁滞之痛证的要药；胡芦巴苦温纯阳，入肾经，为温养下焦，疏散寒气之要药，能补命门而理火衰，壮元阳而治虚冷。小茴香与胡芦巴配伍，既能理气和胃，又能助肾阳，共同发挥温肾散寒止痛的功效。

常见方剂胡芦巴丸、金铃子丸、麝香大戟丸、川楝散、暖宫定痛汤等用此药对。

【历代文献】

小茴香、胡芦巴配伍出自胡芦巴丸，《太平惠民和剂局方》："治大人、小儿小肠气、蟠肠气、奔豚气、疝气，偏坠阴肿，小腹有形如卵，痛不可忍，或绞结绕脐攻刺，呕恶闷乱，并皆治之。""麝香大戟丸，治阴肿胀，或小肠气痛。"又见于金铃子丸，《太平惠民和剂局方》："金铃子丸，治肾气发动，牵引疼痛，脐腹弦急，攻冲不定。"《刘奉五妇科经验》："暖宫定痛汤治疗下焦寒湿，气血凝结者慢性盆腔炎或宫冷不孕等证，温经散寒，温而不燥……佐以胡芦巴、小茴香暖下焦祛寒湿，加强温经散寒，行气定痛的作用。"

【临床疗效】

小茴香、胡芦巴配伍可用于治疗湿寒型慢性盆腔炎等。

将慢性盆腔炎辨证分为两种类型，即湿热型及湿寒型。其中，湿热型慢性盆腔炎采用自拟的清热化湿汤（扁蓄、瞿麦、木通、连翘、蒲公英、泽兰等），湿寒型运用暖宫散湿汤（橘核、荔枝核、胡芦巴、小茴香、乌药等），同时配合经期静脉注射抗生素。结果达到治疗效果的有 56 例，已经治愈的有 48 例，总有效率达 96.4%。结论：慢性盆腔炎以湿热下注及寒湿阻滞为常见，临床上治以暖宫散湿，清热化湿，用行气活血化瘀之品相配，疗效显著。

【药理作用】

保肝作用　通过对大鼠肝纤维化的预防实验，证明了小茴香具有保护肝脏的作用，其作用是通过抑制大鼠肝脏炎症、保护肝细胞及促进纤维化肝脏中胶原降解等来实现的。采用胡芦巴水提取物对 D-氨基半乳糖和四氯化碳所导致的急性肝损伤的小鼠给药，观察染毒前后不同剂量、不同时间给药对小鼠肝功能指标 AST 和 ALT 的影响，与此同时观察小鼠的脂质过氧化水平。结果表明胡芦巴提取物对抑制急性肝损伤的小鼠血清 ALT 和 AST 的升高有明显的抑制作用，并且呈现良好的剂量效应关系。

【药效物质】

小茴香中的化学成分主要含脂肪油、挥发油、甾醇、糖苷、有机酸等，还含有生物碱、维生素、强心苷、微量元素鞣质、皂苷、蒽醌及黄酮等多种类型的化合物。

目前已经从胡芦巴的种子、茎、叶、幼芽及地上部分中共提取黄酮和生物碱 20 种，皂苷类成分 33 种，香豆素 5 种，以及多糖、氨基酸、酶等。胡芦巴的主要成分是皂苷，其次是生物碱和黄酮。胡芦巴中所含的皂苷都是以 Tigogenin 及其差向异构体 Neotigoenin、diosgenin（25R）及其差向异构体 Yomogenin（25S）和呋甾醇为苷元，中间两者又称"螺甾烷醇"类皂苷元，而前者称呋甾醇类皂苷元。到目前为止，从胡芦巴中分得的皂苷的糖链一般都是连在 3 位羟基上的，只有个别在 6 位上也有糖链。其中糖的种类一般是鼠李糖、葡萄糖和木糖。Graecunin-E 是首次从胡芦巴中分离得到的在自然界中罕见的四糖链皂苷，胡芦巴中所含的黄酮类成分的母核一般都是 4，5，7-三羟基黄酮，只有两个是黄酮醇，而且一般都是碳苷。胡芦巴中所含有的生物碱有 Trigonelline、Gentianine、Carpaine、Choline 等。

参考文献

[1]亢丽，王秋焕．中医辨证联合西药治疗慢性盆腔炎56例[J]．陕西中医，2008，29（7）：795．

[2]甘子明，方志远．中药小茴香对大鼠肝纤维化的预防作用[J]．新疆医科大学学报，2004，27（6）：566-569

[3]朱宝立，班永宏，段金廒．胡芦巴对急性化学性肝损伤的保护作用[J]．中国工业医学杂志，2000，13（1）：19-21.

[4]付起凤，张艳丽，许树军，等．小茴香化学成分及药理作用的研究进展[J]．中医药信息，2008，25（5）：24-26.

[5]周淑晶．中药胡芦巴的化学成分研究进展[J]．中国现代中药，2000，2（5）：19-22.

8. 荜茇、高良姜

荜茇、高良姜均为辛热之品。荜茇辛散温通，善祛胃肠寒邪，为阳明药，能温中散寒，散上焦浮热，中开郁结，下气除痰；高良姜，入脾胃经，专散脾胃寒邪，暖中和胃，行气降逆，温中止呕。荜茇与高良姜配伍，共同发挥温中行气、散寒止痛的功效。

常见方剂大已寒丸、宽胸丸、荜茇散、温胃散寒汤等用此药对。

【历代文献】

荜茇、高良姜配伍出自大已寒丸，《太平惠民和剂局方》："治久寒积冷，脏腑虚弱，心腹痛，胁肋胀满，泄泻肠鸣，自利自汗，米谷不化；阳气暴衰，阴气独胜，手足厥冷；伤寒阴盛，神昏脉短，四肢怠惰，并宜服之。"《本草便读》："荜茇，大辛大热，味类胡椒，入胃与大肠，阳明药也。温中散寒，开郁结，下气除痰，又能散上焦之浮热，凡一切牙痛、头风、吞酸等症，属于阳明湿火者，皆可用此以治之。良姜辛温入脾胃，逐寒邪，止腹疼，虽燥而无香烈之性，其所以平呕吐，治清涎，温脾暖胃四字足以尽之。"

【临床疗效】

荜茇、高良姜配伍可用于治疗胃脘冷痛、牙痛、冻疮等。

使用由某中药厂出品的容量为5ml的牙痛药水来防治冻疮，得到了较为满意的效果。这种牙痛药水的主药是荜茇、高良姜、细辛、冰片，有温经散寒、消肿止痛的功效。曾经治疗过一位朱姓的患者，搽药1瓶后即痊愈，且没有复发。

【药理作用】

抗肿瘤作用 将温里药附子、肉桂、干姜、高良姜、丁香、小茴香、花椒、吴茱萸、胡椒、荜茇、荜澄茄进行筛选，选出温里药中对Lewis小鼠具有抑瘤作用的药物，并通过数据库筛选出肿瘤的有效成分，为下一步温里药组方奠定基础。方法：构建Lewis肺癌小鼠皮下移植瘤模型，将附子、干姜、高良姜、丁香、小茴香、花椒、吴茱萸、胡椒、荜茇、荜澄茄灌胃21天后，观察其抑瘤效果。结果：附子、吴茱萸、荜茇对肿瘤具有抑制作用，可以抑制 Lewis 肺癌小鼠皮下移植瘤的生长（$P<0.05$）。结论：温里药中的附子、吴茱萸、荜茇对 Lewis 肺癌小鼠皮下移植瘤有抑制作用，荜茇可抑制肿瘤组织中 CD206 的表达。

【药效物质】

荜茇中含胡椒碱、双异桉脂素、荜茇明碱、荜茇壬二烯哌啶、N-异丁基十八碳-2，4-二烯酰胺、挥发油、胡椒酰胺、棕榈酸、四氢胡椒酸、哌啶、十一碳-1-烯-3，4-甲撑二氧苯、N-异丁基癸二烯-反2-反4-酰胺、N-异丁基二十碳-2，4，8-三烯酰胺、芝麻素、荜茇十一碳三烯哌啶、荜茇明宁碱、二氢荜茇明宁碱、几内亚胡椒酰胺、N-异丁基二十碳-2，4-二烯酰胺、荜茇壬三烯哌啶及长柄胡椒碱。

高良姜是一种常用中药，其化学成分主要包括挥发油类、二芳基庚烷类、黄酮类、苯丙素类以及糖苷类等。高良姜中的一类主要成分是挥发油，其中高良姜挥发油中的主要成分是 1，8-桉油精，此外还含有莰烯、樟脑、β-蒎烯、α-松油醇和莰酮乙酸盐等。二芳基庚烷类化合物是高良姜中的特色化学成分之一，已有较多的文献报道。至今已从高良姜中分离得到了 48 种天然的二芳基庚烷类化合物，这其中包括 1 种二芳基庚烷类化合物、4 种环状二芳基庚烷类化合物和 43 种线型二芳基庚烷类化合物与黄酮类化合物的聚合物。黄酮类化合物也是高良姜的主要化学成分之一，黄酮苷以及苷元在高良姜中都有分布，其中苷元是高良姜中的黄酮类化学成分的主要存在形式。到目前为止已从高良姜中分离得到了 13 种黄酮苷元类化合物以及 2 种黄酮苷类化合物，其中包括 1 种黄烷三醇类化合物、2 种二氢黄酮（醇）类化合物和 10 种黄酮（醇）类化合物。

参考文献

[1]王君生. 牙痛药水防治冻疮[J]. 江苏中医杂志，1984，（2）：34.

[2]李洪霖，吴建春，崔亚静，等. 基于温里药抑制肺癌的药物筛选及对肿瘤相关巨噬细胞的影响[J]. 中华中医药学刊，2018，36(6)：1359-1362.

[3]李洪福，李永辉，王勇，等. 高良姜化学成分及药理活性的研究[J]. 中国实验方剂学杂志，2014，20(7)：236-244.

9. 附子、生地黄

附子辛甘大热，纯阳燥烈，补火助阳，温通经脉去里寒，温肾壮阳，化气行水；生地黄甘苦性寒，苦寒泄热，甘寒质润，养阴生津，通心脉。附子与生地黄配伍，一刚一柔，附子得生地黄无伤津耗气之弊，生地黄得附子，既温阳以生阴，又滋阴以化阳，共同发挥温阳散寒、养阴强心的功效。

常见方剂黄土汤、肾气丸、胜骏丸等用此药对。

【历代文献】

附子、生地黄配伍出自黄土汤，《金匮要略·惊悸吐衄下血胸满瘀血病脉证并治》："下血，先便后血，此远血者，黄土汤主之。""黄土汤方，亦主吐血、衄血。"《血证论》认为，此方乃"下血崩中之总方。"《金匮要略浅注补正》："黄土汤不独粪后下血方也，凡吐血、衄血、大便血、小便血、妇人血崩及血痢久不止，可以统治之。以此方暖中宫土藏，又以寒热之品互之，步步合法也。"《金匮要略心典》："下血先便后血者，由脾虚气寒，失其统御之权，而血为之不守也。脾去肛门远，故曰远血。黄土温燥入脾，合白术、附子以复健行之气，阿胶、生地黄、甘草，以益脱竭之血；而又虑辛温之品，转为血病之厉，故又以黄芩之苦寒，防其太过，所谓有制之师也。"

【临床疗效】

附子、生地黄配伍可用于治疗肾虚证、顽固性出血等。

附子代赭汤由附子 10g，生地黄 15g，生黄芪 20g，代赭石 20g，藕节 20g，炒阿胶珠 15g，炒蒲黄 10g，党参 20g，焦白术 15g，黄芩 7g 组成。本药方对顽固性出血的患者，尤其是气不摄血，素体虚寒或阴病及阳，用清热凉血药无效的患者有良好的疗效。其中一位患者，男性，57 岁，有反复大咯血的症状，经专科医院诊断为肺癌。患者大咯血发作常常发生在夜间，来势比较凶猛，量多且血鲜，胸咽有不适感且有气上逆感，舌嫩，纳减乏力，脉细，多次发作，经过西医处理并投清热凉血剂，配合使用上述方药即可止血，仍然健在。

【药理作用】

(1)**免疫系统作用** 研究发现乌头碱能增强巨噬细胞表面 I a 抗原的表达，通过提高其抗原能力，来增强机体免疫应答反应。另外，生地黄能够明显提高淋巴细胞 DNA 及蛋白质的含量，对白细胞介素-2(IL-2)的产生有明显的加强作用，能够使低下的细胞免疫功能增强，保护由于使用了地塞米松以及环磷酰胺而引起的免疫抑制的机体。

(2)**抗炎作用** 研究发现附子对大鼠佐剂性关节炎(AA)有肯定的疗效，能够明显减轻大鼠足肿胀的程度，同时消除耳部、尾部结节，以此降低炎性组织中前列腺素 E_2(PGE_2)的 A 值，同时提高血清类风湿因子的转阴率。生地黄能够扩张血管，减低毛细血管的通透性，抑制血管内皮炎症，从而缓解大鼠实验性关节滑膜肿胀炎症。

【药效物质】

附子是川乌子根的加工品，主要含有毒性较小的单酯类生物碱，如苯甲酰中乌头胺、苯甲酰次乌头胺、苯甲酰乌头胺，甚至可以被水解为毒性更小的胺醇类碱，如次乌头胺、中乌头胺、乌头胺。另外还可以从水提物中分离得到华北马乌头碱、尿嘧啶、新江油乌头碱、黄草乌头碱、尼奥灵及附子亭碱等。此外从日本乌头所加工的附子中已经分离出了具有强心作用的微量有效成分 dl-去甲基衡州乌药碱。还有报道从附子中分离出一种棍掌碱，也具有升压和强心的活性。

地黄为玄参科植物地黄的新鲜或干燥块根。采用硅胶柱色谱结合制备高效液相进行分离和纯化，根据理化性质和波谱数据进行结构鉴定，分离得到 12 种化合物，即 5-羟甲基糠醛、酪醇、5,6-二羟基-β-紫罗兰酮、5-hydroxymethyl-pyrrole-2-carbal-dehyde、6-O-E-阿魏酰基筋骨草醇、麦角甾苷、leucosceptoside A、地黄苷、异地黄苷、purpureaside C、jionoside A_1、jionoside B_1。

第七章　温里药

参考文献

[1]王瑞年，方允耕.自拟附子代赭汤治疗顽固性出血验案三则[J].上海中医药杂志，1995(5)：33.

[2]马健，樊巧玲，牧野充弘，等.阳虚模型小鼠腹腔巨噬细胞抗原Ia表达及乌头碱的作用[J].中国中西医结合杂志，1995，15(9)：544-546.

[3]王朴.生地黄的现代药理研究与临床应用[J].中国中医药现代远程教育，2008，6(8)：986.

[4]窦志芳，赵天才.芍药甘草附子汤对佐剂型关节炎大鼠治疗作用的实验研究[J].中华医药学杂志，2003，2(4)：5-8.

[5]李丛菊.附子与干姜配伍的物质基础研究[D].成都：成都中医药大学，2008.

[6]李行诺，周孟宇，沈培强，等.生地黄化学成分研究[J].中国中药杂志，2011，36(22)：3125-3129.

10. 附子、黄芪

附子、黄芪均具甘温之性。附子大辛大热，长于温阳，温通经脉去里寒，温肾壮阳，化气行水；黄芪甘温除热，善入脾胃以补气健脾，为补中益气之要药，入肺经补肺气，益卫固表，宣通肺气使水气从毛窍而散。附子与黄芪配伍，可使温阳益气、回阳救逆、固表止汗之力倍增。

常见方剂附子黄芪汤、芪附汤、实脾汤、大黄芪汤、温肾救心汤、益气化瘀补肾汤、扶正祛邪汤等用此药对。

【历代文献】

附子、黄芪配伍出自附子黄芪汤，《伤寒总病论》："妇人病未平复，因夫所动，小腹篡中急痛，腰胯疼，四肢不任举动，无热证者。"《普济方》引《十便良方》："诸虚不足，及大病后气血不复，虚羸少气，腹胁疼痛，精神倦怠，饮食不进。"《本草正》："附子，因其善走诸经，故曰与酒同功，能除表里沉寒，厥逆寒噤，温中强阴，暖五脏，回阳气，格阳喉痹，阳虚二便不通及妇人经寒不调，小儿慢惊等证。大能引火归源，制伏虚热，善助参、芪成功，尤赞术、地建效，无论表证里证，但脉细无神，气虚无热者所当急用。"《本经逢原》："黄芪，能补五脏诸虚，治脉弦自汗，泻阴火，去肺热，无汗则发，有汗则止，入肺而固表虚自汗，入脾而托已溃痈疡……同桂枝、附子则治卫虚亡阳汗不止，为腠理开阖之总司。"

【临床疗效】

附子、黄芪配伍可用于治疗阳气不足证、缓慢性心律失常等。

使用附子黄芪四参汤(炮附片10g，炙黄芪50g，人参15g，北沙参15g，麦冬15g，五味子15g，苦参25g，丹参15g，炙甘草15g，大枣10枚)来治疗缓慢性心律失常，结果总有效率为91.67%，方中附子辛甘而性热，"秉性纯阳，上能助心阳，中能温脾阳，下能补肾阳，为补火助阳，回阳救逆之要药……用治阳虚火衰证，常以本品作为主药"，经现代药理研究表明附子有效成分之一消旋去甲乌碱具有R受体激动作用，能增强心肌收缩力，加快心率，提高窦房结的自律性，改善和加快窦房传导及房室传导。炙黄芪、人参大补元气，使气旺血生，气足血行(黄芪、人参可通过抑制钠、钾、三磷酸腺苷酶，发挥强心及改善心功能的作用)。诸药配伍，可使心气复振，心血充盈，心脉调畅，脉律自复，效果满意。

【药理作用】

强心作用　构建小鼠急性心肌梗死模型，研究强心方中三味主药黄芪、附子、葶苈子单独使用与联合使用对心肌梗死后心力衰竭心脏的保护作用。结果表明，黄芪、附子、葶苈子联合使用可以显著提高心肌梗死后小鼠的心功能，改善小鼠的左心室重构，减轻心肌组织纤维化以及心肌细胞肥大，并促进心肌梗死后血管新生。其中 1/3 剂量混合治疗组好于全剂量混合治疗组。

【药效物质】

附子主要含乌头碱、次乌头碱(下乌头碱)、新乌头碱(美沙乌头碱、中乌头碱)、塔拉胺、消旋去甲基乌药碱、异塔拉定、新乌宁碱、准噶尔乌头碱、附子宁碱、去甲猪毛菜碱、异飞燕草碱、苯甲酰中乌头原碱、多根乌头碱、森布星 A 和 B、14-乙酸塔拉胺、脂乌头碱、脂次乌头碱和脂去氧乌头碱等生物碱。

黄芪的化学成分主要有黄酮类、多糖以及皂苷类等，其中黄酮类化合物有紫檀烷、异黄烷、异黄酮和黄酮四大类，多糖类成分以杂多糖和葡聚糖为主，皂苷类化合物主要有黄芪皂苷及大豆皂苷。另外还含有羽扇豆醇、尼克酸、氨基酸、亚油酸、对羟苯基丙烯酸、核黄素、叶酸、微量元素、维生素 D、香草酸、阿魏酸、蛋白质、异阿魏酸、胡萝卜苷、咖啡酸、β-谷甾醇、绿原酸等成分。

研究黄芪、附子药对配伍对附子的 3 种单酯型生物碱(苯甲酰次乌头原碱、苯甲酰新乌头原碱、苯甲酰乌头原碱)和 3 种双酯型生物碱(次乌头碱、新乌头碱、乌头碱)肠吸收的影响。运用大鼠外翻肠囊模型，选择十二指肠、空肠、回肠为研究肠段，以表观渗透系数(P_{app})为评价指标，考察黄芪对附子的 6 种生物碱 P_{app} 的影响。结果当附子、黄芪比例为 3∶1 时，黄芪在十二指肠和回肠能显著降低双酯型生物碱的 P_{app}，在 3 种肠段均能降低单酯型生物碱的 P_{app}；当附子、黄芪比例为 1∶1 时，除次乌头碱在回肠外，黄芪能显著降低双酯型生物碱的 P_{app}；当附子、黄芪比例为 1∶3 时，黄芪能显著降低单酯型生物碱(除回肠外)的 P_{app}，在各肠段均能显著降低 3 种双酯型生物碱的 P_{app}。结论：黄芪可抑制附子生物碱的吸收，且其抑制作用因配伍比例、生物碱的种类和肠段不同而各异。

参考文献

[1]于宝祥.附子黄芪四参汤治疗缓慢性心律失常 36 例疗效观察[J].哈尔滨医药，2009，29(6)：79.

[2]宝璐尔，张林，周晓慧，等.强心方组分对心肌梗死后心力衰竭小鼠心功能的影响[J].同济大学学报(医学版)，2017，38(6)：6-11.

[3]孔小强，蒋且英，罗云，等.基于外翻肠囊模型的黄芪-附子配伍对附子 6 种生物

碱肠吸收的影响研究[J]. 中草药，2017，48(23)：4928-4934.

11. 附子、甘草

附子、甘草均具甘味之性。附子辛甘大热，长于扶阳温经，温通经脉去里寒，温肾壮阳，化气行水；甘草甘缓，善于调中补虚，助正祛邪。附子与甘草配伍，温补结合，以治虚寒之本，且甘草能缓附子峻烈之性，使其破阴回阳而无暴散之虞，两药合用，共同发挥扶阳温经、散寒除湿的功效。

常见方剂甘草附子汤、四逆汤、通脉四逆汤、四逆加人参汤、五味子汤等用此药对。

【历代文献】

附子、甘草配伍出自甘草附子汤，《伤寒论·辨太阳病脉证并治》："风湿相搏，骨节疼烦，掣痛不得屈伸，近之则痛剧，汗出短气，小便不利，恶风不欲去衣，或身重微肿者，甘草附子汤主之。"《绛雪园古方选注》："甘草附子汤，两表两里之偶方。风淫于表，湿流关节，阳衰阴胜，治宜两顾。白术附子，顾里胜湿，桂枝甘草，顾表化风，独以甘草冠其名者，病深关节，义在缓而行之，徐徐解救也。"《伤寒溯源集》："下焦无火，气化不行而小便不利，故用附子以温经散寒，则阳回气暖而筋脉和同，东风解冻而水泉流动矣。《经》云：阳气者，精则养神，柔则养筋，筋柔则无掣痛不得屈伸之患矣。甘草所以缓阴气之急，且为桂枝汤中本有之物，因汤中之芍药，能收敛助阴，故去之耳。虽名之曰甘草附子汤，实用桂枝去芍药汤，以汗解风邪，增入附子白术，以驱寒燥湿也。"

【临床疗效】

附子、甘草配伍可用于治疗心肾阳虚证、关节炎等。

将患者随机分为2组，观察甘草附子汤治疗寒湿闭阻型急性痛风性关节炎的疗效，治疗组23例，口服甘草附子汤；对照组20例，口服通滞苏润江胶囊；2组疗程均为5天，比较2组治疗后C反应蛋白的变化、中医证候临床疗效、关节疼痛等情况。结果治疗组较对照组在改善关节疼痛、C反应蛋白及临床疗效方面均有统计学差异($P < 0.05$)。表明甘草附子汤能迅速改善寒湿闭阻型急性痛风性关节炎中医证候，且具有良好的镇痛作用。痛风主要病机虽为湿痰浊，但皆源于阳衰土湿，而甘草附子汤即是从温阳健脾祛湿入手，本着治病求本之原则，达到扶正祛邪之目的，使得标本兼顾。大量的文献报道乌头类处方具有良好的抗炎镇痛作用。

【药理作用】

(1) 强心减毒作用 采用急性毒性与离体蛙心实验证明，附子中的生物碱与甘草中的主要有效成分配伍可显著降低附子中有毒生物碱毒性，并增强附子的强心作用。

(2) 保护心肌细胞作用 研究表明，甘草苷可明显减少乌头碱引起的大鼠心肌细胞乳酸脱氢酶(LDH)的释放，对乌头碱所致的心肌细胞钾离子通道 Kv4.3 mRNA 的表达有下调作用，并上调钙离子通道 Cav1.2 mRNA 的表达，达到降低心肌细胞中钙离子浓度的目的。

【药效物质】

附子是川乌子根的加工品，主要含乌头碱、次乌头碱(下乌头碱)、新乌头碱(美沙乌头碱、中乌头碱)、塔拉胺、消旋去甲基乌药碱、异塔拉定、新乌宁碱、准噶尔乌头碱、附子宁碱、去甲猪毛菜碱、异飞燕草碱、苯甲酰中乌头原碱、多根乌头碱、森布星A和B、14-乙酸塔拉胺、脂乌头碱、脂次乌头碱和脂去氧乌头碱等生物碱。

甘草中含有多种化学成分，主要成分有甘草甙、甘草酸等。甘草的化学组成极其复杂，到目前为止已经从甘草中分离出了新异甘草甙、新甘草甙、异甘草甙、甘草甙、甘草次酸、甘草甜素、甘草素、异甘草素、异甘草醇、甘草西定、7-甲基香豆精、甘草醇、伞形花内酯等数十种化合物，但这些成分和数量通常会随甘草的种植区域、种类以及采收时间等因素的不同而发生变化。同时大量的研究表明，黄酮类物质和甘草甜素是甘草中最重要的生物活性物质，是主要存在于甘草根表皮以内的部分。

比较附子单煎以及混煎对乌头碱煎出率的影响，结果表明混煎液中的乌头碱的煎出率要明显低于单煎液中乌头碱的煎出率($P<0.01$)，与此同时，甘草与附子合煎较甘草单煎，其甘草酸及甘草甙的煎出率都有降低($P<0.05$)，这说明了在复方的煎煮过程中可能发生了化学反应，从而导致乌头碱的含量降低。并发现在生成的沉淀中有甘草皂苷类成分及酯型生物碱成分，这为附子与甘草共煎可以降低附子毒性的理论提供了实验依据。

参考文献

[1]罗晓光，曾萍萍，闫兵，等.甘草附子汤治疗寒湿痹阻型急性痛风性关节炎的临床观察[J].光明中医，2018，33(4)：528-530.

[2]王律韵，杨洁红，张宇燕，等.附子与甘草配伍减毒增效的物质基础初探[J].中国中医急症，2011，20(2)：248-250.

[3]董晞，赵世萍，刘岩，等.甘草苷对乌头碱致心肌细胞损伤的保护作用[J].中华中医药杂志，2009，24(2)：163-166.

[4]李丛菊.附子与干姜配伍的物质基础研究[D].成都：成都中医药大学，2008.

[5]虞巧英.附子与甘草配伍前后含量的变化[J].海峡药学，2010，22(3)：86.

12. 干姜、细辛、五味子

干姜、细辛、五味子均为性温之品。干姜味辛性热，温燥辛热，性主动，温肺散寒以荡贮痰之器，温中燥湿以绝生痰之源；细辛味辛而厚，气温而烈，善走泄开闭，上行入肺，辛散开肺，化饮止咳，发散在表之风寒，下行走肾，以散肾经之风寒；五味子味酸性温，酸涩收敛，性主静，上敛肺气，下摄肾气，止咳平喘。干姜、细辛、五味子配伍，一开一合，一散一收，开无耗散肺气之弊，合无敛遏邪气之虞，颇合肺司开合之机，共同发挥温肺化饮的功效。

常见方剂小青龙汤、苓甘五味姜辛汤、桂苓五味甘草去桂加姜辛汤、苓甘五味加姜辛半夏杏仁汤、苓甘五味加姜辛半杏大黄汤等用此药对。

【历代文献】

干姜、细辛、五味子配伍出自小青龙汤，《伤寒论·辨太阳病脉证并治》："伤寒表不解，心下有水气，干呕发热而咳，或渴，或利，或噎，或小便不利，少腹满，或喘者,小青龙汤主之。""伤寒,心下有水气,咳而微喘,发热不渴。服汤已,渴者,此寒去欲解也。小青龙汤主之。"《金匮要略·痰饮咳嗽病脉证并治》:"病溢饮者,当发其汗,大青龙汤主之;小青龙汤亦主之。"《伤寒明理论》:"芍药味酸微寒,五味子味酸温,二者所以佐者,寒饮伤肺,咳逆而喘,则肺气逆,《内经》曰:肺欲收,急食酸以收之,故用芍药、五味子为佐,以收逆气。干姜味辛热,细辛味辛热,半夏味辛微温,三者所以为使者,心下有水气,津液不行,则肾气燥。《内经》曰:肾苦燥,急食辛以润之,是以干姜、细辛、半夏为使,以散寒水。逆气收,寒水散,津液通行,汗出而解矣。"《伤寒来苏集》:"此于桂枝汤去大枣之泥,加麻黄以开玄府,细辛逐水气,半夏除呕,五味、干姜以除咳也。以干姜易生姜者,生姜之味气不如干姜之猛烈,其大温足以逐心下之水,苦辛可以解五味之酸。"

【临床疗效】

干姜、细辛、五味子配伍可用于治疗慢性支气管炎等。

观察姜苓五味细辛汤加减联合西药治疗慢性支气管炎急性发作的功效,将106例患者随机分配,分为对照组与治疗组各53例,治疗组在对照组的基础上加用姜苓五味细辛汤(干姜10g,细辛3g,五味子6g,甘草6g,茯苓15g,半夏9g),每天1剂,浓煎到200mL后再分2次饭后温服,两组疗程都是7天;对照组用西医常规治疗(药用盐酸氨溴索、头孢西丁钠、沙丁胺醇等)。结果:经过治疗后治疗组的总有效率为90.1%,对照组为79.2%,治疗组的疗效明显好于对照组($P<0.05$)。表明姜苓五味细辛汤加减联合西药治疗慢性支气管炎急性发作的疗效比单纯用西药好。

【药理作用】

止咳、抗炎作用 建立小鼠浓氨水引咳模型与小鼠耳郭肿胀急性炎症模型,比较干姜-细辛-五味子(1:1:1)药对与细辛、细辛-五味子(1:1)药对对咳喘、急性炎症模型的作用,研究干姜、细辛、五味子药对配伍的药效作用。结果干姜、细辛、五味子药对能显著延长小鼠的咳喘潜伏期,并减少3分钟内的咳喘次数,显著抑制小鼠耳郭炎症肿胀度。干姜、细辛、五味子药对具有明显的止咳和抗炎作用,且作用优于细辛、细辛、五味子药对。结论:干姜和五味子两味药在干姜、细辛、五味子药对中具有协同作用,配伍后增强了细辛的止咳、抗炎作用,从而证实了这一药对配伍的科学性与严谨性。

【药效物质】

干姜的化学成分比较复杂,主要为挥发油、辛辣成分、二苯基庚烷三大成分。挥发油中的主要成分为 α-姜烯、1,8-桉叶素、芳樟醇、α-姜黄烯等主要成分;辛辣成分有姜酚、包括6-姜酚、8-姜酚、10-姜酚、12-姜酚等,现代研究表明,干姜中姜辣素组分不仅是干姜能够呈多种生物活性作用的主要功能因子,也是干姜特征性辛辣风味的主要呈味物。另外干姜还含有二苯基庚烷类、二氢姜酚、六氧姜黄素、γ-氨基丁酸、天冬氨酸、谷氨酸、丝氨酸、甘氨酸及六氢吡啶-α-羧酸等成分。

五味子中含有的化学成分十分丰富,其中木脂素在五味子中含量最多,约有8%,是主要活性成分。其余还含有多糖、挥发油、氨基酸、三萜和无机元素等多种成分。国内外许多学者已经从五味子科植物中分离鉴定出200多种木脂素成分,即便是从五味子属中分离得到的木脂素类的单体化合物也有近 40 种，其中具有明显生物活性的有五味子丙素、五味子甲素、五味子醇乙、五味子乙素、五味子醇甲、五味子酯丁、五味子酯丙、五味子酯乙、五味子酯甲、d1-安五脂素、安五酸、襄五脂素、d-表加巴辛。

细辛主要化学成分为非挥发油类、挥发油类以及马兜铃酸类化合物，其中马兜铃酸Ⅰ是主要的毒性物质，挥发油类中的主要物质是甲基丁香酚。有报道称，北细辛根中含有苯丙素类，如 1，2，4-三甲氧基-5-烯丙基苯、1，2-二甲氧基-4-烯丙基和 1，2，3-三甲氧基-5-烯丙基。北细辛根各挥发油中的主要成分有 9 种含量较高，分别为甲基丁香酚、α-蒎烯、3，5-二甲氧基甲苯、三甲氧基甲苯、榄香脂素、优葛缕酮、黄樟醚、β-蒎烯、δ-3-莰烯，其中榄香素和甲基丁香酚有镇痛及麻醉的作用。又有研究表明，细辛挥发油类成分中的广谱抗霉菌为黄樟醚的重要成分。另外根据相关文献和报道，细辛中含量较高的非挥发性成分包括左旋细辛脂素、卡枯醇及左旋芝麻脂素。

参考文献

[1]许光兰，黄志健．姜苓五味细辛汤加减联合西药治疗慢性支气管炎急性发作疗效观察[J]．广西中医药，2013，36(6)：36-37.

[2]叶冰，却翎，包·照日格图，等．干姜-细辛-五味子药对的止咳、抗炎作用研究[J]．四川中医，2010(11)：61-62.

[3]李丛菊．附子与干姜配伍的物质基础研究[D]．成都：成都中医药大学，2008.

[4]严子玲．五味子配伍对吴茱萸肠吸收的影响机制研究[D]．广州：广州中医药大学，2014.

[5]王懿，黄伟，孙蓉．基于功效和毒性的细辛化学成分研究进展[J]．中国药物警戒，2013，10(1)：36-38.

13. 吴茱萸、木瓜

吴茱萸、木瓜均具温热之性。吴茱萸辛开苦降，善于宣散，专走下焦，为足厥阴肝经的主药，下气最速，极能宣散郁结，温经散寒，疏肝解郁，行气止痛，为温中下气止痛之要药；木瓜酸涩而温，善于收敛，主走肝经，于脾有补，于筋可舒，于肺可敛，故能和胃化湿，舒筋活络，多与辛温药为伍，驱寒湿之邪，敛浮散之气。吴茱萸与木瓜配伍，一散一收，既能化胃肠寒湿秽浊，止吐泻，又能舒四肢筋脉经络，除转筋，共同发挥和胃化湿、温中止呕、舒筋活络的功效。

常见方剂木瓜汤、木瓜吴萸汤、吴茱萸汤、鸡鸣散、神效木瓜汤、茱萸木瓜丸等用此药对。

【历代文献】

吴茱萸、木瓜配伍出自木瓜汤，《圣济总录》："治香港脚风湿毒瓦斯，攻心烦闷，手足脉绝。"亦见于木瓜吴萸汤，《圣济总录》："治香港脚攻心闷绝，脚冷头痛。"见于吴茱萸汤，《圣济总录》："治香港脚冲心，烦闷腹胀，气急欲死者。"《本草纲目》："茱萸辛热，能散能温，苦热，能燥能坚，故其所治之症，皆取其散寒温中，燥湿解郁之功而已……木瓜所主霍乱吐利转筋、脚气，皆脾胃病，非肝病也。肝虽主筋，而转筋则由湿热、寒湿之邪袭伤脾胃所致，故筋转必起于足腓，腓及宗筋皆属阳明。木瓜治转筋，非益筋也，理脾而伐肝也，土病则金衰而木盛，故用酸温以收脾胃之耗散，而借其走筋以平肝邪，乃土中泻木以助金也。木平则土得令而金受荫矣。《素问》云，酸走筋，筋病无多食酸。孟诜云多食木瓜损齿及骨。皆伐肝之明验，而木瓜入手、足太阴，为脾胃药，非肝药，益可征矣。"

【临床疗效】

吴茱萸、木瓜配伍可用于治疗湿脚气、膝关节炎、结肠炎等。

湿脚气证系寒湿之邪下注两足所致。寒湿壅阻经络，气血不得宣通，故两足麻木冷痛，足胫肿胀无力，气逆上壅于胃，则胸闷泛恶。治疗大法当逐湿祛邪，宣通气机。方中以槟榔为君，质重下达，行气逐湿；臣以木瓜舒筋活络，并能化湿；陈皮健脾燥湿理气，佐以紫苏叶、桔梗宣通气机，外散表邪，内开郁结；吴茱萸、生姜温化寒湿，降逆止呕。诸药相合，祛湿化浊，宣通散邪，温化寒湿，行气开壅。患者常某，男，40岁。以双足及双下肢浮肿半年为主诉，于2003年8月6日初诊。膝关节以下皮肤色暗黑、发凉，双足溃烂渗出、疼痛，膝关节疼痛、怕冷，下肢静脉怒张，有硬结节，腰酸，口干渴，大便溏后重，小便正常。舌质淡，苔白腻兼黄，脉细。治以吴茱萸6g，桔梗10g，橘红10g，茯苓30g，槟榔10g，苏叶10g，苍术15g，通草6g，木瓜30g，川牛膝15g，威灵仙15g，萆薢10g，生姜15g，5剂，水煎服。复诊，双下肢渐温，浮肿明显消退，舌脉同前，照上方加蚕砂10g，继服6剂。前后共服30余剂，疾病告愈。

【药理作用】

(1)镇痛作用　吴茱萸对中枢神经系统的作用主要为镇痛，其镇痛的有效成分为吴茱萸次碱、吴茱萸碱、吴茱萸内酯及异吴茱萸碱。通过静脉注射吴茱萸10%的乙醇提取物，能够使家兔的体温升高，同时也可以提高通过电刺激兔齿髓而引起的口边肌群挛缩的阈值，作用强度与氨基比林相当。吴茱萸的水煎剂5g/kg以及20g/kg都能显著延缓痛觉的反应时间，而且可以维持2.5小时。口服吴茱萸具有镇吐作用，但同时也有报告指出，使用吴茱萸煎剂及丙酮浸膏分别给犬进行灌胃，对于4%硫酸铜所导致的犬呕吐没有效果。另外，现代药理研究表明，木瓜具有镇痛、镇静、抗炎、解热及局部麻醉作用。临床上选用此药对可以用来治疗拘急疼痛，风寒湿痹及寒湿疼痛等。

(2)对消化系统作用　经过研究表明，吴茱萸中所含有的吴茱萸苦素是一种苦味物质，有健胃的作用，其中所含的挥发油又同时具有芳香健胃的作用。此外，吴茱萸的甲醇提取物，有治疗大鼠水浸产生的应激性溃疡的作用，吴茱萸的水煎剂还具有治疗乙醇性胃溃疡及盐酸性胃溃疡的作用，对结扎幽门性溃疡及水浸应激性有抑制作用。同时，木瓜中含有一种能消化蛋白的酶素，这有利于人体对食物的消化和吸收，因而具有健脾消食的功效。

【药效物质】

吴茱萸中所含的化学成分种类众多，包括萜类、生物碱、挥发油、黄酮类、多糖、苦味素等。现代药理研究表明，吴茱萸中的生物碱类是其含量最多的成分，并且也是主要的有效成分。

吴茱萸生物碱中含量最高的一类生物碱是吲哚类生物碱，这其中包括了吴茱萸碱以及吴茱萸次碱。吴茱萸碱及吴茱萸次碱都是白色晶体，极性相对较小，不溶于水，但能溶于有机溶剂。作为主要的有效成分，吴茱萸生物碱具有抗炎镇痛、正性肌力、减肥、降血压、松弛血管、抗肿瘤等作用。

木瓜果实的乙醇提取物中的乙酸乙酯萃取部分经过了初步的化学研究，然后利用葡聚糖凝胶、硅胶等多种色谱方法对其进行分离，再根据波谱数据及物理化学性质对化合物进行结构的鉴定。结果分离并鉴定出了 7 种化合物，分别为曲酸、原儿茶酸、绿原酸乙酯、没食子酸、3-O-乙酰坡模酸、白桦酸、齐敦果酸，其中 1~5 种化合物是首次从木瓜中分离得到的成分。

通过对苏长史茱萸汤进行化学成分的研究及文献整理，发现茱萸汤在吴茱萸和木瓜不同配伍比例变化及不同煎煮时间条件下，去甲基吴茱萸碱的无机元素的溶出率及生物碱都发生了相应的变化。

参考文献

［1］孙玉信 . 鸡鸣散的临床应用［J］. 中国中医基础医学杂志，2004(10)：28-29.

［2］严子玲 . 五味子配伍对吴茱萸肠吸收的影响机制研究［D］. 广州：广州中医药大学，2014.

［3］尹凯，高慧媛，李行诺，等 . 皱皮木瓜的化学成分［J］. 沈阳药科大学学报，2006，23(12)：760-763.

［4］林青，付文卫，李江 . 苏长史茱萸汤的复方化学研究［J］. 贵阳中医学院学报，2000，22(1)：57-59.

第八章
理气药

1. 陈皮、半夏

陈皮、半夏均具辛温之性。陈皮辛散苦降，长于理气，芳香醒脾，能行能降，燥而不烈，入脾经能健脾燥湿，降逆止呕，又善行肺经气滞；半夏辛温而燥，辛开散结，能走能散，善于化痰消痞，为燥湿化痰、温化寒痰之要药，尤善治脏腑湿痰。陈皮与半夏配伍，相辅相成，半夏得陈皮之助，气顺而痰自消，化痰湿之力尤盛，陈皮得半夏之辅，痰除而气自下，理气和胃之力更增，二者共奏燥湿化痰、理气和胃之功。

常见方剂二陈汤、导痰汤、涤痰汤、金水六君煎、六安煎、温胆汤、异功散、半夏散、半夏白术天麻汤等用此药对。

【历代文献】

陈皮、半夏配伍出自二陈汤，《太平惠民和剂局方》："治痰饮为患，或呕吐恶心，或头眩心悸，或中脘不快，或发为寒热，或因食生冷，脾胃不和。"《古今名医方论》："半夏之辛，利二便而去湿；陈皮之辛，通三焦而理气。"《医方集解》："此足太阴、阳明药也。半夏辛温，体滑性燥，行水利痰为君；痰因气滞，气顺则痰降，故以橘红利气；痰由生湿，湿去则痰消，故以茯苓渗湿为臣；中不和则痰涎聚，又以甘草和中补土为佐也。"《丹溪心法附余》："此方半夏豁痰燥湿，橘红消痰利气，茯苓降气渗湿，甘草补脾和中。盖补脾则不生湿，燥湿渗湿则不生痰，利气降气则痰消解，可谓体用兼赅，标本两尽之药也。令人但见半夏性燥，便以他药代之，殊失立方之旨。"

【临床疗效】

陈皮、半夏配伍可用于治疗湿痰、眩晕等。

根据循证医学的思路及方法，按用药规律对符合纳入标准和排除标准的 78 篇文献进行用药频率分析，并应用 SPSS 17.0 软件进行统计。结果归纳出 30 种常见证型，以痰热壅肺证、痰浊阻肺证为主；应用方剂 40 首，运用频次最高的是二陈汤；共出现药物 135 味，应用频次较高的是甘草、半夏、陈皮、茯苓、杏仁、桔梗等。结果表明燥湿化痰类方药治疗慢性支气管炎，临床效果较好，为中医治疗慢性支气管炎辨证及处方用药提供了更好的思路。

【药理作用】

(1)保护内皮细胞损伤作用 研究陈皮、半夏通过对 Beclin-1、微管相关蛋白 LC-3 等自噬通路的调节干预内皮细胞损伤的机制。实验如下：分离培养脐静脉内皮细胞（HUVEC），分为空白对照组，ox-LDL 损伤模型组（模型组），陈皮-半夏小、中、大剂量组。MTT 法观察陈皮、半夏对内皮细胞存活率的影响；Western blot 法观察陈皮、半夏对内皮细胞 Beclin-1、LC-3 表达的影响。与空白对照组比较，模型组细胞存活率显著下降($P<0.01$)，Beclin-1、LC-3 表达显著升高($P<0.01$)。陈皮-半夏中、大剂量组细胞存活率均较模型组显著上升($P<0.01$)，Beclin-1 水平较模型组显著下降($P<0.01$)。陈皮-半夏 3 个剂量组的 LC-3 水平均较模型组显著下降($P<0.05$)。说明陈皮、半夏可能通过抑制血管内皮细胞中 Beclin-1、LC-3 的表达，提高内皮细胞存活率，进而起到治疗动脉粥样硬化的作用。

(2)调控内皮细胞作用　半夏、陈皮按照 1∶1 的比例配伍，常法煎煮制备陈皮半夏汤剂。对 5 只 SD 大鼠使用陈皮半夏汤剂灌胃，分离血清。使用 0.25% 胰岛素-柠檬酸盐诱导 HUVEC 衰老，使用流式细胞仪检测细胞周期，建立细胞衰老模型后，通过 Western blot 法检测陈皮、半夏干预衰老 HUVEC 中 PI3K、磷酸化 Akt(p-Akt)、P21 和 P53 的表达。与空白对照组和陈皮半夏对照组比较，模型组中 PI3K、p-Akt、P53 和 P21 表达显著升高($P<0.01$)；经陈皮半夏和 PI3K 特异性阻滞剂 LY294002 干预后，PI3K、p-Akt、P21 和 P53 表达较模型组均显著降低($P<0.05$)。陈皮、半夏有可能通过衰老 HUVEC 中 PI3K-Akt 通路调控 P53 和 P21 的表达。

【药效物质】

陈皮主要含挥发油、黄酮类、肌醇、生物碱、维生素等成分。

半夏主要化学成分为半夏淀粉、生物碱、β-谷甾醇、葡萄糖苷、胡萝卜苷、脂肪酸、半夏蛋白、氨基酸、草酸钙、无机元素、半夏胰蛋白酶抑制物及胆碱等。目前半夏中比较明确的有效成分主要为生物碱中的麻黄碱，有止咳作用，β-谷甾醇有止咳、抗癌、抗炎、降血胆固醇等药理作用。

半夏和陈皮两种药物合煎后，产生 4 种新成分，两种原存在于陈皮单煎剂中的药效成分消失；合煎剂中 104 种成分含量增加，其中 9 种含量增加超过 100%；合煎剂中 54 种成分含量减少，其中 15 种含量降低超过单煎剂的 50%；合煎剂中橙皮苷含量稍有增加，但均未检出橙皮素。

参考文献

[1]王运泽，刘芳媛，张玉，等.慢性支气管炎 3357 例临床用药分析[J].世界最新医学信息文摘，2018，18(45)：184-185.

[2]黄小波，陈文强，王宁群，等.陈皮-半夏对内皮细胞损伤保护机制的研究[J].北京中医药，2014，33(11)：868-871.

[3]黄小波，王宁群，陈玉静，等.陈皮半夏通过 PI3K-Akt 通路对衰老脐静脉内皮细胞中 P53 和 P21 表达的影响[J].北京中医药，2017，36(9)：796-799.

[4]文高艳，周贤梅.陈皮有效成分在呼吸系统中的作用研究[J].现代中西医结合杂志，2011，20(3)：385-386.

[5]孙蓉，黄伟，鲍志烨等.基于功效和药效物质的半夏毒性研究进展[J].中国药物警戒，2010，7(1)：37-40.

[6]程龙，黄德芳，陶冠军，等．半夏和陈皮合煎后化学成分变化研究[J]．江苏中医药，2012，44(5)：60-62.

2. 陈皮、青皮

陈皮、青皮均为辛温香燥之品，虽本一物，性味相同，但功效各有侧重。陈皮辛散升浮，偏理脾肺气分，长于行气健脾，燥湿化痰；青皮苦辛沉降，偏于疏肝胆气分，长于疏肝破气，消积化滞。陈皮与青皮配伍，既能行气于左，又能理气于右，左升右降，升降调和，共同发挥健脾疏肝、理气和胃的功效。

常见方剂木香顺气散、青皮饮、枳实青皮汤、木香青皮丸、青皮汤、木香槟榔丸、三皮汤等用此药对。

【历代文献】

陈皮、青皮配伍出自木香顺气散，《景岳全书》："治气滞腹痛胁痛。"《施今墨对药》："左升右降。盖肝为风木之脏，性喜调达，行气于左；肺为娇脏，性喜肃降，行气于右。然青皮入于肝、胆，行气于左；陈皮入于脾肺，行气于右。二药参合，升降协调，共奏疏肝和胃、理气止痛、调中快膈之功。故凡肝气为病，累及脾胃，证见肝胃不和，胸胁疼痛，胃脘胀痛等均宜使用。"《医学入门》载青皮汤"治脘腹痞满胀痛，内有癥积"。

【临床疗效】

陈皮、青皮配伍可用于治疗气滞胃痛、胁痛等。

应用中药治疗急性胃炎122例，治以疏肝理气为主。方药：柴胡12g，白芍20g，川芎10g，香附12g，陈皮12g，枳壳15g，甘草6g，郁金15g，青皮12g，木香10g。疼痛较甚者可加川楝子12g，延胡索10g；嗳气较频者可加沉香10g，旋覆花10g。治疗10天为1个疗程，一般治疗1~2个疗程后评定疗效，总有效率为99.17%。急性胃炎属中医胃痛范畴，病机为诸邪阻滞于胃或胃络失养所致，治疗应该把握病机，根据病情轻重及发病特点辨证施治。方中柴胡、白芍、川芎、香附疏肝解郁，陈皮、枳壳、甘草理气和中，共奏理气止痛之功；郁金、青皮、木香加强理气解郁之效，川楝子、延胡索理气止痛。全方药症相符，故疗效满意。

【药理作用】

对肠纵行肌条的抑制作用 把大鼠离体小肠纵行肌条安置在灌流肌槽中，记录肌条自发收缩活动的变化，比较青皮和陈皮对各肌条运动的影响并初步探讨青皮的作用机制。青皮(pH5.0)和陈皮(pH5.8)均能明显减小各肌条的收缩波平均振幅，且青皮的作用比陈皮强。青皮减小各肌条的收缩波平均振幅，但陈皮只减小十二指肠肌条的收缩波平均振幅。酚妥拉明可部分阻断青皮(pH7.4)对回肠纵行肌条的抑制作用(由-67.3%±5.5%减小为-44.0%±3.2%，$P<0.05$)，六烃季胺、心得安、消炎痛、L-NNA不影响青皮的作用。实验结果表明：青皮和陈皮同为柑橘的果皮，但青皮对大鼠小肠纵行肌条的抑制作用比陈皮强。青皮对回肠纵行肌条的抑制效应可能部分经由肾上腺素能α受体介导，对其他部位肌条的抑制作用机理有待于进一步研究。

【药效物质】

陈皮主要成分为橙皮苷、辛弗林，还含有川陈皮素、新橙皮苷、D-柠檬烯等成分，陈皮不仅具有双向调节胃肠运动的作用，还具有使心收缩力增强、心输出量增加、血管渗透性增加、抑制炎症等作用。

青皮主要成分为柠檬烯、辛弗林、橙皮苷，还含有新陈皮苷、橘皮素、部分氨基酸等，能扩张支气管，对肺炎双球菌、金黄色葡萄球菌有很强的抑制作用。

药对陈皮、青皮及其单味药的挥发油成分共有组分 19 种，但各化合物在三者中的相对含量不同，如陈皮中α-萜品醇的含量为 0.57%，而在青皮和药对中该化合物的含量分别为 1.43% 和 0.94%；百里酚在陈皮、青皮及药对中的含量分别为 0.83%、2.80% 和 1.92%。药对陈皮、青皮的挥发性物质基本来自其组成的两种单味药，其挥发性化学成分的数目少于两种单味药所含挥发性化学成分的数目之和，且化合物的含量发生了变化。导致药对与其单味药所含化学物质具有上述特点的原因可能是单味药在合煎过程中发生了一系列化学反应和物理变化，如氧化反应与增溶作用等，其具体作用类型有待进一步研究。

参考文献

[1]陈敬良，梁尚财．中医辨证治疗急性胃炎 122 例[J]．吉林中医药，2007(7)：31.

[2]杨颖丽，郑天珍，瞿颂义，等．青皮和陈皮对大鼠小肠纵行肌条运动的影响[J]．兰州大学学报，2001(5)：94-97.

[3]欧明．简明中药成分手册[M]．北京：中国医药科技出版社，2003.

[4]徐小娜，蒋军辉，王永生，等．GC-MS 和 HELP 法分析药对陈皮-青皮与其单味药挥发油成分[J]．分析测试学报，2012(10)：1277-1281.

3. 枳实、白术

枳实、白术均具苦温之性。枳实辛散苦降，以泻为主，善破气消积、泻痰导滞、消痞止痛，为行气化痰之要药；白术甘缓，以补为主，长于益气生血，苦以燥湿，芳香健脾，为培补脾胃之要药。枳实与白术配伍，一补一泻，一守一走，补泻兼施，降中有升，泻中有补，补不留滞，泻不伤正，共同发挥健脾和胃、消食化积、行气化湿、消痞除满的功效。

常见方剂枳术汤、枳术丸、枳实导滞丸、枳实消痞丸、中满分消丸等用此药对。

【历代文献】

枳实、白术配伍出自枳术汤，《金匮要略·水气病脉证并治》："心下坚，大如盘，边如旋盘，水饮所作，枳术汤主之。"《金匮方论衍义》："心下，胃土脘也。胃气弱，则所饮之水，入而不消，痞结而坚，必强其胃，乃可消痞，白术健脾强胃，枳实善消心下痞、逐停水、散滞血。"《金匮要略心典》："证与上同，曰水饮所作者，所以别于气分也。气无形，以辛甘散之；水有形，以苦泄之也。"《医宗金鉴》："心下坚，大如盘，边如旋盘，此里水所作也，似当下而不可下者，以坚大而不满痛，是为水气虚结，未可下也。故以白术倍枳实，补正而兼破坚，气行则结开，两得之矣。此里水不可下之和剂也。"《儒门事亲》："枳术丸，治气不下降，胸膈满闷。"

【临床疗效】

枳实、白术配伍可用于治疗功能性便秘等。

将功能性便秘患者随机分为治疗组和对照组，分别予以生白术配伍枳实为君臣的中药水煎剂和聚乙二醇 4000 散（10g），口服，2 次/天，连续 4 周。观察大便性状、便秘患者临床评分系统及生活质量估量表变化。结果表明在改善大便性状方面，治疗组优于对照组（$P=0.014$）；除腹痛外，两组均能改善便秘各项相关症状，在排便频率、排便感觉及排便时间方面，治疗组优于对照组（$P=0.024$、0.026、0.045、0.031）。治疗组在身体不适、担心与焦虑、满意度 3 个维度及总分均低于对照组（$P=0.030$、0.041、0.037、0.044）。治疗期间常见的不良反应为腹痛、腹胀、肠鸣及腹泻，停药后即缓解。表明大剂量生白术配伍枳实能有效改善功能性便秘患者的相关症状，提高患者的生活质量，值得临床推广使用。

【药理作用】

(1) 促进胃排空的作用　选用昆明种小白鼠 72 只，按体重随机分为 6 组，即空白对照组、枳实组、白术组、枳术 1:2 组、枳术 1:1 组、枳术 2:1 组。连续灌胃给药或等容量蒸馏水 3 天，各组给药剂量按照体表面积折算，小鼠每 10g 体重给药 0.3mL，禁食不禁水，18 小时后，第 4 天进行胃排空、肠推进实验，不用腹腔注射阿托品，灌饲相应的药物或蒸馏水后 40 分钟直接灌饲半固体糊状食料，15 分钟后处死小鼠，用 SPSS 11.0 进行单因素方差分析，组间比较（方差具有齐次性时）用 LSD 法或 SNK 法。结果表明各组间胃排空率差异明显（F=9.448，$P<0.01$），除枳实外（$P>0.10$），白术及枳实、白术不同比例的配伍均有促进胃排空的作用（$P<0.05$），且尤以枳实白术 1:2 组作用明显，优于白术及枳实白术其他比例配伍组（$P<0.05$），而枳实白术 2:1 组与枳实白术 1:1 组之间无明显差异（$P>0.10$）。

(2) 对胃纵行平滑肌条的作用　选用 Wistar 大鼠，体重 200~250g，雌雄不拘。实验前禁食 24 小时，实验时猛击其头部致昏，迅速取出全胃，用 Krebs 液洗净，放入盛满 Krebs 缓冲液的培养皿中。沿系膜在胃小弯侧打开胃，固定在培养皿石蜡板上，并持续供给 95%O_2 和 5%CO_2 的混合气体，用固定的 2 片平行刀片沿纵行肌的走行方向取胃体部位肌条，长 5mm、宽 2mm。将肌条两端固定并置于灌流肌槽中。用生理记录仪记录肌条等长收缩活动。肌条在 1.0g 的前负荷下 37 ℃温育，每 20 分钟更换 1 次 Krebs 液，待 1 小时自发活动平稳时，描记平滑肌条的收缩情况。为观察枳实、白术及其不同配伍对胃平滑肌运动的影响，加入阻断剂，3 分钟后记录肌条活动情况，然后加入相应的中药液。3 分钟后记录肌条活动情况，用 Kerbs 液反复冲洗温育，待肌条自发活动恢复平稳后，进行下一次观察。数据统计依据配对资料的统计分析，结果表明枳实、白术及两药不同比例配伍均能明显影响离体胃体部位纵行平滑肌的运动，具体表现为枳实单味药抑制离体胃平滑肌运动（$P<0.01$），振幅减小（$P<0.01$），频率降低（$P<0.01$）；白术能兴奋离体胃体纵行平滑肌运动（$P<0.01$），振幅增大（$P<0.01$），频率加快（$P<0.01$）；两药不同比例对离体胃体平滑肌的运动表现为不同程度的增大振幅（$P<0.01$），降低蠕动频率（$P<0.01$）。

【药效物质】

枳实主要成分为挥发油类，包括 d-柠檬烯（约 90%）、枸橼醛、d-芳香醇和邻氨基苯甲酸甲酯等。还含有黄酮类约 1%，主要为橙皮苷、橙皮素、柚皮苷、柚皮素、新橙皮苷、柚皮芸香苷、红橘素、8-四甲氧基黄酮、野漆树苷、忍冬苷等。另含有辛弗林、乙酰去甲辛弗林、N-甲基酪胺、1-氨基丁酸、维生素等，具有扩张气管和支气管、强心、保护胃黏膜等作用。

白术的化学成分主要集中在挥发油、内酯、多糖几大类化合物方面。挥发油在白术根茎中约含 1.4%，其主要成分为苍术酮、苍术醇等。从白术中分离得到的内酯类化合物主要有白术内酯Ⅰ、白术内酯Ⅱ、白术内酯Ⅲ等。白术总糖相当突出，其中多糖是重要的生物高分子化合物，也是植物抗氧化的主要活性成分。

采用水蒸气蒸馏法从枳实、白术及其药对中提取挥发油成分，利用气相色谱-质谱法（GC-MS）分离检测，并通过交互移动窗口因子法（AMWFA）对其共有组分进行比较分析，最后通过质谱库结合保留指数、面积积分法进行定性定量分析。枳实、白术及其药对中挥发油分别定性为 46、45 和 82 种成分，占各自总量的 92.51%、91.56% 和 82.09%。药对与枳实、白术的共有组分分别为 38 种和 37 种。药对中挥发油主要成分是 D-苧烯（34.88%）（主要来自枳实）、1，2，3，4-四氢-1-丁基异喹啉（22.31%）、大根香叶烯 D（4.74%）（主要来自白术）、里哪醇（6.17%）（新增）等。实验表明药对种类与含量变化并不是单味药的简单相加。

参考文献

[1]侯毅，李悠然，王浩，等．大剂量生白术配伍枳实治疗成人功能性便秘疗效及安全性评价[J]．世界华人消化杂志，2015，23（4）：694-700．

[2]郭文峰．枳实白术配伍治疗功能性消化不良的实验研究[D]．哈尔滨：黑龙江中医药大学，2003．

[3]夏文晓，张学顺，梁彤．枳实和白术及其配伍药对的现代研究[J]．中医药信息，2012，29（3）：15-19．

[4]华美玲，熊峻，佘金明．枳实-白术及其单味药中挥发油成分的对比分析[J]．广州化工，2014，42（12）：119-122．

4. 枳实、厚朴

枳实、厚朴均具辛温之性，为破气除满之要药。枳实苦泄辛散，以破气为主，善于消积滞、除痞满、泻稠痰；厚朴苦燥辛散，以下气为专，长于消腹胀、除胃满、化湿痰、平咳喘。枳实与厚朴配伍，枳实泻痰，厚朴化痰，枳实消痞，厚朴除满，两药合用，相得益彰，共同发挥化痰除痞、行气燥湿的功效。

常见方剂大承气汤、小承气汤、枳实薤白桂枝汤、栀子厚朴汤、橘核丸、厚朴三物汤、厚朴七物汤等用此药对。

【历代文献】

枳实、厚朴配伍出自大承气汤，《伤寒论·辨阳明病脉证并治》："阳明病，脉迟，虽汗出不恶寒者，其身必重，短气腹满而喘，有潮热者，此外欲解，可攻里也。手足濈然汗出者，此大便已硬也，大承气汤主之。""阳明病，潮热，大便微硬者，可与大承气汤。"《医方考》："伤寒阳邪入里，痞、满、燥、实、坚全俱者，急以此方主之……厚朴苦温以去痞，枳实苦寒以泄满，芒硝咸寒以润燥软坚，大黄苦寒以泄实去热。"《伤寒明理论》："承，顺也……枳实味苦寒，溃坚破结，则以苦寒为之主，是以枳实为君。厚朴味苦温，《内经》曰：'燥淫于内，治以苦温。泄满除燥，则以苦温为辅，是以厚朴为臣。'"《金镜内台方议》："若大满大实者，属大承气汤。今此大热大便硬，未至于大实，只属小承气汤也。以大黄为君，而荡除邪热。以枳实为臣，而破坚实。以厚朴为佐使，而调中除结燥也。"

【临床疗效】

枳实、厚朴配伍可用于治疗功能性消化不良等。

选择门诊患者 65 例，所有患者均有上腹部饱胀不适，隐痛，伴有嗳气、食欲不振、呕吐等症状，上述症状持续 4 周以上，均经内镜检查除外胃肠肿瘤、消化性溃疡，诊断为轻度浅表性胃炎。经 B 超、血生化检验排除肝胆胰等器官病变及糖尿病、甲亢等疾病。65 例功能性消化不良患者中男 30 例，女 35 例，均为成人，其中长期服用促胃肠动力药物者 40 例，抑酸类药物者 15 例，两类药物均服用者 7 例，未用任何药物者 3 例。方药：枳实 12g，厚朴 12g，槟榔 12g，莪术 10g，延胡索 15g，蒲公英 12g，苍白术各 15g，青皮 12g，陈皮 12g，砂仁（后下）6g，生黄芪 20g，焦三仙各 15g，炙甘草 6g。观察期间停服其他促胃肠动力、抑酸、抗抑郁等药物。65 例患者经治疗 1~3 个疗程后观察疗效，其中治疗 1 个疗程者 23 例，2 个疗程者 33 例，3 个疗程者 9 例。按疗效标准统计，治愈 28 例，约占 43%；好转 35 例，约占 54%；无效 2 例，占 3%；总有效率 97%。

【药理作用】

（1）**对胃排空的作用**　取小鼠 80 只，随机分成 4 组：空白对照组、单用枳实组、单用厚朴组、枳实厚朴 1∶1 组，各给药组均按 0.02mL/g 体积灌胃给药，空白对照组给予等体积的生理盐水，40 分钟后各组均灌胃营养性半固体糊剂，每只 0.6mL，记下所灌半固体糊重。20 分钟后脱颈椎处死动物，剖开腹腔，结扎胃贲门和幽门后取胃，用滤纸拭干后称全重，然后沿胃大弯剪开胃体，洗去胃内容物后拭干，称净重。按照下述公式计算小鼠胃残留率：胃中残留物＝胃全重－胃净重胃中残留率＝胃中残留物/所灌半固体糊×100%。结果表明用药各组均有胃肠平滑肌兴奋表现，中药能增加小鼠胃肠动力，加快小鼠的胃肠蠕动。其中，枳实厚朴配伍的药效显著高于单味药。

（2）**促进小肠推进的作用**　昆明种小鼠 50 只，随机分为空白组、枳实组、厚朴组、枳实厚朴 1∶1 组、枳实厚朴 5∶4 组，每组 10 只，灌胃给药（空白组予同体积生理盐水灌胃），第 3 天给药后禁食 24 小时，自由饮水。第 4 天给药后 0.5 小时，各组小鼠灌胃 5% 的碳墨混悬液（用 1% 的羧甲基纤维素钠配制）10mL/kg。20 分钟后脱颈椎处死，打开腹腔，分离肠系膜，剪取上端至幽门、下端至回盲部的肠管，放于托盘上，轻轻将小肠拉成直线，测量肠管长度作为"小肠总长度"。从幽门至墨汁前沿的距离作为"墨汁在肠内推进距离"。各给药组与空白组相比都有明显的促小肠推进的作用。实验结果表明，配伍后以枳实厚朴5：4的比例作用最突出，该比例所应用的成方中，以大承气汤为基础方的居多。

【药效物质】

枳实含有丰富的挥发油类物质，如d-柠檬烯(约90%)，并有枸橼醛、d-芳香醇和邻氨基苯甲酸甲酯等。含有黄酮类约1%，主要为橙皮苷、橙皮素、柚皮苷、柚皮素、新橙皮苷、柚皮芸香苷、红橘素、8-四甲氧基黄酮、野漆树苷、忍冬苷等。另含有辛弗林、乙酰去甲辛弗林、N-甲基酪胺、1-氨基丁酸、维生素等，具有扩张气管和支气管、强心、保护胃黏膜等作用。

厚朴主要含有挥发油类物质，如8-桉叶醇(27.21%)、(2R-顺式)1，2，8-四甲基-2-萘甲醇(16.82%)、棕榈酸(8.80%)、D-柠檬烯(4.17%)，具有松弛肌肉、抗菌等作用。

药对中挥发油的含量：D-柠檬烯(32.21%)、棕榈酸(17.70%)、1-甲基-4-(1-甲基乙基)苯(3.24%)、1-甲基-4-异丙基-1，4-环己二烯(3.01%)。从挥发油组分数及含量来看，药对挥发油组分主要来自单味药枳实，单味药挥发油组分的含量在药对中发生了变化。单味药中有些成分在药对中消失，同时药对中也有一些新成分产生，推测其原因在于合煎中的化学反应与物理变化，其具体作用类型有待进一步研究。

参考文献

［1］秦立伟，刘桂英．枳实厚朴汤治疗功能性消化不良65例［J］．光明中医，2011，26(1)：73-74．

［2］代永霞，杨峥，高青，等．枳实厚朴水煎液对小鼠胃排空的影响［J］．河南中医，2015，35(3)：515-517．

［3］吴磊．枳实、厚朴不同配伍对小鼠小肠推进功能的影响［J］．河南中医，2012，(5)：578-579．

［4］佘金明，李晓如．药对枳实-厚朴及其单味药中挥发油成分的比较分析［J］．广州化工，2012，40(21)：103-105．

5. 香附、紫苏

香附、紫苏均具辛温之性。香附偏入血分，行血中之气而化瘀，主归肝经和三焦经，能宣畅十二经脉，为疏肝理气、活血止痛之要药；紫苏善入气分，入脾肺二经，入肺可宣利肺气，入脾可下气宽中，温中止呕。香附与紫苏配伍，一血一气，既可疏肝理气，又能宽中除胀，共同发挥理气解郁、和胃消胀的功效。

常见方剂香苏散、加味香苏散、香苏葱豉汤、紫苏香附饮等用此药对。

【历代文献】

香附与紫苏配伍出自香苏散，《太平惠民和剂局方》："治四时瘟疫、伤寒。"《医方集解》："此手太阴药也。紫苏疏表气而散外寒，香附行里气而消内壅，橘红能兼行表里以佐之(橘红利气，兼能发表散寒，盖气行则寒散，而食亦消矣)，甘草和中，亦能解表为使也。"《医林纂要探源》："紫苏辛温补肝，祛风发汗，亦表散风寒之主药；香附辛温，行肝气于脾胃，以祛郁宣滞，此用治内也……此表里兼治，而用药有条理，亦良方也，此补肝而平胃也。"《医略六书》："夹气受邪，清阳抑遏，故发热头痛，胸满胁痛焉。脉弦浮，是气郁风淫之象。紫苏全用，顺气而能散气分之邪，兼行血分；香附生用，发汗而能行血中之气，善于解郁；陈皮利气，甘草缓中……此散邪解郁之剂，即缓中止痛之方也。"《本草纲目》："香附生用则上行胸膈，外达皮肤……得紫苏、葱白则能解散邪气。"

【临床疗效】

香附、紫苏配伍可用于治疗气滞型胃脘痛等。

胃病的基本病理特点是"滞"，由于胃气以降为顺，脾升胃降，肝气疏达，胃气通降，则胀消痛止，运化正常，保持机体的正常消化功能。选择气滞胃脘痛患者分为治疗组 387 例，对照组 223 例，均符合诊断与辨证标准，采用胃苏冲剂（由紫苏梗、香附、陈皮、佛手等药组成）治疗，疗程 15 天，观察 1～3 个疗程。结果总有效率为96.80%（显效率为 76.30%）。证实了本方有理气消胀、和胃止痛之功，突出了中药的特色。对于治疗前后的病理学变化，治疗组复查 341 例，胃镜检查结果证明胃苏冲剂对各种慢性胃炎、消化性溃疡实质性病灶有明显改善或促进愈合的作用。幽门螺杆菌复查 39 例，阴转率也优于对照组（$P<0.01$）。说明胃苏冲剂不但能改善症状，而且对于病理改变也有明显的改善作用。

【药理作用】

镇痛作用 以醋香附、酒香附、生香附的水提取液与空白对照洛氏液，观察对雌性未孕大鼠的子宫平滑肌收缩强度、频率及对宫缩素所致大鼠痛经模型的影响。结果：醋香附对大鼠子宫收缩有较强的抑制作用，子宫肌张力降低，收缩力减弱，痛经缓解，且作用较快，持续时间长。紫苏叶中含有镇静、镇痛作用的化合物紫苏醛，并发现其与豆甾醇具有协同作用。在对紫苏延长睡眠作用的有效成分进行筛选时发现，从紫苏中分离出的莳萝芹菜脑可使环己烯巴比妥诱导的睡眠时间延长，且在一定范围内呈剂量依赖关系。

【药效物质】

用色谱法分离化合物，根据理化性质和光谱数据鉴定结构研究香附的化学成分。结果分离鉴定了 6 种化合物：大黄素甲醚、十六烷酸、β-谷甾醇、豆甾醇、Catenarin、胡萝卜苷，前期研究确定了香附治疗痛经的有效部分为石油醚和乙酸乙酯。

紫苏叶为传统清热解毒中药，临床广泛应用于炎症性疾病的治疗。紫苏叶的主要成分为挥发油，其特有香气来源于所含的单萜、倍半萜、二萜、芳香类和脂肪族类等多种化合物；黄酮类成分包括芹菜素、芹菜素-7-葡萄糖苷、芹菜素-7-O-双葡萄糖酸苷等。紫苏叶中还含有丰富的酚酸成分，已报道的有迷迭香酸及其衍生物、阿魏酸、阿魏酸甲酯、咖啡酸、咖啡酸甲酯等。

参考文献

[1]王晓琳. 胃苏冲剂临床药理评价[J]. 中国医疗前沿，2008(14)：101.

[2]孙秀梅，张兆旺，程艳芹．香附不同饮片规格的药理实验比较[J]．中药材，2007，30（10）：1219-1221．

[3]阴健．中药现代研究与临床应用[M]．北京：学苑出版社，1993．

[4]吴希，夏厚林，黄立华，等．香附化学成分研究[J]．中药材，2008（7）：990-992．

[5]杨慧，马培，林明宝，等．紫苏叶化学成分、抗炎作用及其作用机制研究进展[J]．中国药理学与毒理学杂志，2017，（3）：279-286．

6. 香附、高良姜

香附、高良姜均具辛温之性。香附药性缓和，主入肝经气分，芳香辛行，善散肝气之郁结，味苦疏泄以平肝气之横逆，为疏肝解郁、行气止痛之要药，且行血中之气以理气活血，调经止痛；高良姜辛辣温通，温热行散，功专温胃散寒，行气止痛，为胃寒脘腹冷痛之常用药。香附与高良姜配伍，既能温中散寒、行气止痛，又能疏肝解郁，疏泄肝气之横逆，共同发挥疏肝理气、散寒止痛的功效。

常见方剂良附丸、立应散、九气拈痛丸、独步散、一服饮等用此药对。

【历代文献】

香附、高良姜配伍出自良附丸，《良方集腋》："治心口一点痛，乃胃脘有滞，或有虫，多因恼怒及受寒而起，遂至终身不瘥，俗云心头痛者非也。如病因寒而得者，用高良姜二钱，香附末一钱；如病因恼怒而得者，用高良姜一钱，香附末二钱；如病因寒怒兼有者，用高良姜一钱五分，香附末一钱五分。以米饮汤加入生姜汁一匙，盐一撮，为丸，服之立止。"《谦斋医学讲稿》："本方治肝胃气痛之偏于寒有效……良姜长于温胃散寒，香附长于疏肝行气。一般用量大多相等，取其相互协助，因寒而得者，良姜可倍于香附；因气而得者，香附可倍于良姜。"《本草求真》："良姜，同姜、附则能入胃散寒，同香附则能除寒祛郁。"

【临床疗效】

香附、高良姜配伍可用于治疗寒凝气滞型胃脘痛等。

选择胃脘痛患者150例，依据随机、双盲、平行对照的方法分为两组，分别给予良附丸饮片汤剂、良附丸饮片汤剂安慰剂，连续治疗并观察临床效果和不良反应。结果：治疗组治愈67例，显效5例，总有效率为96.0%；对照组治愈25例，显效13例，总有效率为50.6%。两组总有效率比较有显著差异（$P<0.05$）。良附丸饮片汤剂对胃脘痛有较好的治疗效果，不良反应少，安全性高，可广泛用于胃脘疼痛患者。

【药理作用】

抗炎、镇痛作用　将40只小鼠随机分为生理盐水组、醋酸泼尼松组、良附丸组、良附口服液组。研究结果显示，良附口服液在降低小鼠耳郭肿胀程度，减少扭体次数方面优于良附丸，但对正常小鼠肠蠕动无影响。结论：良附口服液具有良好的抗炎、镇痛作用。

【药效物质】

高良姜主要含黄酮类、挥发油和二芳基庚烷类化合物，其他成分有甾醇类、糖苷类和苯丙素类化合物，目前已从其药材中分离鉴定了几十种化合物，具有抗溃疡、抗腹泻、利胆、镇痛、抗炎、抗缺氧、抗凝血、抗血栓形成等作用。

香附主要含有挥发油类成分，此外，还有糖类、生物碱等。香附挥发油中含有多种单萜、倍半萜及其氧化物，薄层鉴别反应显示有甙类、黄酮类、酚类和三萜类化合物。

参考文献

[1]康洁．良附丸饮片治疗胃脘痛的有效性[J]．中国当代医药，2012，19(16)：116．

[2]翟志光，冯前进，牛欣，等．良附口服液药效学实验研究[J]．山西中医，2007(1)：66-67．

[3]王永振．高良姜、香附药对的配伍研究[D]．沈阳：辽宁中医药大学，2009．

7. 香附、川楝子

香附、川楝子同为肝经之药。香附辛甘气平，长于理气，为治肝气郁结之要药；川楝子性寒善降，兼有泄热之功，长于泄肝经郁热。香附、川楝子配伍，既可疏肝解郁、理气止痛，又能泄肝热，为治疗肝经气郁的常用药对。

常见方剂橘核丸、暖宫定痛汤、疏气定痛汤、金延香附汤、加味金铃子片等用此药对。

【历代文献】

香附、川楝子配伍出自橘核丸，《医学心悟》："通治瘕、癖、小肠、膀胱等气。"又见于暖宫定痛汤，《刘奉五妇科经验》："慢性盆腔炎属于下焦寒湿，气血凝结者。或用于宫冷不孕等证。"刘老认为"此类患者系因寒湿久蕴下焦，气血凝滞，故以橘核丸为鉴，其中橘核、荔枝核、小茴、胡芦巴温经散寒以除下焦寒湿，香附、川楝子行气活血，化瘀定痛……本方温经散寒，温而不燥。香附，辛香偏温，生用走胸胁，制后行少腹，旁彻腰膝，入气分，行气中之血，故能活血……配伍川楝子以加强行气活血作用"。《刘奉五妇科经验》："疏气定痛汤治疗慢性盆腔炎腰腹疼痛属于气滞血瘀者。"《董建华方》："金延香附汤主治肝郁化火，气滞血瘀，久病入络。"

【临床疗效】

香附、川楝子配伍可用于治疗经前期综合征、胃脘痛等。

采用经前平颗粒(由白芍、香附、川楝子、柴胡、川芎、枳壳、豆蔻、姜半夏等组成)进行临床试验，对照药为逍遥丸，用随机分组、双盲双模拟对照方法，共观察患者403例。治疗组202例，对照组101例，开放组为100例，全部病例均从经前10天开始服药，10天为1个疗程，连续服用2个月经周期。结果对烦躁易怒、乳房胀痛、头痛多梦这几个症状的改善经前平颗粒的疗效明显优于对照组，治疗组与开放组治疗前后舌苔变化有显著性差异。另外，经前平颗粒对黄体功能不全者有较好的治疗作用，并影响雌二醇、孕酮、泌乳素等激素水平，雌二醇、泌乳素含量降低，孕酮含量升高，治疗前后月经周期无变化，并可调整月经量至正常。经统计，治疗组总有效率为96.04%，开放组总有效率为93.00%，对照组总有效率为82.18%，随访3个月无复发。

【药理作用】

调节中枢 5-HT1AR 和 D3R 受体的表达作用　通过观察经前平颗粒对经前期综合

征（PMS）肝气逆证大鼠下丘脑、顶区皮质 5 羟色胺和多巴胺受体亚型表达的影响，探讨经前平颗粒治疗 PMS 肝气逆证的机制。制备 PMS 肝气逆证大鼠模型，经前平给药后心脏灌流 4%多聚甲醛固定液，免疫组化法检测大鼠顶区皮质、下丘脑 5-HT1AR、D3R 阳性细胞。结果：经前平颗粒能使模型大鼠顶区皮质、下丘脑 5-HT1A 和 D3 受体阳性细胞明显增多（$P<0.05$）。结论：经前平颗粒可通过调节中枢 5-HT1AR 和 D3R 受体的表达，治疗 PMS 肝气逆证及相关的情志障碍。

【药效物质】

香附主要含有挥发油类成分，此外，还有糖类、生物碱等。香附挥发油中含有多种单萜、倍半萜及其氧化物。薄层鉴别反应显示有甙类、黄酮类、酚类和三萜类化合物。

川楝子主要含有醇、酯类化合物，如三十烷-15-醇、豆甾醇、β-谷甾醇、Δ5,6-异川楝素、壬酸十五醇酯、己酸十三烷-（12-甲基）-2-醇酯等。

参考文献

[1]刘秀霞，孙艳红，郑宇.经前平颗粒[J].中国新药杂志，2002（2）：174.

[2]徐明婧，张惠云.经前平颗粒治疗经前期综合征肝气逆证大鼠的作用机制[J].药学与临床研究，2010，18（2）：152-155.

[3]王永振.高良姜、香附药对的配伍研究[D].沈阳：辽宁中医药大学，2009.

[4]周英，王慧娟，郭东贵，等.川楝子化学成分的研究[J].中草药，2010，41（9）：1421-1423.

8. 川楝子、延胡索

川楝子、延胡索均归肝经。川楝子苦寒降泄，偏走气分，能疏肝气，清肝火，泄郁热；延胡索辛苦而温，辛散温行，善行气活血，偏入血分，行血中气滞，气中血滞，专治一身上下诸痛。川楝子与延胡索配伍，既能泄气分之热，又能散血分之滞，气血并治，共同发挥疏肝活血、行气止痛的作用。

常见方剂金铃子散、木香金铃丸、丹参金铃子散、加味金铃子片、捻头散、橘核丸等用此药对。

【历代文献】

川楝子、延胡索配伍出自金铃子散，《太平圣惠方》，录自《袖珍方》，"治热厥心痛，或作或止，久不愈"。《绛雪园古方选注》："金铃子散，一泄气分之热，一行血分之滞。《雷公炮炙论》：心痛欲死，速觅延胡。洁古复以金铃治热厥心痛。《经》言诸痛皆属于心，而热厥属于肝逆，金铃子非但泄肝，功专导去小肠膀胱之热，引心包相火下行；延胡索和一身上下诸痛。时珍曰：用之中的，妙不可言。方虽小制，配合存神，却有应手取愈之功，勿以淡而忽之。"《医略六书》："热伏厥阴，木火气郁而厥阳不伸，故热厥心痛，作止不常焉。金铃子专入厥阴，化伏热以祛湿，延胡索专走血分，活血脉以调血……此调血泻湿热之剂，为热厥心痛之专方。"

【临床疗效】

川楝子、延胡索配伍可用于治疗气滞血瘀痛证等。

慢性盆腔炎患者中有腹痛者 64 例，腰痛者 40 例，腰酸痛 48 例，伴骶尾痛 24 例，肛门坠痛、大腿内侧牵引痛 16 例。妇科检查：双侧或单侧触及条索者 112 例，有包块者 32 例，附件增厚、抵抗者 48 例，其中兼有后穹隆触痛者 40 例。加味金铃子散是遵照中医学活血化瘀治法，以祛瘀止痛、软坚散结药为主而组方的。药物组成：延胡索 15g，川楝子 15g，三棱 15g，土茯苓 25g，莪术 15g，当归 20g，丹参 25g，香附 10g，山药 30g，芡实 25g。在临床治疗时，将本组病例分为偏热和偏寒两型，偏热型加苦参、黄柏各 15g 以清热化瘀；偏寒型加炮姜、小茴香各 10g 以温中祛寒。每日 1 剂，2 周为一疗程，疗程结束后判定疗效。3 个疗程不愈为无效，结果痊愈（自觉症状消失，盆腔索条或包块、压痛等体征消失）104 例，好转（自觉症状消失或减轻，盆腔包块、索条缩小或变软，压痛减轻或消失）64 例，无效（症状、体征无明显改变）24 例，总有效率为 87.5%。

【药理作用】

(1)对 CYP4503A4 活性的抑制作用　通过比较金铃子散不同配比方对肝细胞色素 P4503A4 活性的影响，结果川楝子、延胡索单味提取物和不同配比对肝药酶 CYP3A4 的 IC50 和体内实验显示：与正常对照组比较，金铃子散不同配比、川楝子和延胡索单味提取物处理组大鼠 CYP3A4 的酶活性均降低，川楝子和延胡索配伍显示出协同抑制作用。

(2)镇痛作用　采用热板法及醋酸扭体法建立小鼠疼痛模型，观察金铃子散水煎液对热板法所致小鼠出现舔足时间（痛阈值）及醋酸扭体法所致小鼠扭体次数（15 分钟内）的影响。实验结果表明金铃子散水煎液高剂量组可使热板法小鼠在给药后 30 分钟、60 分钟及 90 分钟时痛阈值明显延长，醋酸所致小鼠扭体次数明显减少（$P<0.05$，$P<0.01$）。由实验可知，金铃子散水煎液具有镇痛作用。

【药效物质】

延胡索含有多种生物碱如延胡索甲素、延胡索乙素等。

川楝子的主要化学成分为三萜类化合物苦楝素、异苦楝素、苦川楝素等，苯环化合物如香草酸，香草醛，新木脂类如楝醇、苦楝新醇、苦楝二醇、苦楝三醇等。

为了研究中药延胡索与川楝子配伍后川楝子中化学成分对延胡索中生物碱含量的影响，比较单品与配伍后生物碱含量变化的大小，对所测得的延胡索单品以及延胡索与川楝子配伍后的生物碱含量进行了检测。结果延胡索与川楝子配伍中总生物碱含量分别为 2.219mg/g 和 3.422mg/g，较延胡索单品中生物碱含量高，表明两者中生物碱的含量具有显著性差异，配伍后生物碱的含量明显提高。这是由于川楝子中含有少量的生物碱，川楝子与延胡索配伍对延胡索中生物碱的溶出率有一定的提高作用，同时中医方剂配伍后具有药理上的协同作用，即化学成分的变化及其药物之间的相互作用影响其含量。

参考文献

[1]陈淑萍. 加味金铃子散治疗慢性盆腔炎[J]. 江西中医药, 2007(8): 27.

[2]成龙, 王岚, 王彦礼, 等. 金铃子散不同配比方对大鼠肝药酶 CYP4503A4 活性的影响[J]. 中国实验方剂学杂志, 2011, 17(22): 117-122.

[3]赵雪莹, 滕林, 李冀. 金铃子散镇痛作用的实验研究[J]. 中医药学报, 2012, 40(1): 61-62.

[4]刘生盼, 刘喜平, 董钰明. 延胡索与川楝子配伍中总生物碱含量变化的研究[J]. 中医儿科杂志, 2006, 2(5): 42-45.

9. 川楝子、路路通

川楝子、路路通均味苦, 归肝经。川楝子苦寒降泄, 偏走气分, 能疏肝气, 清肝火, 泄郁热; 路路通苦平, 善走血分, 通行十二经, 通行经脉而利水道, 善祛经络之瘀滞。川楝子与路路通配伍, 气行则血行, 共奏理气通经止痛之功。

常见方剂丹蒲金铃子散等用此药对。

【历代文献】

川楝子、路路通配伍出自丹蒲金铃子散(茹十眉方),《上海历代名医方技集成》: "慢性萎缩性胃炎。"又见于妇科专家朱南孙常用药对, 常治疗输卵管阻塞性不孕症。《本草纲目》: "楝实, 导小肠、膀胱之热, 因引心胞相火下行, 故心腹痛及疝气为要药。"《本草经疏》: "楝实, 主温疾伤寒, 大热烦狂者, 邪在阳明也, 苦寒能散阳明之邪热, 则诸证自除。膀胱为州都之官, 小肠为受盛之官, 二经热结, 则小便不利, 此药味苦气寒, 走二经而导热结, 则水道利矣。"《本草纲目拾遗》: "枫果, 树似白杨, 内圆如蜂窝, 即路路通。其性大能通十二经穴, 故救生苦海治水肿胀用之, 以其能搜逐伏水也。""辟瘴却瘟, 明目除湿, 舒经络拘挛, 周身痹痛, 手脚及腰痛, 焚之嗅其烟气, 皆愈。"《中药志》: "路路通, 通经利水, 除湿热痹痛。治月经不调, 周身痹痛, 小便不利, 水肿胀满等证。"

【临床疗效】

川楝子、路路通配伍可用于治疗经络瘀滞痛证、不孕症等。

本组 68 例均为 2010 年 9 月—2013 年 9 月妇科不孕症患者, 符合气虚血瘀型辨证标准之原发性不孕或继发性不孕。采用益气活血通络法治疗, B 超观察治疗后患者是否排卵, 追访妊娠情况。结果益气活血通络法对排卵障碍性不孕症患者有较好的治疗作用。方由生黄芪 30g, 党参 15g, 白术 10g, 陈皮 10g, 茯苓 10g, 川芎 10g, 当归 15g, 白芍 10g, 生地黄 10g, 熟地黄 10g, 丹参 15g, 路路通 10g, 川楝子 10g, 菟丝子 10g, 桃仁 10g, 红花 10g组成, 方中生黄芪甘温, 党参甘平, 为治诸气虚之要药, 生地黄、熟地黄补阴养血, 当归补血活血, 诸药合用有益气养血活血之功效。全方体现了治本为主, 标本兼治的中医总体治疗原则, 故气血调和, 经络通畅, 任通冲盛, 胎孕自成。

【药理作用】

镇痛抗炎作用　采用小鼠扭体法、热板法对川楝子不同炮制品进行镇痛作用研究，结果表明：川楝子不同炮制品都有显著镇痛作用。以小鼠由巴豆油所致的耳肿进行抗炎作用比较，结果显示各制品均具抗炎作用，其中以盐制品镇痛抗炎作用最强。研究路路通水煎剂对酵母诱发大鼠足跖肿胀的影响，将 Wistar 大鼠按体重分为模型组、阿司匹林 200mg/kg 组、路路通水煎剂 2.5g/kg 组、5g/kg 组、10g/kg 组，共 5 组，每组 10 只。各给药组大鼠均灌胃给药，每天 1 次，连续 3 天，模型组灌胃等容量蒸馏水。末次给药后 1 小时，于大鼠左后足跖皮下注射 10% 酵母生理盐水溶液 0.1mL 致炎，用容积法（毛细管放大测量装置）分别测定各鼠致炎前及致炎后 1 小时、2 小时、4 小时、6 小时的足跖容积。计算每只大鼠致炎前后足跖容积差值（足跖容积差值＝致炎后足跖容积−致炎前足跖容积）。以各组大鼠足跖容积差值，分别与相应时间点的模型组比较，进行组间 t 检验。结果阿司匹林组和路路通水煎剂 3 个剂量组对酵母诱发大鼠足肿胀具有明显抑制作用。路路通水煎剂对早期炎症有一定的抑制作用。

【药效物质】

川楝子主要化学成分为三萜类化合物苦楝素、异苦楝素、苦川楝素等，苯环化合物如香草酸、香草醛，新木脂类如楝醇、苦楝新醇、苦楝二醇、苦楝三醇等。具有驱蛔杀虫、抗肿瘤、抗病毒、呼吸抑制、抗氧化、抑制破骨细胞、镇痛等作用。

路路通中含有萜类、脂肪族类、芳香族类成分，包括 β-蒎烯（21.96%）、α-蒎烯（21.32%）、柠檬烯（8.43%）、E-2-己烯醛（8.04%）、β-石竹烯（5.67%）等，具有保肝、抑制关节炎肿胀、消炎、消毒等药理作用和止痛、利尿、通乳、抗痉挛等功效。

参考文献

［1］徐福花，郑月萍．益气活血通络法治疗排卵障碍性不孕症 68 例的临床观察［J］．中医临床研究，2017，9（7）：66-68.

［2］纪青华，陆兔林．川楝子不同炮制品镇痛抗炎作用研究［J］．中成药，1999，21（4）：181-183.

［3］刘婷，孙玉茹，秦彩玲，等．路路通酸的抗炎镇痛作用［J］．中国实验方剂学杂志，2006（12）：45-47.

［4］刘玉民，刘亚敏，李昌晓，等．路路通挥发油化学成分与抑菌活性研究［J］．食品科学，2010，31（7）：90-93.

10. 枳实、竹茹

枳实、竹茹均归胃经。枳实苦降辛行，其性微寒，辛而不燥，善破气除痞，消积导滞，降气化痰，长于破脾胃肠间积滞；竹茹甘寒清降，专清热痰，质轻而中空，可宁神开郁。枳实与竹茹配伍，相辅相成，枳实得竹茹则苦降清热之性强而和胃降逆之效速，竹茹得枳实则破气化痰之力增而开郁止呕之功显，两药共奏宽中除痞、和胃降逆、清热化痰之功。

常见方剂温胆汤、涤痰汤、竹茹温胆汤等用此药对。

【历代文献】

枳实、竹茹配伍出自温胆汤。《外台秘要》:"疗大病后,虚烦不得眠,此胆寒故也,宜服此汤方。"《三因极一病证方论》:"治心胆虚怯,触事易惊,或梦寐不详,或异象惑,遂致心惊胆慑,气郁生涎,涎与气搏,变生诸证,或短气悸乏,或复自汗,四肢浮肿,饮食无味,心虚烦闷,坐卧不安。"《医方考》:"胆热呕痰,气逆吐苦,梦中惊悸者,此方主之……竹茹之清,所以去热;半夏之辛,所以散逆;枳实所以破实……伤寒解后,多有此证,是方恒用之。"《医方集解》:"此足少阳、阳明药也……枳实破滞,茯苓渗湿,甘草和中,竹茹开胃土之郁,清肺金之燥,凉肺金即所以平甲木也。"《时方歌括》:"二陈汤为安胃祛痰之剂,加竹茹以清膈上之虚热,枳实以除三焦之痰壅。热除痰清而胆自宁和,即温也。温之者,实凉之也。"

【临床疗效】

枳实、竹茹配伍可用于治疗反流性食管炎等。

通过对临床病例观察,全部病例均有明显胸骨后烧灼感、疼痛及反酸等反流性食管炎典型症状,根据胃镜下食管黏膜病变表现随机法分为治疗组 36 例、对照组 30 例,两组的性别、年龄、病程、食管黏膜病变分级等比较,均无统计学差异($P>0.05$)。对照组:服用西药奥美拉唑,每次 20mg,每日 1 次,口服吗丁啉,每次 10mg,每日 3 次。治疗组则采用中西医结合治疗,西药治疗同对照组,中药治疗用竹茹枳实汤,每日 1 剂。两组均治疗 8 周。结果:治疗组显效 29 例,有效 5 例,无效 2 例,总有效率为 94.4%,对照组有效率为 73.3%,两组比较具有显著性差异。

【药理作用】

镇静、抗惊厥作用 采用昆明种小白鼠,宁神温胆汤药物为半夏、竹茹、枳实、橘皮、甘草、茯苓、石菖蒲、酸枣仁,合并 2 次药液,过滤去渣,药液浓度调整为100%,4℃冰箱保存备用。实验结果表明:宁神温胆汤对士的宁所致的小鼠惊厥有显著的拮抗作用,并可阻止士的宁所致的小鼠死亡,这可能是该方提高了大脑 GABA 的含量,从而抑制了癫痫发作时脑神经元过度同步放电的结果。

【药效物质】

枳实为常用中药,具有破气消积、化痰散痞的功效。含有黄酮、挥发油和少量的生物碱类化合物,黄酮类主要有二氢黄酮类和黄酮类,其中大多数为多甲氧基黄酮。挥发油类包括 α-崖柏烯、α-蒎烯、莰烯、β-蒎烯、β-月桂烯、α-水芹烯、α-松油烯、对异丙基甲苯、柠檬烯等。生物碱类为枳实中强心升压的主要成分,主要有辛弗林、N-甲基酪胺、乙酰去甲辛弗林、去甲肾上腺素、喹诺啉、那可汀等。

竹茹中富含萜类化合物,以木栓酮、羽扇豆烯酮及其同系物为主的五环三萜类化合物的混合物,具有调节血脂、降血压、抗疲劳、抗肿瘤等作用,可广泛应用于药品、功能食品和日用化妆品等领域。

参考文献

[1] 裴静波. 竹茹枳实汤治疗反流性食管炎 36 例观察 [J]. 浙江中医杂志,2006

（11）：643.

[2]贺又舜，袁振仪.宁神温胆汤镇静镇痛抗惊厥作用的实验研究[J].湖南中医杂志，1999（1）：54.

[3]张霄潇，李正勇，马玉玲，等.中药枳实的研究进展[J].中国中药杂志，2015，40（2）：185-190.

[4]张英，龚金炎，吴晓琴.竹茹提取物的有效成分及其生物学功能研究[C].第五届中国竹业学术大会，中国林学会，2009.

11.乌药、益智仁

乌药、益智仁均具辛温之性。乌药偏于行散，向上通肺脾二经，顺气降逆，散寒止痛，下达肾与膀胱，温暖下焦；益智仁善于温补收涩，既能温补肾阳，收敛固涩、缩小便，又能温胃逐寒，暖脾止泻，摄涎唾。乌药与益智仁配伍，一散一收，共奏温肾散寒缩尿之功效。

常见方剂固真丹、缩泉丸、三仙丸、萆薢分清饮等用此药对。

【历代文献】

乌药、益智仁配伍出自固真丹。《魏氏家藏方》："治肾经虚寒，小便滑数及白浊。"《医方考》："脬气虚寒，小便频数，遗尿不止者，此方主之。脬气者，太阳膀胱之气也。膀胱之气，贵于冲和，邪气热之则便涩，邪气实之则不出。正气寒之则遗尿，正气虚之则不禁。是方也，乌药辛温而质重，重者坠下，故能疗肾间之冷气。益智仁辛热而色白，白者入气，故能壮下焦之脬气。脬气复其天，则禁固复其常矣。"《女科方萃》："方中以益智仁温补脾胃，本脾药而兼入心肾，主君相二火，补心气、命门之不足，能涩精固气，以盐水炒者，取其下达于肾；乌药上入肺脾，下达膀胱与肾，善疏导胸腹邪逆之气；山药补肺脾，涩精气，全方之意，使肺气足，则肾亦得荫，肾为封藏之本，肾强则下元得固，水道调摄如常矣。"

【药理作用】

（1）对糖尿病肾病的作用 应用STZ造模，建立糖尿病肾病模型小鼠，分别给予厄贝沙坦10mg/（kg·d）、益智仁-乌药醚提取物3个剂量，即20g/（kg·d）、10g/（kg·d）、5g/（kg·d）治疗4周，采用RT-PCR和Western blot方法观察各组小鼠p27kip1蛋白的表达情况。与正常对照组比较，糖尿病肾病模型组p27kip1蛋白表达明显上调；与模型组比较，益智仁-乌药醚提取物20g/kg组和厄贝沙坦组p27kip1蛋白表达均明显下调。益智仁-乌药醚提取物对糖尿病肾病小鼠肾脏有一定的保护作用，其机制可能与调节p27kip1蛋白表达有关。

（2）提高血浆cAMP和ALD水平的作用 应用腺嘌呤（250mg/kg）造模，大鼠灌胃4周，分别给予阳性对照药厄贝沙坦、益智仁-乌药醚提取物，实验结果表明与正常对照组比较，模型组大鼠血浆cAMP含量显著升高（$P<0.01$），血清ALD含量明显降低（$P<0.01$）；益智仁-乌药醚提取物高剂量组血浆cAMP含量较模型组明显升高（$P<0.05$），血清ALD含量较模型组明显升高（$P<0.05$）。由此可以看出益智仁-乌药醚提取物能够提高肾阳虚多尿模型大鼠血浆cAMP和血清ALD水平。

【药效物质】

乌药的化学成分丰富，主要有挥发油、异喹啉生物碱、呋喃倍半萜、内酯、黄酮等化学成分，并以异喹啉生物碱和呋喃倍半萜及内酯为特征性成分。

益智仁已报道的化学成分有黄酮苷元、甾醇及其苷、脂肪酸3个甾醇类化合物，即β-谷甾醇（Ⅰ）、胡萝卜苷棕榈酸酯（Ⅶ）、胡萝卜苷（Ⅷ）；一个黄酮类化合物：杨芽黄素；一个二芳基庚酮类化合物：益智酮甲；2个倍半萜类化合物：益智醇C、刺参酮。

参考文献

[1]吴勤辉，庄洪涛．缩泉丸治疗儿童遗尿症60例［J］．陕西中医，2007（11）：1521-1522.

[2]朱叶，谢毅强，尹德辉．益智仁-乌药醚提取物对糖尿病肾病小鼠p27kip1蛋白表达的影响［J］．中药药理与临床，2017，33（2）：122-125.

[3]梁薇，谭年花，潘子怡，等．益智仁-乌药醚提取物对糖尿病肾病氧化应激Mn-SOD、MDA影响实验研究［J］．山西中医学院学报，2016，17（3）：20-22.

[4]魏国清，蒋合众，陈惠，等．乌药化学成分研究进展［J］．成都中医药大学学报，2013（3）：103-105.

[5]刘楠，于新宇，赵红，等．益智仁化学成分研究［J］．中草药，2009，40（1）：29-32.

12. 沉香、槟榔

沉香、槟榔均具苦辛温之性。沉香偏于温中，体重而沉，辛散苦降，上可温脾胃而止呕，下则温肾阳而平喘；槟榔善于行气，辛温降泄，破积下气，利水消肿，兼能杀虫。沉香与槟榔配伍，既能温中止呕，纳气平喘，又能破气消积，利水消肿，共同发挥行气止痛、下气平喘的功效。

常见方剂四磨汤、五磨饮子、六磨汤、沉香槟榔丸、沉香饮、沉香阿魏丸等用此药对。

【历代文献】

沉香、槟榔配伍出自四磨汤。《济生方》："治七情伤感，上气喘息，烦闷不食。"《医方集解》："此手太阴药也。气上宜降之，故用槟榔、沉香，槟榔性如针石，沉香入水独沉，故皆能下气；气逆宜顺之，故用乌药加人参者，降中有升，泻中带补，恐伤其气也。"《张氏医通》："四磨汤虽用人参，实为散气之峻剂。盖槟、沉、乌药，得人参助之，其力愈峻。服后大便必有积沫，下后即宽。"《成方便读》："大抵此方所治，皆为忧愁思怒得之者多……故以槟榔、沉香之破气快膈峻利之品，可升可降者，以之为君。而以乌药之宣行十二经气分者助之。其所以致气之逆者，虚也。若元气充足，经脉流行，何有前证？故以人参辅其不逮，否则气暂降而郁暂开，不久又闭矣。是以古人每相需而行也。若纯实无虚者，即可去参加枳壳。"

【药效物质】

沉香主要成分为酯类（34.51%）、萜类（9.92%）、醛酮类（5.27%）、芳香族（4.48%）、简单环烯类物质（1.84%）、杂环类化合物（0.26%）。其中芳香族化合物合计7种，萜类主要是萜醇、倍半萜，合计25种，醛酮类物质主要包括正构烷醛以及环烷酮8种；环烯烃物质7种；酯类物质5种，主要为异硫氰酸酯；杂环类化合物2种。

槟榔成分极为复杂，研究表明，其主要化学成分为生物碱、脂肪酸、鞣质和氨基酸，另外还有多糖、槟榔红色素及皂苷等成分。

参考文献

[1]肖长泉，霍国庆．四磨乌贝汤治疗非溃疡性消化不良60例[J]．世界华人消化杂志，2000，8（1）：98.

[2]张橡楠．槟榔化学成分和药理作用研究进展[J]．生物技术世界，2012，10（7）：9-10.

13. 沉香、小茴香

沉香、小茴香均具辛温之性。沉香体重而沉，辛散苦降，上可温脾胃而止呕，下可温肾阳而平喘；小茴香辛行温通，温肝暖肾，为行少腹至阴之要药。沉香与小茴香配伍，既能理气温中，纳气平喘，又能散肝肾之寒，共奏理气散寒止痛之功。

常见方剂暖肝煎、沉香内消丸、沉香固元散等用此药对。

【历代文献】

沉香、小茴香配伍出自暖肝煎。《景岳全书》："治肝肾阴寒，小腹疼痛疝气等证。""疝之暴痛，或痛甚者，必以气逆，宜先用荔香散。气实多滞者，宜宝鉴川楝散或天台乌药散。非有实邪而寒胜者，宜暖肝煎主之。"《医学举要》："此治阴寒疝气之方，疝属肝病，而阴寒为虚，故用当归、枸杞以补真阴之虚，茯苓以泄经腑之滞，肉桂补火以镇浊阴，乌药利气而疏邪逆，小茴、沉香为疝家本药，生姜为引，辛以散之，如寒甚者，吴萸、附子、干姜亦可加入。"《谦斋医学讲稿》："本方以温肝为主，兼有行气、散寒、利湿作用。以当归、杞子温补肝脏，肉桂、茴香温经散寒，乌药、沉香温通理气，茯苓利湿通阳。凡肝寒气滞，症状偏在下焦者，均可用此加减。"《中国医药汇海》："所谓乙癸同源，虚则补母也。肝之所以寒者，肾之温气不足也。本方肉桂、茴香温肾之品，亦暖肝之品也。沉香温肾纳气，乌药温顺肝气。"

【药效物质】

沉香主要成分为酯类（34.51%）、萜类（9.92%）、醛酮类（5.27%）、芳香族（4.48%）、简单环烯类物质（1.84%）、杂环类化合物（0.26%）。

茴香药材中含有挥发油、有机酸、甾醇、黄酮、生物碱、维生素、无机元素等成分。挥发油如茴香醚、小茴香酮、草蒿脑等能刺激胃肠神经，促进消化液分泌，增加胃肠蠕动，排出积存的气体，有健胃行气的功效。有时胃肠蠕动在兴奋后又会降低，因而有助于缓解痉挛，减轻疼痛。

参考文献

[1]张帆, 张春, 李臻. 小茴香及其炮制品挥发油对血瘀模型大鼠血液流变性的影响[J]. 中药药理与临床, 2010(5): 81-82.

[2]苗成林, 孙宝腾, 罗丽萍, 等. 动态顶空进样-气质联用法分析国产沉香化学成分[J]. 食品科学, 2009, 30(8): 215-217.

[3]董思敏, 张晶. 小茴香化学成分及药理活性研究进展[J]. 中国调味品, 2015, 40(4): 121-124.

14. 木香、槟榔

木香、槟榔均具苦温之性, 为临床常用理气之品。木香偏于温中助运, 行气除胀, 和胃宽肠, 兼能治痢; 槟榔善行气导滞, 利水消肿, 兼能杀虫。木香与槟榔配伍, 一升一降, 相辅相成, 增强行气止痛之功, 又能止痢杀虫, 共同发挥行气止痛, 燥湿除胀的功效。

常见方剂芍药汤、槟榔汤、木香槟榔汤、四妙丸、五磨饮子、天台乌药散、三层茴香丸、木香槟榔丸、肥儿丸、木香散等用此药对。

【历代文献】

木香、槟榔配伍出自芍药汤。《素问病机气宜保命集》:"下血调气。经曰:泻而便脓血, 气行而血止。行血则便脓自愈, 调气则后重自除。"《成方便读》:"此方用大黄荡涤邪滞, 木香、槟榔之理气, 当归、肉桂之行血。病多因湿热而起, 故用芩、连之苦寒, 以燥湿清热。用芍药、甘草者, 缓其急而和其脾。"《圣济总录》:"槟榔汤, 治肾藏虚冷气, 攻腹胁疼痛胀满烦倦。""木香槟榔汤, 治香港脚冲心烦闷, 上气喘闷。"《本草约言》:"槟榔, 能调诸药下行遂水, 攻脚气, 治里急后重如神, 取其坠也, 非取其破气也, 故兼木香用之, 然后可耳。"《医方集解》载木香槟榔丸:"此手足阳明药也。湿热在三焦之分, 木香、香附行气之药, 能通三焦、解六郁; 陈皮理上焦肺气, 青皮平下焦肝气, 枳壳宽肠而利气, 而黑丑、槟榔又下气之最速也, 气行则无痞满后重之患矣……然非食积, 不可轻投。"《医学启源》:"木香……除肺中滞气, 若疗中下焦气结滞, 须用槟榔为使。"《赤水玄珠》:"木香得槟榔治后重。"《本草述钩元》:"木香同牵牛、雷丸、槟榔, 杀一切虫。"

【药理作用】

增强胃肠运动的作用 胃饲树脂小球并以计数的方法计算胃排空率及采用高灵敏度应片传感器记录在体胃和离体十二指肠运动在用药(木香、槟榔、木香-槟榔)前后的改变。单味木香制剂不能加快大鼠胃排空, 而使用单味槟榔和木香-槟榔制剂后胃排空率均快于对照组($P<0.05$, $P<0.01$), 但前者作用弱于后者($P<0.05$)。槟榔、木香-槟榔制剂均使胃运动加快, 槟榔的作用较木香-槟榔制剂弱($P<0.01$)。木香使离体十二指肠运动减弱, 槟榔和木香-槟榔制剂则可增强十二指肠运动, 前者的作用较后者弱。实验表明木香-槟榔配伍能增强胃肠运动, 效果好于单独用药。

【药效物质】

木香中发现萜类、黄酮、生物碱、糖、甾体、脂肪酸，还有脂肪和氨基酸，其中倍半萜内酯如去氢木香内酯和木香烃内酯含量较高，为木香的主要活性化合物。其药理作用包括解痉、降压、抗菌、利胆、抗溃疡、抑制麻醉呼吸、调节胃肠运动、抗肿瘤和抗炎等。

槟榔的主要化学成分为生物碱、脂肪酸、鞣质和氨基酸，另外还有多糖、槟榔红色素及皂苷等。

参考文献

[1]黄海霞，王伟，曲瑞瑶，等."木香-槟榔"制剂对大鼠胃肠运动的影响[J].深圳中西医结合杂志，2003(2)：80-82，86.

[2]张强，马露，尹云泽，等.木香在胃肠安丸中药效作用靶点与颗粒剂等效性评价[J].天津中医药，2017，34(3)：204-207.

[3]张橡楠.槟榔化学成分和药理作用研究进展[J].生物技术世界，2012，10(7)：9-10.

15. 荔枝核、橘核

荔枝核、橘核均为果核类药物，入肝经，质沉重而主降下。荔枝核辛苦而温，偏入血分，善温散肝经之寒，行血中之滞；橘核苦温，多入气分，善行肝中之结气，下肝中之逆气，为治疝气之要药。荔枝核与橘核配伍，既行血分之滞，又行气分之结，共奏散寒止痛、理气散结的功效。

常见方剂橘核丸、疝气内消丸、橘核疝气丸、荔枝橘核散、暖宫定痛汤等用此药对。

【历代文献】

荔枝核、橘核配伍出自橘核丸。《医学心悟》："通治癥瘕疝癖，小肠膀胱等气。"《本草纲目》："荔枝核入厥阴，行散滞气，其实双结而核肖睾丸，故其治癞疝卵肿，有述类象形之义……治颓疝气痛，妇人血气刺痛……橘核入足厥阴，治小肠疝气及阴核肿痛。"《神农本草经疏》："橘核，出《日华子本草》，其味苦温而下气，所以能入肾与膀胱，除阴寒所生之病也，疝气方中多用之。"《本草汇言》："橘核：疏肝散逆气，下寒疝之药也……《日华子》主膀胱浮气，阴疝肿疼，或囊子冷如冰、硬如石，下坠如数十斤之重。取橘核数两作末，每早午晚各服一次，每次用药末一钱，食前酒调下……又妇人瘕疝，小腹攻疼，腰胯重滞，气逆淋带等疾，以一两白水煎服，立定。盖取苦温入肝，而疏逆气之功也。"《本草衍义》："治心痛及小肠气。"

【临床疗效】

荔枝核、橘核配伍可用于治疗疝气痛、癌瘤肿块等。

采用自拟四核清宫丸(山楂核、荔枝核、橘核、桃核)加味治疗宫颈癌患者18例。结果显效4例(临床症状消失，癌瘤有所缩小)，有效8例(临床症状缓解，癌瘤无发展者)，无效6例(临床症状无缓解，肿块增大者)，总有效率为66.6%。方中山楂核消积，荔枝核行气，橘核理气散结，桃核活血化瘀通络，结合临床辨证分型加减用药，柔肝养血，舒肝理气，清热解毒，利湿化瘀，故获效满意。

【药效物质】

研究发现橘核中柠檬苦素类化合物相对较多，且这类化合物具有抗癌、抗菌等活性，发现量较大的化合物4种(大于1g)，为橘核活性研究奠定了基础。

参考文献

[1]杨艳.橘络和橘核的化学成分研究[D].昆明：云南中医学院，2015.

16. 香橼、佛手

香橼、佛手均味辛而苦温。佛手气味芳香，苦降温通，善于行气，醒脾胃，疏肝气，理气畅中，行气止痛；香橼清香之力稍逊，行气之力亦差，偏于和胃，除胀满、止胁痛，理气利膈，宽中化痰。香橼与佛手配伍，既能疏肝和胃，又能宽胸理气，共同发挥行气止痛的功效。

常见方剂佛手丸、佛手香橼汤、佛手香橼茶等用此药对。

【历代文献】

香橼、佛手配伍出自佛手丸。《良方集腋》："佛手丸治肝胃气痛并脚气痛，兼治膨胀。如肝气痛者，香附汤送下；胃气痛者，木香汤送下；脚气痛者，木瓜汤送下；膨胀病者，陈麦柴汤送下。"佛手为芸香科植物佛手的干燥果实，香橼为芸香科植物枸橼的干燥果实，古代常将二者混淆。《本草纲目》："煮酒饮，治痰气咳嗽。煎汤，治心下气痛。"《滇南本草》："补肝暖胃，止呕吐，消胃家寒痰，治胃气疼，止面寒疼，和中行气。"《本经逢原》始将二者分开。《本经逢原》："柑橼乃佛手、香橼两种，性味相类，故《纲目》混论不分。盖柑者佛手也，橼者香橼也，兼破痰水，近世治咳嗽气壅，亦取陈者。除去瓤核用之，庶无酸收之患。"

【临床疗效】

香橼、佛手配伍可用于治疗功能性消化不良等。

随机选取2000—2008年运用自拟香橼佛手饮加减治疗功能性消化不良患者96例，治疗1~4个疗程后评定疗效，结果总有效率为97%，疗效满意，无毒副反应，治疗后复查肝功能、肾功能均未见异常。本方以香橼、佛手为主药疏肝和胃、行气止痛；辅以白术、茯苓补气健脾；佐以半夏降逆止呕，厚朴行气化湿，枳壳理气宽中，陈皮理气健脾；使以甘草调和诸药；生姜可制半夏毒性，配大枣和胃补虚。共奏益气健脾、疏肝解郁、降气和胃之功。

【药理作用】

抗抑郁作用　用慢性不可预见轻度应激抑郁症动物模型(CUMS)配合孤养的造模法，通过体质量、旷场试验、糖水偏爱率、三碘甲状腺原氨酸(T_3)、四碘甲状腺原氨酸(T_4)、促甲状腺激素释放激素(TRH)、游离三碘甲状腺原氨酸(FT_3)、游离甲状腺素(FT_4)、促甲状腺激素(TSH)、促肾上腺皮质激酶释放素(CRH)、促肾上腺皮质激素(ACTH)、皮质醇(CORT)各项指标评价对药香橼、佛手对抑郁大鼠HPT-HPA轴功能的影响。结果模型组大鼠体质量、水平运动、糖水偏爱率、垂直运动均明显低于空白组（$P<0.05$，$P<0.01$）；香佛低剂量组体质量、中剂量糖水偏爱率、高剂量体质量和糖水偏爱率明显高于模型组（$P<0.05$，$P<0.01$）；模型组 FT_3、FT_4 明显低于空白组（$P<0.05$，$P<0.01$），TRH 明显高于空白组（$P<0.05$）；香佛低剂量组 T_3、中剂量组 FT_3、FT_4、高剂量组 T_3 明显高于模型组（$P<0.05$，$P<0.01$）；香佛中、高剂量组 TRH 明显低于模型组（$P<0.01$）；模型组 ACTH 和 CORT 明显高于空白组（$P<0.01$）；香佛低剂量组 CORT 显著低于模型组（$P<0.01$）。实验表明，行气疏肝对药香橼、佛手对抑郁大鼠体质量、糖水偏爱率、旷场试验、水平运动有改善作用，对抑郁大鼠 HPT 轴功能降低和 HPA 轴功能增高有一定改善作用。

【药效物质】

香橼中主要含有挥发油类，包括二戊烯、柠檬醛、水芹烯、二萜内酯类，具体为柠檬油素、柠檬苦素、黄柏酮，其中果实含油 $0.3\%\sim0.7\%$，果皮含油 $6.5\%\sim9\%$；另外还含有柠檬酸、苹果酸、橙皮苷、辛弗林、N-甲基酪胺、果胶、鞣质、维生素 C 等化学成分。

佛手的化学成分主要为挥发油，如柠檬烯、邻苯丙基苯甲烷、γ-松油烯、蒎烯、β-月桂烯等，其他还含有黄酮类、香豆素及多糖类等成分。

参考文献

[1]杨维平.香橼佛手饮治疗功能性消化不良96例[J].中国中医药现代远程教育，2010，8(8)：46-47.

[2]宋美卿，马澜，贾力莉，等.对药香橼佛手对抑郁大鼠HPT轴和HPA轴功能的影响[J].中华中医药杂志，2017，32(10)：4633-4636.

[3]朱景宁.香橼药材化学成分及质量标准研究[D].北京：中国中医科学院，2007.

[4]秦枫.川佛手化学成分的研究[D].成都：西南交通大学，2008.

17. 香橼、香附

香橼、香附均为临床常用的理气药。香橼气味清香，苦降温通，善于行气，疏肝和胃，理气利膈，宽中化痰；香附性平，香而能窜，主入肝经气分，善散肝气之郁结，味苦疏泄，以平肝气之横逆，为疏肝解郁，行气止痛之要药。香橼与香附配伍，既能增理气畅中之效，又能调经止痛，共同发挥疏肝解郁的功效。

常见方剂胃苏颗粒等用此药对。

【历代文献】

香橼、香附配伍出自胃苏颗粒，主治气滞型胃脘痛。《本草再新》："香橼，平肝舒郁，理肺气，通经利水。"《本草便读》："香圆皮下气消痰，宽中快膈。"《本草纲目》："香附，利三焦，解六郁，消饮食积聚，痰饮痞满，胕肿，腹胀，脚气，止心腹、肢体、头目、齿、耳诸痛……妇人崩漏带下，月候不调，胎前产后百病。""乃气病之总司，女科之主帅也。"

【药理作用】

抗炎、抗菌作用 研究香附及其不同炮制品对小鼠二甲苯致耳郭肿胀的影响，结果香附不同炮制品与空白对照组比较均有显著性差异，且药物组均有明显抑制小鼠耳郭肿胀的作用，其作用强弱依次为醋香附＞四制香附＞生香附＞酒香附。利用琼脂平板扩散法研究香橼精油对大肠杆菌、金黄色葡萄球菌、枯草芽孢杆菌、酿酒酵母、黑曲霉的抑制作用。结果表明：香橼精油对霉菌的抑制作用明显强于酵母与细菌，其中对黑曲霉的抑制效果最显著（25.39±1.12mm），对金黄色葡萄球菌抑制最弱（14.04±0.35mm）。在最小抑菌浓度（MIC）为0.31mg/mL～1.25mg/mL，pH值3～8，温度（80 ℃、115 ℃、121 ℃）及一定时间紫外线照射（20分钟、40分钟、60分钟）影响下，对大肠杆菌和酿酒酵母仍保持较强的抑制作用（抑菌圈直径>15 mm）。

【药效物质】

香附主要含有挥发油类成分，此外，还有糖类、生物碱等，香附挥发油中含有多种单萜、倍半萜及其氧化物，薄层鉴别反应显示有苷类、黄酮类、酚类和三萜类化合物。

香橼含有黄酮苷、挥发油等成分，对消化道有温和的刺激作用，能促进肠胃蠕动，增加胃液分泌，故有理气健脾、和胃止呕、镇咳祛痰的功效，尤其对甲型链球菌、卡他双球菌、金黄色葡萄球菌均有很强的抑制作用。橙皮油的主要成分为柠檬烯，柠檬烯有很强的溶解胆结石的作用，是良好的胆结石溶解剂。橙皮苷和甲基橙皮苷能抑制离体肠肌的运动，有明显防止胃溃疡发生的效果，具有抗胃酸分泌的作用，合用维生素C可增强这一作用，临床上多用于治疗胃弛缓症及胃溃疡。

参考文献

[1]郭慧玲，王进诚，胡律江，等.香附不同炮制品的抗炎镇痛作用比较[J].江西中医药大学学报，2017，29（1）：74-75，83.

[2]郁萌.香橼精油功能活性及微胶囊化研究[D].南京：南京师范大学，2014.

[3]朱景宁.香橼药材化学成分及质量标准研究[D].北京：中国中医科学院，2007.

[4]王永振.高良姜、香附药对的配伍研究[D].沈阳：辽宁中医药大学，2009.

[5]张为民.刘铁军教授治疗肝病学术思想及运用"对药"临证经验整理与研究[D].长春：长春中医药大学，2012.

18. 陈皮、竹茹

陈皮、竹茹均入中上二焦。陈皮辛散苦降，性温而不燥，善入气分，能理气健脾，调中快膈，燥湿化痰；竹茹甘寒清降，专清热痰，为治热性呕逆之要药，质轻而中空，可宁神开郁。陈皮与竹茹配伍，既能理气健脾，又能清热化痰，共同发挥益气清热，降逆止呃的功效。

常见方剂橘皮竹茹汤、新制橘皮竹茹汤、济生橘皮竹茹汤、温胆汤、竹茹汤等用此药对。

【历代文献】

陈皮、竹茹配伍出自橘皮竹茹汤。《金匮要略·呕吐哕下利病脉证治》："哕逆者，橘皮竹茹汤主之。"《医方考》："大病后，呃逆不已，脉来虚大者，此方主之。呃逆者，由下达上，气逆作声之名也。大病后，则中气皆虚，余邪乘虚入里，邪正相搏，气必上腾，故令呃逆。脉来虚大，虚者正气弱，大者邪热在也。是方也，橘皮平其气，竹茹清其热，甘草和其逆，人参补其虚，生姜正其胃，大枣益其脾。"《医宗金鉴》："哕有属胃寒者，有属胃热者，此哕逆因胃中虚热，气逆所致。故用人参、甘草、大枣补虚；橘皮、生姜散逆；竹茹甘寒，疏逆气而清胃热，因以为君。"《医略六书》："胃气虚弱，虚热内迫，不能发育而输纳无权，故呃逆不止焉，人参扶元补胃虚，竹茹清热解胃郁，橘皮利气和中甘草缓中和胃，生姜温胃口，大枣缓脾元也……此补虚解热之剂，为胃虚热哕方。"

【药效物质】

陈皮主要含挥发油、黄酮类、肌醇、生物碱、维生素等成分。

竹茹中富含萜类化合物，以木栓酮、羽扇豆烯酮及其同系物五环三萜类化合物的混合物，具有调节血脂、降血压、抗疲劳、抗肿瘤等药理活性。

竹茹不含橙皮苷，陈皮单煎时橙皮苷的平均溶出量为 $1.063mg/g$，共煎时陈皮中橙皮苷的平均溶出量为 $0.838mg/g$。二者溶出量有显著性差异，即共煎时陈皮中橙皮苷的溶出量显著减少。陈皮竹茹药对共煎后橙皮苷溶出量减少的可能原因：共煎时橙皮苷可能与竹茹中某些物质形成了大分子络合物，从而导致其溶出量变小，或是共煎时橙皮苷在竹茹中某些物质的作用下发生了酸水解反应，生成苷元，导致橙皮苷溶出量变小，亦或是共煎时橙皮苷和竹茹中某些物质发生了化学反应。

参考文献

[1]文高艳，周贤梅.陈皮有效成分在呼吸系统中的作用研究[J].现代中西医结合杂志，2011，20(3)：385-386.

[2]张英，龚金炎，吴晓琴.竹茹提取物的有效成分及其生物学功能研究[C].第五届中国竹业学术大会，2009.

[3]李敏，赵子剑，赵永新，等.陈皮、竹茹共煎对陈皮中橙皮苷提取率的影响实验[J].中华中医药学刊，2012(11)：2511-2513.

第九章

消食药

1. 山楂、神曲、麦芽

山楂、神曲、麦芽三药均有良好的消积化滞作用。焦山楂善于治疗肉类或油腻过多所致的食滞，焦神曲则利于消化米面食物，焦麦芽有很好的消化淀粉类食物的作用。三药合用被称为"焦三仙"，共同发挥消食和胃的功效，生用则化食导滞，消胀除痞。

常见方剂健脾丸等用此药对。

【历代文献】

山楂、神曲、麦芽配伍出自健脾丸。《证治准绳》："治一应脾胃不和，饮食劳倦。"《履巉岩本草》载山楂"能消食"，《日用本草》亦称其"化食积，行结气"，《滇南本草》进而指出，长于"消肉积滞，下气"，《本草纲目》对此加以弘扬。自此，山楂一直被视为"消油腻肉食积滞之要药"。麦芽出自唐代《药性论》，原名大麦蘖，称其："消化宿食，破冷气，去心腹胀满。"神曲亦首载于《药性论》，言其"化水谷宿食，癥结积滞，健脾暖胃"。其后，《本经逢原》指出："神曲，其功专于消化谷麦酒积，陈久者良。"《医方集解》："此足太阴、阳明药也。脾胃者，仓廪之官，胃虚则不能容受，故不嗜食；脾虚则不能运化，故有积滞。所以然者，由气虚也。参、术补气，陈皮利气，气运则脾运而胃强矣。山楂消肉食，麦芽消谷食，戊己不足，故以二药助之使化。枳实力猛，能消积化痞，佐以参、术，则为功更捷，而又不致伤气也。夫脾胃受伤，则须补益，饮食难化，则宜消导，合斯二者，所以健脾也。"

【临床疗效】

山楂、神曲、麦芽配伍可用于治疗消化功能紊乱等。

焦三仙口服液由山楂(炭)、六神曲、麦芽(炒)组成，具有健脾开胃、行气消食的功效。临床应用焦三仙口服液治疗小儿消化不良。病例选择消化不良分功能紊乱型和肠内感染型等多种。主要选择由于喂养不当导致的消化功能紊乱，化验大便镜检有脂肪滴或少量黏液。根据临床症状及细菌学检查确诊为消化功能紊乱的患者，共150例。口服，1个月以下婴儿：1次3.5mL，1日2次；1~6个月：1次5mL，1日2次；6个月以上儿童1次7.5mL，1日2次。结果表明大部分患儿均在服药2~5天见效，停药后显效33例，有效75例，无效42例，总有效率为72%。

观察100例小儿厌食症患儿，发病时间最短3个月，最长3年。其中脾失运健者52例，脾胃气虚者38例，胃阴不足者10例，临床主要症状为食欲不振，甚至拒食，面色萎黄无华，形体瘦弱，大便溏泻或便秘，时有恶心腹胀。阴虚者则口干多饮，皮肤干燥，缺乏润泽，舌苔白或厚腻，或舌红少苔，脉细弱等。用自拟山豆三仙汤加减，结合西药胃蛋白酶合剂，处方：山药、炒扁豆各 15g，焦山楂、焦神曲、焦麦芽、鸡内金各 12g，佛手 10g。水煎服，1 日 1 剂，7 天为 1 个疗程。胃蛋白酶合剂，每次 10mL，1 日 3 次，1 个疗程后统计结果。治疗结果：治愈 65 例（65%），有效 33 例（33%），无效 2 例（2%），总效率为 98%。随访 50 例，半年内均无复发。

【药理作用】

促血浆胃动素和胃泌素 将大鼠随机分为 11 组：空白组，多潘立酮阳性组，生品三仙高、中、低剂量组，炒品三仙高、中、低剂量组，焦品三仙高、中、低剂量组，给药后观察各组大鼠血浆胃动素（MTL）、血清胃泌素（GAS）及胃排空率水平，并比较各组间差异。实验结果表明：对大鼠血浆 MTL 和 GAS 的影响与空白组相比，阳性组、炒品和焦品的高、中、低剂量组的差异具有统计学意义，其中，阳性组和焦品的高、中剂量组 $P<0.01$，炒品的高、中、低剂量组和焦品的低剂量组 $P<0.05$，生品的各剂量组没有统计学意义。对于大鼠胃排空率，与空白组相比，阳性组、生品和炒品的高、中剂量组的差异具有统计学意义，生品的高、中剂量组与炒品的高剂量组，焦品的剂量组没有统计学意义。由实验可知，三仙的炒制品和焦品均能促进大鼠血浆 MTL 及 GAS 的分泌，以焦三仙的作用最明显，生三仙的作用较弱；对于胃排空率生三仙作用最明显，而焦三仙的作用最弱。

【药效物质】

山楂中含有丰富的维生素 B、C，胡萝卜素及多种有机酸，能增加胃中消化酶的分泌，并能增强酶的活性，促进消化，胃蛋白酶激动剂能使蛋白酶活性增强。此外山楂还含有淀粉酶、脂肪酶，能促进肠蠕动，从而有助于机械性和化学性消化。

神曲是一种酵母制品，含有多种消化酶，借其发酵作用以促进消化功能。且神曲中除消化酶外还含其他有效成分，如乳酸、维生素、微量元素等，对人体生理有一定的调节作用。郭丽双等研究发现神曲对肠道菌群失调动物具有调整和保护作用。

麦芽含有助于消化的淀粉酶及维生素 B 等，麦芽煎剂可轻度增加胃酸的分泌，对胃蛋白酶的分泌亦有促进作用，麦芽中的维生素 B 能维持人体正常的糖代谢及神经传导功能。

参考文献

[1]金彦，赵利民．焦三仙口服液治疗小儿消化不良的临床观察[J]．黑龙江中医药，2003，6(3)：231-232.

[2]方占荣，赤芬兰．山豆三仙汤合胃蛋白酶合剂治疗小儿厌食症 100 例临床观察[J]．四川中医，2008(6)：90-91.

[3]陈仕伟，李毅，王颖，等．三仙不同炮制品对大鼠血浆胃动素和胃泌素的影响[J]．中药药理与临床，2013，29(2)：140-142.

[4]李毅，杨敏，王颖，等．消食药三仙用法初探[J]．华西医学，2010，25(8)：1574-1576.

2. 莱菔子、苏子、白芥子

莱菔子、苏子、白芥子均有辛散之性。莱菔子消食滞，使气行则痰行；紫苏子降气行痰，使气降而痰不逆；白芥子温肺利气，快膈消痰。莱菔子、苏子、白芥子配伍，各逞其长，可使痰消气顺，喘嗽自平，共同发挥行气消痰的功效。

常见方剂三子养亲汤等用此药对。

【历代文献】

莱菔子、苏子、白芥子配伍出自三子养亲汤。《杂病广要》录《皆效方》："高年咳嗽，气逆痰痞。"《成方便读》："治老人气实痰盛，喘满懒食等证。夫痰之生也，或因津液所化，或由水饮所成。然亦有因食而化者，皆由脾运失常，以致所食之物，不化精微而化为痰。然痰壅则气滞，气滞则肺气失下行之令，于是为咳嗽、为喘逆等证矣。病因食积而起，故方中以莱菔子消食行痰；痰壅则气滞，以苏子降气行痰；气滞则膈塞，白芥子畅膈行痰。三者皆治痰之药，而又能于治痰之中各逞其长。食消气顺，喘咳自宁，而诸证自愈矣，又在用者之得宜耳。"

【临床疗效】

莱菔子、苏子、白芥子配伍可用于治疗顽固性咳嗽、慢性支气管炎等。

以三子养亲汤治疗顽固性咳嗽患者 40 例，其中 60 岁以上 15 例，有 14 例病程达 10 年以上，每次服 10mL，每日 2 次，7 天为 1 个疗程，通过自身前后对比观察疗效。治疗 2 个疗程后，显效者 25 例（62.5%），有效者 15 例（37.5%），总有效率 100%，无其他不良反应，近期疗效确切，优于目前常用的中成药止咳祛痰剂。

【药理作用】

（1）平喘作用　建立卵蛋白（OVA）致敏小鼠哮喘的实验模型，以三子养亲汤（莱菔子、紫苏子、白芥子比例为 1∶2∶1）低、中、高不同剂量灌胃给药。实验结果表明，三子养亲汤复方配伍中高剂量组小鼠血清中 IgE 和白三烯 C4（LTC4）的含量均低于生理盐水组（$P<0.05$），而其他配伍组小鼠血清组胺与生理盐水组均无明显差异（$P>0.05$）。三子养亲汤中紫苏子的含量高，平喘效果好。

（2）镇咳作用　小鼠氨水熏蒸法建模，取英国 CFW 系小白鼠 40 只，雌雄各半，随机分为 4 组，生理盐水作空白对照组，苏菲咳、川贝枇杷糖浆作阳性对照，灌胃给药 1 小时后进行氨水熏蒸，熏时用肠氨水 2mL，盛于小烧杯中，固定于平整玻璃板上，用 500mL 烧杯（杯嘴封上）倒扣于小烧杯上，饱和 2 分钟后，放入小鼠，熏 30 秒取出（为了保证建模的稳定性，每熏 3 只小鼠换一次氨水）。随即立即观察测定小鼠 2 分钟内咳嗽次数，实验结果表明三子养亲汤有非常显著的镇咳作用，其作用强度与两个阳性对照组相当，无明显差异。

（3）祛痰作用　取昆明种小白鼠 40 只，体重 23～29g，雌雄各半，随机分为 4 组，用生理盐水作空白对照，用苏菲咳、川贝枇杷糖浆作阳性对照。4 个组都以 20mL/kg 剂量灌胃，30 分钟后用湿布堵住小鼠口鼻窒息致死，立即分离气管，用碳酸氢钠溶液（保温 37～38 ℃）5mL，灌洗呼吸道，反复 3 次，收集 3 次灌洗液，用同浓度碳酸氢钠溶液定容至 5mL，最后用紫外分光光度计在波长 540nm 处，测吸收度。结果：三子养亲汤有非常显著的祛痰作用，其祛痰强度与苏菲咳、川贝枇杷糖浆相当，三者之间并无显著性差异（$P>0.05$）。

【药效物质】

从莱菔子中分离到的化合物中，含量最高的是 5-羟甲基糠醛。莱菔子的化学成分主要是芥子酸的衍生物，在已经鉴定的化合物中有芥子酸的衍生物，特征性成分是上述三类硫苷化合物。其次，莱菔子还含有酚酸性成分。

白芥子中分离得到的化学成分主要有白芥子素、脂肪酸类等成分。此外，白芥子中还含有硫胺素、核黄素、烟酸抗癞皮病维生素，维生素 A、C，β-谷甾醇等。

紫苏子中分离到 13 个单体，包括α-亚麻酸、吲哚生物碱、多元酚类等，紫苏子中含有大量人体必需的脂肪酸，包括软脂酸、α-亚油酸、亚麻酸、硬脂酸花生酸等。

在前期研究紫苏子和白芥子化学成分的基础上，通过对比分析，复方中的成分主要来源于白芥子，其次来源于莱菔子，而来源于紫苏子的成分只有迷迭香酸甲酯，既来源于白芥子又来源于莱菔子的成分是芥子酸。

参考文献

[1]沈顺琴，泮家宁，舒炎高.三子汤止咳祛痰疗效观察[J].中药通报，1986(8)：56-57.

[2]冯宝民，周德，段礼新，等.三子养亲汤平喘量效关系的研究[J].大连大学学报，2006，27(6)：56-58.

[3]刘继林，钟养，刘敏志.三子养亲汤药理实验研究[J].四川中医，1989(11)：12-13.

[4]段礼新.中药复方三子养亲汤及其味药莱菔子药效物质的研究[D].沈阳：沈阳药科大学，2007.

3. 麦芽、谷芽

麦芽、谷芽均能健胃消食。麦芽入胃化积滞，消食健胃力较强，且善疏肝气；谷芽入脾兼补脾，宜用于轻证，或病后脾虚者。麦芽与谷芽配伍，共同发挥健脾和胃的功效。

常见方剂小儿健胃灵口服液等用此药对。

【历代文献】

麦芽、谷芽配伍出自小儿健胃灵口服液。主治儿童脾胃虚弱，厌食，消化不良。《本经逢原》："谷芽，启脾进食，宽中消谷，而能补中，不似麦芽之克削也。"故谷芽更宜于轻证，或病后脾虚者。而麦芽消食健胃力较强，如果无积滞，脾胃虚者不宜用，而且麦芽善舒肝气。《本草经疏》："能助胃气上升，行阳道而资健运，故主开胃补脾，消化水谷及一切结积冷气胀满。"《轩歧救正论》："夫伤米食者，谷芽消之；伤面食者，麦芽、神曲消之；伤肉食者，砂仁、山楂消之；伤果食者，青皮、官桂消之。上焦伤者，主枳壳；中下焦伤者，主枳实；伤滞气腹痛，则主以厚朴、乌药、大腹皮。以上皆治形病有余之实症也。"《本草新编》："或问麦芽亦米谷之类，何以能消米食？不知麦虽与米谷同类，而气味相克，麦钟四时之气，而尤得于夏气俱多，米谷则得秋气者也。夏气克秋，米谷逢麦，犹秋得夏气也，安得不消化乎。"

【药效物质】

麦芽主要包含多糖类成分麦芽糖。麦芽糖主要是由淀粉水解转化而成，可耐高温，保温及热稳定性好，清凉透明，抗结晶等性能优良。麦芽中含量较多的是酶类，如 α 及 β-淀粉酶、蛋白水解酶等。淀粉在酶的作用下分解成糊精和麦芽糖，糊精可再被酶分解成麦芽糖，以利于机体吸收，麦芽中所含的淀粉酶是消食的主要成分之一，麦芽中还含生物碱类，如大麦芽碱、胆碱、白瓜蒌碱、甜菜碱等，其他含量较少的化学成分有蛋白质、氨基酸、细胞色素 C 等。

谷芽中含有可溶性蛋白质、还原糖、B 族维生素、维生素 C、维生素 E、谷胱甘肽等成分，与谷物相比，谷芽中以上成分增加极为显著，一些水解酶类如淀粉酶、蛋白酶等的活性也迅速增加，这些物质的生成与转化不仅提高了谷物的营养价值，而且易于吸收，并使麦芽具有健脾开胃、和中消食的功能。

参考文献

[1]黄兆铭. 胃复汤治疗慢性浅表性胃炎 39 例[J]. 实用中医药杂志，2011，27（2）：92.

[2]辛卫云，白明，苗明三. 麦芽的现代研究[J]. 中医学报，2017，32(4)：613-615.

[3]张声华，庞振国，殷国荣. 新型饮品—谷芽茶汁饮料的研制[J]. 适用技术市场，1995(9)：15-16.

4. 鸡内金、白术

鸡内金、白术均为甘味之品。鸡内金甘平微寒，可升发胃气，养胃阴，生胃津，消食积，固精止遗；白术味苦而甘，甘温补中，苦可燥湿，为健补脾胃之主药，既能燥湿健脾，和中消滞，又可益气生血。鸡内金、白术配伍，一消一补，补消兼施，共奏健脾开胃、消食化积之功。

常见方剂资生汤、消痞肥儿丸、保童肥儿丸、保儿宁等用此药对。

【历代文献】

鸡内金、白术配伍出自资生汤。《医学衷中参西录》："治劳瘵羸弱已甚，饮食减少，喘促咳嗽，身热脉虚数者。亦治女子血枯不月。"张锡纯曰："脾为后天之本，能资生一身。脾胃健壮，多能消化饮食，则全身自然健壮，何曾见有多饮多食，而病劳瘵者哉？《素问·阴阳别论》曰：'二阳之病发心脾，有不得隐曲，女子不月，以其先不过阳明，胃腑不能多纳饮食也，而原其饮食减少之故……脾伤不能助胃消食，变化津液，以溉五脏，在男子已隐受其病，而尚无显征；在女子则显然有不月之病……而其挽回之法，仍当遵二阳之病发心脾之旨。戒病者淡泊寡欲，以养其心，而复善于补助其脾胃，使饮食渐渐加多，其身体自渐渐撤消……如此汤用于术以健脾之阳，脾土健壮，自能助胃。山药以滋胃之阴，胃汁充足，自能纳食（胃化食赖有酸汁）……鸡内金为鸡之脾胃，中有瓷、石、铜、铁，皆能消化，其善化有形郁积可知。且其性甚和平，兼有以脾胃补脾胃之妙。故能助健补脾胃之药，特立奇功，迥非他药所能及也。方中以此三味为不可挪移之品。"

【临床疗效】

鸡内金、白术配伍可用于治疗小儿腹泻、食积等。

婴儿腹泻，多由于饮食不节，消化功能紊乱而诱发。患儿年龄：4～6 个月 15 例，6～1 岁 21 例，1 岁以上 9 例。配方如下：炙鸡内金 12g，白术 20g，炒黄研末筛，苹果一只连皮放在瓦片上用武火煨烂后，去皮核，取果肉 50g 捣烂，与两药混合成糊状，装入罐中备服。每次 15g，一日 4 次，开水冲服。一般服用 2 天后，症状即可好转。结果 45 例中痊愈 25 例，占 55%；有效 14 例，占 31%，无效 6 例，占 13%；总有效率达 86%。鸡内金有消积滞、健脾胃的功能，口服鸡内金后胃酸分泌量、酸度及消化力均提高，胃排空加快。苹果含有碳水化合物，含酸约为 0.5%，主要为苹果酸、奎宁酸、柠檬酸、酒石酸，利水效果较明显，具有生津润肺、健脾开胃的作用，加白术健脾益胃、燥湿和中。故本方有消化食滞，健脾和胃，生津利水，调节胃肠功能的作用，对婴儿单纯性消化不良性腹泻，用之疗效甚佳。

【药效物质】

鸡内金主要活性成分有胃蛋白酶、淀粉酶、类角蛋白等，其中蛋白酶、淀粉酶是其中不可缺少的活性蛋白。鸡内金还含有大量氨基酸，是人体必需的营养成分，在生物代谢过程中起关键作用。鸡内金中氨基酸总量为 86.9%，其中必需氨基酸占 30.2%，鲜味氨基酸占 43.0%。

白术的化学成分主要集中在挥发油、内酯、多糖几大类化合物。挥发油在白术根茎中约含 1.4%，其主要成分为苍术酮、苍术醇等。从白术中分离得到的内酯类化合物主要有白术内酯Ⅰ、白术内酯Ⅱ、白术内酯Ⅲ等。白术总糖比较突出，其中多糖是重要的生物高分子化合物，也是植物抗氧化的主要活性成分。

参考文献

[1]沈志忠.鸡内金白术苹果糊治疗婴儿腹泻[J].江苏中医，1988(2)：15.

[2]王宝庆，郭宇莲，练有扬，等.鸡内金化学成分及药理作用研究进展[J].安徽农业科学，2017，45(33)：137-139.

[3]夏文晓，张学顺，梁彤.枳实和白术及其配伍药对的现代研究[J].中医药信息，2012，29(3)：15-19.

5. 鸡内金、槟榔

鸡内金、槟榔均为消积之品。鸡内金消积化食，槟榔行气导滞。鸡内金、槟榔配伍，共同发挥理气和胃的功效。

常见方剂肥儿丸、舒肝健胃丸、增食灵口服液等用此药对。

【历代文献】

鸡内金、槟榔配伍出自《小儿卫生总微论方》，引《验方新编》方之肥儿丸，"小儿脾虚疳积，面黄体瘦，肚胀腹大，一切积滞"。《本草经疏》："肶是鸡之脾，乃消化水谷之所。其气通达大肠、膀胱二经。有热则泄痢遗溺，得微寒之气则热除，而泄痢遗溺自愈矣。烦因热而生，热去故烦自止也。今世又以之治诸疳疮多效。"《滇南本草》：

"宽中健脾，消食磨胃。治小儿乳食结滞，肚大筋青，痞积疳积。"《本草再新》："化痰，理气，利湿。"《本草约言》："槟榔，入胸腹破滞气而不停，入肠胃逐痰癖而直下，能调诸药下行，逐水攻脚气。治利取其坠也，非取其破气也，故兼木香用之，然后可耳。一云能杀寸白虫，非杀虫也，以其性下坠，能逐虫下行也。"《名医别录》："主消谷逐水，除痰癖；杀三虫，疗寸白。"

【药理作用】

对消化功能的作用　研究鸡内金对胃分泌的影响，以胃液分泌量及胃蛋白酶排出量为参考指标，考察生品与不同炮制品对大鼠消化液分泌功能的影响，结果各组均能使上述指标明显改善；而相比于生品，各炮制品均能不同程度地调节消化液分泌。测定高浓度槟榔煎液（100%）和低浓度槟榔煎液（25%）对功能性消化不良模型大鼠胃运动振幅和频率的影响。结果模型组大鼠空腹、灌注 0.85% 氯化钠溶液后分别与对照组比较，胃运动频率明显下降（$P<0.01$），振幅减弱（$P<0.05$）。两种浓度槟榔煎液均可显著增强功能性消化不良大鼠胃收缩振幅指数，但对胃运动频率无明显影响。

【药效物质】

槟榔主要含有黄酮、酚酸等成分，如异鼠李素、槲皮素、甘草素、（+）-儿茶素、反式白黎芦醇、阿魏酸、香草酸、过氧麦角甾醇、豆甾-4-烯-3-酮、β-谷甾醇等。

参考文献

[1]吕晓武，史正刚.增食灵口服液治疗小儿厌食症 126 例[J].陕西中医，2005(5)：425-426.

[2]李飞艳，李卫先，李达，等.鸡内金不同炮制品对大鼠胃液及胃蛋白酶的影响[J].中国中药杂志，2008(19)：2282-2284.

[3]邹百仓，魏兰福，魏睦新.槟榔对功能性消化不良模型大鼠胃运动的影响[J].中国中西医结合消化杂志，2003(1)：6-8.

[4]王宝庆，郭宇莲，练有扬，等.鸡内金化学成分及药理作用研究进展[J].安徽农业科学，2017，45(33)：137-139.

[5]杨文强，王红程，王文婧，等.槟榔化学成分研究[J].中药材，2012，35(3)：400-403.

6. 鸡内金、山药

鸡内金、山药均具甘平之性，均能补脾肾。鸡内金偏于消食，涩精止遗；山药偏于益气养阴，固精止带。鸡内金与山药配伍，共同发挥健补脾胃，固精止遗的功效。

常见方剂理冲汤等用此药对。

【历代文献】

鸡内金、山药配伍见于理冲汤。《医学衷中参西录》："妇女经闭不行或产后恶露不尽，结为癥瘕，以致阴虚作热，阳虚作冷，食少劳嗽，虚证沓来。服此汤十余剂后，虚证自退，三十剂后，瘀血可尽消。亦治室女月闭血枯。并治男子劳瘵，一切脏腑癥瘕、积聚、气郁、脾弱、满闷、痞胀、不能饮食。""服之觉闷者，减去于术。觉气弱者，减三棱、莪术各一钱。泻者，以白芍代知母，于术改用四钱。热者，加生地、天冬各数钱。凉者，知母、花粉各减半，或皆不用。凉甚者，加肉桂(捣细冲服)、乌附子各二钱。瘀血坚甚者，加生水蛭(不用炙)二钱。若其人坚壮无他病，惟用以消癥瘕积聚者，宜去山药。室女与妇人未产育者，若用此方，三棱、莪术宜斟酌少用，减知母之半，加生地黄数钱，以濡血分之枯。若其人血分虽瘀，而未见癥瘕或月信犹未闭者，虽在已产育之妇人，亦少用三棱、莪术。若病患身体羸弱，脉象虚数者，去三棱、莪术，将鸡内金改用四钱，因此药能化瘀血，又不伤气分也。迨气血渐壮，瘀血未尽消者，再用三棱、莪术未晚。若男子劳瘵，三棱、莪术亦宜少用或用鸡内金代之亦可。"

【药效物质】

山药中含有多种化学成分，主要有多糖、氨基酸、微量元素，还含有黄酮类、含氮有机物等，具有降血糖、降血脂、抗氧化、抗肿瘤等方面的药理活性。

参考文献

[1]杨秀虾. 山药化学成分及药理活性研究进展[J]. 亚太传统医药，2013，9(5)：65-66.

第十章
驱虫药

1. 槟榔、常山

槟榔、常山均具辛苦之性。槟榔入胃、大肠经，善消积除痞，杀虫截疟；常山辛开苦降，善开泄痰结，其性上行，能引吐胸中痰饮，古有"无痰不成疟"之说，善祛痰而截疟，为治疟之要药。

常见方剂胜金丸、截疟七宝饮、常山饮、七宝散、截疟常山饮等用此药对。

【历代文献】

槟榔、常山配伍出自胜金丸。《太平惠民和剂局方》："治一切疟病，发作有时，盖因外邪客于脏腑，生冷之物内伤脾胃，或先寒后热，或寒多热少，或寒少热多，或但热不寒，或但寒不热，或连日并发，或间日发后三、五日再发，寒则肢体颤掉，热则举身如火，头痛恶心，烦渴引饮，气息喘咽干，背膂酸疼，肠鸣腹痛，或痰聚胸中，烦满欲呕，并皆治之。"又见于截疟七宝饮。《医方集解》："此足少阳、太阴药也。常山能吐老痰积饮，槟榔能下食积痰结，草果能消太阴膏粱之痰，陈皮利气，厚朴平胃，青皮伐肝，皆为温散行痰之品，加甘草入胃，佐常山以吐疟痰也。"《医方考》："疟疾三、四日后，寸口脉来弦滑浮大者，此方吐之……师云：无痰不作疟。疟疾为患，常山善吐，槟榔善坠。"

【药效物质】

槟榔主要含有黄酮、酚酸等成分，如异鼠李素、槲皮素、甘草素、(+) - 儿茶素、反式白藜芦醇、阿魏酸、香草酸、过氧麦角甾醇、豆甾 - 4 - 烯 - 3 - 酮、β - 谷甾醇等。

常山主要含有常山碱甲、常山碱乙、小檗碱、胡萝卜苷、β - 谷甾醇等成分。

参考文献

[1]杨文强，王红程，王文婧，等.槟榔化学成分研究[J].中药材，2012，35(3)：400-403.

[2]张雅，李春，雷国莲.常山化学成分研究[J].中国实验方剂学杂志，2011，16(5)：40-42.

2. 槟榔、南瓜子

槟榔、南瓜子均入胃与大肠经，两药均可杀虫消积。槟榔辛散苦降，善消积除滞，破气除痞，下气行水。南瓜子甘淡渗泄，善杀虫。槟榔与南瓜子配伍，共奏驱虫消积之效。

常见方剂驱绦汤等用此药对。

【历代文献】

槟榔、南瓜子配伍出自驱绦汤。《名医别录》："槟榔，味辛，温，无毒，主消谷逐水，除痰癖；杀三虫，疗寸白。"《药性论》："槟榔，宣利五脏六腑壅滞，破坚满气，下水肿，治心痛，风血积聚。"《唐本草》："槟榔……主腹胀，生捣末服，利水谷道，敷疮，生肌肉止痛。烧为灰，主口吻白疮。"《海药本草》："槟榔……主奔豚气，五膈气，风冷气，宿食不消。"《日华子本草》："槟榔除一切风，下一切气，通关节，利九窍，补五劳七伤，健脾调中，除烦，破癥结，下五膈气。"《本草纲目》："槟榔……治泻痢后重，心腹诸痛，大小便气秘，痰气喘急。疗诸疟，御瘴疠。"《现代实用中药》："南瓜子……驱除绦虫。"《安徽药材》："南瓜子……能杀蛔虫。"

【临床疗效】

槟榔、南瓜子配伍可用于治疗绦虫病等。

将排绦虫节片的315例患者随机分为2组，治疗组采用槟榔、南瓜子治疗，对照组采用阳性对照药吡喹酮治疗，2组均给予硫酸镁导泻及饮水$1000\sim1500$mL，治疗结束后进行疗效及副反应情况对比分析。实验结果表明治疗组治疗1周后总有效率为97.96%，对照组为67.26%；2组比较有显著性差异（$P<0.01$）；治疗组副反应发生率为8.84%，对照组为14.23%，2组比较有显著性差异（$P<0.01$）。由此可见槟榔、南瓜子治疗绦虫病有一定疗效。

【药理作用】

驱虫作用 猪带绦虫患者，清晨空腹口服熟的、研成粉末的南瓜子仁100g，30分钟后服用槟榔煎剂（槟榔100g，加水500mL，煎煮），30分钟后服用50%的硫酸镁60mL。驱出猪带绦虫活虫，以0.2mol/L，pH为7.2的PBS冲洗3次，2.5%戊二醛固定24小时以上。观察发现槟榔南瓜子合剂驱出的猪带绦虫的超微结构与正常对照组基本相同。①皮层无损伤：远端胞质区表面的微毛完整，胞质区内的囊泡、线粒体、内质网等细胞器无肿胀，核周胞质无变性、无细胞器减少或出现大量囊泡。②实质无变化：实质浅层的环肌束和纵肌束排列整齐，无肌纤维断裂和线粒体肿胀。实质深层的实质细胞和支持细胞结构正常。槟榔南瓜子合剂对猪带绦虫的驱虫机理可能主要是麻痹作用，而对神经无损伤，这与阿苯达唑对猪带绦虫的损伤作用机理明显不同。

【药效物质】

槟榔主要含有黄酮、酚酸等成分，如异鼠李素、槲皮素、甘草素、（+）-儿茶素、反式白黎芦醇、阿魏酸、香草酸、过氧麦角甾醇、豆甾-4-烯-3-酮、β-谷甾醇等。

南瓜子的化学成分主要为脂肪酸、植物甾醇、氨基酸、维生素和矿物质等。药理研究表明，南瓜子有驱除寄生虫，降低低密度脂蛋白胆固醇，抗炎，缓解高血压，减少膀胱和尿道张力等作用。

参考文献

[1]李芹翠，李素梅，黄明皓，等.槟榔南瓜子治疗绦虫病147例疗效观察[J].云南

中医中药杂志，2012，33（1）：39-40.

[2]田喜凤，戴建军，董路，等．槟榔南瓜子合剂对猪带绦虫作用的超微结构观察[J].中国寄生虫病防治杂志，2002（6）：47-48，84.

[3]杨文强，王红程，王文婧，等．槟榔化学成分研究[J]．中药材，2012，35（3）：400-403.

[4]吴国欣，李永星，陈密玉，等．南瓜子的研究进展[J]．海峡药学，2003（2）：11-13.

1. 大蓟、小蓟

大蓟、小蓟均性味甘凉，有清热凉血止血之功。大蓟善于凉血而化瘀，止血而无留瘀之弊；小蓟凉血泄热，长于解毒消痈。大蓟与小蓟配伍，凉血止血而不留瘀，清热解毒而消肿，共奏凉血止血、散瘀消肿之功。

常见方剂十灰散等用此药对。

【历代文献】

大蓟、小蓟配伍出自十灰散。《十药神书》："治呕血、吐血、咯血、嗽血，先用此药止之。"《本草述》："大、小蓟类以为血药，固然。第如桃仁、红花，皆言其行血破滞，而此味则曰止吐血、鼻衄，并女子崩中血下，似乎功在止血也。夫小蓟退热固以止血，而大蓟下气更是止血妙理，盖气之不下者，多由于阴之不降，以致阳亢而不下也，气下则血归经矣，此非气为血先之义钦。夫凉血者多滞，而此乃能行之，又不以降火为行，是从下气以为行也。"《成方便读》："治一切吐血、咯血不止，先用此遏之。夫吐血、咯血，固有阴虚、阳虚之分，虚火、实火之别，学者固当预为体察。而适遇卒然暴起之证，又不得不用急则治标之法，以遏其势。然血之所以暴涌者，姑无论其属虚属实，莫不皆由气火上升所致，丹溪所谓气有余即是火，即不足之证，亦成上实下虚之势。火者，南方之色，凡火之胜者，必以水济之，水之色黑，故此方汇集诸凉血、涩血、散血、行血之品，各烧灰存性，使之凉者凉，涩者涩，散者散，行者行，由各本质而化为北方之色，即寓以水胜火之意。用童便调服者，取其咸寒下行，降火甚速，血之上逆者，以下行为顺耳。"

【药理作用】

降压抗炎　复制脓毒症休克大鼠模型，用 BL-420 生物机能实验系统测定大鼠血流动力学改变，ELISA 法检测血浆 IL-1β、TNF-α 和 IL-6 水平。结果：脓毒症休克模型组大鼠心功能显著降低，血浆 IL-1β、TNF-α、IL-6 水平显著升高。大蓟干预后，大鼠心功能显著低于模型组，血浆炎症因子水平与模型组相比较差异无统计学意义。小蓟干预后，模型组大鼠心功能有所恢复，IL-1β、TNF-α、IL-6 水平降低。结论：在治疗脓毒症休克大鼠的过程中，大蓟主要发挥降压作用，而小蓟主要发挥抗炎作用。

【药效物质】

大蓟的化学成分主要有三萜及甾体类、挥发油类、黄酮类和黄酮苷类、长链烯炔醇类、有机酸类等化合物。大蓟味甘微苦，性凉，具有消瘀血、生新血、止吐血、止鼻血和消疮毒的作用，还可用于治疗肺结核、高血压、尿路结石、尿血、痈疖初起、肺经风热所引起的鼻炎等。现代药理研究发现，大蓟具有止血、抗菌、抗肿瘤等作用。

小蓟的主要成分有生物碱、胆碱、皂苷等，具有凉血止血，解毒消痈，清热除烦等功效。以小蓟为君药的复方小蓟饮子是中医治疗血淋、尿血最经典的方剂，近年来临床应用以小蓟为主药的复方治疗肾小球肾炎，取得了显著的疗效。

参考文献

[1]庞嘉言，陈航. 急性非静脉曲张性上消化道出血应用十灰散治疗临床疗效观察[J]. 辽宁中医药大学学报，2016，18(8)：205-207.

[2]杨晓玲，吴凯，朱光荣，等. 大小蓟对脓毒症大鼠心功能和血浆炎症因子水平影响的研究[J]. 宁夏医学杂志，2016，38(6)：484-486.

[3]侯艳. 大蓟中有效成分的分离纯化鉴定及其活性研究[D]. 广州：华南理工大学，2015.

[4]姜海. 小蓟抗炎、止血有效部位的化学成分研究[D]. 哈尔滨：黑龙江中医药大学，2008.

2. 白及、三七

白及、三七均有止血消肿之功。三七止血而不留瘀，走而不守以散为主；白及可消肿补肺生肌，守而不走以收为要。白及与三七配伍，寒温相宜，一走一守，一散一收，三七随白及入肺，协同发挥补肺生血之功，三七活血行散又可制约白及收敛黏滞之性，防止瘀血停滞，共同发挥散瘀止血、补肺生肌的功效。

常见方剂三七白及汤等用此药对。

【历代文献】

白及、三七配伍出自三七白及汤。《本草求真》："白及……方书既载功能入肺止血，又载能治跌扑折骨，汤火灼伤，恶疮痈肿，败疽死肌，得非似收不收，似涩不涩，似止不止乎？不知书言功能止血者，是因性涩之谓也；书言能治痈疽损伤者，是因味辛能散之谓也。此药涩中有散，补中有破，故书又载去腐、逐瘀、生新。"又言："三七，世人仅知功能止血止痛，殊不知痛因血瘀而痛作，血因敷散而血止。三七气味苦温，能于血分化其血瘀。"《本草新编》："三七根，止血神药也。无论上、中、下之血，凡有外越者，一味独用亦效，加入于补血补气中则更神。盖此药得，补而无沸腾之患，补药得止，而有安静之休也。"

【临床疗效】

三七、白及配伍可用于治疗消化性溃疡出血等。

将100例消化性溃疡患者，随机分为对照组和中西医联合组，各50例。对照组采用西医四联疗法治疗，中西医联合组采用三七白及散配合四联疗法治疗。结果：中西医联合组总有效率为96.00%，显著高于对照组的80.00%，差异具有统计学意义。中西医联合组体征消失时间、溃疡痊愈时间、住院时间均短于对照组。表明三七白及散配合四联疗法治疗消化性溃疡疗效确切，可有效降低机体炎症水平，缩短疗程，改善患者生活质量，值得推广。

【药理作用】

止血、补血作用　采用利血平和吲哚美辛致小鼠脾虚胃出血模型，以凝血时间、血浆凝血酶原时间、活化部分凝血酶时间、血小板、红细胞、血红蛋白、白细胞为指标，研究三七配伍黄芪、白及补血止血的作用。结果：三七配伍黄芪和三七配伍白及可缩短实验小鼠凝血时间、血浆凝血酶原时间、活化部分凝血酶时间，增加实验小鼠血小板总数、红细胞总数、血红蛋白含量，三七配伍黄芪还能减低白细胞总数，三七配伍白及对白细胞总数没有显著影响。结论：三七配伍黄芪对脾虚胃出血小鼠有止血补血抗炎的作用，三七配伍白及对脾虚胃出血小鼠只有止血补血的作用。

【药效物质】

白及主要成分是葡配甘露聚糖、淀粉、挥发油、黏液质等。主要药理活性有抗病原微生物、止血活血、抗肿瘤、促进创面愈合、抗胃溃疡、调节免疫等。

三七复杂的化学成分是其良好功效的基础，三七中发现了百余种化合物，其中有效成分以皂苷类和三七素为主。三七具有抗炎、止血、抗衰老、抗肿瘤等药理活性。

三七、白及都是治疗消化性溃疡的要药，经过辨证论治，选方配伍后，可发挥较好的作用。采用 HPLC 测定三七单煎液及不同配伍比例三七与白及合煎液中具有脂肪酶抑制作用的活性成分人参皂苷 Rg3 和人参皂苷 Rh4 的含量，并探讨两药配伍后对三七皂苷成分含量的影响。结果发现，与三七单煎液相比，三七、白及合煎液中人参皂苷 Rg3、人参皂苷 Rh4 的含量均呈上升趋势，且上升幅度与配伍白及量呈正比；合煎液中人参皂苷 Rb1、人参皂苷 Rg1、三七皂苷 R1 的色谱峰均较三七单煎液明显降低。研究结果表明，三七与白及配伍后，合煎液中人参皂苷 Rg3、人参皂苷 Rh4 的含量较单煎液显著增加，推测白及中的有关成分可促进其他人参皂苷进行转化，该结果为拓展制备人参皂 Rg3、人参皂苷 Rh4 的方法提供参考。

参考文献

[1] 刘建. 三七白及散配合四联疗法治疗消化性溃疡疗效观察[J]. 内蒙古中医药，2017，36(Z1)：147-148.

[2] 徐冬英，潘会君，陈卫卫，等. 三七配伍黄芪与三七配伍白及对脾虚胃出血小鼠模型的补血止血作用研究[J]. 时珍国医国药，2008(11)：2743-2744.

[3] 张龙霈，胡晶红，张永清. 白及药理研究进展[J]. 中国现代中药，2014，16(1)：83-86，89.

[4] 安凯. 三七白及粉对大鼠脑出血型应激性溃疡的治疗作用及其机制研究[D]. 石家庄：河北医科大学，2016.

[5] 刘文君，程宁波，孟兆青，等. 药对研究三七、白及药对配伍前后对三七皂苷成分含量的影响[J]. 中国中药杂志，2016，41(5)：887-890.

3. 白及、乌贼骨

白及、乌贼骨皆为味涩之品，有收敛止血的功效。白及可消肿补肺生肌，乌贼骨可制酸止痛。白及与乌贼骨配伍，相得益彰，不但能止血，且有促进病灶愈合的作用，共同发挥收敛止血、消肿生肌敛疮的功效。

常见方剂白粉散、乌及散等用此药对。

【历代文献】

白及、乌贼骨配伍出自白粉散。《小儿药证直诀》："治诸疳疮。"《本草逢原》："白及性涩而收，得秋金之气，故能入肺止血，生肌治疮。"《小儿药证直诀类证释义》："轻粉拔毒，海螵蛸、白及黏腻长肌，浆水化滞物以治疳疮。"《神农本草经》："主痈肿恶疮，败疽，伤阴死肌，胃中邪气贼风鬼击，痱缓不收。"《本草纲目》言乌贼骨："主女子血枯病，伤肝，唾血下血，治疟消瘿。研末敷小儿疳疮，痘疮臭烂，丈夫阴疮，汤火伤，跌伤出血。烧存性，同鸡子黄涂小儿重舌、鹅口，同蒲黄末敷舌肿血出如泉，同银朱吹鼻治喉痹，同麝香吹耳治聤耳有脓及耳聋。"

【临床疗效】

白及、乌贼骨可用于治疗消化性溃疡、慢性胃病等。

【药理作用】

止血作用 以胃血宁 1 号（含紫珠叶、白及、乌贼骨、生大黄）、胃血宁 2 号（含血余炭、紫珠叶、白及、乌贼骨、生大黄）治疗急性上消化道出血患者 44 例（1 号 21 例、2 号 23 例），西药对照 20 例。结果大便潜血试验平均转阴时间分别为 2.9 天、3.04 天、5 天，胃血宁 1 号与 2 号对比差别无显著意义，但两者分别与西药对比差别均有显著意义。动物实验研究结果表明：胃血宁 1 号、2 号可使小白鼠凝血时间缩短，对健康人血浆复钙时间显著缩短。提示胃血宁 1 号、2 号均有较强的止血作用，其止血作用与影响内源性凝血系统的凝血因子有关。

【药效物质】

白及主要成分是葡配甘露聚糖、淀粉、挥发油、黏液质等。

乌贼骨中对人体有益的铁、锌、铜、锰、钙、镁、钴和镍等微量元素与其他中药材比较普遍偏高，它们对人体的正常生理活动、生长发育、增强体质、预防疾病和防止衰老都起着非常重要的作用，更重要的是对许多生物分子的活性起到调控作用。

参考文献

[1]周锋.乌贼骨白及散治疗上消化道出血 39 例[J].辽宁中医杂志，2004(2)：144.

[2]董少龙，梁健，欧阳寿，等.胃血宁 1 号、2 号治疗急性上消化道出血临床观察与实验研究[J].广西中医药，1991(6)：241-244.

[3]张龙霏，胡晶红，张永清.白及药理研究进展[J].中国现代中药，2014，16(1)：83-86，89.

[4]杨振萍，边清泉，何冀川，等.乌贼骨中微量元素测定方法对比[J].理化检验(化学分册)，2010，46(5)：509-511.

4. 白及、白芍

白及、白芍均为苦寒之品，皆入肝经。白及可收敛止血，消肿补肺，止痛生肌；白芍苦酸入肝经，善于养血敛阴，柔肝缓急止痛。白及与白芍配伍，共奏养血敛阴，收敛止血，消肿止痛之功。

常见方剂白及膏等用此药对。

【历代文献】

白及、白芍配伍出自白及膏。《圣济总录》："小儿唇疮。"《本草求真》："白及……汤火灼伤，恶疮痈肿，败疽死肌，得非似收不收，似涩不涩，似止不止乎？不知书言功能止血者，是因性涩之谓也；书言能治痈疽损伤者，是因味辛能散之谓也。此药涩中有散，补中有破，故书又载去腐、逐瘀、生新。"《药品化义》："白芍药微苦能补阴，略酸能收敛。因酸走肝，暂用之生肝。肝性欲散恶敛，又取酸以抑肝。故谓白芍能补复能泻，专行血海，女人调经胎产，男子一切肝病，悉宜用之调和血气。其味苦酸性寒，本非脾经药，炒用制去其性。脾气散能收之，胃气热能敛之。主平热呕，止泄泻，除脾虚腹痛，肠胃湿热。以此泻肝之邪，而缓中焦脾气，《难经》所谓损其肝者缓其中。同炙甘草为酸甘相合，成甲乙化土之义，调补脾阴神妙良法。"

【药效物质】

白及主要成分是葡配甘露聚糖、淀粉、挥发油、黏液质等。

白芍是毛茛科多年生草本植物芍药的干燥根，含有多种化学成分，主要为单萜及其苷类、三萜类、黄酮、鞣质、多糖、挥发油等，其药理作用体现在抗炎、增强免疫力等方面，其中有效部位白芍总苷被开发为胶囊制剂，作为抗炎免疫调节药应用于临床。

参考文献

[1]张龙霏，胡晶红，张永清．白及药理研究进展[J]．中国现代中药，2014，16(1)：83-86，89.

[2]李岩．白芍及其化学成分药理研究进展[J]．职业与健康，2015，31(15)：2153-2156.

5. 蒲黄、五灵脂

蒲黄、五灵脂均具辛温之性。蒲黄辛香行散，专入血分，功善行血止血、活血消瘀；五灵脂气味俱厚，专走血分，功专活血行瘀、行气止痛。蒲黄与五灵脂配伍，共同发挥通利血脉、活血散瘀、消肿止痛的功效。

常见方剂失笑散、却痛散等用此药对。

【历代文献】

蒲黄、五灵脂配伍出自失笑散。《太平惠民和剂局方》："治产后心腹痛欲死，百药不效，服此顿愈。"《医宗金鉴》："凡兹者，由寒凝不消散，气滞不流行，恶露停留，小腹结痛，迷闷欲绝，非纯用甘温破血行血之剂，不能攻逐荡平也。是方用灵脂之甘温走肝，生用则行血；蒲黄辛平入肝，生用则破血；佐酒煎以行其力，庶可直抉厥阴之滞，而有其推陈致新之功。甘不伤脾，辛能散瘀，不觉诸证悉除，直可以一笑而置之矣。"《医方集解》："此手足厥阴药也，生蒲黄性滑而行血，五灵脂气臊而散血，皆能入厥阴而活血止痛，故治血痛如神。"《血证论》："蒲生水中，花香行水，水即气也，水行则气行，气止则血止，故蒲黄能止刀伤之血；灵脂气味温行以行血，二者合用，大能行血也。"

【药理作用】

(1) **对血液流变学的作用** 采用大鼠急性血瘀模型评价少腹逐瘀汤、少腹逐瘀汤减蒲黄、五灵脂及蒲黄、五灵脂药对水提物对血液流变性的影响；采用体外实验观察不同提取物对二磷酸腺苷诱导的血小板聚集作用及凝血酶时间法抗凝血作用的影响。结果：少腹逐瘀汤能够显著改善急性血瘀大鼠全血黏度（$P<0.05$）和血沉（$P<0.05$），还可以延长 TT、凝血酶原时间和部分活化凝血活酶时间，蒲黄、五灵脂药对在降低全血黏度、改善血沉及体外延长家兔血浆凝血时间方面较全方减去蒲黄、五灵脂提取物更为显著。结论：少腹逐瘀汤对大鼠急性血瘀模型的血液流变性及体外对家兔血小板聚集及凝血酶时间的影响有显著作用，且蒲黄、五灵脂药对对全方效应起重要作用。

(2) **抗血小板聚集作用** 考察蒲黄、蒲黄炭分别与五灵脂配伍对血瘀模型大鼠血小板参数的影响。方法：以云南白药为阳性药，空白组与模型组灌胃 0.5% 羧甲基纤维素钠（CMC-Na）溶液，云南白药组与生品复方、炭品复方高、中、低剂量组通过灌胃方式给予相应的药物，连续给药，第 7 天注射肾上腺素加冰水浸泡，复制大鼠急性血瘀模型，测定盐酸肾上腺素（ADP）诱导的血小板聚集率，测定血瘀模型大鼠血浆中 TXB2、6-keto-PGF1α 水平。结果表明，蒲黄生品复方高、中、低剂量组，炭品复方低剂量组均可抑制血瘀模型大鼠的血小板聚集，改善血浆中 TXB2、6-keto-PGF1 水平，从而表现出一定的活血作用，且相同剂量下生品复方作用优于炭品复方。

【药效物质】

蒲黄为香蒲科植物水烛香蒲、东方香蒲或同属植物的干燥花粉。蒲黄具有活血化瘀的功效，经炮制后蒲黄具有止血作用。蒲黄中的有效成分为黄酮类，如柚皮素、香蒲新苷、槲皮素等，还含有止血成分鞣质，除此之外还含有少量甾类、烷烃类及糖类等。现代临床研究显示，蒲黄还可治疗冠心病、动脉粥样硬化、糖尿病及高脂血症等。临床上炒蒲黄和炭蒲黄多用于崩漏等各类出血病证，生蒲黄多用于瘀血所致的胸腹疼痛、经闭疼痛等病证。

五灵脂是鼯鼠科动物复齿鼯鼠的干燥粪便，功能活血化瘀、止痛，临床上多用于瘀血所致的痛经、心绞痛等。五灵脂的成分主要是三萜、二萜、有机酸类化合物等。现代药理研究证明，五灵脂具有抑制血小板聚集的作用，能提高免疫力、抗炎及抗溃疡。

采用 HPLC-PDA 方法同时分析测定样品中没食子酸、原儿茶酸、香草酸、对香豆酸、香蒲新苷和异鼠李素-3-O-新橙皮糖苷的含量。结果蒲黄、五灵脂配伍后香蒲新苷、异鼠李素-3-O-新橙皮糖苷溶出量增加，均高于蒲黄、五灵脂单煎液和单煎混合液；没食子酸、原儿茶酸、香草酸、对香豆酸 4 个有机酸成分经配伍后溶出量比单煎液低，但比单煎混合液高。

参考文献

[1]周卫，宿树兰，刘培，等．蒲黄-五灵脂药对在少腹逐瘀汤活血化瘀效应中的贡献

［J］．中国实验方剂学杂志，2010，16（6）：179-183.

［2］沈旭楠，刘晨，陈佩东，等．蒲黄、蒲黄炭与五灵脂配伍对血瘀模型大鼠血小板参数的影响［J］．中国现代中药，2015，17（1）：11-14.

［3］胡立宏，房士明，刘虹，等．蒲黄的化学成分和药理活性研究进展［J］．天津中医药大学学报，2016，35（2）：136-140.

［4］李强，陆蕴如，鲁学照，等．五灵脂化学成分的研究［J］．中国药学杂志，1999（8）：10-12.

［5］薛萍，欧阳臻，宿树兰，等．蒲黄-五灵脂配伍前后化学成分溶出变化的定量分析［J］．中成药，2013，35（12）：2689-2693.

6. 艾叶、阿胶

艾叶、阿胶皆为辛温辛香之品，能温经止血，为调经安胎治崩止漏之要药。艾叶性温味辛，可通经活络，暖宫散寒，祛除胞宫寒凝，又为止血要药，可止下痢，妇人气滞血瘀寒凝者用之最佳。阿胶味甘性平，为补血之上品，有滋阴养血、止血安胎、补肾益精之功。艾叶与阿胶配伍，共奏养血止血，温经补血安胎之功。

常见方剂胶艾汤、芎归胶艾汤、黄连阿胶散、保生汤等用此药对。

【历代文献】

艾叶、阿胶配伍出自胶艾汤。《金匮要略·妇人妊娠病脉证并治》："师曰：妇人有漏下者，有半产后因续下血都不绝者，有妊娠下血者，假令妊娠腹中痛，为胞阻，胶艾汤主之。"《医方集解》："此足太阴、厥阴药也。四物以养其血，阿胶以益其阴，艾叶以补其阳，和以甘草，行以酒势，使血能循经养胎，则无漏下之患矣。"《成方便读》："冲为血海，为血脉冲聚之区；任主胞胎，有胎元任载之意，合之督脉，皆起下极，同源而异流，与夫带脉之横围于腰者，皆属奇经，而无配偶也。然妇人之病，隶于八脉者为多，故古人有通补奇经之法，为治妇人之范同。阿胶补血液以达于肺肝，使左右升降之道路润泽自如；艾叶暖命门而通于冲任，使奇经上下之循环，赖其温养；甘草协和诸药，通补咸宜，合之四物调理血分之药，亦可为妇人通补奇经之一法欤。"《金匮发微》："胞中之血，不得上行冲任二脉，阻塞下陷，故名胞阻。胶艾汤方，地黄、阿胶以养血；川芎、艾叶以升陷而温寒；炙草以扶统血之脾；归、芍以行瘀而止痛，而下血、腹痛愈矣。"

【药理作用】

缩宫止血、调节内分泌作用 以小鼠离体子宫的活动力和去卵巢成年大鼠血清性激素水平为指标，观察胶艾汤缩宫止血作用及对性激素水平的影响。结果：高、低剂量的胶艾汤均具有兴奋小鼠离体子宫肌的作用，并显示了一定的量效关系，对去卵巢大鼠可提高血清雌二醇和孕酮含量，与对照组比较有显著性差异。提示胶艾汤有缩宫止血和调节内分泌的作用。

【药效物质】

艾叶的化学成分主要为萜类、黄酮、苯丙素、芳香酸（醛）、甾体及脂肪酸等，有抗菌、增强网状内皮细胞吞噬功能、平喘、抗过敏性休克、镇咳祛痰、增强心血管活性、利胆、兴奋子宫和调节中枢神经系统的作用。

阿胶为马科动物驴的皮，经煎煮、浓缩制成的固体胶。阿胶的主要化学成分是骨胶原，经过水解主要包含明胶、蛋白质和氨基酸三种物质。其中氨基酸的数目多达18种，其中7种是人体必需的氨基酸，蛋白质占阿胶成分的80%。阿胶的主要功效是补血、调节免疫及改善新陈代谢，其作用与成分中的氨基酸密切相关。

参考文献

[1] 李艾丁，李又丁．胶艾汤治疗先兆流产习惯性流产130例[J]．四川中医，2002 (10)：57-58.

[2] 任利，翟亚平，商保军．胶艾汤缩宫止血作用及对性激素水平的影响[J]．陕西中医，2001(6)：380-381.

[3] 周峰，秦路平，连佳芳，等．艾叶的化学成分、生物活性和植物资源[J]．药学实践杂志，2000(2)：96-98，103.

[4] 李雪梅．基于1H-NMR代谢组学的阿胶化学成分差异性分析方法初探[J]．名医，2017(4)：67-68.

7. 艾叶、炮姜

艾叶、炮姜皆为性温之品，能温中止痛，温经止血，二者皆为调经安胎止血之药。艾叶性温味辛，可通经活络，暖宫散寒，又为止血要药，可止下痢，妇人气滞血瘀寒凝者用之最佳。炮姜苦涩，能止而不动，可固正于内，长于温中止痛。艾叶与炮姜配伍，共奏温经止血、散寒止痛、调经安胎之功。

常见方剂柏叶汤、地黄艾叶汤、艾叶散等用此药对。

【历代文献】

艾叶、炮姜配伍出自柏叶汤。《金匮要略·惊悸吐衄下血胸满瘀血病脉证并治》："吐血不止者，柏叶汤主之。"《金匮要略心典》："血遇热则宣行，故止血多用凉药，然亦有气虚夹寒，阴阳不相为守，营气虚散，血亦错行者，此干姜、艾叶之所以用也。而血既上溢，其浮盛之势，又非温药所能御者，故以柏叶抑之使降，马通引之使下，则妄行之血，顺而能下，下而能守也。"《金匮要略方论本义》："柏叶性轻质清，气香味甘，治上部滞腻之圣药也。血凝于胸肺方吐，开斯行，行斯下注不上越矣；佐以姜艾之辛温，恐遇寒而又碍也，合以马通汁破宿血，养新血。吐衄有专功，是有血热妄行之治也。"《张氏医通》："血逆不止，当责之于火旺。故用柏叶治其旺气；即兼姜、艾之辛温散结，使无留滞之患；更加马通导之下行。非近世专用柏叶、棕灰、血余之属可比。"

【药理作用】

止血、镇痛作用 采用断尾法及毛细玻管法观察醋艾炭对小鼠出血、凝血时间的影响；采用热板法和扭体法观察对小鼠的镇痛作用。结果：醋艾炭各剂量组均能缩短小鼠出血、凝血时间，并对热板和醋酸所致小鼠疼痛反应有明显的抑制作用；生艾叶仅低剂量组能缩短小鼠凝血时间，各剂量组均未表现出明显的镇痛效果。结论：醋艾炭有明显的止血、镇痛作用。对临床常用的生姜、干姜、煨干姜、炮姜和姜炭五种炮制品止血作用进行对比，结果表明，煨干姜和炮姜水煎液可显著缩短小鼠出血时间和凝血时间（$P<0.05$），而姜炭仅水煎液可显著缩短小鼠出血时间（$P<0.05$）。揭示姜止血作用的发挥与炮制程度密切相关，为临床辨证用药提供了依据。

【药效物质】

艾叶的化学成分主要含有萜类、黄酮、苯丙素、芳香酸（醛）、甾体及脂肪酸等。

炮姜具有温经止血、温中止痛之功，是干姜经砂烫法制得的炮制加工品，含有多糖、姜酚类、黄酮类、挥发油等多种成分，同产地的炮姜中多糖、总酚、黄酮的量均高于干姜，但6-姜辣素、8-姜辣素、10-姜辣素的量明显低于干姜，而6-姜烯酚的量明显高于干姜。

参考文献

[1]曾婷，贺卫和，蒋孟良，等．不同炮制方法对艾叶止血作用的影响[J]．湖南中医药大学学报，2011，31（5）：41-43．

[2]吴建华，马耀茹．姜不同炮制品止血作用实验研究[J]．陕西中医，2002（5）：449-450．

[3]周峰，秦路平，连佳芳，等．艾叶的化学成分、生物活性和植物资源[J]．药学实践杂志，2000（2）：96-98，103．

[4]张科卫，马彩霞，缪六舒．干姜、炮姜中成分的比较[J]．中成药，2014，36（6）：1254-1260．

第十二章
活血祛瘀药

1. 川芎、柴胡

川芎、柴胡皆入肝、胆经。川芎味辛性温，辛能升散，温可疏通，能上行头目，下行血海，为血中之气药，具有活血化瘀、祛风行气止痛的功效，尤其善于治疗头痛，故有"头痛不离川芎"之称。柴胡芳香疏泄，可升可散，善于疏散少阳半表半里之邪，又能升举清阳之气，且可疏泄肝气而解郁结。川芎与柴胡配伍，共奏疏肝解郁、行气活血止痛之效。

常见方剂柴胡疏肝散、川芎柴胡汤、血府逐瘀汤用此药对。

【历代文献】

川芎、柴胡配伍出自柴胡疏肝散。《医学统旨》："治怒火伤肝，左胁作痛，血菀于上……吐血加童便半盅。"《景岳全书》："若外邪未解而兼气逆胁痛者，宜柴胡疏肝散主之……柴胡疏肝散，治胁肋疼痛，寒热往来。""柴胡、芍药以和肝解郁为主；香附、枳壳、陈皮以理气滞；川芎以活其血；甘草以和中缓痛。"《医略六书》："柴胡疏肝木以解郁，山栀清郁火以凉血，白芍敛肝阴以止血，川芎化凝血以归肝，枳壳破滞气，陈皮利中气，香附调气解气郁，薄荷解郁疏肝，甘草缓中以泻肝火也；更用童便降火以涤瘀结。为散煎冲，生者力锐而熟者性醇，务使怒火顿平则肝郁自解，肝络清和，安有胁痛呕血之患乎！"《谦斋医学讲稿》："本方即四逆散加川芎、香附和血理气，治疗胁痛，寒热往来，专以疏肝为目的。用柴胡、枳壳、香附理气为主，白芍、川芎和血为佐，再用甘草以缓之，系疏肝的正法，可谓善于运用古方。"

【药效物质】

柴胡的主要成分为柴胡皂苷，含量较高的有柴胡皂苷 a、c、d。药理研究表明，柴胡皂苷 a、d 具有明显的药理活性。目前柴胡皂苷 a、d 量已成为检验药用柴胡质量的标准。柴胡的地上部分含黄酮类物质，主要为黄酮醇类，分为山柰酚、槲皮素、异鼠李素 3 个主要苷元。黄酮类物质具利胆、抑菌、杀菌等作用。

川芎为常用的活血化瘀药，含有挥发油(以苯酞及其二聚体类成分为主)、生物碱、有机酸及多糖等成分。川芎及其化学部位、单体成分主要作用于心脑血管系统、神经系统、呼吸系统等多个系统，具有改善血管内皮功能及冠状动脉血流量、降低血流阻力及血压、抗氧自由基、抗炎、抗癌、抗血小板聚集、抗血栓形成、保护神经等多方面的药理作用。

参考文献

[1]谭玲玲，蔡霞，胡正海．柴胡和狭叶柴胡营养器官结构及其化学成分比较研究[J]．中草药，2010，41(8)：1380-1383.

[2]金玉青，洪远林，李建蕊，等．川芎的化学成分及药理作用研究进展[J]．中药与临床，2013，4(3)：44-48.

2. 桃仁、红花

桃仁、红花都归心、肝二经。桃仁甘苦而平，味甘调和气血以生新，乃妇科常用的调经药物，又是破血药，因苦能降泄，质重而降入下焦，祛瘀力强，善于破脏腑瘀血；红花味辛性温，质轻善浮，走外达上，通经达络，善于祛经络之瘀血，少用可养血活血，多用则破血通经，是活血祛瘀、通经止痛之要药，也是妇产科血瘀病证的常用药。桃仁与红花配伍，入心可散血中之滞，入肝可理血中之壅，且有活血生新、消肿止痛之功，共同发挥活血祛瘀的功效。

常见方剂桃红四物汤、血府逐瘀汤、补阳还五汤、复元活血汤等用此药对。

【历代文献】

桃仁与红花配伍出自桃红四物汤。《医宗金鉴》："经水先期而至，属热而实者，用四物汤加黄芩、黄连清之，名芩连四物汤……若血多有块，色紫稠粘，乃内有瘀血，用四物汤加桃仁、红花破之，名桃红四物汤。"《实用方剂学》："本方为四物汤加桃仁、红花所组成。四物汤具有补血作用，但将方中补血养阴的芍药换为活血祛瘀的赤芍，将补血滋阴的熟地改为凉血消瘀的生地黄，则使原方的补血作用，转变为侧重于活血凉血为主，再加上活血祛瘀的桃仁、红花为主药，则使全方突出了活血化瘀作用。由于桃仁、红花的活血作用比较平稳，再与四物汤配合，则成为一首比较平和有效的活血祛瘀剂。"《中医名方精释》："本方即四物汤加桃仁、红花而成，方以四物养血，桃红活血化瘀，适用于血虚而有瘀血之证。临证不必拘于妇科病，其他各科，凡遇血虚有瘀之证，均可用之。"清代医家王清任善于将桃仁与红花配伍使用，如《医林改错》中的血府逐瘀汤、补阳还五汤。《实用方剂学》："全方是以桃红四物汤与四逆散合方，再加桔梗、牛膝而成。桃红四物汤活血祛瘀，四逆散疏肝解郁……配合成方，不仅适用于血瘀所致上述病证，并可作为通治一切气滞血瘀之方。"《岳美中医话集》："方中以桃红四物汤合四逆散，动药与静药配伍得好……升降有常，血自下行，用于治疗胸膈间瘀血和妇女逆经证，多可数剂而愈。"

【临床疗效】

桃仁、红花配伍可用于治疗各种瘀血阻滞证。

观察桃仁红花煎治疗缺血性心脏病的疗效。桃仁红花煎治疗缺血性心脏病，疗效满意，无严重不良反应。

【药理作用】

(1)对血液流变学的作用　采用大鼠舌下静脉注射垂体后叶素造成急性心肌缺血模型，观察桃仁、红花不同配比的血府逐瘀汤对实验性急性心肌缺血大鼠血清中一氧化氮、超氧化物歧化酶、内皮素、丙二醛含量的影响。结果：桃仁、红花不同配比的血府逐瘀汤均有明显提高血清 NO、SOD 含量，显著降低 ET、MDA 含量（$P<0.05$ 或 $P<0.01$）的效果，各给药组之间无明显统计学差异。结论：桃仁、红花不同配比的血府逐瘀汤对急性心肌缺血大鼠均具有保护作用。

（2）抗血小板聚集作用　采用盐酸肾上腺素和冰水刺激复制大鼠急性寒凝血瘀证模型，以阿司匹林为阳性对照，研究桃仁红花煎对血小板最大聚集率的影响；建立新西兰兔高脂血症模型，以阿司匹林为阳性对照，观察桃仁红花煎对高脂血症实验兔血液流变学的影响。结果：桃仁红花煎可显著抑制寒凝血瘀模型大鼠血小板聚集，对高脂血症兔的血液流变有显著改善作用。结论：桃仁红花煎有明显的抗血小板聚集的作用，并具有良好的改善血液流变状态的作用。

【药效物质】

桃仁为蔷薇科植物桃或山桃的种子，具有活血祛瘀、润肠通便、止咳平喘等功效。主要活性成分为脂肪油类、苷类、蛋白质和氨基酸、挥发油、甾体及糖苷等。目前对桃仁的研究主要集中于其活性成分苦杏仁苷的测定及质量控制方面。

红花的主要有效成分为羟基红花素 A，红花对心脑血管、神经系统、免疫系统均具有一定的作用，同时具有抗炎镇痛、抗肿瘤、抗菌、抗疲劳等多种生理活性。

采用水蒸气蒸馏法提取，GC-MS 方法分析，GC 面积归一化法来测定桃仁和红花中挥发油中各成分的相对含量。结果显示红花挥发油的主要成分是十二烷酸、棕榈酸等。桃仁挥发油的主要成分是苯甲醛等。药对桃仁红花挥发油中主要成分是十二烷酸、苯甲醛、棕榈酸等，基本是桃仁、红花各自单味药成分的叠加，但有 21 种成分不存在于单提挥发油中。

参考文献

［1］黎均铭．桃仁红花煎治疗缺血性心脏病 56 例临床观察［J］．实用中医内科杂志，2016，30（5）：36-37.

［2］肖洪彬，赵艳明，王海，等．桃仁、红花配伍对慢性血瘀模型大鼠血液流变学的影响［J］．中医药信息，2005（4）：75-76.

［3］李巧红．桃仁红花煎抗血小板聚集及改善血液流变实验研究［J］．亚太传统医药，2016，12（9）：14-15.

［4］许筱凰，李婷，王一涛，等．桃仁的研究进展［J］．中草药，2015，46（17）：2649-2655.

［5］扈晓佳，殷莎，袁婷婷，等．红花的化学成分及其药理活性研究进展［J］．药学实践杂志，2013，31（3）：161-168，197.

［6］顾蕾蕾，武露凌，李祥，等．桃仁、红花及其药对挥发油的气相质谱分析［J］．中成药，2008（5）：719-722.

3. 乳香、没药

乳香与没药均味苦、辛，归心、肝、脾经，均有活血止痛、消肿生肌的功效。然乳香辛散温通，芳香走窜，内可宣通脏腑，外可透达经络，偏于行气活血散瘀，乃外伤科之要药，多用于痛证；没药苦平，气薄偏入血分，长于破血散瘀。乳香与没药配伍，一气一血，相得益彰，共奏活血祛瘀、消肿止痛生肌之效。

常见方剂乳香止痛散、仙方活命饮、活络效灵丹、七厘散等用此药对。

【历代文献】

乳香、没药配伍出自乳香止痛散。《证治准绳》记载其治"疮肿疼痛。"《医方集解》："乳香活血，能去风伸筋，没药能散瘀血，生新血，二药并用能消肿止痛，故每相须而行。"《医学衷中参西录》："乳香、没药，二药并用，为宣通脏腑、流通经络之要药。故凡心胃、胁腹、肢体关节诸疼痛皆能治之。又善治女子行经腹疼，产后瘀血作疼，月事不以时下。其通气活血之力，又善治风寒湿痹、周身麻木、四肢不遂及一切疮疡肿疼，或其疮疡不疼。外用为粉以敷疮疡，能解毒、消肿、生肌、止疼，虽为开通之品，不至耗伤气血，诚良药也。"

【临床疗效】

乳香和没药配伍可用于治疗心腹疼痛、风湿痹痛、经闭痛经、跌打损伤瘀痛等。

100例患者中急性腰肌劳损57例、腰腿扭伤14例、踝关节扭伤29例。乳香、没药各6~10g(或视伤处面积大小而定)，研细末，30%乙醇调为糊状，涂布于双层纱布上，四周向内折好，于受伤当日置于患处冷湿敷。每日上午、下午各一次，每次30分钟，治疗后，其中1~3天以上症状减轻、5~7天消肿、7~10天活动自如者为有效，占22%。急性腰腿及膝、踝关节扭伤为临床常见病证之一，采用乳香没药糊外敷，可达到活血祛瘀、行气导滞、消肿止痛、恢复生理功能的目的，收到了良好效果。

【药理作用】

抗凝血作用　采用体外二磷酸腺苷(ADP)诱导的血小板聚集实验观察乳香、没药提取物及不同配伍组合的抗血小板聚集活性及量效关系；观察乳香、没药提取物及不同配伍组合对凝血酶的影响及量效关系以及评价两药配伍的药效相互作用。结果：乳香、没药提取物及其不同配伍组合均能显著抑制ADP诱导的家兔血小板聚集，且两药配伍后具有协同增效作用，其活性强于各单用提取物的活性。乳香、没药不同提取物均能显著延长家兔血浆凝血时间，配伍后除乳香水提物与没药水提物配伍具有拮抗作用外，其余配伍组合均具有协同增效作用。结论：乳香、没药的水提物、挥发油及其配伍组合对家兔血小板聚集及凝血酶时间的影响均能产生显著效应，除乳香水提物和没药水提物配伍组合对凝血酶时间的影响具有拮抗作用外，其余配伍组合均呈现出协同增效作用。

【药效物质】

乳香广泛用于风湿性关节炎、类风湿关节炎和骨关节炎的治疗，乳香制剂常被用来治疗各种炎症性疾病。乳香中主要含有五环三萜、四环三萜、大环二萜等萜类和多种挥发油类成分。

没药有抗炎、杀菌、退热、健胃、通经、止痛、止血、促进伤口愈合等作用，可用于外伤、溃疡、肺结核、贫血、风湿病、蠕虫病、妇科病等诸多疾患，没药的主要化学成分有单萜、倍半萜、三萜、甾体、木脂素等。

通过 UPLC/Q-TOFMS 对药对乳香、没药配伍前后水煎液成分及含量进行检测，分析配伍提取液与合并提取液之间化学成分的差异，揭示乳香-没药配伍增效的物质基础。乳香没药合提液与合并液色谱图之间有明显的差异，乳香和没药配伍后五环三萜类化合物、四环三萜类化合物（榄香酮酸、3-乙酰氧基-16-羟基-24-甲基达玛烷、3-羟基甘遂烷-7，24-二烯-21-酸-3-羟基甘遂烷-8）在提取液中溶出量显著增加。

参考文献

[1]都兴香.乳香没药糊治疗急性腰腿扭伤 100 例[J].中国医院药学杂志，2001（7）：63.

[2]蒋海峰，宿树兰，欧阳臻，等.乳香、没药提取物及其配伍对血小板聚集与抗凝血酶活性的影响[J].中国实验方剂学杂志，2011，17(19)：160-165.

[3]常允平，韩英梅，张俊艳.乳香的化学成分和药理活性研究进展[J].现代药物与临床，2012，27(1)：52-59.

[4]李圣各，杨国春，赵楠，等.没药的化学成分及其抗肿瘤活性研究[J].中草药，2017，48(5)：853-858.

[5]陈婷，宿树兰，段金廒，等.基于 UPLC/Q-TOFMS/MS 分析乳香-没药药对配伍前后的化学成分变化[C].中华中医药学会中药分析分会学术交流会，2012.

4. 三棱、莪术

三棱、莪术均味苦，归肝经，既入血分以破血散瘀消癥，又入气分以行气消积止痛，虽功效相仿，然各有所偏。三棱味苦平，入肝脾血分，长于破血中之气，破血之力大于破气；莪术味苦温，入肝脾气分，善于破气中之血，破气之力大于破血。三棱与莪术配伍，一气一血，气血兼治，共同发挥破血行气、消肿止痛的功效。

常见方剂三棱丸、莪术散、理冲汤等用此药对。

【历代文献】

三棱、莪术配伍出自三棱丸，《经验良方》载其治"血滞经闭腹痛等"。《育婴秘诀》之三棱丸以三棱、莪术配伍治疗"先脾虚，后伤食，不可下者，及痞疾腹胀"。《医学衷中参西录》："三棱：气味俱淡，微有辛意。莪术：味微苦，气微香，亦微有辛意。性皆微温，为化瘀血之要药……若细核二药之区别，化血之力三棱优于莪术，理气之力莪术优于三棱……三棱、莪术，若治徒然腹胁疼痛，由于气血凝滞者，可但用三棱、莪术，不必以补药佐之；若治瘀血积久过坚硬者，原非数剂所能愈，必以补药佐之，方能久服无弊。"如张锡纯创制理冲汤以治疗"经闭不行，或产后恶露不尽结为癥瘕，以致阴虚作热，阳虚作冷，食少劳嗽，虚证沓来者"，以调血补虚为法，三棱、莪术配伍使用，因"三棱、莪术性近和平，而以治女子瘀血，虽坚如铁石亦能徐徐消除，而猛烈开破之品不能建此奇功，此三棱、莪术独具之良能也"。

【临床疗效】

三棱、莪术配伍可用于治疗瘀滞肿痛、癥瘕等。

将慢性萎缩性胃炎患者 124 例随机分为观察组和对照组，每组 62 例。对照组口服吗丁啉，每次 10mg，每天 3 次，枸橼酸铋钾颗粒每次 1g，每天 3 次。观察组在对照组的基础上加用三棱莪术粉。结果：观察两组治疗 6 个月后的效果，观察组的总有效率明显高于对照组（$P<0.05$）。慢性萎缩性胃炎是胃癌前病变之一，该病以胃黏膜固有腺体萎缩为特征，常伴有胃黏膜肠上皮化生、异型增生及幽门螺杆菌（Hp）感染，具有病程长、病情反复发作等特点。三棱、莪术正是利用了自身强大的活血破血作用，抑制了血小板聚集，改善了胃部的血液循环，从而使胃黏膜得以重建。同时依靠其抑制细胞增殖的作用，阻断胃部细胞的肠化生及不典型增生，三棱莪术粉治疗慢性萎缩性胃炎具有很好的疗效，值得进一步研究。

【药理作用】

(1) 对血液流变学的作用 实验动物随机分为空白对照组、模型组、三棱组（S组）、莪术组（R组）。前两组灌胃白开水，S组、R组分别灌胃给予三棱、莪术水煎剂。模型组、S组、R组于第 10 天复制模型。于第 11 天处死取血测定。结果：S组不同切变率下全血黏度 $\eta\alpha1$、$\eta\alpha5$、$\eta\alpha30$、$\eta\alpha200$ 与模型组比较均降低，R组只有 $\eta\alpha5$、$\eta\alpha30$、$\eta\alpha200$ 降低，$\eta\alpha1$ 无变化。S组、R组红细胞变形指数明显提高，S组平均血小板容积（MPV）显著降低，差异有统计学意义。S组与R组比较，$\eta\alpha1$、$\eta\alpha5$、$\eta\alpha30$ 明显降低，MPV 显著改变（$P<0.05$）。结论：三棱、莪术均可影响血液流变学指标，三棱作用优于莪术。

(2) 抗子宫肌瘤作用 研究三棱-莪术组分配伍对实验性子宫肌瘤大鼠的作用及其机制。方法：采用肌内注射黄体酮和灌胃己烯雌酚片法造成大鼠子宫肌瘤模型。结果：三棱莪术组分配伍组生药 10g/kg、三棱莪术组分配伍组生药 6.67g/kg、三棱莪术组分配伍组生药 10g/kg 能明显减小子宫肌瘤大鼠的子宫系数、子宫分角下及分角根部横径，能够抑制子宫肌瘤大鼠子宫平滑肌肥大、减小平滑肌细胞增生程度。三棱莪术组分配伍生药 10g/kg 能够明显抑制大鼠子宫肌层中 c-myc、wnt5b 基因蛋白产物的表达；三棱莪术组分配伍组生药 1.67g/kg 能够明显抑制大鼠子宫肌层中 wnt5b 基因蛋白产物的表达；三棱莪术组分配伍组生药 6.67g/kg 能够明显抑制大鼠子宫肌层中 β-catenin 基因蛋白产物的表达。结论：三棱莪术组分配伍对实验性大鼠子宫肌瘤有明显的防治作用，其作用机理主要是通过改变子宫的结构，调节内分泌激素水平，改变病理组织学，降低雌二醇、孕酮的含量和抑制子宫肌层中 c-myc、wnt5b、β-catenin 基因蛋白产物的表达。

【药效物质】

三棱为黑三棱科植物黑三棱的干燥块茎，可破血行气、消肿止痛。现代研究表明，三棱的主要成分为挥发油类、苯丙素类、黄酮类等，具有抗血栓、抗炎、镇痛、抗肿瘤等临床药理作用，常用于治疗子宫内膜异位症、慢性萎缩性胃炎等。

莪术为姜科植物蓬莪术、广西莪术或温郁金的干燥根茎，主要含有挥发油姜黄素类化合物及多糖类、酚酸类、甾醇类、生物碱类等化学成分，具有抗血小板聚集、降血脂、抗氧化及抗炎等药理作用。

用石油醚提取药对三棱、莪术及其单味药的脂溶性成分，并进行甲酯衍生化，结合 GCMS 进行分析测定，依据质谱库检索技术对化合物进行结构鉴定，应用色谱峰面积归一化法计算各成分的相对百分比。结果：三棱、莪术及其药对中分别鉴定出 30、12 和 43 种成分，总含量分别为 80.95%、89.14% 和 80.78%。结论：药对三棱、莪术脂溶性成分与单味药存在明显差异。

参考文献

[1] 赵刚，邹迪新．三棱莪术粉治疗 62 例慢性萎缩性胃炎的临床疗效[J]．当代医药论丛，2014，12(11)：192-193.

[2] 和岚，毛腾敏．三棱、莪术对血瘀证模型大鼠血液流变性影响的比较研究[J]．安徽中医学院学报，2005(6)：35-37.

[3] 余成浩，彭腾，杜洁，等．三棱-莪术组分配伍对大鼠子宫肌瘤的影响[J]．中药药理与临床，2014，30(3)：104-107.

[4] 冯娅茹，张文婷，李二文，等．三棱化学成分及药理作用研究进展[J]．中草药，2017，48(22)：4804-4818.

[5] 崔源源，刘剑刚，赵福海，等．莪术主要化学成分预防支架后再狭窄药理作用的研究进展[J]．中国中药杂志，2015，40(7)：1230-1234.

[6] 徐冠玲，白少娟，滕恺悦，等．GC-MS 分析药对"三棱-莪术"中的脂溶性成分[J]．中药材，2017，40(3)：616-620.

5. 三棱、鸡内金

三棱、鸡内金均为消积之品。三棱味苦平，既入血分以破血散瘀消癥，又入气分以行气消积止痛；鸡内金不但用于健脾运食，其消积之力不仅限于脾积，而是消脏腑之积。三棱与鸡内金配伍，可疗诸积，共同发挥活血化瘀、散结消癥的功效。

常见方剂理冲汤等用此药对。

【历代文献】

三棱、鸡内金配伍出自理冲汤。《医学衷中参西录》："治妇女经闭不行，或产后恶露不尽，结为癥瘕，以致阴虚作热，阳虚作冷，食少劳嗽……室女月闭血枯。并治男子劳瘵，一切脏腑癥瘕、积聚、气郁、脾弱、满闷、痞胀、不能饮食。"张锡纯言："鸡内金人皆用以消食，而以消癥瘕亦甚有力。""鸡内金不但能消脾胃之积，无论脏腑何处有积，鸡内金皆能消之，是以男子疝癖、女子癥瘕，久久服之皆能治愈。"又言："鸡内金之消癥瘕诚不让三棱、莪术矣。"

【药效物质】

三棱为黑三棱科植物黑三棱的干燥块茎，主要成分为挥发油类、苯丙素类、黄酮类等，具有抗血栓、抗炎、镇痛、抗肿瘤等药理作用。

鸡内金为雉科动物家鸡的干燥沙囊内壁，可消食运脾、固精止遗、化坚消石。主要由胃蛋白酶、淀粉酶、类角蛋白等构成，其中蛋白酶、淀粉酶是不可缺少的活性蛋白，含大量氨基酸，是人体的必需营养成分，在生物代谢过程中起到关键的作用，体外多糖(PEGG)结构的特性研究结果表明，PEGG 由鼠李糖、葡萄糖、岩藻糖、甘露糖和半乳糖构成，其中还富含钾、镁、钙、锰、铜、锌、铁等微量元素。

参考文献

[1]宫志华.化瘀排石汤治疗肾结石53例[J].四川中医,2001(6):35.

[2]和岚,张秀梅,毛腾敏.三棱,丹参对血液流变学影响的比较研究[J].山东中医药大学学报,2007,31(5):434-435.

[3]胡建平,李珊珊,刘元新.生鸡内金对乳腺增生病大鼠的作用研究[J].实用中西医结合临床,2015,15(12):81-83.

[4]冯娅茹,张文婷,李二文,等.三棱化学成分及药理作用研究进展[J].中草药,2017,48(22):4804-4818.

[5]王宝庆,郭宇莲,练有扬,等.鸡内金化学成分及药理作用研究进展[J].安徽农业科学,2017,45(33):137-139.

6. 郁金、柴胡

郁金、柴胡均为辛苦寒之品。郁金善行气解郁,理血中之气,又可清热活血止痛;柴胡善通达表里,轻主升散,苦主疏泄,善清表热,为枢转少阳之要药,又为肝胆经的引经药,可引诸药直达病所。柴胡与郁金配伍,既能舒达气机,又能治肝经郁火、内伤胁痛,共同发挥清热活血、疏肝行气解郁的功效。

常见方剂舒肝理气汤、解郁活血汤、柴胡郁金汤、柴胡消痈汤、柴胡解毒汤等用此药对。

【历代文献】

郁金、柴胡配伍出自舒肝理气汤。《临证医案医方》:"两胁窜痛属气滞型慢性肝炎,郁金理血中之气,解郁止痛;柴胡柔肝舒肝,为肝胆经的引经药,可引诸药直达病所。"《古今名方》之"柴胡消痈汤"主治胆道感染,痈疡型(脓毒型),共同发挥清热解毒、通里泻火的功效。《扶寿精方》之"柴胡解毒汤"主治伤寒八九分,热不退,脉弦数,口干烦躁,大便不通,将郁金、柴胡配伍使用,共奏疏肝清热,通里攻下之功效。《中医妇科治疗学》之"解郁活血汤"将郁金、柴胡配伍使用,舒郁行气活血,主治经闭气郁证。

【临床疗效】

郁金、柴胡配伍可用于治疗肝郁之胁痛、失眠、焦虑等。

患者随机分为治疗组和对照组,治疗组112例患者服用柴胡郁金汤,对照组110例患者服用中药安慰剂,两组均以28天为1个疗程。观察指标:患者的入睡时间、睡眠时间、睡眠效率等,以及生理、心理、社会关系、环境维度等。结果:治疗组在改善患者的入睡时间、睡眠时间、睡眠效率等的疗效显著优于对照组,且差异有统计学意义。表明柴胡郁金汤能明显改善肝郁化火的症状,对于痰热内阻型失眠症患者的睡眠质量和生活质量有较好治疗作用。

【药理作用】

(1)抑癌作用　对不同浓度柴胡郁金水煎液抑制人肝癌HepG2细胞株的实验研究,分为对照组和5-氟尿嘧啶药物组、柴郁实验组、柴胡实验组、郁金实验组。结果:

MTT 检测表明柴胡郁金水煎液对人肝癌细胞 HepG2 的增殖呈剂量-效应关系，生长曲线法检测结果显示柴胡郁金水煎液各浓度组均能抑制癌细胞生长，免疫组化结果显示柴胡郁金水煎液各浓度组 Ki67 指数同空白对照组比较差异有统计学意义（$P<0.01$）。结论：柴胡郁金水煎液能杀伤人肝癌 HepG2 细胞，抑制 HepG2 细胞的生长。柴胡郁金水煎液能下调 HepG2 细胞 K267 的表达。郁金水煎液对人肝癌 HepG2 细胞无明显杀伤作用，但与柴胡合煎液抑癌效果显著优于单用柴胡水煎液，二者合并煎液的成分可能通过潜在的增敏、增效作用对肝癌产生治疗效果。

（2）抗抑郁作用　应用慢性温和不可预知刺激（CUMS）复制大鼠抑郁症模型，给予柴胡郁金汤和该方有效吸收成分柴胡皂苷、柴胡皂苷 D 及姜黄素，结果显示大鼠抑郁样行为可被柴胡郁金汤及"柴胡皂苷 A+姜黄素"所改善。同时，CUMS 减少了 ERK、CREB、BDNF 的表达，给予柴胡郁金汤及"柴胡皂苷 A+姜黄素"干预治疗，上述蛋白表达水平上调至正常水平。柴胡郁金汤抗抑郁效果的发挥是通过 ERK-CREB-BDNF 通路实现的，这为中药提取物治疗抑郁症提供了有价值的科学依据。

【药效物质】

郁金的化学成分主要为姜黄素类及挥发油两大类，姜黄素类化合物主要为姜黄素、去甲氧基姜黄素、双去甲氧基姜黄素，根茎挥发油的有效成分为莪术醇。

参考文献

[1]胡学军，朱红霞，曲靖，等．柴胡郁金汤对失眠症患者睡眠质量和生活质量影响的临床观察[J]．中国临床医生，2010(9)：43-45．

[2]王裕清．不同浓度柴胡郁金水煎液抑制人肝癌 HepG2 细胞株的实验研究[D]．福州：福建中医药大学，2013．

[3]肖哲．柴胡郁金汤及吸收成分"柴胡皂苷 A+姜黄素"通过 ERK-CREB-BDNF 通路实现抗抑郁作用的发挥[C]．第十一届全国中西医结合基础理论学术研讨会论文集，2015．

[4]石典花．常用中药郁金的炮制研究[D]．济南：山东中医药大学，2009．

7. 三七、血竭

三七、血竭均有化瘀止血定痛的功效，可用于治疗跌打损伤和外伤出血。三七长于活血化瘀，止血定痛；血竭长于散瘀定痛，止血生肌。三七与血竭配伍，共同发挥活血通络、化瘀止血的功效。

常见方剂跌打丸、大七厘散等用此药对。

【历代文献】

三七、血竭配伍出自跌打丸。《全国中药成药处方集》："跌打损伤，闪腰岔气，瘀血肿痛。"《本草纲目》谓三七："止血，散血，定痛。金刃箭伤，跌扑杖疮，血出不止者，嚼烂涂，或为末掺之，其血即止。亦主吐血，衄血，下血，血痢，崩中，经水不止，产后恶血不下，血运，血痛，赤目，痈肿，虎咬，蛇伤诸病。"《本草经疏》："麒麟竭……甘主补，咸主消，散瘀血、生新血之要药。故主破积血，金疮，止痛生肉，主五脏邪气者，即邪热气也。带下者，湿热伤血分所致也。甘咸能凉血除热，故悉主之。

苏恭：主心腹卒痛，李珣：以之治伤折打损，一切疼痛，血气搅刺，内伤血聚者，诚为此耳。"

【临床疗效】

三七、血竭配伍可用于治疗跌打损伤、溃疡出血等。

用三七、血竭粉为主治疗上消化道出血患者100例。随机分为1组80例，2组20例。1组十二指肠球部溃疡40例，胃溃疡36例，复合溃疡4例；2组十二指肠球部溃疡12例、胃溃疡7例、复合溃疡1例。1组用三七、血竭粉，每日2次，吞服，同时予以补液、补充血容量，纠正水、电解质及酸碱平衡，预防感染及对症治疗。对照组则予西医常规补充血容量、止血、制酸、纠正水、电解质及酸碱平衡，预防感染及对症治疗。两组比较，治疗组临床疗效优于对照组，有显著统计学差异。

【药理作用】

抗血栓作用 研究血竭、血竭β环糊精包合物和复方活化血竭等血竭系列受试物抗血栓形成及其协同增效作用，以期提高血竭和三七皂苷这两种云南独特植物药的利用价值。结论：血竭系列在多种血栓模型中均具有明显的抗血栓形成作用，呈现显著的量效关系，其机制可能与抗血小板聚集、降低血浆TXB含量及升高6-Keto-PGF1水平以及降低血小板内钙浓度密切相关，且βCYDB-PNS按其所含血竭和三七皂苷拆方药效学比较，显示了协同增效效应，说明血竭的β环糊精包合物成功提高了血竭的生物利用度，并可与三七皂苷配伍起到协同增效的效应。

【药效物质】

三七主要活性成分为皂苷，三七复杂的化学成分是其良好功效的基础，三七中发现了百余种化合物，其中有效成分以皂苷类和三七素为主。

血竭主要成分为血竭红素、血竭素、去甲基血竭红素、去甲基血竭素、2S-5-甲氧基-6-甲基黄烷-7-醇、2S-5-甲氧基蓼烷-7-醇、2，4-二羟基-5-甲基-6-甲氧基耳酮、血竭黄烷A等。

参考文献

[1]傅俊杰，吴会战，宋慧敏．三七、血竭粉治疗上消化道出血80例[J]．光明中医，2004(2)：49-50．

[2]杨丽川．复方活化血竭抗血栓作用及其协同增效分析[D]．昆明：昆明医科大学，昆明医学院，2002.

[3]安凯．三七白及粉对大鼠脑出血型应激性溃疡的治疗作用及其机制研究[D]．石家庄：河北医科大学，2016.

[4]杨艺茜．中草药血竭的化学成分研究[C]．中国医药教育论坛-中国医药教育协会第三届三次理事大会暨学术年会论文专辑，2013.

8. 水蛭、虻虫

水蛭、虻虫均味苦，入肝经，有小毒。水蛭具有破瘀血而不伤新血，专入血分而不伤气分的特点；虻虫入肝经而专破瘀血，且逐瘀血之力强于水蛭。水蛭与虻虫配伍，一飞一潜，共同发挥破血逐瘀的功效。

常见方剂抵当汤、大黄䗪虫丸等用此药对。

【历代文献】

水蛭、虻虫的配伍出自抵当汤。《伤寒论》："太阳病六七日，表证仍在，脉微而沉，仍不结胸，其人发狂者，以热在下焦，少腹当硬，小便自利者，下血乃愈，所以然者，以太阳随经，瘀热在里故也，抵当汤主之。""太阳病，身黄，脉沉结，少腹硬，小便不利者，为无血也，小便自利，其人如狂者，血证谛也，抵当汤主之。"水蛭、虻虫活血通络，消散积聚，攻逐瘀血。水蛭、虻虫的配伍使用还见于《金匮要略方论》之"大黄䗪虫丸"。原文载："五劳虚极，羸瘦，腹满不能饮食，食伤、忧伤、房室伤、饥伤、劳伤、经络营卫伤、内有干血、肌肤甲错，两目黯黑。缓中补虚，大黄䗪虫丸主之。"《备急千金要方》之"桃仁汤"将水蛭、虻虫配伍用于治疗妇人血瘕经闭，及跌打损伤内有瘀血者。《太平圣惠方》之"桃仁丸"将水蛭、虻虫配伍用于治疗妇人腹内有瘀血，月水不利，或断或来，心腹满急。《妇人大全良方》之"地黄通经丸"将水蛭、虻虫配伍用于治疗月经不行，或产后恶露，脐腹作痛。

【药理作用】

（1）**改善血液流变学异常**　观察水蛭、虻虫药对对血瘀模型大鼠血液流变性的影响。除空白对照组外，其余各组以皮下注射盐酸肾上腺素及冰水浴复制大鼠血瘀证模型。第2天给药后2小时采集血样并测定血液流变学指标。结果：模型组血液流变学各指标明显升高；药对组全血黏度降低、还原血黏度和血浆黏度的作用优于虻虫组，而且有优于水蛭组的趋势；药对降低血细胞比容的作用优于虻虫或水蛭，能显著降低红细胞的聚集指数和缩短红细胞电泳时间。结论：水蛭、虻虫药对能显著改善大鼠血瘀模型的血液流变学异常状态，实验结果显示药对组对血液流变学各指标作用强度优于单药组，或者有优于单药组的趋势。

（2）**抗凝血、抗血小板聚集**　以盐酸肾上腺素及冰水浴复制大鼠血瘀证模型，分水蛭组、虻虫组和各配伍组。测定血浆凝血酶原时间（PT）、活化部分凝血活酶时间（APTT）、纤维蛋白原含量和血小板聚集的抑制率。结果：水蛭组、虻虫组及各配伍组都具有不同程度的抗血小板聚集作用，水蛭组、虻虫组和各配伍组均能明显延长APTT、PT（$P<0.05$ 和 $P<0.01$），水蛭组、虻虫组纤维蛋白原含量有下降的趋势（$P>0.05$）。结论：水蛭、虻虫及二者配伍都具有不同程度的抗凝血和抗血小板聚集的作用，配伍之后的药效作用有所提高。

【药效物质】

水蛭中的抗凝成分主要为一些小分子肽类，水蛭唾液中含有一种抗凝血物质，名为水蛭素，水蛭唾液中还分泌组胺样物质、肝素及抗血栓素等，与水蛭素协同发挥作用。水蛭具有治疗中风、高血压、闭经、跌打损伤等功效。

现代药理研究表明虻虫具有溶解血栓和抗炎镇痛的活性，现在主要作为中药成方制剂如大黄䗪虫丸之原料，治疗冠心病、心绞痛等病证。虻虫含有丰富的脂肪和蛋白质，对人体具有重要的生理功能和生物效应。对虻虫的化学成分研究较少，目前发现其含有丰富的微量元素，还含有蛋白质、多肽、胆固醇、多种氨基酸及脂肪酸等。有研究表明，虻虫中的粗蛋白为其溶栓的活性成分。

参考文献

[1]张秀英．水蛭、虻虫治疗心肌梗塞并发下肢动脉不全栓塞一例[J]．河南中医学院学报，1980(1)：58-59．

[2]梁进权，宓穗卿，王宁生．水蛭、虻虫药对对血瘀模型大鼠血液流变性的影响[J]．中药药理与临床，2008(3)：71-73．

[3]梁进权，宓穗卿，王宁生．水蛭、虻虫配伍的抗凝血和抗血小板聚集的作用[J]．中药材，2009，32(9)：1347-1350．

[4]钟山，杨得坡，崔征．水蛭抗凝血活性成分的研究[J]．中国中药杂志，2008，33(23)：2781-2784．

[5]丁呈华，曹丰璞，王燕华，等．中药虻虫脂肪成分的提取及GC-MS分析[J]．中药材，2013，36(2)：188-190．

9. 泽兰、益母草

泽兰、益母草味苦辛，归肝经，二者均有活血调经、行水消肿的功效，是临床行血利水之要药，常用于妇科经产血瘀病证及跌打损伤、瘀肿疼痛、疮痈肿毒、水肿等证。泽兰性微温，善于调经利水肿；益母草辛散苦泄，善于活血调经止痛，微寒又能清热解毒。泽兰与益母草配伍，相得益彰，化瘀利水，行而不峻，共同发挥活血调经止痛的功效。

常见方剂复方益母膏、柏子仁丸等用此药对。

【历代文献】

泽兰、益母草的配伍出自复方益母膏。《中草药验方制剂栽培选编》："主月经不调，产后流血。"《浙江民间草药》："泽兰、铁刺菱各三钱，马鞭草、益母草各五钱，土牛膝一钱。同煎服。治经闭腹痛。"《本草正》："益母草，性滑而利，善调女人胎产诸证，故有益母之号。然不得以其益母之名，谓妇人所必用也。盖用其滑利之性则可，求其补益之功则未也。《本草》言其久服益精轻身，诚不足信。此外，如退浮肿，下水气及打扑瘀血，通大小便之类，皆以其能利也。"《本经逢原》："泽兰，专治产后血败，流于腰股，拘挛疼痛，破宿血，消癥瘕，除水肿，身面四肢浮肿。"《神农本草经》："主金疮痈肿疮脓，皆取散血之功，为产科之要药。更以芎、归、童便佐之，功效胜于益母。"

【药效物质】

泽兰中含有酚酸类、黄酮类、萜类等化学成分，具有活血调经、祛瘀消痈、利水消肿之功效，为临床常用的活血化瘀中药。现代研究表明泽兰能显著改善血瘀动物的异常红细胞流变指标，对大鼠慢性肾衰竭有改善作用，同时在保肝、护肝、抗急性肝衰竭等方面均有较好的作用。

益母草的主要化学成分为生物碱类、黄酮类、二萜类、苯丙醇苷类、脂肪酸类、挥发油类、环型多肽等，并含有锌、铜、锰、铁、硒等多种微量元素，是具有良效的妇科经产要药，故有益母之名。

参考文献

[1]王涛，李超，濮社班，等. 泽兰的化学成分研究[J]. 中国实验方剂学杂志，2012，18(5)：83-85.

[2]聂媛媛. 对益母草成分及药理活性的研究[J]. 求医问药(下半月)，2012，10(3)：57-58.

10. 丹参、葛根

丹参、葛根均具寒凉之性。丹参主归心经，主要针对脉管内有瘀血，以活血祛瘀，化瘀生新见长；葛根味辛，辛能散能行，轻扬升发以疏散经脉，促进经脉的运行，疏通和滋养血脉。丹参与葛根配伍，气血同治，既滋养血脉，又化瘀生新，有助于血行畅通，共同发挥活血化瘀的功效。

常见方剂祝谌予降糖方等用此药对。

【历代文献】

丹参、葛根配伍出自祝谌予降糖方。《祝谌予临床经验集》："气滞血瘀，气阴两伤者。"《本草纲目》："补新血，调经脉，其功大类当归、地黄、芎穷(川芎)、芍药故也。即，一味丹参，功同四物。"《本草经疏》："葛根……解散阳明温病热邪之主要药也，故主消渴，身大热，热壅胸膈作呕吐。发散而升，风药之性也，故主诸痹。"

【临床疗效】

丹参、葛根配伍可用于治疗冠心病心绞痛、动脉粥样硬化等。

观察丹参和葛根以配方的形式在冠心病心绞痛中的治疗效果。用丹参和葛根配伍治疗后，心绞痛各项指标均有明显的改善。丹参、葛根合用针对病位在血脉或经脉的瘀血阻滞，葛根能促进血管平滑肌的运动，以促进血液运行；丹参可祛除出血后或血流缓慢所形成的血管内外瘀血，保证血行畅通。

【药理作用】

(1)抗动脉硬化作用 以辛伐他汀为阳性对照药观察葛根丹参组方对鹌鹑实验性高脂动脉粥样硬化病变的影响，从改善脂质代谢、抗脂质过氧化、有效保护血管内皮细胞三个方面探讨葛根丹参药对抗动脉粥样硬化的作用机制。与模型组比较，葛根丹参组方配伍后，无论乙酸乙酯部位还是水提物，均能降低鹌鹑血清 TC、TG、LDL-C 及 VLDL-C 的含量，升高 HDL-C 的含量，降低动脉粥样硬化因子 TC/HDL-C、TG/HDL-C 和 LDL-C/HDL-C 比值；明显降低 ApoB 的含量，升高 ApoA1 的含量，纠正 ApoA1/ApoB 比值的异常；明显降低鹌鹑的肝脏质量和肝脏系数；升高血清 NO 的含量和 NOS 的活性；降低 ET-1 含量及 ET/NO 比值；降低 ox-LDL 的含量；降低鹌鹑血清 MDA 的含量，提高 SOD 的活性，减少泡沫细胞及脂质的沉积，改善内皮细胞的肿胀、变性，抑制血管内膜的增厚及巨噬细胞的数量。结论：葛根丹参药对能调节脂质代谢，减少脂质过氧化物的产生，改善氧自由基代谢障碍，增强机体抗氧化能力，减少细胞黏附因子和炎症介质的释放，抑制泡沫细胞和斑块的形成，保护血管内皮细胞，有效阻止

AS 的发生和发展。

（2）降血脂作用　研究葛根丹参组方配伍对高脂血症大鼠脂质代谢的影响，观察葛根丹参组方对大鼠血脂水平的影响。结果：葛根丹参组方能显著降低高脂血症大鼠血清中 TC、TG、LDL-C 和 MDA 的含量，纠正 TG/HDL-C、LDL-C/HDL-C 比值，增加 HDL-C 的含量，提高 SOD 活力。结论：葛根丹参组方配伍具有一定的调节脂质代谢、抗脂质过氧化的作用，该作用可能是葛根丹参配伍防治动脉粥样硬化的药理学基础。

【药效物质】

丹参的化学成分根据其溶解性质主要分为水溶性和脂溶性，水溶性成分主要为酚酸类，如丹参素、原儿茶醛等。脂溶性成分主要为二萜类，如丹参酮Ⅰ、丹参酮ⅡA 等。含量最多的成分为丹参素原儿茶醛、迷迭香酸、丹酚酸 A 和 B。丹参作为治疗心血管疾病的代表性中药，具有显著的心肌保护、抗动脉粥样硬化、抗血栓、改善微循环等作用。

葛根为豆科植物野葛的干燥根，主要产于辽宁、河北、河南等地。其主要化学成分有葛根素、葛根素木糖苷、大豆黄酮、大豆黄酮苷等。现代药理研究表明，葛根具有改善心脑血管循环、降糖、降脂、解痉等作用。

参考文献

［1］廖荻丹，王昌育，张涛.丹参葛根配方颗粒治疗 420 例冠心病心绞痛患者疗效观察［J］.现代中医药，2017，37（5）：30-33.

［2］罗小文.葛根丹参药对抗动脉粥样硬化作用及机制研究［D］.成都：西南民族大学，2013.

［3］李佳川，程雪瑶，顾健，等.“葛根-丹参”组方配伍对高脂血症大鼠脂质代谢的影响［J］.西南民族大学学报（自然科学版），2012，38（6）：924-926.

［4］张晓娟，周海纯.葛根化学成分现代药理及临床应用研究进展［J］.中医药信息，2017，34（1）：124-126.

11. 丹参、红花

丹参、红花皆入心、肝经。丹参味苦性寒，以活血祛瘀，化瘀生新见长，行而不伤，有利于营血的新生；红花味辛性温，少用可养血活血，多用则破血通经，质轻善浮，走外达上，通经达络，善于祛经脉之瘀血。丹参、红花配伍，共奏活血化瘀、通脉疏络之功。

常见方剂中风回春丸、心宁片、心脑康胶囊、复明汤、益心方、痛经丸等用此药对。

【历代文献】

丹参、红花配伍出自中风回春丸。《中国药典》："中风偏瘫，口眼㖞斜，半身不遂，肢体麻木等症。"《本草新编》："丹参，味苦，气微寒，无毒。入心、脾二经。专调经脉，理骨筋酸痛，生新血，去恶血，落死胎，安生胎，破积聚癥坚，止血崩带下。脚痹软能健，眼赤肿可消。辟精魅鬼祟，养正祛邪，治肠鸣亦效。仅可佐使，非君臣之药，用之补则补、用之攻乃攻，药笼中所不可缺也。"《本草汇言》："红花，破血、行血、和血、调血之药也。主胎产百病因血为患，或血烦血晕，神昏不语；或恶露抢心，脐腹绞痛；或沥浆难生；或胞衣不落，子死腹中，是皆临产诸证，非红花不能治。若产后血晕、口噤指搦；或邪入血室，谵语发狂；或血闷内胀，僵仆如死，是皆产后诸证，非红花不能定。凡如经闭不通而寒热交作，或过期腹痛而紫黑淋漓，或跌扑损伤而气血瘀积，或疮疡痛痒而肿溃不安，是皆气血不和之证，非红花不能调。"

【临床疗效】

丹参、红花配伍可用于治疗心脑血管疾病等。

冠心病并行经皮冠状动脉介入的患者 90 例，随机分为常规治疗组（$n=45$）和丹参红花提取物处理组（$n=45$）。两组患者在术前术后都给予常规药物治疗，丹参红花提取物处理组在常规药物治疗的基础上加用丹参红花提取物的葡萄糖注射液稀释液缓慢滴注，检测各组患者酶学动态变化及超氧化物歧化酶、丙二醛、术后 24 小时内心律失常、术后 3 个月随访等主要心血管不良事件。结果：丹参红花提取物处理组心肌酶峰值及 MDA 含量比常规治疗组低、SOD 比常规治疗组高、术后 24 小时室性心律失常和术后 3 个月主要心血管不良事件发生率显著低于常规治疗组。表明丹参红花提取物对术后心肌具有保护作用，并可进一步改善预后。

【药理作用】

抗血栓作用　60 只脑缺血再灌注损伤模型大鼠分为假手术组、模型组、丹红注射组、丹参水溶性有效组分组、红花水溶性有效组分组、丹参红花水溶性有效组分配伍组，每组 10 只，测定大鼠梗死面积大小，检测血清肌钙蛋白 T 水平，肌酸激酶同工酶活性的变化，观察药物对心肌损伤后血浆血栓素、6-酮-前列腺素 F1α 含量和血小板最大聚集率的影响。结果：丹参、红花水溶性组分及其配伍组能显著减少大鼠梗死面积，降低血清 CK-MB 活性和 cTnT 水平，丹参红花组分配伍后作用加强。结论：丹参红花配伍后在降低梗死面积，抑制 CK-MB 漏出和升高 6-keto-PGF1α 水平方面作用加强，可抑制血小板聚集，有效防止血栓形成，对缺血后再灌注损伤的心肌有保护作用。

【药效物质】

红花的化学成分主要是黄酮类、脂肪酸、挥发油、多糖及微量元素等。黄酮类化合物包括红花黄色素、槲皮素等，脂肪酸包括棕榈酸、油酸、亚油酸等，微量元素主要包括钙、镁、铜、锌等。红花具有活血通经、散瘀止痛的功效，能轻度兴奋心脏、降低冠状动脉阻力，增加冠状动脉血流量和心肌营养性血流量，临床常用来预防和治疗冠心病、脑血栓、月经不调、类风湿关节炎等疾病。

采用 HPLC-PDA 技术和化学模糊识别策略对丹参、红花药对不同制法、不同配比的活性物质变化规律进行了系统研究。结果在丹参、红花配伍的水、50%甲醇水和甲醇煎液中分别鉴定出 47、57 和 43 种成分。3 种不同制法中，丹参酮类成分在甲醇提取液中的相对溶出度最高，其他 3 类成分在 50%甲醇水提取液中的相对溶出度最高。结论：丹参、红花不同配比与不同制法的化学成分的配伍变化规律有所不同，且存在优化配比，为丹参、红花药对临床配伍合理应用提供了参考，为药对现代基础研究提供了思路与方法。

参考文献

[1]彭放.丹参红花提取物后处理对PCI围手术期心肌保护的临床研究[C].第16届中国南方国际心血管病学术会议专刊,2014.

[2]刘剑刚,大武,李婕,等.丹参、红花水溶性组分及配伍对大鼠心肌缺血/再灌注损伤作用的实验研究[J].中国中药杂志,2011,36(2):189-194.

[3]刘世军,唐志书,崔春利,等.中药红花化学成分的研究进展[J].河南中医,2017,37(1):168-171.

[4]庞汉青,唐于平,林航,等.基于HPLC-PDA分析丹参-红花药对配伍的化学物质变化规律[J].中草药,2016,47(18):3224-3230.

12. 丹参、大黄

丹参、大黄均具寒凉之性。丹参味苦微寒,既能通行血中之滞,又能凉散血中之热,且能清心阴、安心神,祛瘀生新;大黄善荡涤肠胃,长于推陈致新,泄邪热、清热毒,为治疗积滞热秘之要药,又有逐瘀通经之功。丹参与大黄配伍,既可下瘀血,又可清瘀热,共同发挥活血泄热的功效。

常见方剂赤膏等用此药对。

【历代文献】

丹参、大黄配伍出自赤膏。《备急千金要方》:"耳聋,齿痛。"《千金方衍义》:"耳聋多缘痰湿闭遏,齿痛良由寒菀热邪,故用桂、附、椒、姜以破少阴之结,芎藭、细辛以散脑户之邪,白术、丹参逐湿和营,大黄、巴豆一开热结,一破寒结,苦酒、猪脂,与前陈醋、鸡膏同意,但鸡走肝而猪达肾,稍有不同,其润窍之用则一。可服可摩,可治久聋,可治齿痛,盖耳与齿总皆属肾也。"

【临床疗效】

丹参、大黄配伍可用于治疗痤疮、肾病、胰腺炎等。

观察生长抑素联合复方丹参注射液、生大黄治疗急性胰腺炎的疗效。将60例急性胰腺炎患者随机分为对照组和治疗组,每组30例。对照组采用常规治疗,治疗组在对照组基础上予复方丹参注射液静脉滴注,每日1次,连续7~14天;并予生大黄粉30g,加入温开水(80℃以上)200mL搅拌均匀,每日分2次胃管内注入,连用3~5天。观察并比较两组患者的症状,腹部体征消失的时间,血、尿淀粉酶,血钙浓度变化,病死率及住院时间。结果:治疗组治疗后血淀粉酶显著低于对照组,而血钙水平显著高于对照组,并发症发生率显著低于对照组($P<0.05$),住院时间缩短($P<0.01$)。表明生长抑素联合复方丹参注射液、大黄治疗疗效优于单用生长抑素。

【药理作用】

(1)抗凝血作用　采用肾上腺素(Adr)致怒及寒冷造成大鼠血瘀模型,比较丹参、大黄各炮制品对血小板黏附与聚集、凝血酶原时间(PT)、凝血酶时间(TT)、凝血活酶时间(PTT)等指标的影响。结果:黄酒与白酒炙丹参、生丹参、酒炖大黄均可显著降低血小板黏附与血小板聚集,使凝血酶原时间、凝血酶时间、凝血活酶时间等显著延长，酒炙丹参和酒炖大黄均比其生品作用强（$P<0.05$ 或 $P<0.01$）。结论：酒制丹参、大黄可增强活血祛瘀作用，且白酒制较黄酒制好。

（2）**抗炎作用** 利用丹参大黄合剂对重症急性胰腺炎模型大鼠的治疗实验，观察丹参大黄合剂对大鼠的治疗效果。结果：治疗组、模型组大鼠胰腺严重充血、水肿，出现坏死；模型组大鼠的血清 TNF-α、ET、DAO 较假手术组明显升高，出现肠黏膜的破坏；治疗组大鼠的血清 TNF-α、ET、DAO 较模型组降低，肠黏膜组织较模型组病理损害轻。结论：重症急性胰腺炎可以引发肠源性内毒素血症，丹参大黄合剂可以减轻重症急性胰腺炎引起的肠源性内毒素血症。

【药效物质】

大黄有效成分药理作用的研究主要集中在大黄中富含的大黄酚、大黄素、大黄酸、大黄素甲醚、芦荟大黄素等蒽醌类化合物上。大黄作为一种富含多种有效成分，可多靶点作用的中药，应用于临床，具有泄热通肠、凉血解毒、逐瘀通经之功效。

丹参素和大黄酸联用可显著改善因部分肾切除造成的大鼠生长缓慢、肾功能损伤和肾组织超微结构改变等症状，增加肾血流供应，具有明确的肾保护作用，可改善肾纤维化程度，减轻病理损伤。

参考文献

[1]成龙.生长抑素联合复方丹参注射液、生大黄治疗急性胰腺炎的临床研究[D].武汉：湖北中医药大学，2010.

[2]黄政德，蒋孟良，易延逵，等.酒制丹参、大黄对大鼠血小板功能及抗凝血作用的研究[J].中成药，2001(5)：31-32.

[3]沈小凯.丹参大黄合剂对大鼠重症急性胰腺炎肠源性内毒素血症的治疗作用[D].太原：山西医科大学，2011.

[4]高丽娜，崔元璐，延阔，等.丹参红花配伍研究进展[J].中草药，2016，47(4)：671-679.

[5]李倩，艾青青，兰志琼，等.大黄药材贮藏期间质量及药理作用变化研究[J].中药与临床，2017，8(6)：1-4，12.

[6]关月.丹参-红花心脏保护及丹参-大黄肾脏保护的药效物质及作用机制研究[D].西安：第四军医大学，2015.

13. 丹参、牡丹皮

丹参、牡丹皮均具苦寒之性，皆归心肝经。丹参既能通行血中之滞，又能凉散血中之热，且清心阴、安心神，祛瘀而生新；牡丹皮长于凉血活血，既能入血分，清热化瘀血，又可清透阴分伏火。丹参与牡丹皮配伍，共奏凉血活血、祛瘀生新、清透邪热之效。

常见方剂复方丹参膏、柏莲汤、苓桂丹参汤等用此药对。

【历代文献】

丹参、丹皮配伍使用出自复方丹参膏。《山东省药品标准》："冠心病心绞痛。"《本草汇言》："丹参，善治血分，去滞生新，调经顺脉之药也。主男妇吐衄、淋溺、崩血之证，或冲任不和而胎动欠安，或产后失调而血室乖戾，或瘀血壅滞而百节攻疼，或经闭不通而小腹作痛，或肝脾郁结而寒热无时，或癥瘕积聚而胀闷痞塞，或疝气攻冲而止作无常，或脚膝痹痿而痛重难履，或心腹留气而肠鸣幽幽，或血脉外障而两目痛赤，故《明理论》以丹参一物，而有四物之功。补血生血，功过归、地，调血敛血，力堪芍药，逐瘀生新，性倍芎䓖，妇人诸病，不论胎前产后，皆可常用。"《本草纲目》："牡丹皮，治手足少阴、厥阴四经血分伏火。盖伏火即阴火也，阴火即相火也，古方惟以此治相火，故仲景肾气丸用之。后人乃专以黄檗治相火，不知丹皮之功更胜也。赤花者利，白花者补，人亦罕悟，宜分别之。"

【药理作用】

（1）**抗脑缺血损伤作用** 按基线等比增减设计法配制不同配比的丹参酮ⅡA与丹皮酚，研究其配伍对大鼠脑缺血损伤的保护作用。方法：各组大鼠分别给药7天后，线栓法复制脑缺血模型，神经功能评分后检测脑梗死体积及脑含水量。结果：配伍组神经功能评分明显得到改善，脑梗死体积减少、含水量减少。配伍各组药效作用较尼莫地平、双丹胶囊组明显增强。结论：配伍组对大鼠脑缺血的保护作用最佳。

（2）**改善微循环作用** 复方丹参口服液由丹参、牡丹皮组成，以0.4g/kg、4g/kg、40g/kg给小鼠灌服，可使常压缺氧存活时间延长20%~38%。该改进品的大、中剂量可明显减少垂体后叶素所致心电图ST段上移及T波低平，结扎动物冠状动脉所致心肌梗死范围明显减少，梗死区占心脏的比例由原来的28%降低至14%、18%；该药对实验性肾性高血压大鼠有缓慢、温和的降压作用，停药后该作用仍能持续5天以上，垂体后叶素所致微循环障碍的拮抗作用明显降低，呈现良好的改善微循环的作用。

【药效物质】

牡丹皮所含牡丹酚和其他糖苷类成分均有抗炎作用，牡丹皮的甲醇提取物有抑制血小板的作用，牡丹酚有镇静、降温、解热、镇痛、解痉等中枢抑制作用及抗动脉粥样硬化、利尿、抗溃疡等作用。

采用液质联用技术分析方法，将丹参和牡丹皮配伍，用水煎液提取，进行主要化学成分的鉴定和归属，对配伍前后的化学成分及成分含量变化做初步的总结和归纳。实验结果显示，双丹配伍的水煎液中共有19种成分，其中有11种来自丹参，另外8种来自牡丹皮。两者配伍后化学成分的含量高于单味药，但其中鞣质类化合物的含量有所降低。

参考文献

[1]张涓，张恩户．丹参酮ⅡA与丹皮酚配伍对大鼠脑缺血的保护作用[J]．中国医院药学杂志，2013，33（6）：458-460．

[2]王树荣，马金传，刘传安，等．复方丹参口服液的药效作用观察[J]．中国中西医结合杂志，1995（S1）：317-319，406．

[3]高丽娜，崔元璐，延阔，等．丹参红花配伍研究进展[J]．中草药，2016，47（4）：671-679．

[4]张燕丽，孟凡佳，左冬冬. 丹参与丹皮配伍后的化学成分及药理作用变化研究进展[J]. 中医药信息，2014，31(1)：127-128.

14. 丹参、紫草

丹参、紫草均具苦寒之性，皆归心、肝经。丹参既能通行血中之滞，又能凉散血中之热，且清心阴、安心神，祛瘀而生新；紫草长于凉血散瘀，透疹消斑，凡痘疹因热瘀滞透发不畅或斑疹紫黑者皆可治疗。丹参与紫草配伍，能清散血中郁热，通利血中之瘀滞，祛瘀而生新，共同发挥活血祛瘀的功效。

常见方剂凉血活血汤、凉血润燥饮等用此药对。

【历代文献】

丹参、紫草配伍出自凉血活血汤。《中医症状鉴别诊断学》："主心肝二经蕴热郁于血分，蒸灼肌肤所致血热白疕，皮肤起红斑，基底红较明显，表面银白色鳞屑多，剥离后有出血点，发病迅速。"《本草新编》："丹参，味苦，气微寒，无毒。入心、脾二经。专调经脉，理骨筋酸痛，生新血，去恶血，落死胎，安生胎，破积聚癥坚，止血崩带下。脚痹软能健，眼赤肿可消。辟精魅鬼祟，养正祛邪，治肠鸣亦效。仅可佐使，非君臣之药，用之补则补、用之攻乃攻，药笼中所不可缺也。其功效全在胎产之前后，大约产前可多加，产后宜少用，自然成功多，而取败少也。"《本草经疏》："紫草为凉血之要药，故主心腹邪热之气。五疸者，湿热在脾胃所成，去湿除热利窍，其疸自愈。邪热在内，能损中气，邪热散即能补中益气矣。苦寒性滑，故利九窍而通利水道也。腹肿胀满痛者，湿热瘀滞于脾胃，则中焦受邪而为是病，湿热解而从小便出，则前证自除也。合膏药疗小儿痘疮及面，皆凉血之效也。"

【临床疗效】

丹参、紫草配伍可用于治疗过敏性紫癜、银屑病等。

临床观察采用自拟丹参紫草汤为主，配合静脉滴注大剂量维生素 C 治疗过敏性紫癜患者 24 例，效果满意。

【药理作用】

对血管内皮细胞的作用　建立小鼠皮肤血管内皮细胞株 F-2 和 F-2C，观察肤泰宝（丹参、紫草、三七、雷公藤等）对血管内皮细胞生物学活性的影响。结果：肤泰宝可抑制血管内皮细胞游走、增殖并诱导其分化形成管腔，调节整合素表达，明显提高钙依赖粘连分子活性，促进血管内皮细胞合成细胞外基质成分。

【药效物质】

紫草的化学成分有紫草萘醌类、酚酸类、生物碱类、苯酚及苯醌类、三萜酸、甾醇类、黄酮类以及多糖类等物质。紫草萘醌类化合物是紫草的主要有效成分，其药理活性主要有抗菌、抗炎、抗病毒、抗肿瘤、免疫调节、保肝、抗氧化等。

参考文献

[1]冷长春，石国栋，孙江. 中西医结合治疗过敏性紫癜 24 例[J]. 湖北中医杂志，1994(3)：28.

［2］朱瑾波，户田宪一，今村贞夫，等．丹参和紫草等复合中药制剂对小鼠血管内皮细胞株生物活性的影响［J］．中华皮肤科杂志，1996（4）：30-32.

［3］张家玮，魏民，彭建中，等．凉血化瘀法和补肾法对实验性肾小球肾炎大鼠低蛋白血症影响的比较［J］．上海中医药杂志，2000（1）：29-30.

［4］詹志来，胡峻，刘谈，等．紫草化学成分与药理活性研究进展［J］．中国中药杂志，2015，40（1）：4127-4135.

第十三章
化痰止咳平喘药

1. 旋覆花、代赭石

旋覆花、代赭石均为苦味降逆之品。旋覆花苦辛而咸，其性主降，所谓"诸花皆升，旋覆独降"，具有下气消痰、降逆止噫的功效；代赭石苦寒，其性质重而沉降，长于降肺胃之逆气，为重镇降逆之要药。旋覆花与代赭石配伍，降逆之力显著，使痰涎得消，逆气得平，胃气得复，痞硬噫气呕呃自除，共同发挥降逆化痰、益气和胃的功效。

常见方剂旋覆代赭汤、宣中降逆汤、平肝养肺汤、澄源固本丸等用此药对。

【历代文献】

旋覆花、代赭石配伍出自旋覆代赭汤。《伤寒论·辨太阳病脉证并治》："伤寒发汗，若吐若下，解后心下痞硬，噫气不除者，旋覆代赭汤主之。"《注解伤寒论》："大邪虽解，以曾发汗吐下，胃气弱而未和，虚气上逆，故心下痞硬，噫气不除，与旋覆代赭石汤降虚气而和胃。""硬则气坚，咸味可以软之，旋覆之咸，以软痞硬。虚则气浮，重剂可以镇之，代赭石之重，以镇虚逆。辛者散之，生姜、半夏之辛，以散虚痞。甘者缓之，人参、甘草、大枣之甘，以补胃弱。"《伤寒贯珠集》："伤寒发汗，或吐或下，邪气则解，而心下痞硬，噫气不除者，胃气弱而未和，痰气动而上逆也。旋覆花咸温，行水下气；代赭石味苦质重，能坠痰降气；半夏、生姜辛温；人参、大枣、甘草甘温，合而用之，所以合胃气而止虚逆也。"《伤寒论三注》："旋覆花能消痰结软痞，治噫气；代赭石止反胃，除五脏血脉中热，健脾，乃痞而噫气者用之，谁曰不宜？于是佐以生姜之辛，可以开结也；半夏逐饮也；人参补正也；桂枝散邪也；甘草、大枣益胃也。余每借之以治反胃、噫食气逆不降者，靡不神效。"

【药理作用】

(1) **促胃肠动力作用** 小鼠随机分为5组，灌服等容量药物或常水，连续5天，禁食不禁水18小时，于第6天给药后分析旋覆代赭汤的促胃肠动力作用及其作用机制，结果旋覆代赭汤能促进正常状态的小鼠胃排空，对其小肠推进无明显影响；能够拮抗芬氟拉明、左旋麻黄碱、多巴胺引起的小鼠胃排空抑制和小肠推进减慢；对阿托品引起的胃排空抑制有拮抗作用，对阿托品造成的小肠推进减慢无明显影响；不能拮抗吗啡引起的小鼠胃排空抑制和小肠推进减慢。

(2) **抗炎作用** 将大鼠随机分为正常对照组、假手术组、模型对照组、旋覆代赭汤原方组、倍用甘补组及西药对照组，各组给予相应处理或用药后，测定食管黏膜pH值；观察食管黏膜组织形态学变化，并进行病理分级及积分评定；测定血浆和食管组织中神经递质合成酶活力。结果旋覆代赭汤通过调节血浆及食管组织炎症细胞因子水平，干预炎症反应过程，通过影响血浆及食管组织神经递质合成酶活力，改善食管组织的舒缩功能。

【药效物质】

旋覆花主要成分有大花旋覆花内酯、单乙酰基大花旋覆花内酯、二乙酰基大花旋覆花内酯、旋覆花佛术内酯、杜鹃黄素、胡萝卜苷、蒲公英甾醇、槲皮素、异槲皮素、咖啡酸、绿原酸、菊糖等，具有平喘、镇咳、抑菌、增加小肠蠕动、提高神经兴奋性、影响消化系统等作用。

代赭石主要成分是三氧化二铁，有时杂有钛、镁、铝、锰、钙、砷、硅等，所含铁质能促进红细胞及血红蛋白的新生，对肠管有兴奋作用，使肠蠕动亢进，对中枢神经有镇静作用。

参考文献

[1]王长洪，陈多．旋覆代赭汤促胃肠动力作用的实验研究[J]．中国中西医结合消化杂志，1999，7(1)：4-7．

[2]袁红霞，杨幼新，贾瑞明．旋覆代赭汤对反流性食管炎模型大鼠神经递质合成酶活力的影响[J]．辽宁中医杂志，2012，39(8)：1439-1440．

2. 桔梗、甘草

桔梗、甘草均归肺经。桔梗辛散苦泄，质轻升浮，能引药上浮于肺，有宣肺利咽，祛痰止咳，消痈排脓之功；甘草味甘质润，能清热解毒，祛痰润肺止咳，缓急止痛。桔梗与甘草配伍，桔梗宣肺排脓以治其标，甘草清热解毒以治其本，共同发挥宣肺祛痰、解毒利咽、消痈排脓的功效。

常见方剂桔梗汤、加味甘桔汤、银翘散等用此药对。

【历代文献】

桔梗、甘草配伍出自桔梗汤。《伤寒论·辨少阴病脉证并治》："少阴病二三日，咽痛者，可与甘草汤，不差者，与桔梗汤。"《金匮要略·肺痿肺痈咳嗽上气病脉证治》："咳而胸满，振寒脉数，咽干不渴，时出浊唾腥臭，久久吐脓如米粥者，为肺痈，桔梗汤主之。"《本草纲目》："张仲景治肺痈唾脓，用桔梗、甘草，取其苦辛清肺，甘温泻火，又能排脓血补内漏也。其治少阴证二三日咽痛，亦用桔梗、甘草，取其苦辛散寒，甘平除热，合而用之，能调寒热也。后人易名甘桔汤，通治咽喉口舌诸病，宋仁宗加荆芥、防风、连翘，遂名如圣汤，极言其验也。"张元素："桔梗清肺气，利咽喉，其色白，故为肺部引经，与甘草同行，为舟楫之剂。"《伤寒论浅注补正》："此咽当作红肿论，故宜泻火以开利，以甘草缓之引之，使泻上焦之火，而生中焦之土，则火气退矣。近有硼砂能化痰清火，为治喉要药，其味颇甘，即甘草汤意也，服之不差，恐壅塞未去也，故加桔梗开利之，后人用刀针放血，即是此意。"

【药理作用】

（1）抗炎作用 SD大鼠80只，雌雄各半，随机分组，给药。末次给药1小时后，取大鼠右后脚皮下注射 1%角叉菜胶 0.1mL 致炎。分别于注射后 1 小时、2 小时、3 小时、4 小时测量踝关节以下容积。结果表明，桔梗汤各剂量组对大鼠足肿胀有一定的抑制作用，且随着给药剂量的增大肿胀抑制增强。

（2）**祛痰作用**　取禁食 12 小时后，30g 左右健康雄性小白鼠 50 只，随机分组，给桔梗汤。30 分钟后，每只小白鼠腹腔注射 0.25%酚红溶液 0.25mL。60 分钟后，用湿布堵住小白鼠口鼻，窒息致死。解剖分离气管，来回注吸灌呼吸道，得到灌洗液。用分光光度计读出密度，与酚红标准曲线比较结果。结果表明，实验鼠的呼吸道酚红量排泌较对照组增加，说明桔梗汤可以通过呼吸道分泌增加，使脓液稀释易于排出，实为治疗肺痈脓成的有效方。

【药效物质】

桔梗主要成分为皂苷类，也含有部分菊糖、植物甾醇类。现代药理研究显示其具有止咳、抗菌、抗炎、镇静、解热镇痛、降血糖、降胆固醇及松弛平滑肌等作用。

甘草的化学成分以三萜类、黄酮类、生物碱、多糖类为主，药理研究表明甘草具有抗炎、抗菌、抗病毒、抗肿瘤、抗心律失常、保护心血管等作用。

比较单味甘草药液和复方桔梗汤，甘草苷在复方中的平均驻留时间显著延长，而其苷元甘草素的达峰浓度相对降低，说明甘草中的黄酮苷成分可能受复方中桔梗成分的影响而减缓了降解速率，从而增加吸收，引起生物利用度的增加；甘草中的代表性成分异黄酮苷及苷元——异甘草苷和异甘草素也存在相应的变化趋势。甘草酸是甘草中另一类重要有效成分甘草皂苷的代表性成分，对比单味甘草药液和复方桔梗汤中甘草酸的血药浓度变化，可以发现在复方中，甘草酸的血药浓度有所升高，达峰时间明显延后，其代谢产物甘草次酸的达峰浓度显著提高，说明甘草同桔梗配伍后，其皂苷类成分可能与桔梗中的皂苷成分相互影响，协同增效。

参考文献

［1］赵小艳，朱广伟．桔梗、甘草药对配伍与药效的相关性研究［J］．中国民间疗法，2014，22（8）：58-59.

［2］李茯梅，曹清平，卢新华．仲景"桔梗汤"的药理研究［J］．湖南中医学院学报，1993，13（3）：46-47.

［3］邹葭霜．基于药代动力学的桔梗汤配伍机制研究［D］．南京：南京中医药大学，2014.

3. 桔梗、槟榔

桔梗、槟榔均具苦辛之味。桔梗辛散上行，开通肺气；槟榔苦以破滞，辛以散邪。桔梗与槟榔配伍，一升一降，调畅气机，温中有行，降中有升，气机畅而诸症自除，共同发挥理气祛痰消积的功效。

常见方剂鸡鸣散、桔梗散、槟榔汤、延年半夏汤、三仁降气汤等用此药对。

【历代文献】

桔梗、槟榔配伍出自鸡鸣散。《类编朱氏集验医方》："鸡鸣散，治脚第一支药，不问男女皆可服。如人感风湿，流注脚足，痛不可忍，用索悬吊，叫声不绝，筋脉肿大。"《绛雪园古方选注》："《外台》疗脚气，惟唐侍中方为最验。至明，周文采《医方选要》鸡鸣散，药品相同，惟多桔梗一味，取义于五更服，故曰鸡鸣散……桔梗开上焦之气，广皮开中焦之气，妙在吴茱萸泄降下逆，更妙在槟榔沉重性坠，诸药直达下焦，开之、散之、泄之、收之，俾毒邪不得上壅入腹冲心而成危候。"《医方概要》："脚气之病，乃胃有湿痰积饮，肝胆之气不能升化而郁塞，下走三阴之络，致足肚胫中胀痛，故名脚气。南方地卑多湿，常有之。以紫苏、桔梗、陈皮开肺快气，槟榔、茱萸温肝降逆，下气最速，木瓜和肝通经，生姜温肺胃，下气化痰。此方乃疏肺金而制肝木，下气化气泄湿，温肝温胃而降逆者也。"

【药理作用】

改善血液流变学异常 观察鸡鸣散(槟榔、陈皮、木瓜、吴茱萸、紫苏、桔梗和生姜)抗凝血作用及对血液流变学的影响，探讨其昼夜节律性差异，验证前人关于鸡鸣散择时用药的合理性。方法：毛细玻管法观察小鼠凝血时间(CT)及其昼夜差异；Quick氏一期法观察大鼠的凝血酶原时间(PT)及其昼夜差异；采用皮下注射肾上腺素加冰水浴的方法复制血瘀证动物模型，观察鸡鸣散对"血瘀证"大鼠血液流变学的影响；Born氏比浊法观察大鼠血小板聚集。结果鸡鸣散能明显延长CT、PT，且作用呈昼夜差异，夜间用药CT、PT延长显著优于白昼；模型组血液流变学各指标明显升高，与模型组比较，鸡鸣散能降低全血黏度、血浆黏度及纤维蛋白原黏度，夜间用药作用显著优于白昼，能显著抑制二磷酸腺苷(ADP)诱导的血小板聚集。结论：鸡鸣散具有抗凝血作用，能明显改善血瘀模型大鼠的血液流变学异常，夜间用药效果优于白昼。

【药效物质】

桔梗主要成分为皂苷类，也含有部分菊糖、植物甾醇类。

槟榔主要成分为槟榔碱和鞣质，此外还含有脂肪、甘露醇、半乳糖、蔗糖等。槟榔还含有20多种微量元素，其中11种为人体所必需。槟榔中所含的鞣质，对堇色毛癣菌、许兰黄癣菌、抗流感病毒PR3等均有不同程度的抑制作用。槟榔中的酚类物质可作为抗老化物质，具有抗弹性蛋白酶和抗透明质酸酶的作用。用槟榔乙醇提取物的水溶性部分和丁醇溶性部分饲喂小鼠，能降低其胆固醇油酸酯的吸收。

参考文献

[1]韩军，宋建国.鸡鸣散抗凝血作用及对血液流变学影响的时间药理学实验研究[J].中成药，2009，31(8)：1171-1175.

4. 桔梗、枳壳

桔梗、枳壳均具苦辛之味。桔梗辛散苦泄，质轻升浮，能引药上浮于肺，能宣肺祛痰，利咽排脓，以升提上行之力为最，故前人有"载药上行"之说；枳壳为苦泄之品，功能破气除痞，化痰消积，以下降行散为著。桔梗与枳壳配伍，一升一降，桔梗开肺气之郁，且引苦泄降下之枳壳上行于肺，使清气得以上升，枳壳降肺之逆气，使浊气得以下降，又能助桔梗宽胸利膈，升降相宜，共同发挥升降肺气，解郁下痰，宽胸利膈的功效。

常见方剂枳壳汤、败毒散、参苏饮、杏苏散、血府逐瘀汤、柴胡达原饮、柴胡枳桔汤、枳桔二陈汤等用此药对。

【历代文献】

桔梗、枳壳配伍出自枳壳汤。《苏沈良方》："伤寒痞气，胸满欲死。"《小儿药证直诀》："治小儿正虚感冒。"《活人书》："治胸中痞满不痛，用枳壳、桔梗，取其通肺利膈下气也。""气陷成痞，治痞宜先用枳壳桔梗。"《程门雪医案》记载"桔梗配伍枳壳为治疗痢疾要法之一"。《新编中医方剂学》："血瘀上焦，清阳不升则头痛胸闷；血瘀日久，瘀而化火则胸中烦热，心悸不眠，急燥易怒；瘀血外挤气门则呃逆，下压脾胃则干呕……枳壳、桔梗疏畅胸中之气机，使气行则血行。"《施今墨对药》："桔梗、枳壳配伍薤白、苦杏仁以达升降开导之功，治疗胸闷憋气，痰气不畅诸证。"

【药效物质】

桔梗主要成分为皂苷类，也含有部分的菊糖、植物甾醇类。

枳壳所含成分较为复杂，主要有挥发油、生物碱、黄酮等。实验证明枳壳对机体的胃肠运动具有一定的兴奋作用，能使胃肠运动收缩节律增强。此外，有研究表明枳壳有松弛 Oddi 括约肌，收缩胆囊，促进胆汁分泌排泄的功能。枳壳所含的黄酮类成分，具有抗炎作用，挥发油中的 A-柠檬烯具有镇静，抑制中枢，收缩离体大肠、子宫、末梢血管等作用。

5. 半夏、生姜

半夏、生姜均具辛温之性。半夏燥湿化痰，可涤痰饮，和中降逆可止胃呕；生姜乃呕家之圣药，能走而不守，调畅气机，能温中止呕，又能温胃化饮。半夏与生姜配伍，扬其所长，制其所短，可使呕止痰去饮化，生姜又可解半夏之毒，共同发挥和胃降逆、止呕祛痰的功效。

常见方剂生姜半夏汤、射干麻黄汤、半夏厚朴汤、菖蒲郁金汤等用此药对。

【历代文献】

半夏、生姜配伍出自生姜半夏汤。《金匮要略·呕吐哕下利病脉证治》："病人胸中似喘不喘，似呕不呕，似哕不哕，彻心中愦愦然无奈者，生姜半夏汤主之。"《药性论》谓生姜"主痰水气满，下气；生与干并治嗽，疗时疾，止呕逆不下食。生和半夏主心下急痛。"《医宗金鉴》："此痰饮多而致呕吐方也。"《金匮要略论注》："生姜宣散之力，入口即行，故其治最高，而能清膈上之邪，合半夏，并能降其浊涎，故主之……然此即小半夏汤，彼加生姜煎，此用汁而多，药性生用则上行，唯其邪高，故用汁而略煎，因即变其汤名，示以生姜为君也。"《金匮要略心典》："生姜半夏汤，即小半夏汤，而生姜用汁，则降逆之力少，而散结之力多，乃正治饮气相搏，欲出不出者之良法也。"

【药理作用】

调节胃黏液分泌的作用 SD 大鼠，200～250g，雌雄各半，随机分为 24 组。给药，大鼠禁食 24 小时，自由饮水，乙醚麻醉，开腹结扎幽门，十二指肠给药一次，禁食禁水，自由活动 4 小时。收集胃液，经过处理后在 615nm 比色。结果显示：在半夏泻心汤中随黄芩、黄连、大枣、甘草剂量的增加，大鼠胃黏液分泌抑制作用增强；随干姜剂量的增加，大鼠胃黏液分泌作用增强；随半夏剂量的增加，大鼠胃黏液小剂量促进作用增强、大剂量促进作用减弱。在甘草泻心汤中随半夏、黄芩、黄连剂量的增加，大鼠胃黏液分泌抑制作用增强；随党参、干姜剂量的增加，大鼠胃黏液分泌促进作用增强。在生姜泻心汤中随甘草剂量的增加，大鼠胃黏液分泌抑制作用增强；随半夏、党参、干姜剂量的增加，大鼠胃黏液分泌促进作用增强；随黄芩、黄连剂量的增加，大鼠胃黏液小剂量促进作用增强、大剂量促进作用减弱。

【药效物质】

半夏含有众多的化学成分，但每种成分的含量均较低，主要包括生物碱、半夏淀粉、甾醇类、氨基酸、挥发油、芳香族成分、有机酸类、黄酮类、半夏蛋白、鞣质以及多种微量元素等，具有抗肿瘤、抗早孕、镇痛、镇静和催眠的作用。

生姜中含有多种活性物质，如姜精油、多糖类、烯类、黄酮类、甾醇类、姜油树脂、姜黄素、姜辣素等，具有促进食欲、抗氧化、抑制肿瘤、杀菌解毒等多种活性。

相比单煎，生姜与半夏合煎，6-姜酚和6-姜醇的煎出量均发生了明显的变化，合煎后煎煮液中6-姜酚和6-姜醇的含量均比单煎时所得含量有明显提高。合煎与单煎的比值随着生姜与半夏的比例变化而变化，6-姜酚和6-姜醇的溶出率呈现类似于抛物线的规律变化。生姜、半夏6：4配伍合煎时，6-姜酚和6-姜醇的溶出量达到峰值，分别是单煎时的1.19倍、1.10倍。生姜半夏合煎液中6-姜酚和6-姜醇含量的提高可能是因为合煎过程中生姜和半夏某些成分间可能存在着助溶作用或者帮助其脱离植物体，从而提高两者的溶出率。

参考文献

[1]宋小莉，牛欣，司银楚．基于BP神经网络的半夏、生姜、甘草三泻心汤配伍研究[J]．中国临床药理学与治疗学，2005，10(5)：527-531．

[2]刘芸，王珂佳，黄锴．HPLC法测定生姜半夏汤单煎与合煎中6-姜酚和6-姜醇含量[J]．中国生化药物杂志，2015，35(2)：168-170．

6. 半夏、干姜

半夏、干姜均具辛温之性，均归肺、脾、胃经。半夏辛散温燥，燥湿化痰可涤痰饮，和中降逆可止胃呕，为燥湿化痰、温化寒痰之要药；干姜辛热，既能温散肺中寒邪而利肺气之肃降，使水道通，痰饮化，又能温脾胃，去湿浊。半夏与干姜配伍，共奏温胃散寒、降逆化饮之功。

常见方剂半夏干姜散、小青龙汤、半夏泻心汤、生姜泻心汤、厚朴麻黄汤、黄连汤、干姜人参半夏丸等用此药对。

【历代文献】

半夏配伍干姜出自半夏干姜散。《金匮要略·呕吐哕下利病脉证治》："干呕，吐逆，吐涎沫，半夏干姜散主之。"《金匮玉函经二注》："干呕吐涎沫者，由客邪逆于肺，肺主收引，津液不布，遂聚为涎沫也。用半夏、干姜之辛热，温中燥湿；浆水之寒，收而行之，以下其逆，则其病自愈矣。"《金匮要略心典》："干呕吐逆，胃中气逆也，吐涎沫者，上焦有寒，其口多涎也，此是阳明寒涎逆气不下而已。故以半夏止逆消涎；干姜温中和胃；浆水甘酸，调中引气止呕哕也。"《金匮篇解》："若干呕、吐涎沫，则有不同。其证有二：干呕者，胃气逆也；吐涎沫者口多涎，胃有寒也。呕逆，吐涎沫，半夏干姜散主之。干姜温胃散寒，半夏和胃降逆也……是干呕吐涎沫有二治：不头痛者，单用温胃，半夏干姜散。"

【药理作用】

抑制平滑肌收缩的作用 将雌性小鼠分为两个阶段，分别将两个阶段的雌性小鼠随机分为空白组，低、中及高剂量组。第Ⅰ阶段：雌鼠于交配前14天连续给予干姜人参半夏汤至妊娠第17天，记录雌鼠交配率、受孕率及孕鼠母体内脏重量。第Ⅱ阶段：雌鼠于妊娠第6天至第17天给药，处死孕鼠，观察各组孕鼠体重、胚胎发育及胎仔外观。运用生物机能信号采集处理系统记录未孕大鼠离体平滑肌的活动，观察干姜人参半夏汤各浓度含药血清组对平滑肌自发活动的影响，并分析其作用机制。结果表明，干姜人参半夏汤各剂量组对雌性小鼠的交配率及受孕率无明显影响，与空白血清组比较，干姜人参半夏汤各浓度含药血清组对子宫平滑肌张力、频率及活动力均有抑制作用。

【药效物质】

半夏含有众多的化学成分，但每种成分的含量均较低，主要包括生物碱、半夏淀粉、甾醇类、氨基酸、挥发油、芳香族成分、有机酸类、黄酮类、半夏蛋白、鞣质以及多种微量元素等。

干姜的主要成分有姜辣素（又称姜酚）、姜醇（又称姜烯酚）和姜酮等，具有抗炎、解热镇痛和体外抑菌的作用。

参考文献

[1]陈晨.干姜人参半夏汤生殖毒性及其含药血清对离体平滑肌作用的实验研究[D].昆明：云南中医学院，2013.

7. 半夏、茯苓

半夏、茯苓均归脾经。半夏辛散温燥，为燥湿化痰，温化寒痰之要药；茯苓甘淡，善于利水渗湿，健脾宁心。半夏与茯苓配伍，可使寒饮得去，痰湿得化，气机调和，共同发挥祛湿化痰、降逆止呕的功效。

常见方剂小半夏加茯苓汤、茯苓丸、苓夏补中汤等用此药对。

【历代文献】

半夏、茯苓配伍出自小半夏加茯苓汤。《金匮要略·痰饮咳嗽病脉证并治》："卒呕吐，心下痞，膈间有水，眩悸者，小半夏加茯苓汤主之""先渴后呕，为水停心下，此属饮家，小半夏加茯苓汤主之。"《金匮玉函经二注》："经云：以辛散之。半夏、生姜皆味辛。"《本经逢原》："同苍术、茯苓治湿痰。"《本草纲目》："半夏可治膈上痰、心下坚、呕逆者；眩，亦上焦阳气虚，不能升发，所以半夏、生姜并治之；悸则心受水凌，非半夏可独治，必加茯苓去水，下肾逆以安神，神安则悸愈矣。"《医方集解》："此足太阳阳明药也，半夏、生姜行水气而散逆气，能止呕吐；茯苓宁心气而泄肾邪，能利小便；火因水而下行，则悸眩止而痞消矣。"《金匮要略心典》："饮气逆于胃则呕吐，滞于气则心下痞，凌于心则悸，蔽于阳则眩。半夏、生姜止呕降逆，加茯苓去其水也。"

【临床疗效】

半夏、茯苓配伍可用于治疗痰饮、脾胃病等。

采用小半夏加茯苓汤联合莫沙必利治疗胃切除术后胃轻瘫，选取 60 例患者。胃大部分切除术后，脾胃之间联络的脉络受损，以致血脉运行不畅而气滞血瘀，气血的升降运行受阻，脾胃相应的功能受损，脾失健运，胃失和降，水谷化生乏源，气血生化不足，腑气不通，胃失和降，发生脘腹胀满、食欲不振、恶心呕吐、腹痛、便秘等症状。六腑以通为用，胃气不通则痛，痛而呕也，不通则逆，逆而吐也。当胃大部切除术后胃平滑肌瘫痪，应用莫沙必利配合小半夏加茯苓汤来降逆止呕，疏通腑气，从而使治疗起到事半功倍的效果。

【药理作用】

(1) 止吐作用　取家鸽 60 只，随机分组，禁食 4 小时，各组家鸽取半数先以硫酸酮 80mg/kg 口服，另外半数家鸽以硫酸酮 20mg/kg 静脉滴注，后分别口服生理盐水、小半夏加茯苓汤 20g/kg 及 10g/kg，观察小半夏加茯苓汤对硫酸铜致吐的防治作用。实验结果表明小半夏加茯苓汤对硫酸酮口服、静脉滴注所引起家鸽的呕吐反应，均有止吐作用，不仅有预防作用还有治疗作用。

(2) 抗肿瘤作用　荷瘤小鼠腋下接种瘤细胞液后随机分为 5 组，每组 8 只。于接种肿瘤后次日给药。各组每日给药 1 次，连续给药 10 天。末次给药次日，称重后处死小鼠，剥离肿瘤，称瘤重、胸腺重及脾重，计算并比较各组抑瘤率及免疫器官指数。与荷瘤对照组比较，小半夏加茯苓汤高剂量组及环磷酰胺组瘤重和 PCNA 标记指数均显著降低，小半夏加茯苓汤中剂量组瘤重也显著降低，说明小半夏加茯苓汤对肿瘤的生长有抑制作用。

【药效物质】

半夏主要包括生物碱、半夏淀粉、甾醇类、氨基酸、挥发油、芳香族成分、有机酸类、黄酮类、半夏蛋白、鞣质及多种微量元素等。

茯苓的主要成分有多糖、三萜、脂肪酸、甾醇、辛酸、十一酸、月桂酸、十二酸、棕榈酸、组氨酸、甲壳素、蛋白质、卵磷脂、左旋葡萄糖、腺嘌呤、胆碱、树胶、脂肪及酶等。

紫外谱线组图谱法研究半夏厚朴汤配伍的化学成分变化，在与厚朴配伍的样品紫外图谱上明显可见芳环类不饱和紫外特征吸收峰。在所有样品中，厚朴紫外图谱上 B 带和 K 带吸收值最高，而厚朴与其他药配伍后减弱了 B 带和 K 带吸收强度，但全方紫外图谱上 B 带和 K 带强度又高于与厚朴配伍的其他样品，提示芳环类不饱和物质有可能来源于厚朴，在共煎煮过程中其他药与厚朴配伍可能降低了芳环类物质的煎出率，但完整配伍之全方在一定程度上利于该类成分的煎出。在煎煮过程中，厚朴所具有特殊不饱和结构及性质的物质，如和厚朴酚与厚朴酚，可能与其他中药如半夏生物碱、茯苓三萜类羧酸、紫苏叶和生姜某些挥发性物质,如迷迭香酸、咖啡酸、6-姜酚等生成其他结构的物质或产生"共挥发"作用,从而影响厚朴及其相关配伍样品紫外吸收值的变化。

参考文献

[1]张伟杰,贺卫超,刘俊.小半夏加茯苓汤联合莫沙必利治疗胃切除术后胃轻瘫60例临床疗效观察[J].黑龙江中医药,2016,45(2):15-16.

[2]隋艳华,邱德文,李江.小半夏加茯苓汤止吐作用的实验研究[J].中国中医基础医学杂志,1998,4(3):27-30.

[3]蔡琨,冯泳,何前松.小半夏加茯苓汤对H22荷瘤小鼠的抑瘤及免疫调节作用[J].实用医学杂志,2011,27(7):1290-1292.

[4]徐群,欧阳臻,汪水娟.紫外谱线组图谱法研究半夏厚朴汤配伍的化学成分变化[J].中药材,2008,31(12):1830-1833.

8. 款冬花、紫菀

款冬花、紫菀皆入肺经,味辛性温,但温而不燥,既能润肺,又可化痰止咳。款冬花润而不燥,专能顺肺中之气,清肺中之血,且止咳作用强,乃治咳要药,无论外感、内伤寒热咳嗽均可选用;紫菀辛散苦泄,温而不热,质润而不燥,专能开泄肺郁,定喘降逆,化痰止咳之力强。款冬花与紫菀配伍,治疗古今咳喘诸方,共同发挥止咳化痰的功效。

常见方剂紫菀散、射干麻黄汤、款冬煎、补肺汤等用此药对。

【历代文献】

款冬花、紫菀配伍出自紫菀散。《备急千金要方》:"新久咳嗽。"《本经疏证》:"紫菀、款冬花,仲景书他处不用,独于肺痿上气咳嗽篇,射干麻黄汤中用之。射干麻黄汤,即小青龙汤去桂枝、芍药、甘草,加射干、紫菀、款冬花、大枣也。紫菀、款冬虽不得为是方主剂,然局法之转移,实以紫菀、款冬变。故《千金》《外台》凡治咳逆久嗽,并用紫菀、款冬者,十方而九,则于此方亦不可不为要药矣。然二物者,一则开结,使中焦之阴化血,一则吸阴下归,究之功力略同,而其异在《千金》《外台》亦约略可见。盖凡吐脓血失音者,及风寒水气盛者,多不甚用款冬,但用紫菀。款冬则每同温剂补剂用者为多,是不可得其大旨哉!"《金匮要略心典》:"射干、紫菀、款冬降逆气;麻黄、细辛、生姜发邪气;半夏消饮气。而以大枣安中,五味敛肺,恐劫散之药并伤及其正气也。"《千金方衍义》:"以芫花走而不守之味,制入干姜守而不走味中,使邪气去而正气守内;加款冬、紫菀以缓芫花、干姜之烈,五味以收耗散之津。"

【药理作用】

止咳、祛痰、平喘作用 通过小鼠氨水及SO_2引咳、气管酚红排泌、家鸽气管纤毛运动及豚鼠离体气管条收缩实验观察药物的止咳、祛痰、平喘作用。结果紫菀能够显著升高血清及肝匀浆中各项生化指标的含量和肝重系数,导致肝组织形态明显改变。配伍后款冬花紫菀引起的肝损伤显著减轻。单味药和配伍均有减少小鼠氨水和SO_2引咳次数，促进气管酚红排泌，延长气管纤毛墨汁移动距离，缓解组胺及乙酰胆碱所致气管痉挛的作用，配伍后作用更强。结论：紫菀水煎液口服有较强的急性毒性和致肝损伤作用。紫菀与款冬花配伍后毒性降低，符合相畏、相杀的配伍关系。紫菀及款冬花配伍后能够显著提高止咳、祛痰、平喘作用，亦符合相须、相使的配伍关系。

【药效物质】

紫菀化学成分丰富，到目前为止，已分离出化学成分50多种，其中萜类及苷类为主要特征性成分，肽类是抗肿瘤的主要活性成分。另外还有香豆素、黄酮、蒽醌、甾醇及有机酸等，具有祛痰镇咳、抗肿瘤、平喘、抑菌、抗氧化等作用。

款冬花的主要成分有克氏千里光碱、款冬酮、款冬巴耳二醇、苯甲酰胺、腺嘌呤核苷、正二十七酸、β-谷甾醇、胡萝卜苷等，具有镇咳、祛痰、平喘、松弛气管平滑肌、解痉的作用。

药对款冬花、紫菀与单味药款冬花共有的挥发油组分为17种，单味药紫菀与药对共有的挥发油组分为25种，三者共有的挥发油组分为9种，款冬花、紫菀中分别有14种和7种成分在药对中消失，如款冬花中的维利德佛醇和紫菀中的乙酸紫苏酯等。而款冬花、紫菀药对挥发油中产生了4种新组分，如羟基-α-萜烯基乙酸酯等，新组分的产生可能是由于两味药在合煎时发生了一系列化学反应（如氧化-还原反应、缩合反应、水解反应等）或物理变化（如增溶、助溶作用）。

与绿原酸单体相比，款冬花部位组、紫菀部位组以及配伍组 T_{max} 均从60分钟提前至15分钟，说明款冬花、紫菀及其配伍部位中，可能存在加速大鼠对绿原酸吸收的成分。款冬花、紫菀配伍一方面促进了绿原酸的吸收（该现象可以解释为款冬花、紫菀"相须配伍"的增效机理之一），另一方面加快了绿原酸的消除。

参考文献

[1]张建伟，窦昌贵，张勉．紫菀、款冬及其配伍的毒性及药效学研究[J]．中国临床药理学与治疗学，2007，12(4)：405-411.

[2]章家立，金星，汪洪武．药对款冬花、紫菀及其单味药中挥发油的GC-MS分析[J]．精细化工，2012，29(3)：254-257.

[3]汪玲，光若静，黄芳．款冬花紫菀配伍对绿原酸在大鼠体内药代动力学影响[J]．亚太传统医药，2013，9(6)：14-17.

9. 瓜蒌、薤白

瓜蒌、薤白均具苦味，均归肺、大肠经。瓜蒌味甘苦寒，偏于降泄，善清热化痰，宽胸散结，通阳泄浊；薤白味辛温，长于辛散，善通阳散结，行气导滞。瓜蒌与薤白配伍，一降一散，瓜蒌得薤白，苦寒之性减而化痰宽胸，通阳散结之功犹在，薤白得瓜蒌，苦燥之性去而通阳散结，行气泄浊之力增强，共奏通阳散结，行气化痰之功。

常见方剂瓜蒌薤白白酒汤、瓜蒌薤白半夏汤、枳实薤白桂枝汤等用此药对。

【历代文献】

瓜蒌、薤白配伍出自瓜蒌薤白白酒汤。《金匮要略·胸痹心痛短气病脉证治》："胸痹之病，喘息咳唾，短气，胸背痛，寸口脉沉迟，关上小紧数，栝楼薤白白酒汤主之。"《金匮要略论注》："胸为前，背为后，其中气痹，则前后俱痛，上之气不能常下，则下之气不能时上而短矣……故以栝楼开胸中之燥痹为君，薤白之辛温，以行痹着之气，白酒以通行荣卫为佐。其意谓胸中之阳气布，则燥自润，痰自开，而诸证悉愈也。"《金匮要略方论本义》："栝蒌实，苦以降气也；薤白独多用，升阳散聚也；白酒更多用，温中和血也。徐徐煎取，温温再服，缓以治上，汤以荡邪也。诚治胸痹之善术也。"《医略六书》："栝楼实搜涤胸中痰垢之痹结，薤白头解散胸中滞气之闭散，白酒温行暖胃，以壮清阳之布，正如离照当空，阴霾自灭也。"《绛雪园古方选注》："君以薤白，滑利通阳；臣以栝楼实，润下通阴；佐以白酒，熟谷之气上行药性，助其通经活络，而痹自开。"

【药理作用】

（1）**降脂作用** 用胆固醇和甲基硫氧嘧啶片造高脂血症小鼠模型，采用析因分析，观察血清总胆固醇（TC）、血清甘油三酯（TG）、血清高密度脂蛋白胆固醇（HDL）、高密度脂蛋白胆固醇亚组分Ⅱ（HDL2）、高密度脂蛋白胆固醇亚组分Ⅲ（HDL3）、低密度脂蛋白胆固醇（LDL）、动脉硬化指数（AI）。结果：瓜蒌、薤白均能显著降低 TC、TG、LDL、AI（$P<0.01$），且两者联用效果更明显（$P<0.01$）。说明瓜蒌、薤白联用有协同作用，降脂效果更佳。

（2）**抑制心肌细胞凋亡作用** 通过结扎大鼠冠状动脉左前降支造成心肌缺血再灌注损伤模型，各组动物至实验时限心肌缺血30分钟，再灌注90分钟后，取出心脏。采用 TUNEL 检测心肌细胞凋亡，免疫组化方法检测心肌 Bcl-2、Bax 蛋白表达。结果表明，与假手术组对照，模型组细胞凋亡率及 Bax 表达水平均明显升高，Bcl-2 表达水平降低，组间比较差异有统计学意义（$P<0.01$）；瓜蒌、薤白、半夏能有效降低 Bax 表达，升高 Bcl-2 表达水平，抑制细胞凋亡的发生，与模型组比较，差异有统计学意义（$P<0.01$）。说明瓜蒌薤白半夏汤可能通过上调 Bcl-2、下调 Bax 蛋白表达而有效抑制心肌缺血再灌注损伤大鼠心肌细胞凋亡的发生。

（3）**降低血小板黏附率作用** 结扎雄性大鼠冠状动脉左前降支造成胸痹模型，计算心肌梗死指数，观察离体冠状动脉血流量、血小板黏附性和耐缺氧情况。结果表明，瓜蒌薤白汤加减浸膏组的心肌梗死指数明显减少，能明显增加冠状动脉血流量，降低血小板的黏附率和提高耐缺氧能力。说明瓜蒌薤白汤加减浸膏治疗冠心病、心绞痛和心肌梗死有一定的依据。

【药效物质】

瓜蒌的果皮、果实、种子中分别含有油脂和有机酸、甾醇类化合物、三萜及其苷类，另外瓜蒌皮还含有多种蛋白质、氨基酸和无机盐（如铁、镁、钙等）。主要有润肺、化痰、散结、润肠等功效。

薤白主要由有机酸、甾体皂苷、腺苷和胸苷、糖类、无机盐、氨基酸等组成，具有降血脂、抗动脉粥样硬化、抑制血小板聚集、抗栓、抑菌、止痛等作用。

瓜蒌薤白提取液中槲皮素的吸收、分布均比单味瓜蒌提取液快；瓜蒌薤白提取液中槲皮素浓度降低，消除比单味瓜蒌提取液慢，清除率比单味瓜蒌提取液低，瓜蒌薤白提取液中槲皮素的吸收程度高，生物利用度高；瓜蒌薤白提取液和单味瓜蒌提取液中槲皮素的平均滞留时间无统计学意义。槲皮素的口服生物利用度与其所存在的基质有关，并且一些物质能明显影响其口服生物利用度，如酒类和儿茶素分别能使槲皮素的生物利用度提高或降低。

参考文献

[1]贺立勋.瓜蒌、薤白降脂作用的析因研究[J].湖南中医药导报，2002，8（4）：205-207.

[2]晋红宾，段雪涛，张炳填.瓜蒌薤白半夏汤对大鼠缺血再灌注心肌细胞凋亡及Bcl-2、Bax蛋白表达影响[J].湖南中医药大学学报，2012，32（1）：13-15.

[3]黄咏梅，邓景赞，肖加尚.瓜蒌薤白汤加减浸膏的药效学研究[J].中药材，2004，27（9）：667-669.

[4]鄢海燕，邹纯才，魏美玲.瓜蒌薤白配伍变化对瓜蒌中槲皮素药动学的影响[J].中药材，2015，38（7）：1472-1475.

10. 瓜蒌、柴胡

瓜蒌、柴胡均具苦寒之性。瓜蒌入肺、胃、大肠经，甘寒润燥，苦寒清热，故能清热化痰，清肺润燥；柴胡归肝、胆经，善通达表里，轻主升散，苦主疏泄，善清表热，为枢转少阳之要药，又为肝胆经的引经药，可引诸药直达病所。瓜蒌与柴胡配伍，是治疗结胸、痰饮、胸痹之理想组合，共同发挥疏肝郁、润肺燥、宽胸膈、涤痰结的功效。

常见方剂柴胡桂枝干姜汤、柴胡瓜蒌干姜汤、顺气逍遥散等用此药对。

【历代文献】

瓜蒌、柴胡配伍出自柴胡桂枝干姜汤。《伤寒论·辨太阳病脉证并治下》："伤寒五六日，已发汗而复下之，胸胁满微结，小便不利，渴而不呕，但头汗出，往来寒热，心烦者，此为未解也，柴胡桂枝干姜汤主之。"《金匮要略·疟病脉证并治》附《外台秘要》言柴胡桂枝干姜汤："治疟寒多微有热，或但寒不热。"柯琴："此方全从柴胡加减，心烦不呕不渴，故去半夏之辛温，加栝楼根以生津；胸胁满而微结，故减大枣之甘满，加牡蛎之咸以软之，小便不利而心下不悸，是无水可利，故不去黄芩，不加茯苓；虽渴而太阳之余邪不解，故不用而加桂。生姜之辛易干姜之温苦，所以散胸胁之满结也。初服烦即微者，黄芩栝楼根之效；继服汗出周身，内外全愈者，姜桂之功。小柴胡加减之妙，若无定法，而实有定局矣。更其名曰柴胡桂枝干姜，以柴胡证具，而太阳之表犹未解，里已微结，须此桂枝解表，干姜解结，以佐柴胡之不及耳。"《伤寒直解》："柴胡桂枝黄芩，转少阳之枢以达太阳之气；牡蛎启厥阴之气，以解胸胁之结；栝楼根引水液以上升，而止烦渴；汗下后中气虚矣，故用干姜甘草以理中。"

【药效物质】

瓜蒌的果皮、果实、种子中分别含有油脂和有机酸、甾醇类化合物、三萜及其苷类，另外瓜蒌皮还含有多种蛋白质、氨基酸和无机元素（如铁、镁、钙等）。

柴胡的成分主要为柴胡皂苷、甾醇、挥发油、脂肪酸和多糖等，具有退热、镇静、镇痛、抗菌、抗肝损伤、抗病毒等作用。

参考文献

[1]和彪，王健．柴胡陷胸汤治疗慢性非萎缩性胃炎的临床疗效观察[J]．山西中医学院学报，2016，17(6)：32-33，36.

11. 瓜蒌、枳实

瓜蒌、枳实均归胃、大肠经。瓜蒌甘寒滑润，既能上清肺胃之热、涤痰导滞，又能宽中下气、开胸散结，还能下滑大肠、润肠以通便；枳实苦温降气，善于破滞气、行痰湿、消积滞、除痞塞，为中焦脾胃之要药。瓜蒌与枳实配伍，共奏破气消积、宽胸散结、润燥通便之功。

常见方剂瓜蒌枳实汤、清气化痰丸、枳实薤白桂枝汤等用此药对。

【历代文献】

瓜蒌、枳实配伍出自瓜蒌枳实汤。《万病回春》："痰结咯吐不出，胸膈作痛，不能转侧，或痰结胸隔满闷，寒热气急，并痰迷心窍，不能言语者。"《成方便读》言清气化痰丸："方中半夏、胆星为治痰之君药；痰由于火，故以黄芩之苦寒降之，瓜蒌之甘寒润之；火因于气，即以陈皮顺之，枳实破之；然脾为生痰之源，肺为贮痰之器，故以杏仁之苦温疏肺而降气，茯苓之甘淡渗湿而宣脾。肺脾肃清，则痰不存留矣。以姜汁糊丸者，用为开痰之先导耳。"《医方考》评论清气化痰丸："此痰火通用之方也。气之不清，痰之故也。能治其痰，则气清矣。是方也，星、夏所以燥痰湿；杏、陈所以利痰滞；枳实所以攻痰积；黄芩所以消痰热；茯苓之用，渗痰湿也；若瓜蒌者，则下气利痰。"

【药效物质】

瓜蒌的果皮、果实、种子中分别含有油脂和有机酸、甾醇类化合物、三萜及其苷类，另外瓜蒌皮还含有多种蛋白质、氨基酸和无机元素(如铁、镁、钙等)。

枳实的酸橙果实含橙皮苷、新橙皮苷、油皮苷、辛弗林、N-甲基酪胺等。甜橙果实含油皮素-7-芸香糖甙即柚皮芸香苷，异樱花素-7-芸香糖苷、柚皮素-4′-葡萄糖苷-7-芸香糖苷、辛弗林、N-甲基酪胺等化学成分，具有缓解小肠痉挛，强心，增加冠状动脉、脑、肾血流量，抑制血栓形成，收缩胆囊等作用。

12. 瓜蒌、牡蛎

瓜蒌、牡蛎均为散结之品。瓜蒌甘寒滑润，善清肺胃之热而治渴，可从补药而治虚渴，从凉药而治火渴，从气药而治郁渴，从血药而治烦渴，乃治渴之要药也，又可宽中下气、开胸散结，还能下滑大肠、润肠以通便；牡蛎咸寒，能软坚散结，又可引热下行，降上出之浮阳，使邪热不致上灼，津生热降，且益阴的同时收敛固涩阴津，防其耗散。瓜蒌与牡蛎配伍，共奏清热生津、软坚散结之功。

常见方剂瓜蒌牡蛎散、大黄牡蛎汤等用此药对。

【历代文献】

瓜蒌、牡蛎配伍出自瓜蒌牡蛎散。《金匮要略·百合狐惑阴阳毒病脉证治》："百合病渴不瘥者，瓜蒌牡蛎散主之。"《本经逢原》："牡蛎，《本经》治伤寒寒热，温疟洒洒，是指伤寒发汗后，寒热不止而言，非正发汗药也。仲景少阳病犯本，有柴胡龙骨牡蛎汤，《金匮》百合病变渴，有瓜蒌牡蛎散。用牡蛎以散内结之热，即温疟之热从内蕴，惊恚之怒气上逆，亦宜咸寒降泄为务。其拘缓鼠瘘，带下赤白，总由痰积内滞，端不出软坚散结之治耳。"《金匮要略论注》："渴不瘥，是虽百合汤洗而无益矣。明是内之阴气未复，由于阳亢也。故以栝楼根清胸中之热，牡蛎清下焦之热，与上平阳以救阴同法，但此从其内治耳，故不用百合而作散。"《医宗金鉴》："与百合洗身而渴不瘥者，内热甚而津液竭也。栝楼根苦寒，生津止渴，牡蛎咸寒，引热下行也。"张璐《张氏医通》："若洗后渴不瘥，是中无津液，则以栝蒌、牡蛎主之。"

【药效物质】

瓜蒌的果皮、果实、种子中分别含有油脂和有机酸、甾醇类化合物、三萜及其苷类，另外瓜蒌皮还含有多种蛋白质、氨基酸和无机元素（如铁、镁、钙等）。

牡蛎肉中含有多种氨基酸、糖原、大量微量元素及小分子化合物，其壳中含有大量碳酸钙，具有敛阴潜阳、止汗涩精、化痰软坚等功效。

参考文献

[1]王炫文，赵冠华，佟长青，等.牡蛎内脏多糖抗氧化活性及对四氯化碳所致小鼠急性肝损伤的影响作用[J].食品工业科技，2017，38(24)：303-307.

13. 葶苈子、大枣

葶苈子、大枣均有制水之功。葶苈子味辛苦寒，辛散开壅，苦寒沉降，药力峻猛，善于降泻肺气，可泻肺气而祛痰平喘，肃降肺气，通调水道而利水消肿；大枣味甘温，质润性缓，可安中养脾，顾护中气，通九窍，补气，生津液，缓阴血，调营卫，和百药，能缓猛药强悍之性，使不伤脾胃以培土制水。葶苈子与大枣配伍，一峻一缓，一补一泻，以大枣之甘缓，缓葶苈子性急泻肺下降之势，攻补兼施，共奏泻肺行水、降气平喘之功。

常见方剂葶苈大枣泻肺汤、古葶枣散、大枣丸等用此药对。

【历代文献】

葶苈子、大枣配伍出自葶苈大枣泻肺汤。《金匮要略·肺痿肺痈咳嗽上气病脉证治》："肺痈，喘不得卧，葶苈大枣泻肺汤主之。""肺痈，胸满胀，一身面目浮肿，鼻塞，清涕出，不闻香臭酸辛，咳逆上气，喘鸣迫塞，葶苈大枣泻肺汤主之。"《本草纲目》："葶苈甘苦二种，正如牵牛黑白二色，急缓不同……苦者下泄之性急，既泄肺而易伤胃，故以大枣辅之。"《千金方衍义》："肺痈已成，吐如米粥，浊垢壅遏清气之道，所以喘不得卧，鼻塞不闻香臭。故用葶苈破水泻肺，大枣护脾通津，乃泻肺而不伤脾之法，保全母气，以为向后复长肺叶之根本。然肺胃素虚者，葶苈亦难轻试，不可不慎。"《金匮要略浅注补正》："此言肺痈始萌，在将成未成之初，邪气尽壅于肺，喘不得卧，以葶苈大枣泻肺汤主之，乘其未集而击之。"《删补名医方论》："肺痈喘不得卧及水饮攻肺喘急者，方中独用葶苈之苦，先泻肺中之水气，佐大枣恐苦甚伤胃也。"

【药效物质】

葶苈子主要成分为槲皮素-3-O-β-D-吡喃葡萄糖-7-O-β-D-龙胆双糖苷、槲皮素-3-O-β-D-吡喃葡萄糖苷、异鼠李素-3-O-β-D-吡喃葡萄糖苷、槲皮素、山奈酚、异鼠李素等，具有止咳平喘、利尿、强心、抗菌、抗癌、调节血脂等作用。

大枣富含蛋白质、脂肪、糖类、胡萝卜素、B族维生素、维生素 C、维生素 P、钙、磷、铁和环磷酸腺苷等营养成分。

第十四章

安神药

1. 磁石、朱砂

磁石、朱砂均为金石质重之品，性寒，同入心经。磁石善清泻心肝之火，又纳肾气，平肝潜阳，以阴虚阳亢之神志不安为宜；朱砂善清心经实火，又能镇惊安神，善治心火亢盛之神志不安，为清心、镇惊安神之要药。磁石与朱砂配伍，既能增清心镇惊之功，又能安定神志，镇摄浮阳，共同发挥镇心安神的功效。

常见方剂磁朱丸、五毒丹等用此药对。

【历代文献】

磁石、朱砂配伍出自磁朱丸，一名"神曲丸"。《备急千金要方》："神曲丸，主明目，百岁可读注书方。""神曲四两，磁石二两，光明砂一两，三味末之，炼蜜为丸如梧子大，饮服三丸，日三，不禁常服益眼力，众方不及，学者宜知此方神验不可言，当秘之。"《证治准绳》："磁石辛咸寒，镇坠肾经为君，令神水不外移也。辰砂微甘寒，镇坠心经为臣，肝其母，此子能令母实也，肝实则目明。神曲辛温甘，化脾胃中宿食为佐。生用者，发其生气；熟用者，敛其暴气也。服药后，俯视不见，仰视渐睹星月者，此其效也。亦治心火乘金，水衰反制之病。久病累发者，服之则永不更作。"《古今名医方论》："磁石直入肾经，收散失之神，性能引铁吸肺金之气归藏肾水。朱砂体阳而性阴，能纳浮游之火而安神明。水能鉴，火能烛，水火相济，而光华不四射与？然目受脏腑之精，精资于谷，神曲能消化五谷，则精易成矣。盖神水散大，缓则不收，赖镇坠之品疾收而吸引之，故为急救之剂也。其治耳鸣、耳聋等症，亦以镇坠之功，能制虚阳之上奔耳。"

【药理作用】

镇静催眠作用　在恒温、恒湿、自动光控和电磁屏蔽实验条件下，采用大鼠皮层脑电描记方法，观察磁朱丸对失眠大鼠睡眠时相的影响。结果给予大鼠磁朱丸后，大鼠觉醒时间明显减少，睡眠总时间延长，主要表现为延长慢波睡眠Ⅱ期（SWS2）和快动眼睡眠（REMS）。

【药效物质】

磁石主要含四氧化三铁（Fe_3O_4），其中含 FeO_3、Fe_2O_3，并含有硅、铅、钛、磷、锰、钙、铬、钡、锯、镁等杂质。四氧化三铁有抑制中枢神经、镇静、催眠及抗惊厥等作用，且炮制后作用显著增强，又能抗炎、镇痛、促凝血。煅后降低了苦寒之性，缓和了重镇降逆的功效，增强了敛血、止血、补血的功效，且易于煎出汁，疗效较好。

朱砂主要成分为硫化汞，亦夹杂有雄黄、磷灰石、沥青质等物质。朱砂有镇静催眠、解毒防腐的作用，外用能抑制或杀灭皮肤细菌和寄生虫。朱砂为汞的化合物，汞与蛋白质中的巯基有特别的亲合力，高浓度时，可抑制多种酶活性。进入体内的汞，主要分布在肝肾，而引起肝肾损害，并可透过血脑屏障，直接损害中枢神经系统。

参考文献

[1]李尔逊，孙春宇，李廷利.磁朱丸对失眠大鼠睡眠时相的影响[J].中国医药导报，2008，5(2)：20-21.

2. 龙骨、牡蛎

龙骨、牡蛎均为质重沉降之品，同入肾经。龙骨入心经，善镇惊安神，为治心神不宁、惊痫癫狂等神志失常之要药。牡蛎善软坚散结，常用治癥瘕积聚、痰核、瘰疬等证。龙骨与牡蛎配伍，既治肝阳上亢、头晕目眩之证，又治遗精、遗尿、崩漏、带下、自汗、盗汗等滑脱之证，共同发挥平肝潜阳、收敛固涩的功效。

常见方剂镇肝息风汤、金锁固精丸、桂枝甘草龙骨牡蛎汤等用此药对。

【历代文献】

龙骨、牡蛎配伍出自桂枝甘草龙骨牡蛎汤。《伤寒论》："火逆下之，因烧针烦躁者，桂枝甘草龙骨牡蛎汤主之。"《注解伤寒论》："辛甘发散，桂枝、甘草之辛甘，以发散经中火邪。涩可去脱，龙骨、牡蛎之涩，以收敛浮越之正气。"《伤寒贯珠集》："桂枝、甘草，以复心阳之气，牡蛎、龙骨，以安烦乱之神。"《古方选注》："桂枝、甘草、龙骨、牡蛎，其义取重于龙、牡之固涩。仍标之曰桂甘者，盖阴钝之药，不佐阳药不灵，故龙骨、牡蛎之纯阴，必须藉桂枝、甘草之清阳，然后能飞引入经，收敛浮越之火，镇固亡阳之机。"《伤寒寻源》："经云：火逆下之，因烧针烦躁者，此汤主之。此证较上条稍轻，以元阳尚未至飞越，故无取蜀漆迅疾之性，急追以滋扰。但下后烧针，误而再误，因致烦躁。则此烦躁，非太阳病汗不出之烦躁，又非少阴病吐利后之烦躁。是已具起卧不安之象，而为惊狂之渐，即伏亡阳之机。故主桂枝入心助阳，而加甘草龙骨牡蛎，以安中而镇逆也。"

【药效物质】

龙骨主要成分有碳酸钙、磷酸钙、五氧化二磷、氧化镁、三氧化二铁和少量的铝、镁、氯，具有镇静安神、抗抑郁等作用。

牡蛎主要成分有碳酸钙、微量元素和氨基酸，具有抗病毒、抗氧化、抗肿瘤、抗衰老、降血糖等作用。

研究表明，龙骨与牡蛎的主要化学成分均为钙盐，微量元素种类相近，且均具有镇静安神、抗惊厥等药理作用，临床多配伍使用。

参考文献

[1]张晗，张磊，刘洋.龙骨、牡蛎化学成分、药理作用比较研究[J].中国中药杂志，2011，36(13)：1839-1840.

3. 远志、石菖蒲

远志、石菖蒲均具辛温之性，同入心经。远志性善宣泄通达，长于安神益智，祛痰开窍；石菖蒲性善芳香走窜，长于开窍豁痰，醒神益智。远志与石菖蒲配伍，相辅相成，使气顺而壅自开，痰浊消散不上蒙清窍，使神志清明，共同发挥安神益智、祛痰开窍的功效。

常见方剂远志汤、石菖蒲丸、孔圣枕中丹、开心散等用此药对。

【历代文献】

远志、石菖蒲配伍出自远志汤。《奇效良方》："治心经受病，多汗恶风，善怒，口不能言，其状但得偃卧，不可倾侧，闷乱冒绝汗出，风中于心也。唇色正赤，尚犹可治，急灸心腧百壮。或青黄不定，面色㿠㿠战栗动者，不可治。"《本草新编》："远志定神，则君心宁静而心气自通于肾矣，心之气既下通于肾，谓远志但益心而不益肾，所不信也。是远志乃通心肾之妙药。故能开心窍而益智，安肾而止梦遗，否则心肾两离，何能强记而闭守哉……石菖蒲，味辛而苦，气温，无毒。能开心窍，善通气，止遗尿，安胎除烦闷，能治善忘。但必须石上生者良，否则无功。然止可为佐使，而不可为君药。开心窍，必须君以人参，通气，必须君以芪、术。遗尿欲止，非多加参、芪不能取效。胎动欲安，非多加白术不能成功。"

【药理作用】

(1)镇静睡眠作用　将小鼠随机分成空白组，石菖蒲组，远志组，石菖蒲与远志1∶1配伍组、1∶2配伍组、2∶1配伍组。连续7天分别给予相应药液灌胃，给药剂量20mL/kg，空白组给予同等体积生理盐水。分别观察小鼠直接睡眠以及各组阈上、阈下剂量戊巴比妥钠致小鼠睡眠潜伏期、睡眠时间和入睡只数。结果石菖蒲、远志及其不同配伍比例组均能减少小鼠自发活动，但并无直接睡眠作用，单味远志组与1∶2配伍组镇静催眠效果明显优于空白对照组和单味石菖蒲组，1∶2配伍组优于1∶1及2∶1配伍组，但无统计学差异。结论：石菖蒲、远志配伍有明显的镇静催眠作用，具有一定改善睡眠的功效，但安神效果最佳的还是单味远志，优于石菖蒲及各配伍组。

(2)抗自由基作用　将动物随机分为4组，即假手术组、模型组、实验组（远志、石菖蒲配伍组）、脑复康组（阳性药对照组），每组10只。采用D-半乳糖诱导建立阿尔茨海默病（AD）动物模型，观察远志、石菖蒲配伍对模型大鼠学习记忆能力、脑组织中SOD活力、MDA和NO含量的影响。实验结果：与假手术组比较，模型组大鼠学习记忆能力明显减退，脑组织中SOD活力显著降低，MDA和NO含量明显升高；与模型组比较，实验组学习记忆能力得到明显改善，脑组织中SOD活力显著升高，MDA和NO含量明显降低。实验结果表明远志、石菖蒲配伍能明显改善AD，其作用机制可能与抗自由基，抑制其对脑组织损伤有关。

【药效物质】

远志中含有皂苷类、山酮类、寡糖酯类、生物碱类、多糖类、黄酮类等化学成分。远志总皂苷可以使海马CA_1区长时程增强效应升高和NR_2A表达增加，从而改善AD模型大鼠突触可塑性；也有报道称TenuifolisideA、C是远志安神作用的有效成分，其在肠道细菌的作用下，转化成具有镇静活性的3，4，5-三甲氧基桂皮酸，从而产生镇静作用；远志乙酸乙酯部位提取物可以与戊巴比妥钠产生协同作用，对小鼠产生镇静催眠、抗焦虑及中枢神经的抑制作用。

石菖蒲化学成分主要为挥发性成分和非挥发性成分。挥发性成分较为复杂，已知成分达 60 余种，主要结构类型为苯丙素类和萜类化合物；非挥发性成分主要有生物碱类、醛和酸类、醌和酮类、甾醇类、氨基酸类及糖类等。石菖蒲挥发油对小鼠肝癌、小鼠 S_{180} 肉瘤有明显的抑制作用，且疗效稳定，20%的石菖蒲在体外能杀死小鼠腹水癌细胞，对正常唾液腺细胞无影响。α-细辛醚对人食管癌 Ec-109 细胞有明显的增殖抑制作用，且具有剂量效应关系，而细胞形态变化表明，α-细辛醚对 Ec-109 细胞具有促进凋亡的作用。

远志中的酮类、皂苷类和糖酯类既是远志的主要化学成分，也是其活性成分。对远志与石菖蒲配伍前后的化学成分定性定量进行分析，结果表明远志、石菖蒲配伍后远志中的 8 个化学成分均有小幅度增加，这为今后体内配伍作用研究提供了方法依据。研究结果显示，石菖蒲和远志配伍以后，α-细辛醚的含量未发生显著变化，β-细辛醚含量显著下降。β-细辛醚是石菖蒲的主要药效成分，也是潜在毒性物质，欧盟对其使用有明确的上限规定。本研究显示石菖蒲、远志配伍后，β-细辛醚含量下降，可能与其配伍减毒相关。石菖蒲、远志的成分复杂，配伍对其他成分的影响还需要进一步研究。

参考文献

[1]陈海洋，安柳，化杜平，等. 石菖蒲远志配伍对小鼠睡眠的影响[J]. 湖北中医杂志，2015，37(10)：13-15.

[2]陈骐，张宇燕，杨洁红，等. 远志、石菖蒲配伍抗阿尔茨海默病模型大鼠脑自由基损伤的实验研究[J]. 世界中西医结合杂志，2010，5(7)：579-581.

[3]吕广云，王双双，杭太俊，等. 远志-石菖蒲药对配伍前后远志化学成分定性定量分析[J]. 中国药科大学学报，2016，47(3)：329-336.

[4]张慧，王颖，侯林. 石菖蒲-远志药对配对前后水煎液中挥发性成分的含量变化分析[J]. 药学研究，2015，34(5)：269-271.

4. 酸枣仁、柏子仁

酸枣仁、柏子仁均性味甘平，同入心经。酸枣仁长于养心阴、益肝血，尤宜于心肝阴血亏虚之失眠、惊悸多梦，为养心安神之要药；柏子仁长于养心血，尤宜于心阴血不足、心神失养之虚烦不眠、心悸怔忡。酸枣仁与柏子仁配伍，增养心补肝、安神定志之效力，共同发挥养心安神的功效。

常见方剂天王补心丹、柏子仁丸、养心汤等用此药对。

【历代文献】

酸枣仁、柏子仁丸配伍出自养心汤。《仁斋直指》言其治"心虚血少，惊惕不宁"。"心主血而藏神。心经气血不足，无以养神，则神不安，故见惊悸不寐。治当益气养血，补心宁神，方中参、芪以补心气，芎、归以养心血，二茯、远志、柏仁、枣仁、五味以宁心安神，更用半夏曲和胃化痰以助运，辣桂辛散以制酸收，甘草调和诸药，共成益气补血，养心安神之功"。《医方考》："《内经》曰：阳气者，精则养神。故用人参、黄芪、茯神、茯苓、甘草以益气；又曰：静则脏养，燥则消亡。故以当归、远志、柏仁、酸枣仁、五味子以润燥，养气所以养神，润燥所以润血。若川芎者，所以调肝而益心之母。半夏曲所以醒脾而益心之子。辣桂辛热，从火化也，《易》曰：火就燥，故能引诸药直达心君而补之，经谓之从治是也。"

【药理作用】

(1) 催眠作用　将 30 只小鼠随机分组，给药后在 15 分钟内小鼠翻正反射消失达 1 分钟(40 秒以上皆可)为入睡指标，记录各组入睡小鼠的只数及睡眠时间。实验结果是不同剂量柏子仁、酸枣仁组都有镇静催眠作用，但其程度不同。柏子仁、酸枣仁高剂量组与阳性对照组结果相当，明显高于低剂量组，说明镇静催眠作用与用药量有一定关系。相同剂量下的柏子仁、酸枣仁的入睡率、睡眠时间差异不显著。

(2) 镇静作用　采用正交设计进行拆方研究，确定两因素和三水平($5.0\text{mL}\cdot\text{kg}^{-1}$，$1.5\text{mL}\cdot\text{kg}^{-1}$，$0.5\text{mL}\cdot\text{kg}^{-1}$)，按正交表设计，将小鼠分为 9 个组，每组重复 5 次，分别给予不同的剂量组合，并观察小鼠用药后的自主活动次数。结果表明酸枣仁油及柏子仁油均能减少小鼠自主活动次数，两者之间有交互作用。结论：酸枣仁油和柏子仁油均为主要因素，两者配伍合理，最佳组合为酸枣仁油与柏子仁油均为 5.0mL/kg。

【药效物质】

酸枣仁富含脂肪油，大部分为不饱和脂肪酸，其他成分有白桦脂酸、白桦脂醇、当药素、酸枣仁皂苷、阿魏酸、维生素 C 等，且含多种氨基酸及微量元素，具有镇静催眠、抗焦虑、抗抑郁、抗惊厥、保护心肌细胞、抗心律失常、改善血液流变性、抑制动脉粥样硬化、抗炎、抗肿瘤等作用。

柏子仁含柏木醇、谷甾醇和双萜类成分，又含脂肪油，并含少量挥发油、皂苷、维生素 A 和蛋白质等。

参考文献

[1]夏传涛，李宝莉，袁秉祥. 正交设计研究酸枣仁油与柏子仁油配伍对小鼠自主活动的影响[J]. 西北药学杂志，2006，21(2)：67-68.

5. 酸枣仁、五味子

酸枣仁、五味子味甘酸，同入心经。酸枣仁长于养心阴、益肝血，尤宜于心肝阴血亏虚之失眠、惊悸多梦，为养心安神之要药；五味子具有收涩之性，善敛肺滋肾，生津敛汗。酸枣仁与五味子配伍，散收并用，既能肝肾同补，又增敛汗生津之效，共同发挥宁心安神的功效。

常见方剂天王补心丹、养心汤等用此药对。

【历代文献】

酸枣仁、五味子配伍出自养心汤。《证治准绳》："心虚血少，惊惕不宁。"《医方考》："《内经》曰：阳气者，精则养神。故用人参、黄芪、茯神、茯苓、甘草以益气。

又曰：静则养脏，燥则消亡，故用当归、远志、柏仁、酸枣仁、五味子以润燥；养气所以养神，润燥所以润血。若川芎者，所以调肝而益心之母。半夏曲所以醒脾而益心之子。辣桂辛热，从火化也，《易》曰：火就燥，故能引诸药直达心君而补之，经谓之从治也。"另有天王补心丹，《古今名医方论》："心者主火，而所以主者神也。神衰则火为患，故补心者，必清其火而神始安。补心丹用生地黄为君者，取其下足少阴以滋水主，水盛可以伏火，此非补心之阳，补心之神耳。凡果核之有仁，犹心之有神也。清气无如柏子仁，补血无如酸枣仁，其神存耳。参、苓之甘以补心气，五味之酸以收心气，二冬之寒以清气分之火，心气和而神自归矣。当归之甘以生心血，玄参之咸以补心血，丹参之寒以清血中之火，心血足而神自藏矣。"

【药理作用】

(1)镇静、催眠作用 将 50 只 ICR 小鼠随机分组，连续灌胃给药 7 天后，通过直接睡眠实验、延长戊巴比妥睡眠时间实验、戊巴比妥阈下剂量催眠实验、巴比妥睡眠潜伏期实验，观察各组对小鼠睡眠的影响。结果：酸枣仁、五味子提取物组方灌胃给药后对小鼠无直接睡眠作用。与正常对照组比，酸枣仁、五味子提取物组方低、中、高剂量组能显著延长戊巴比妥诱导的小鼠睡眠时间。能显著增加戊巴比妥阈下剂量诱导小鼠睡眠发生率，与阈下剂量戊巴比妥有协调催眠作用；能有效缩短小鼠睡眠潜伏期。结论：酸枣仁、五味子提取物组方具有明显的镇静催眠作用，可有效改善睡眠。

(2)对烧伤的防治作用 雄性小白鼠体重 15~21g，实验前给予足量饮水及饲料，以生殖器的水平为界，将小白鼠两后腿迅速浸入 55℃ 的热水内烫 20 秒钟，取出后用毛巾吸干水分，立即注射药物，对照组注射等量的生理盐水。比较用药组和对照组组织水肿的程度，即可看出药物对烫伤水肿的影响。结果：酸枣仁、五味子单用或合用均能提高烫伤小白鼠的存活率，延长存活时间；酸枣仁与五味子配伍还能推迟大白鼠烧伤休克的发生时间，延长存活时间，并能减轻小白鼠烧伤局部的水肿。

【药效物质】

酸枣仁富含脂肪油，大部分为不饱和脂肪酸，其他成分有白桦脂酸、白桦脂醇、当药素、酸枣仁皂苷、阿魏酸、维生素 C 等，且含多种氨基酸及微量元素。

五味子中含有对聚伞花烯、芳樟醇、维生素 C、五味子醇、五味子醇甲、五味子醇乙、五味子酯甲、花柏醇等有效成分。五味子醇甲能加强利血平及戊巴比妥对自主活动的抑制作用，能明显延长小鼠的睡眠时间。五味子醇甲对戊四唑、士的宁、咖啡因、印防己毒素引起的惊厥无影响，可抗 MES、戊四唑、菸碱及北美黄连碱引起的强直性惊厥，五味子可抑制小鼠由电刺激或长期独处引起的激怒行为，大剂量可产生木僵。五味子醇甲的中枢抑制作用可能与多巴胺系统有一定联系，可使大鼠纹状体及下丘脑多巴胺含量明显增加，五味子素安神或镇静作用弱于戈米辛 A，五味子素亦具有止痛作用，戈米辛 A 只有较大剂量时才具有止痛作用，五味子醇甲能缩短戊巴比妥引起的小鼠睡眠时间。

实验结果显示，对于酸枣仁皂苷 A 和五味子醇甲的含量，酸枣仁、五味子单煎液和合煎液之间有显著性差异($P<0.01$)。单煎液中的酸枣仁皂苷 A 和五味子醇甲含量显著高于合煎液中的含量，单煎混合液中的酸枣仁皂苷 A 和五味子醇甲含量也显著高于

合煎液中的含量，而单煎混合液中的酸枣仁皂苷 A 和五味子醇甲含量略高于单煎液。这提示对酸枣仁皂苷 A 和五味子醇甲的含量影响主要发生在煎煮过程中。

根据色谱峰的相对峰面积比较分析，酸枣仁、五味子药对主要有效成分在配伍煎煮前后溶出变化具有以下规律：其主要有效成分溶出表现为单煎混合液>各单煎液>合煎液，酸枣仁、五味子单煎液中各组分在单煎混合液溶出率明显增多，单煎混合液中各组分整体大于合煎液各组分的溶出率，说明两药配伍煎煮降低了组分的溶出率，其原因可能为在合煎液煎煮过程中产生了大量的沉淀。

参考文献

[1]汪涛，李蔚，陈慧慧，等．酸枣仁提取物配五味子提取物组方对小鼠睡眠的影响[J]．环球中医药，2012，5(10)：725-728.

[2]陶静仪，盛宝恒，谭月华，等．酸枣仁与五味子防治烧伤的实验观察[J]．药学学报，1963，10(9)：531-534.

[3]高家荣，周丽，韩燕全，等．HPLC 法测定酸枣仁与五味子配伍前后酸枣仁皂苷 A和五味子醇甲[J]．中国实验方剂学杂志，2010，16(7)：38-41.

[4]高家荣，吴溪，韩燕全，等．酸枣仁-五味子药对的单煎液、单煎混合液与合煎液UPLC 特征指纹图谱相关性研究[J]．中成药，2013，35(5)：1001-1005.

6. 磁石、珍珠母

磁石、珍珠母均具咸寒之性，同入心肝经。磁石善清泻心肝之火，又纳肾气平肝潜阳，以阴虚阳亢之神志不安为宜；珍珠母善清心火，镇心安神，又清肝火，潜肝阳。磁石与珍珠母配伍，既增镇心安神之功，又增平肝潜阳之效，共同发挥安神镇惊的功效。

常见方剂龙胆泻肝汤加味、脑立清丸等用此药对。

【历代文献】

磁石、珍珠母配伍出自脑立清丸。《中国药典》："肝阳上亢，头晕目眩，耳鸣口苦，心烦难寐，高血压见上述证候者。"《本草新编》："磁石能治喉痛者，以喉乃足少阳、少阴二经之虚火上冲也。磁石咸以入肾，其性镇坠而下吸，则火易归原矣。火归于下，而上痛自失。夫肾乃至阴寒水之脏，磁石色黑而入水，故能益肾而坚骨，生精而开窍，闭气而固泄也。"《饮片新参》："珍珠母，平肝潜阳，安神魂，定惊痫，消热痞眼翳。"

【药效物质】

磁石主要含四氧化三铁(Fe_3O_4)，其中含 FeO_3、Fe_2O_3，并含有硅、铅、钛、磷、锰、钙、铬、钡、锯、镁等杂质。四氧化三铁有抑制中枢神经、镇静、催眠及抗惊厥等作用，且炮制后作用显著增强，又能抗炎、镇痛、促凝血。煅后降低了苦寒之性，缓和了重镇降逆的功效，增强了敛血止血的作用，增加了补血功效，且易于煎出汁，疗效较好。

珍珠母主要成分为碳酸钙、角壳蛋白及微量元素等。珍珠母等贝壳类药物可作为补钙剂，不仅可防治各种因缺钙引起的疾病，如抽筋、骨质疏松、痴呆病等，还具有低免疫原性、良好的生物相容性、可降解性、骨传导性和较好的成骨作用，可作为生物骨的替代材料。微量元素具有很重要的疾病治疗和保健功能，例如锰可以防治心血管疾病，调节神经系统，并促进人体对钙的吸收；铬具抗肿瘤作用；铁可用于改善贫血症状等。

参考文献

[1]王汝娟，黄寅墨，朱武成，等.磁石的药理作用研究[J].中国中药杂志，1997，22(5)：49-51，65.

[2]刘冬，代婷婷，查荣博，等.珍珠母镇静催眠作用及其不同炮制品对小鼠脑内5-羟色胺浓度的影响[J].吉林中医药，2014，34(1)：61-63.

1. 天麻、钩藤

天麻、钩藤均味甘，同入肝经。天麻甘平质润，长于养阴平肝息风，对于肝风内动，惊痫抽搐，不论寒热虚实，皆可配伍应用；钩藤性凉，轻清透达，长于清肝热，息肝风，多用治热极生风或小儿高热急惊风。天麻与钩藤配伍，共同发挥息风止痉、平肝潜阳的功效。

常见方剂钩藤饮子、天麻钩藤饮等用此药对。

【历代文献】

天麻、钩藤配伍出自天麻钩藤饮。《中医内科杂病证治新义》载该方"治高血压头痛、眩晕、失眠"，"本方为平肝降逆之剂。以天麻、钩藤、生决明平肝祛风降逆为主，辅以清降之山栀黄芩，活血之牛膝，滋补肝肾之桑寄生、杜仲等，滋肾以平肝之逆，并辅夜交藤、朱茯神以安神安眠，缓其失眠，故为治疗肝厥头痛、眩晕、失眠之良剂。若以现代之高血压头痛而论，本方所用之黄芩、杜仲、益母草、桑寄生等，均经研究有降低血压之作用，故有镇静安神，降压缓痛之功"。另有钩藤饮子见于《小儿药证直诀》，"钩藤饮子治吐利，脾胃虚风，慢惊。钩藤(三分)，蝉壳，防风(去芦头切)，人参(去芦头切)，麻黄(去节秤)，白僵蚕(炒黄)，天麻，蝎尾(去毒炒各半两)，甘草(炙)，川芎(各一分)，麝香(一分别研入)上同为细末，每服二钱，水一盏，煎至六分，温服，量多少与之。寒多加附子末半钱"。

【药理作用】

改善智力和脑保护作用 观察不同剂量的天麻钩藤煎煮液(天麻：钩藤＝3：4)对多发性脑梗死痴呆大鼠(MID)模型的学习记忆、脑组织过氧化物酶、能量代谢及神经保护因子的影响，以及对 $Na_2S_2O_4$ 和 H_2O_2 诱导的细胞损伤的影响。结果：天麻钩藤煎煮液在 $40g/(kg \cdot d)$、$20g/(kg \cdot d)$ 剂量下，可以改善脑梗死痴呆大鼠的学习记忆能力，降低脑组织 MDA 和 LA 含量，提高 GSH-Px、SOD、CAT、LDH 及 AChE 活性，促进 NGF、BDNF 的表达，细胞实验显示天麻钩藤水提物对 $Na_2S_2O_4$ 和 H_2O_2 诱导的细胞损伤有保护作用。表明天麻、钩藤具有改善智力和脑保护的功效，其机制与抗氧化、神经保护、改善胆碱能神经功能及能量代谢有关。

【药效物质】

天麻主要含酚类成分：天麻素、对羟基苯甲醇(天麻苷元)、4-羟苄基甲醚、4-(4-羟苄氧)苄基甲醚；脂肪酸类成分：棕榈酸、十七烷酸；多糖：天麻多糖、杂多糖 GE-I、II、III。还含有胡萝卜苷，多种氨基酸，多种微量元素，如铬、锰、铁、钴、镍、铜、锌等。具有镇静催眠、抗惊厥、抗焦虑、抗抑郁、改善学习记忆、保护神经元、降血压、扩张血管、保护心肌细胞、抗血栓、抗凝血、抗血小板聚集、抗炎、镇痛等作用，并能抗衰老、抗氧化、抗缺氧、抗辐射、保护胃黏膜、保肝、兴奋肠管。天麻多糖还有增强机体非特异性免疫和细胞免疫的作用。

钩藤主要含吲哚类生物碱，如钩藤碱、异钩藤碱、去氢钩藤碱、异去氢钩藤碱类；三萜类成分，如常春藤苷元、钩藤苷元等；黄酮类成分，如槲皮素、槲皮苷等。钩藤对于中枢神经系统具有镇静、抗惊厥、抗苯丙胺依赖、抗脑缺血、保护脑组织的作用；对心血管系统具有降血压、扩张血管、抗心律失常的作用。此外，还具有抑制血小板聚集、抗血栓、降血脂、抗内毒素血症、平喘、调节平滑肌等作用。

参考文献

[1]赵智强，赵玖．天麻钩藤饮对肝阳上亢证患者脑血流作用的临床药效动力学研究[J]．中药药理与临床，1999，15（2）：38-40.

[2]孙婷，刘伟杰．天麻钩藤的益智作用研究及机制探讨[J]．中药药理与临床，2017，33（3）：117-120.

2. 代赭石、石膏

代赭石、石膏均性寒，同入肺、胃经。代赭石善于平肝泄热，并可沉降肺胃之逆气而止呕、止逆、止噫，为重镇降逆之要药；石膏善清肺热，泻胃火，解肌除烦。代赭石与石膏配伍，既增泄热之力，又能降上逆之气，共同发挥清热降逆的功效。

常见方剂二石汤等用此药对。

【历代文献】

代赭石、石膏配伍出自二石汤。《江西中医药》载该方治"胃火牙痛"。《仁斋直指方论》："治眼赤肿闭合：土朱二分，烂石膏一分。上末，新水入蜜调，敷眼头尾及太阳穴处。"《本草经疏》："代赭石，其主五脏血脉中热，血痹、血瘀、贼风及女子赤沃漏下、带下百病，皆肝、心二经血热所致，甘寒能凉血，故主如上诸证也。甘寒又能解毒，故主蛊毒腹中毒也。《经》曰：壮火食气、少火生气。火气太盛，则阴痿反不能起，苦寒泄有余之火，所以能起阴痿也。重而下坠，故又主产难胞不出及堕胎也……石膏，辛能解肌，甘能缓热，大寒而兼辛甘，则能除大热，故《本经》主中风寒热，热则生风故也。邪火上冲，则心下有逆气及惊喘；阳明之邪热甚，则口干舌焦不能息，邪热结于腹中，则腹中坚痛；邪热不散，则神昏谵语，同乎邪鬼；肌解热散汗出，则诸证自退矣。"

【临床疗效】

代赭石、石膏配伍可用于治疗胃火牙痛等。

采用代赭石、石膏组成二石汤治疗胃火牙痛。选取 168 例胃火牙痛患者，其中龋齿 105 例，治愈 105 例；冠周炎 36 例，治愈 36 例；急性根尖周炎 24 例，治愈 18 例，好转 3 例，无效 3 例；急性牙髓炎 3 例，好转 2 例，无效 1 例。总有效率 97.6%。其中一位赵姓患者，牙痛 1 周，牙龈红肿，呈掣痛，夜不能寐，呻吟不止，遇热则痛甚，得冷痛减，伴口气臭秽，口渴引饮，小便黄赤，大便干燥，舌苔黄厚，脉弦滑，曾于病牙处含避孕药，口服牙痛安、甲硝唑、复方新诺明及强痛定等药治疗无效，服用二石汤1剂，牙痛减半，3剂牙痛痊愈，随访1年未再复发。

【药理作用】

镇静、镇痛作用　研究测定了生赭石、煅赭石中微量元素铁，锌，铜，锰，钴，镍及宏量元素钙的含量，证实了代赭石具有镇静、抗炎、抗惊厥、止血等药理作用，并对其药理作用与所含微量元素的关系进行了分析比较。另实验用三碘季铵酚制动猫进行，以隐神经C类纤维传入冲动引起的大脑皮层体感区诱发电位（C-CEP）为慢痛指标。结果表明，在34例实验动物中，静脉注射石膏注射液使26例的C-CEP峰-峰值明显衰减甚至消失，6例的C-CEP峰-峰值无明显变化，2例的C-CEP峰-峰值增大。石膏注射液对A类纤维传入引起的体感皮层诱发电位（A-CEP）无明显影响。石膏注射液对C-CEP的抑制作用既能被纳洛酮翻转，又能被异搏定拮抗。提示石膏注射液具有较明显的选择性中枢镇痛作用，其中枢镇痛作用可能与Ca^{2+}及内阿片肽释放有关。

【药效物质】

代赭石主要含有三氧化二铁，并含镉、钴、铬、铜、锰、镁等多种微量元素。代赭石具有镇静、抗惊厥、抗炎、止血作用，可收敛胃肠壁，保护黏膜面，并可兴奋肠管，使肠蠕动亢进，所含的铁质能够促进红细胞及血红蛋白的新生。

石膏主要有含水硫酸钙，还含有机物、硫化物及微量元素钛、铝、硅等。石膏对实验性发热动物解热作用明显。石膏上清液能明显减少口渴大鼠的饮水量，促进血液凝固，缩短凝血时间，并有抑制神经应激能力、减轻骨骼肌兴奋性、促进胆汁排泄、降低毛细血管通透性、增强巨噬细胞吞噬及抗炎、抗病毒、免疫促进、利尿、降血糖等作用。

参考文献

[1]董秀丽，杨凤英．二石汤治疗胃火牙痛168例[J]．江西中医药，2002，33（1）：38．

[2]刘淑花，毕俊英．生或煅赭石微量元素含量及药理作用比较[J]．微量元素与健康研究，2003，20（1）：6．

[3]刘甘泉，姚愈忠，张金梅．石膏注射液中枢镇痛作用的实验研究[J]．中药药理与临床，1995（5）：22-26．

3. 全蝎、蜈蚣

全蝎、蜈蚣均辛散有毒，同入肝经。全蝎息风力强，善走窜，既平肝息风，又搜风通络，攻毒散结；蜈蚣搜风力强，善搜风定搐，亦可攻毒散结，通络止痛。全蝎与蜈蚣配伍，既能增息风止痉之力，又能攻毒散结，共同发挥通络止痛的功效。

常见方剂撮风散、蝎蚣散、止痉散等用此药对。

【历代文献】

全蝎、蜈蚣配伍出自撮风散。《证治准绳》："治小儿撮口。"《医宗金鉴》："撮口者，口撮如囊口也。吮乳不得，舌强唇青，面色黄赤，乃心脾之热，受自胎中而然也，其证为危候，急当随证治之……手足抽搐者，撮风散主之"。另有止痉散，近代江克明曰："本方有镇痉、止痛及抗痨等作用。高热动风，可配清热剂同用。小儿急慢惊风，亦可应用。"《本草经疏》："蝎禀火金之气以生，《本经》味甘辛有毒。然察其用，应是辛多甘少，气温。入足厥阴经。诸风掉眩，属肝木，风客是经，非辛温走散之性，则不能祛风逐邪，兼引诸风药入达病所也。故大人真中风，小儿急惊风，皆须用之……蜈蚣禀火金之气以生，故其味辛，气温有毒。乃属阳之毒虫，足厥阴经药也。善能制蛇，见大蛇便缘上唼其脑。"《淮南子》："腾蛇游雾，而殆于即蛆。正指此也。故《本经》主唼诸蛇虫鱼毒，及去三虫蛊毒也。性复走窜僻邪，所以能疗鬼疰温疟，杀鬼物老精。辛主散结，温主通行，故又治心腹寒热结聚，堕胎去恶血也。今世又以之治小儿惊痫风搐，脐风口噤，与夫瘰疬、便毒、痔漏等证皆之。"

【药理作用】

镇痛抗炎作用　采用冰醋酸扭体法研究蜈蚣全蝎止痛散的镇痛作用，与阳性对照组消炎痛的镇痛率进行比较，确认其镇痛作用；采用二甲苯、巴豆油致小鼠耳壳炎症的方法、小鼠棉球肉芽肿的方法研究其抗炎作用。结果蜈蚣全蝎止痛散对冰醋酸小鼠扭体反应有明显的作用。蜈蚣全蝎止痛散对小鼠棉球肉芽肿增生有明显抑制作用，对免疫器官肾上腺、胸腺、脾脏无显著影响。结论：蜈蚣全蝎止痛散对化学刺激引起的疼痛有明显的镇痛和抑制急、慢性炎症的作用。

【药效物质】

全蝎主要含蝎毒，是一种类似蛇毒神经毒的蛋白质，并含有三甲胺、甜菜碱、牛磺酸、棕榈酸、软硬脂酸、胆甾醇、卵磷脂及铵盐等，还含有钠、钾、钙、镁、铁、铜、锌、锰等微量元素。全蝎具有抗癫痫、抗惊厥、镇痛、抗血栓、抗凝血及抗肿瘤等作用，此外还具有降压、抑菌的作用。

蜈蚣主要含有两种类似蜂毒的成分，即组织胺样物质和溶血性蛋白质。还含有脂肪油、胆甾醇、蚁酸、组氨酸、亮氨酸、精氨酸等多种氨基酸类，糖类、蛋白质，以及铁、锌、锰、钙、镁等多种微量元素。蜈蚣具有抗惊厥、抗炎、镇痛、抑菌、抗肿瘤、抗心肌缺血、改善微循环、延长凝血时间、降低血液黏稠度等作用，并有溶血和组织胺样作用。

参考文献

[1] 钟毅，周红，伍耀衡，等. 刘伟胜教授运用全蝎、蜈蚣治疗恶性肿瘤经验[J]. 新中医，2001，33(7)：7-8.

[2] 朱寅圣. 蜈蚣全蝎止痛散的药效学实验研究[J]. 时珍国医国药，2006(9)：1705-1706.

4. 地龙、僵蚕

地龙、僵蚕均味咸，同入肝经。地龙性下行降泄，善走窜，长于通行经络止痛，又可清热息风定惊；僵蚕善升，长于息风止痉、祛风止痛。地龙与僵蚕配伍，一升一降，升降协调，既能增息风定惊之力，又能疏通经络，缓解身体疼痛，共同发挥息风止痉、通络止痛的功效。

常见方剂白僵蚕丸、僵蚕地龙汤等用此药对。

【历代文献】

地龙、僵蚕配伍出自白僵蚕丸。《仁斋直指方论》："慢脾，阳气未甚脱者。"《本草纲目》："地龙主伤寒疟疾，大热狂烦，及大人、小儿小便不通，急慢惊风，历节风痛，肾脏风注，头风，齿痛，风热赤眼，木舌，喉痹，鼻息，聤耳，秃疮，瘰疬，卵肿，脱肛，解蜘蛛毒，疗蚰蜒入耳。"《本草经疏》："蚕属阳，而僵者又兼金木之化，《本经》：味咸。《别录》：辛平无毒。然详其用，应是辛胜咸劣，气微温之药也。气味俱薄，浮而升，阳也。入足厥阴、手太阴、少阳经。厥阴为风木之位，主藏血，小儿惊痫夜啼，女子崩中赤白，风热乘肝脏也。产后余痛，风寒入血分也。辛能祛散风寒，温能通行血脉，故主如上诸证也。肺主皮毛，而风邪客之，则面色不光润。辛温入肺，去皮肤诸风，故能灭黑䵟，及诸疮瘢痕，令人面色好也。男子阴疡，风湿浸淫也。辛平能散风热，兼能燥湿，是以主之。三虫亦湿热所化，故又能去三虫也。"

【药效物质】

地龙主要含有蚯蚓解热碱、蚯蚓毒素、6-羟基嘌呤、腺嘌呤、鸟嘌呤、黄嘌呤、胆碱及多种氨基酸和微量元素，同时还含有花生四烯酸、琥珀酸等有机酸。地龙具有镇静、镇痛、解热、抗惊厥、抗凝血、抗血栓、降血压、抗炎、平喘、抗肝脏纤维化、抗心律失常、促进创伤愈合、增强免疫力、抗肿瘤、抗菌、利尿、兴奋子宫及肠平滑肌的作用。

僵蚕含蛋白质和脂肪，脂肪中主要包括棕榈酸、油酸、亚油酸、少量硬脂酸等，还含有多种氨基酸及铁、铜、锌、锰、铬等微量元素。僵蚕体表的白粉中含有草酸铵，僵蚕具有镇静、催眠、抗惊厥、抗肿瘤、抗凝血、降血糖等作用，并对金黄色葡萄球菌、绿脓杆菌、大肠杆菌等微生物有轻度抑制作用。

5. 地龙、威灵仙

地龙、威灵仙均味咸，同入膀胱经。地龙性下行降泄，善走窜，长于通行经络止痛，又可清热息风定惊；威灵仙性猛善走，既能祛风除湿，又能通络止痛，为治风湿痹痛之要药。地龙与威灵仙配伍，既能疏通经络，又能缓解身体疼痛，共同发挥祛风通络止痛的功效。

常见方剂大活络丹、抗骨增生饮、佛山人参再造丸等用此药对。

【历代文献】

地龙、威灵仙配伍出自大活络丹。该方为《兰台轨范》引《圣济总录》方，"治一切中风瘫痪，痿痹痰厥，拘挛疼痛，痈疽流注，跌扑损伤，小儿惊痛，妇人停经"。《奇效良方》："大神效活络丹治风湿诸痹，筋骨疼痛，清心明目，宽胸溢血，养气暖膝，腰臂疼痛，口眼㖞斜，行步艰辛，筋脉拘挛，年四十以上，每服一丸，至老不生风疾，大有神效。"《冷庐医话》："《圣济总录》大活络丹，与近世所传回生再造丸药味大同小异……再造丸五十六味，与大活络丹异者十四味……二方所皆有者四十二味……威灵仙一两，细辛一两，羌活二两，葛根一两，天麻一两……白蔻仁八钱，骨碎补一两，元参八钱，川连一两，大黄一两，血竭八钱，胆星一两，龟板一两，虎胫骨一对，犀角八钱，两头尖一两，牛黄三钱，全蝎一两五钱，地龙八钱，冰片二钱，麝香八钱，制末蜜丸，每粒重一钱二分，金箔为衣，阴干蜡壳封固。此方治中风瘫痪，痿痹痰厥，拘挛疼痛，满身麻木，痈疽流注，跌扑损伤，小儿惊痫，妇人停经等症。"

【药效物质】

地龙主要含有蚯蚓解热碱、蚯蚓毒素、6-羟基嘌呤、腺嘌呤、鸟嘌呤、黄嘌呤、胆碱及多种氨基酸和微量元素，同时还含有花生四烯酸、琥珀酸等有机酸。

威灵仙主要含有原齐墩果酸、常春藤皂苷元、原白头翁素、棕榈酸等。威灵仙具有镇痛、抗炎、抗利尿、抗疟、降血糖血压、利胆等作用。原白头翁素对革兰阴性菌、阳性菌和真菌都具有较强的抑制作用。威灵仙煎剂可使食管蠕动节律增强，频率加快，幅度增大，能松弛肠平滑肌；醋浸出液对鱼骨刺有一定的软化作用，并使食道及咽平滑肌松弛，增强蠕动，促使骨刺松脱；醇提取物具有引产作用。

6. 僵蚕、蝉蜕

僵蚕、蝉蜕均归肺、肝经。僵蚕辛散，善祛外风，散风热，止痛，止痒；蝉蜕甘寒清热，质轻上浮，善疏散肺经风热以宣肺利咽。僵蚕与蝉蜕配伍，共同发挥祛风除疹之功效。

常见方剂升降散、蝉蜕丸、蝉蜕饮等用此药对。

【历代文献】

僵蚕、蝉蜕配伍出自升降散。《伤寒瘟疫条辨》："表里三焦大热，其证不可名状者，此方主之。""是方以僵蚕为君，蝉蜕为臣，姜黄为佐，大黄为使，米酒为引，蜂蜜为导，六法俱备，而方乃成……僵蚕味辛苦气薄，喜燥恶湿，得天地清化之气，轻浮而升阳中之阳，故能胜风除湿，清热解郁，从治膀胱相火，引清气上朝于口，散逆浊结滞之痰也……天蝉气寒无毒，味咸且甘，为清虚之品……能祛风而胜湿，涤热而解毒；姜黄气味辛苦，大寒无毒，祛邪伐恶，行气散郁，能入心脾二经，建功辟疫；大黄味苦，大寒无毒，上下通行，盖亢盛之阳，非此莫抑；米酒性大热，味辛苦而甘，令饮冷酒，欲其行迟，传化以渐，上行头面，下达足膝，外周毛孔，内通脏腑经络，驱逐邪气，无处不到；蜂蜜甘平无毒，其性大凉，主治丹毒斑疹，腹内留热，呕吐便秘，欲其清热润燥，而自散温毒也。盖取僵蚕、蝉蜕，升阳中之清阳；姜黄、大黄，降阴中之浊阴，一升一降，内外通和，而杂气之流毒顿消矣。"

【临床疗效】

僵蚕、蝉蜕配伍可用于治疗扁桃体炎、流感等。

夏季流感高热患者15例，临床特点主要是热势高且持续时间长，肢节酸楚，口淡，不欲饮，并见腹痛泄痢。按中医辨证，多为温热夹湿证，属温热病范畴。有的患者曾服用广谱抗菌素、病毒灵及安乃近等效果均不明显，采用中医清热除湿法效果亦不理想。后方中应用了僵蚕、蝉蜕，取得了一定的疗效。15例患者中，服药2剂热退者4例，3剂热退者6例，5剂热退者5例。由此初步能够证实，僵蚕和蝉蜕应用于流感高热病是有一定效果的。

【药效物质】

僵蚕含蛋白质和脂肪，脂肪中主要包括棕榈酸、油酸、亚油酸、少量硬脂酸等。还含有多种氨基酸及铁、铜、锌、锰、铬等微量元素，僵蚕体表的白粉中含有草酸铵。僵蚕具有镇静、催眠、抗惊厥、抗肿瘤、抗凝血、降血糖等作用，并对金黄色葡萄球菌、绿脓杆菌、大肠杆菌等微生物有轻度抑制作用。

蝉蜕主要含甲壳质、壳聚糖、蛋白质、组胺、氨基酸及微量元素等。蝉蜕有解热作用，其中蝉蜕头足部较身部的解热作用强，还具有抗惊厥作用，其酒剂能使实验性破伤风家兔的平均存活期延长，可减轻家兔已形成的破伤风惊厥。蝉蜕能对抗士的宁、可卡因、菸碱等中枢神经兴奋药引起的小鼠惊厥死亡，抗惊厥作用蝉蜕身较头足强。蝉蜕还具有镇静作用，能显著减少正常小鼠的自发活动，延长戊巴比妥的睡眠时间，对抗咖啡因的兴奋作用。

参考文献

[1]魏康伯.僵蚕与蝉蜕退流感高热的作用[J].浙江中医学院通讯，1977(4)：30-32.

[2]张丽萍，叶庆莲，臧知明，等.宁痫汤抗癫痫作用及对大脑亮-脑啡肽含量变化的影响[J].陕西中医，2003(11)：1048-1049.

7. 代赭石、牛膝

代赭石、牛膝均味苦，同入肝经。代赭石质重沉降，镇肝降逆，为重镇降逆之要药；牛膝酸苦降泄，能导热下泄，活血通络，善引血下行。代赭石与牛膝配伍，共同发挥镇肝息风、滋阴潜阳之功效。

常见方剂镇肝熄风汤、建瓴汤等用此药对。

【历代文献】

代赭石、牛膝配伍出自镇肝熄风汤。《医学衷中参西录》："治内中风证（亦名类中风，即西人所谓脑充血证），其脉弦长有力（即西医所谓血压过高），或上盛下虚，头目时常眩晕，或脑中时常作疼发热，或目胀耳鸣，或心中烦热，或时常噫气；或肢体渐觉不利，或口眼渐形㖞斜，或面色如醉；甚或眩晕，至于颠仆，昏不知人，移时始醒，或醒后不能复原，精神短少，或肢体痿废，或成偏枯。""是以方中重用牛膝以引血下行，此为治标之主药。而复深究病之本源，用龙骨、牡蛎、龟板、芍药以镇息肝风。赭石以降胃降冲，玄参、天冬以清肺气，肺中清肃之气下行，自能镇制肝木……从前所拟之方，原止此数味。后因用此方效者固多，间有初次将药服下，转觉气血上攻而病加剧者，于斯加生麦芽、茵陈、川楝子即无斯弊。盖肝为将军之官，其性刚果，若但用药强制，或转激发其反动之力。茵陈为青蒿之嫩者，得初春少阳生发之气，与肝木同气相求，泻肝热兼舒肝郁，实能将顺肝木之性。麦芽为谷之萌芽，生用之亦善将顺肝木之性，使不抑郁。川楝子善引肝气下达，又有折其反动之力。方中加此三味，而后用此方者，自无他虞也。"

【药效物质】

代赭石主要含有三氧化二铁，并含镉、钴、铬、铜、锰、镁等多种微量元素，具有镇静、抗惊厥、抗炎、止血等作用，所含的铁质能够促进红细胞及血红蛋白的新生。内服可收敛胃肠壁，保护黏膜面，并可兴奋肠管，使肠蠕动亢进。

牛膝主要含甾酮类成分：β-蜕皮甾酮等；三萜皂苷类成分：人参皂苷 R_0，牛膝皂苷 I、牛膝皂苷 II、正丁基-β-D 吡喃果糖苷；黄酮类成分：芦丁、异槲皮素、山奈酚-3-O-葡萄糖苷，还含有多糖及氨基酸等。牛膝总皂苷对子宫平滑肌有明显的兴奋作用，怀牛膝苯提取物具有明显的抗生育、抗着床及抗早孕作用；牛膝总皂苷可以降低大鼠血压，改善大鼠脑卒中后的神经症状；齐墩果酸具有保肝、护肝、强心等作用；牛膝多糖可以增强免疫力、抑制肿瘤转移、升高血细胞和保护肝脏，并能提高记忆力和耐力；蜕皮甾酮有降脂作用，并能明显降低血糖。怀牛膝能降低大鼠全血黏度、红细胞压积和红细胞聚集指数，并有抗凝作用。

8. 牡蛎、玄参

牡蛎、玄参均具咸寒之性，同入肾经。牡蛎善清热除烦，消痰软坚散结，尤以散结为主；玄参质润，色黑入肾，咸寒，善泻火解毒，软坚散结，尤以泻火解毒为要。牡蛎与玄参配伍，常用于治疗阴虚夹痰热之瘰疬瘿瘤，共同发挥滋阴凉血、泻火解毒、软坚散结的功效。

常见方剂消瘰丸、瘰疬丸等用此药对。

【历代文献】

牡蛎、玄参配伍出自消瘰丸。《医学心悟》："消瘰丸此方奇效，治愈者不可胜计。"《医学衷中参西录》："消瘰丸治瘰疬……瘰疬之证，多在少年妇女，日久不愈，可令信水不调，甚或有因之成劳瘵者。其证系肝胆之火上升，与痰涎凝结而成。初起多在少阳部位，或项侧，或缺盆，久则渐入阳明部位。一颗垒然高起者为瘰，数颗历历不断者为疬。身体强壮者甚易调治……此方重用牡蛎、海带，以消痰软坚，为治瘰之主药，恐脾胃弱者，久服有碍，故用黄芪、三棱、莪术以开胃健脾（三药并用能开胃健脾，十全育真汤下曾详言之），使脾胃强壮，自能运化药力，以达病所。且此证之根在于肝胆，而三棱、莪术善理肝胆之郁。此证之成，坚如铁石，三棱、莪术善开至坚之结。又佐以血竭、乳香、没药，以通气活血，使气血毫无滞碍，瘰疬自易消散也。而犹恐少阳之火炽盛，加胆草直入肝胆以泻之；玄参、贝母清肃肺金以镇之。且贝母之性，善于疗郁结利痰涎，兼主恶疮。玄参之性，《名医别录》谓其散颈下核，《开宝本草》谓其主鼠瘘，二药皆善消瘰疬可知。"

【药效物质】

牡蛎主要含碳酸钙、磷酸钙及硫酸钙，还含有铜、铁、锌、锰、锶、铬等微量元素及多种氨基酸。牡蛎具有镇静、镇痛、抗癫痫、抗惊厥、抗肝脏损伤、增强免疫力、抗肿瘤、抗氧化、抗衰老、抗胃溃疡等作用，牡蛎多糖具有降血脂、抗凝血、抗血栓等作用。

玄参主要含哈巴苷、哈巴俄苷、桃叶珊瑚苷、甲氧基玄参苷等环烯醚萜类化合物及斩龙剑苷 A、安格洛苷等苯丙素苷类。此外，还含有生物碱、植物甾醇、挥发油等。玄参对金黄色葡萄球菌、白喉杆菌、伤寒杆菌、乙型溶血性链球菌、绿脓杆菌、福氏痢疾杆菌、大肠杆菌、须疮癣菌、羊毛状小芽孢菌和星形奴卡氏菌均有一定的抑制作用。玄参对多种炎症反应均有抑制作用，一般认为其抗炎活性成分为哈巴苷、哈巴酯苷。此外，还具有扩张冠状动脉、降压、保肝、增强免疫力、抗氧化、抗动脉粥样硬化等作用。

9. 钩藤、佩兰

钩藤、佩兰均可治眩晕呕恶之证。钩藤甘凉，善息风定惊，清热平肝；佩兰辛平发散，药力平和，善疏散表邪而解暑，芬芳清香，善化湿邪，能化湿醒脾而和中。钩藤与佩兰配伍，既平肝息风，又化湿醒脾，肝脾并调，共奏祛湿息风止眩之功。

常见方剂清眩汤加减等用此药对。

【历代文献】

《本草经疏》："钩藤禀春气以生。《本经》气微寒，无毒。保昇言：苦。甄权言：甘平。应是甘苦俱不甚，气味悉和平者也。为手少阴、足厥阴经要药。少阴主火，厥阴主风，风火相搏，则为寒热惊痫。此药气味甘寒，直气二经，则风静火息而肝心宁，寒热惊痫自除矣。甄权主小儿惊啼，瘛疭热壅，客忤胎风者，亦此意耳……肺主气，肺气郁结则上窍闭，而下窍不通。胃主纳水谷，胃气郁滞，则水谷不以时化，而为痰癖蛊毒……兰草辛平能散结滞，芬芳能除秽恶，则上来诸证自瘳。大都开胃除恶，清肺消痰，散郁结之圣药也。"

【药效物质】

钩藤主要含吲哚类生物碱，如钩藤碱、异钩藤碱、去氢钩藤碱、异去氢钩藤碱类；三萜类成分，如常春藤苷元、钩藤苷元等；黄酮类成分，如槲皮素、槲皮苷等。钩藤对于中枢神经系统具有镇静、抗惊厥、抗苯丙胺依赖、抗脑缺血、保护脑组织的作用；对心血管系统具有降血压、扩张血管、抗心律失常的作用。此外，还具有抑制血小板聚集、抗血栓、降血脂、抗内毒素血症、平喘、调节平滑肌等作用。

佩兰主要含挥发油对聚伞花素、乙酸橙醇酯，百里香酚甲醚等；生物碱类成分：宁德络菲碱、仰卧天芥菜碱等；甾醇及其酯类成分：蒲公英甾醇、蒲公英甾醇乙酸酯等；有机酸类成分：延胡索酸、琥珀酸等。佩兰水煎剂对白喉杆菌、金黄色葡萄球菌、八叠球菌、变形杆菌、伤寒杆菌具有抑制作用，其挥发油及油中所含的伞花烃、乙酸橙花酯对流感病毒具有直接的抑制作用，还具有显著的祛痰作用。

参考文献

[1]Aquino R，De Feo V，De Simone F，et al. Plant metabolites. Newcompounds and anti-inflammatory activity of Uncariatomentosa[J]. J Nat Prod，1991，54(2)：453.

[2]孙绍美，宋玉梅，刘俭，等. 佩兰挥发油药理作用的研究[J]. 西北药学杂志，1995，10(1)：24-26.

10. 白蒺藜、骨碎补

白蒺藜、骨碎补均味苦，同入肝经。白蒺藜善平肝解郁，祛风明目；骨碎补善活血通经，散瘀消肿，疗伤止痛，续筋接骨，为伤科要药。白蒺藜与骨碎补配伍，沉降补肾不碍疏肝，升散肝热不碍滋肾，可治疗肾虚肝热之牙痛，共同发挥补肾平肝、活血止痛的功效。

常见方剂骨碎补散等用此药对。

【历代文献】

白蒺藜、骨碎补配伍出自骨碎补散。《太平圣惠方》："治妇人血风，身体骨节疼痛，腰脚无力。"《本草纲目》："骨碎补，能入骨治牙，及久泄痢……痢后下虚，不善调养，或远行，或房劳，或外感，致两足痿软，或痛或痹，遂成痢风，宜用独活寄生汤，吞虎骨四斤丸，仍以骨碎补三分之一，同研取汁，酒解服之，外用杜仲、牛膝、杉木节、萆薢、白芷、南星煎汤，频频熏洗，此亦从肾虚骨痿而治也。"《本草经解》："白蒺藜气温，禀天春和之木气，入足厥阴肝经，味苦无毒，得地南方之火味，入手少阴心经，气升味降，秉火气而生阳也。主恶血者，心主血，肝藏血，温能行，苦能泄也。症者有形可征也，有形之积聚，皆成于血，白蒺藜能破之者，以入心肝而有苦温气味也。痹者闭也，喉痹，火结于喉而闭塞不通也。温能散火，苦可去结，故主喉痹。乳难，乳汁不通也。乳房属肝，气温达肝，其乳自通。"

【药理作用】

动物实验及临床试验中，蒺藜皂苷均显示具有调节血脂的作用，可降低血清甘油三酯、低密度脂蛋白胆固醇，提高 HDL/LDL 的比值，升高卵磷脂/胆固醇的比值，并能阻止脂质在动脉、心脏、肝脏的沉着。而骨碎补的各项研究说明它既可以降低总胆固醇，还能降低甘油三酯，又能降低低密度脂蛋白，升高高密度脂蛋白，起到降低血脂，促进血脂代谢的作用。

【药效物质】

白蒺藜主要含甾体皂苷类成分：刺蒺藜皂苷 A-E 等；黄酮类成分：刺蒺藜苷、山柰酚、槲皮素等；还含有挥发油、脂肪酸等。白蒺藜水浸液及乙醇浸出液对麻醉动物有降血压、利尿作用。生物碱及水溶部分均能抑制金黄色葡萄球菌和大肠杆菌的生长。此外，还具有抗心肌缺血、降血脂、降血糖、抗衰老、抗过敏等作用。

骨碎补主要含柚皮苷、甲基丁香酚、骨碎补双氢黄酮苷、骨碎补酸、谷甾醇、原儿茶酸等。骨碎补水煎醇沉淀液能调节血脂、防止主动脉粥样硬化斑块形成，骨碎补多糖和骨碎补双氢黄酮苷能降血脂和抗动脉硬化，提高血钙和血磷水平，有利于骨折的愈合，改善软骨细胞，推迟骨细胞的退行性病变。此外，骨碎补双氢黄酮苷有明显的镇静、镇痛作用。

参考文献

[1]李君玲，杨松松．蒺藜皂苷化学及药理研究概述[J]．中医药学刊，2006(8)：1509-1511.

[2]钱茜．骨碎补化学成分和药理作用研究进展[J]．中国生化药物杂志，2015，35(3)：186-188.

11. 牡蛎、鳖甲

牡蛎、鳖甲均具咸寒之性。牡蛎重镇安神，软坚散结收敛；鳖甲滋阴潜阳，软坚散结。牡蛎与鳖甲配伍，既重镇安神，又滋阴潜阳，共奏滋阴息风、平肝潜阳、软坚散结之功。

常见方剂大定风珠、二甲复脉汤、鳖甲散等用此药对。

【历代文献】

牡蛎、鳖甲配伍出自二甲复脉汤。《温病条辨》："热邪深入下焦，脉沉数，舌干齿黑，手指但觉蠕动，急防痉厥，二甲复脉汤主之。此示人痉厥之渐也。温病七、八日以后，热深不解，口中津液干涸，但觉手指掣动，即当防其痉厥，不必俟其已厥而后治也。故以复脉育阴，加入介属潜阳，使阴阳交纽，庶厥不可作也。"另有大定风珠见于《温病条辨》，"热邪久羁，吸烁真阴，或因误表，或因妄攻，神倦，脉气虚弱，舌绛苔少，时时欲脱者，大定风珠主之。此邪气已去八、九，真阴仅存一、二之治也。观脉虚苔少可知，故以大队浓浊填阴塞隙，介属潜阳镇定。以鸡子黄一味，从足太阴，下安足三阴，上济手三阴，使上下交合，阴得安其位，斯阳可立根基，俾阴阳有眷属一家之义，庶可不致绝脱欤！大定风珠方（酸甘咸法）"。《本草思辨录》："凡鳖甲之主阴蚀、痔核、骨蒸者，岂能代以牡蛎。牡蛎之主盗汗、消渴、瘰疬颈核者，岂能代以鳖甲。鳖甲去恶肉而亦敛溃痈者，以阴既益而阳遂和也。牡蛎治惊恚而又止遗泄者，以阳既戢而阴即固也。"

【药效物质】

牡蛎主要含碳酸钙、磷酸钙及硫酸钙，还含有铜、铁、锌、锰、锶、铬等微量元素及多种氨基酸，具有镇静、镇痛、抗癫痫、抗惊厥、抗肝脏损伤、增强免疫力、抗肿瘤、抗氧化、抗衰老、抗胃溃疡等作用。牡蛎多糖具有降血脂、抗凝血、抗血栓等作用。

鳖甲主要含角蛋白、骨胶原蛋白、维生素、氨基酸、多糖等，还含有钙、铁、镉等元素。鳖甲能增强免疫功能，增强自然杀伤细胞活性，增强巨噬细胞吞噬功能；能防止细胞突变，具有抗肿瘤作用；能够促进造血功能，提高血红蛋白含量；鳖甲微粉煎液有抗 CCl_4 致肝损伤作用，保护肝功能，降低胆固醇、甘油三酯、血清透明质酸、血清磷酸酶和丙二醛含量，升高超氧化物歧化酶、谷胱甘肽过氧化酶活性，并能抗肝纤维化。另外，鳖甲还具有增加骨密度和股骨钙含量的功效，并有抗疲劳和补血作用。

第十六章
开窍药

1. 石菖蒲、郁金

石菖蒲、郁金均具辛苦之性，同入心经。石菖蒲辛开苦燥温通，芳香走窜，善开窍醒神，又可化湿豁痰；郁金气味芳香，既能活血祛瘀以止痛，又能疏肝行气以解郁，善治气滞血瘀之证。石菖蒲与郁金配伍，共同发挥开窍解郁、痰瘀并祛的功效。

常见方剂菖蒲郁金汤等用此药对。

【历代文献】

石菖蒲、郁金配伍出自菖蒲郁金汤。《温病全书》："主伏邪风温，辛凉发汗后，表邪虽解，暂时热退身凉，而胸腹之热不除，继则灼热自汗，烦躁不寐，神识时昏时清，夜多谵语，脉数舌绛，四肢厥而脉陷，症情较轻者。"《书种室歌诀二种》："痰浊蒙闭心包，仍归属气分，所谓气分，指以气分为主，并非与营分无涉。不过主次之分而已。辨证关键，在舌苔黄垢腻和身热不扬。治宜涤痰开窍，菖蒲郁金汤加减。菖蒲配郁金，芳香开窍；竹沥、姜汁豁痰开窍，力嫌单薄，应增入胆星、竺黄，以增药力；金银花、连翘清温解毒；竹叶、滑石渗利湿热；山栀、丹皮泻火凉营。方中菊花、牛蒡，似与病情无涉，可去。玉枢丹泄化痰水，芳香通神，却邪解毒，如用之不应，热重者易至宝丹，湿重者易白金丹。"

【药理作用】

抗抑郁作用　采用网络药理学方法筛选石菖蒲、郁金药对治疗抑郁症作用靶点，明确抗抑郁作用机制。通过检索中药系统药理数据(TCMSP)检索石菖蒲、郁金的所有化学成分并筛选作用靶点，构建成分靶点 PPI 网络。通过 Pharm Gkb 数据库检索与抑郁症相关的基因，采用 Cytoscape 软件绘制疾病靶点 PPI 网络。利用 Cytoscape 软件进行网络合并，筛选核心网络，进一步进行基因 GO 功能和 KEGG 通路富集分析，并采用动物实验进行机制验证。结果：筛选出成分-靶点 PPI 网络有 62 个节点，87 条连接。疾病靶点 PPI 网络有 1 289 个节点，17 714 条连接。网络合并后建立成分-靶点-疾病网络有 1 337 个节点，17 801 条连接。通过筛选核心网络有 63 个节点，935 条连接，体现了成分和靶点之间的复杂相互作用。基因 GO 功能分析提示涉及生物过程、分子功能、细胞组成 3 方面，基因 KEGG 通路富集分析发现与错误折叠蛋白、性激素分泌、海马神经元凋亡有关。进一步通过动物实验验证，石菖蒲、郁金药对能提高性激素(血清总睾丸酮)水平，抑制大鼠大脑海马 CA3 区神经元凋亡。表明石菖蒲、郁金药对治疗抑郁症的可能机制是调节错误折叠蛋白、性激素分泌、海马神经元凋亡。

【药效物质】

石菖蒲主要含挥发油：α，β 及 γ-细辛醚、欧细辛醚、顺式甲基异丁香酚、榄香烯、细辛醛、δ-荜澄茄烯、百里香酚、肉豆蔻酸；黄酮类成分：顺式环氧细辛酮，2-二羟基细辛酮。石菖蒲水提液、挥发油、欧细辛醚、β-细辛醚均有镇静、抗惊厥、抗抑郁、改善学习记忆和抗脑损伤等作用，并能调节胃肠运动；石菖蒲总挥发油对豚鼠器官平滑肌具有解痉的作用，β-细辛醚能增加小鼠腹腔注射酚红后离体气管段酚红排出量，并延长二氧化硫导致的小鼠咳嗽的发作潜伏期，减少咳嗽次数，呈现出较好的平喘、祛痰和镇咳作用；石菖蒲还有改善血液流变性、抗血栓、抗心肌缺血损伤等作用。

郁金主要含酚性成分姜黄素、脱甲基姜黄素、双脱甲基姜黄素等；挥发油成分：姜黄酮、莪术醇、莰烯、倍半萜烯醇等；还含有生物碱、木脂素、脂肪酸、多糖等。郁金中的姜黄素和挥发油能促进胆汁分泌和排泄，温郁金挥发油有保肝作用。郁金煎剂能刺激胃酸以及十二指肠液分泌，能抑制血小板聚集和降低全血黏度。郁金提取物能抗心律失常，郁金水煎剂、挥发油对多种皮肤真菌和细菌都有抑制作用。郁金也有一定的抗炎、止痛作用，温郁金水煎剂及水煎醇沉淀物有抗早孕作用。

参考文献

[1]范文涛，王倩．基于网络药理学的石菖蒲-郁金药对治疗抑郁症作用机制研究[J]．中国中药杂志，2018，43(12)：2607-2611.

2. 石菖蒲、川贝母

石菖蒲、川贝母均味苦。石菖蒲辛温，开泄气机，芳香化湿，在热为从治，在湿为正治；川贝母乃肺经之药，善清肺利咽，化痰止咳。石菖蒲和川贝母配伍，轻清平淡，不偏不倚，共奏利湿化浊、清热润肺之效。

常见方剂甘露消毒丹等用此药对。

【历代文献】

石菖蒲、川贝母配伍出自甘露消毒丹。《医效秘传》："时毒疠气……邪从口鼻皮毛而入，病从湿化者，发热目黄，胸满，丹疹，泄泻，其舌或淡白，或舌心干焦，湿邪犹在气分者，用甘露消毒丹治之。"《温热经纬》："此治湿温时疫之主方也……温湿蒸腾，更加烈日之暑，烁石流金。人在气交之中，口鼻吸受其气，留而不去，乃成湿温、疫疠之病，而为发热倦怠，胸闷腹胀，肢酸咽肿，斑疹身黄，颐肿口渴，溺赤便闭，吐泻疟痢，淋浊疮疡等证。但看病人舌苔淡白或厚腻或干黄者，是暑湿热疫之邪尚在气分，悉以此丹治之立效。并主水土不服诸病。"《方剂学》："方中重用滑石、茵陈、黄芩，其中滑石利水渗湿，清热解暑，两擅其功；茵陈善清利湿热而退黄；黄芩清热燥湿，泻火解毒。三药相合，正合湿热并重之病机，共为君药。湿热留滞，易阻气机，故臣以石菖蒲、藿香、白豆蔻行气化湿，悦脾和中，令气畅湿行；木通清热利湿通淋，导湿热从小便而去，以益其清热利湿之力。热毒上攻，颐肿咽痛，故佐以连翘、射干、贝母、薄荷，合以清热解毒，散结消肿而利咽止痛。"

【药效物质】

石菖蒲主要含挥发油：α，β 及 γ-细辛醚、欧细辛醚、顺式甲基异丁香酚、榄香烯、细辛醛、δ-荜澄茄烯、百里香酚、肉豆蔻酸；黄酮类成分：顺式环氧细辛酮、2-二羟基细辛酮。

川贝母主要含有生物碱类成分：川贝碱、西贝母碱、青贝碱、松贝碱、松贝甲素、贝母辛、贝母素乙、松贝乙素、川贝酮碱、梭砂贝母碱、梭砂贝母酮碱、梭砂贝母芬碱、梭砂贝母芬酮碱、岷山碱甲、岷山碱乙等。川贝母所含的生物碱、总皂苷具有明显的祛痰作用，总生物碱及非生物碱部分均有镇咳作用，川贝母对支气管平滑肌有明显的松弛作用，有降压、解痉、止泻作用，贝母碱能增加子宫张力，扩大瞳孔。大量川贝母碱能麻痹动物的中枢神经系统，抑制呼吸运动。西贝母素可抗乙酰胆碱活性，醇提取物能提高实验动物耐受常压缺氧的能力，从而降低组织对氧的需要。此外，尚有一定的镇痛、催眠作用。

参考文献

[1]郑念理. 甘露消毒丹对下焦湿热证的应用[J]. 浙江中西医结合杂志，2005，15（10）：653-654.

[2]郭建生，罗杰英，裴刚. 甘露消毒丹水煎剂对实验动物肝损伤的影响[J]. 中国中药杂志，1993(10)：625-626.

3. 石菖蒲、胆南星

石菖蒲、胆南星均具苦辛之味。石菖蒲醒神益智，开窍豁痰，是芳香豁痰开窍之要药；胆南星功专祛痰解痉，尤善祛经络之风痰，是祛经络风痰之要药。石菖蒲与胆南星配伍，对于风痰阻络、脑络瘀阻清窍之中风、癫痫疗效显著。

常见方剂定痫丸、醒脑化瘀汤等用此药对。

【历代文献】

石菖蒲、胆南星配伍出自定痫丸。《医学心悟》："痫者，忽然发作，眩仆倒地，不省高下，甚则瘛疭抽掣，目斜口㖞，痰涎直流，叫喊作畜声。医家听其五声，分为五脏。如犬吠者，肺也；羊嘶者，肝也；马鸣者，心也；牛吼者，脾也；猪叫者，肾也。虽有五脏之殊，而为痰涎则一，定痫丸主之。既愈之后，则用河车丸以断其根。"《本草新编》："石菖蒲，味辛而苦，气温，无毒。能开心窍，善通气，止遗尿，安胎除烦闷，能治善忘。"《本草汇言》："胆南星，治小儿惊风惊痰，四肢抽搐，大人气虚内热，热郁生痰。"《方剂学》："方中竹沥、贝母、胆南星苦凉性降，清热化痰，其中竹沥尚能镇惊利窍，贝母功擅开郁散结，胆南星兼具息风解痉；半夏、陈皮、茯苓相合，温燥化痰，理气和中，是取二陈汤之义；全蝎、僵蚕、天麻功专平肝息风而止痉。以上为本方涤痰息风的主要组成部分。又伍石菖蒲、远志、茯神祛痰开窍，宁心安神；丹参、麦冬偏凉清心，麦冬甘润又能养阴润燥，合贝母可防半夏、陈皮、全蝎、僵蚕辛烈伤阴；琥珀、朱砂镇心安神；甘草调和诸药。"

【药效物质】

石菖蒲主要含挥发油：α，β 及 γ-细辛醚、欧细辛醚、顺式甲基异丁香酚、榄香烯、细辛醛、δ-荜澄茄烯、百里香酚、肉豆蔻酸；黄酮类成分：顺式环氧细辛酮、2-二羟基细辛酮。

胆南星主要含黄酮类成分：夏佛托苷、异夏佛托苷、芹菜素-6-C-阿拉伯糖-8-C-半乳糖苷、芹菜素-6-C-半乳糖-8-C-阿拉伯糖苷、芹菜素-6，8-二-C-吡喃葡萄糖苷、芹菜素-6，8-二-C-半乳糖苷等，还含有没食子酸、没食子酸乙酯以及多种氨基酸和微量元素。胆南星水煎剂具有祛痰作用，由于含皂苷，对胃黏膜有刺激性，口服时能反射性地增加气管、支气管的分泌液，使痰液变稀而起到祛痰作用。煎剂有明显镇痛、镇静作用，并能明显延长戊巴比妥的催眠时间；不同品种均有一定程度的抗惊厥作用；乙醇提取物对心律失常有明显的拮抗作用；所含 D-甘露醇结晶有抑瘤活性；水提取液对小鼠实验性肿瘤有明显抑制作用。

第十七章

补虚药

1. 人参、附子

人参、附子均味甘，同入心、脾、肾经。人参善大补元气，复脉固脱，为拯危救脱之要药；附子纯阳，其性走而不守，上能助心阳以通脉，下可补肾阳以益火，为回阳救逆第一品药。人参与附子配伍，上温心阳，下补命火，中助脾土，治气虚欲脱兼见汗出、四肢逆冷等亡阳征象者，共同发挥补气固脱、回阳救逆的疗效。

常见方剂参附汤、附子理中汤等用此药对。

【历代文献】

人参、附子配伍出自参附汤。《圣济总录》："阳气暴脱证，肾消，饮水无度，腿膝瘦细，小便白浊。"《删补名医方论》："补后天之气无如人参，补先天之气无如附子，此参附汤之所由立也……二药相须，用之得当，则能瞬息化气于乌有之乡，顷刻生阳于命门之内，方之最神捷者也。"《医宗金鉴》："参附汤治虚中脏，唇缓涎出不语言，昏不知人身偏废，五脱证见倍参煎。"《医略六书》："附子补真阳之虚，人参扶元气之弱，姜、枣调和营卫，领参、附以补真阳之不足而卫外为固也。水煎温服，使真阳内充，则卫气自密而津液无漏泄之虞，何致厥冷不暖，自汗不止哉？"

【临床疗效】

人参、附子配伍可用于治疗慢性心力衰竭、慢性心律失常等。

临床案例共41例。A组21例，基础心脏病为冠心病11例、心肌炎7例、心肌病3例；B组20例，基础心脏病为冠心病10例、心肌炎5例、心肌病4例、风心病1例。A组用人参、制附子加水煎煮，每日1剂，连续服用2个月；B组用消旋山莨菪碱片口服，连续用药2个月。两组患者在治疗期间均用丹参液或能量合剂静滴，部分患者静滴蝮蛇抗栓酶。结果显示A组有效率明显高于B组。

【药理作用】

强心作用 为研究人参总皂苷、附子总生物碱配伍后的强心作用，采用离体蛙心测定人参总皂苷、附子总生物碱配伍后振幅增长情况；采用戊巴比妥致大鼠急性心力衰竭模型，观察十二指肠给药后药物对大鼠血流动力学的影响。结果离体蛙心给药后振幅增值有统计学意义（$P<0.05$），其中人参和附子总提取物配伍后的振幅增值明显（$P<0.05$）；给药后各组大鼠血流动力学指标左心室内压（LVSP）、左心室最大上升速率（$+dp/dt\ max$）、左心室最大下降速率（$-dp/dt\ mix$）均有改善，其中人参和附子配伍总提取物后较模型组有统计学意义（$P<0.01$）。结论：人参总皂苷、附子总生物碱配伍可增强离体蛙心收缩振幅，改善急性心力衰竭大鼠血流动力学，两药配伍具有强心作用。

【药效物质】

人参主要含人参皂苷 R_o、R_{a1}、R_{b1}、R_e、R_{g1} 等多种三萜皂苷类成分，以及多糖、挥发油、黄酮类、氨基酸、有机酸、维生素类和微量元素等。人参皂苷及其注射液具有抗休克作用，人参皂苷能增强消化、吸收功能，提高胃蛋白酶活性，保护肠胃细胞，改善脾虚症状；能促进组织对糖的利用，加速糖的氧化分解供给能量；能促进大脑对能量物质的利用，增强学习记忆力；能促进造血功能；还能抗疲劳、抗衰老、抗心肌缺血、抗脑缺血、抗心律失常。人参浸膏、人参皂苷 R_b 可使正常或贫血动物红细胞、白细胞和血红蛋白含量增加。人参多糖注射液具有提升白细胞的作用。人参皂苷 R_{g2} 具有强心作用。此外，人参还有调节中枢神经兴奋与抑制过程的平衡、增强免疫功能、抗肿瘤、抗辐射、抗应激、降血脂、降血糖和抗利尿等作用。

附子主要含双酯型生物碱成分：乌头碱、新乌头碱、次乌头碱、去甲乌头碱、去甲猪毛菜碱、塔拉乌头胺、异飞燕草碱、新乌宁碱等；还含有单酯型生物碱：苯甲酰新乌头碱、苯甲酰乌头原碱、苯甲酰次乌头原碱等。双酯型生物碱是附子的主要活性成分和毒性成分。附子煎剂、水溶性部分等，对蛙、蟾蜍及温血动物心脏均具有明显的强心作用；附子水溶性部分能增加股动脉血流量，降低血管压力，对冠状动脉有轻度扩大作用，其正丁醇提取物、乙醇提取物和水提取物对氯仿所导致的小鼠室颤有预防作用；乌头属类生物碱能扩张四肢血管，因此对血压有双向影响；附子煎剂可改善动物血压降低、心率减慢、心收缩力减弱等变化，而显著延长休克动物生存时间；附子煎剂有抑制凝血和抗血栓形成的作用，有抗炎、镇痛作用，能增强免疫力与机体抗氧化能力，并具有抗衰老作用。

基于超高效液相色谱-飞行时间质谱联用技术(UPLC-TOF/MS)建立人参附子药对配伍后生物碱类成分的化学指纹图谱，通过主成分分析法和正交偏最小二乘判别法分析药对配伍在合煎过程中的生物碱类成分的含量变化，找出差异变化显著的化学成分。结果表明，正离子模式时人参附子药对合煎液中次乌头碱、去氧乌头碱的含量明显降低，而苯甲酰中乌头原碱、苯甲酰次乌头原碱和去乙酸中乌头原碱等含量升高。人参附子药对配伍应用时双酯型二萜生物碱的含量明显降低，而单酯型二萜生物碱的含量明显升高，这可能是人参、附子药对配伍减毒作用的物质基础。

参考文献

[1]邓世周，郭荣华. 人参附子汤治疗病窦综合征 21 例疗效分析[J]. 新中医，1994(12)：23.

[2]李庆玲，赵帅，孙乐婷，等. 人参附子有效成分强心作用的研究[J]. 长春中医药大学学报，2015，31(3)：463-465.

[3]马增春，周思思，梁乾德，等. 基于 UPLC-TOF/MS 分析人参附子配伍减毒的物质基础[J]. 药学学报，2011，46(12)：1488-1492.

2. 人参、蛤蚧

人参、蛤蚧同入肺、肾经。人参大补元气，善补脾益肺，生津，安神益智；蛤蚧为血肉有情之品，善补肺气，助肾阳，温肾纳气。人参与蛤蚧配伍，共奏补肾纳气、益精壮阳之功。

常见方剂人参蛤蚧散、蛤蚧散、蛤蚧救喘丹、独圣饼等用此药对。

【历代文献】

人参、蛤蚧配伍出自人参蛤蚧散。《卫生宝鉴》："人参蛤蚧散治三二年间肺气上喘咳嗽，咯唾脓血，满面生疮，遍身黄肿。"《博济方》："蛤蚧散治患肺痿，咳嗽，即肺壅嗽。蛤蚧(一对，新好者，用汤洗十遍，慢火内炙令香，研细末)，人参，茯苓，知母，贝母，桑白皮，甘草，大杏仁。右八味同为细末，入杏仁，拌匀，却粗罗，再筛研细为妙。每服半钱，入生姜二片，酥少许，水八分，沸热服，如以汤点，频服亦妙。"《医方考》："是方也，人参益气，蛤蚧补真，杏仁利气，二母清金，桑皮泻喘，若甘草、茯苓，乃调脾而益金之母也。又曰：蛤蚧为血气之属，能排血气之毒，故此方用之调脓理血，亦假其性而伏奇于正也。"

【药理作用】

抗肺纤维化的作用　研究丹参、人参及蛤蚧组方对博莱霉素致大鼠肺间质纤维化模型凋亡基因表达的影响，探讨该组方抗肺纤维化的作用机制。方法：SD 雄性大鼠 50 只随机分为对照组、模型组、醋酸泼尼松组、治疗Ⅰ组(低剂量组：丹参 83mg/kg，人参50mg/kg，蛤蚧 50mg/kg)及治疗Ⅱ组(高剂量组：丹参 166mg/kg，人参 50mg/kg，蛤蚧 50mg/kg)；于第 28 天处死大鼠，RT-PCR 法检测大鼠肺组织 bax 及 bcl-2 基因 mRNA 表达水平，用单克隆抗体免疫组化法检测 bax 及 bcl-2 蛋白含量。结果：bax 基因 mRNA 及蛋白在模型组、醋酸泼尼松组、治疗Ⅰ组及治疗Ⅱ组的表达明显升高($P<0.05$)；同时模型组升高幅度明显，治疗Ⅱ组升高幅度较低($P<0.01$)；bcl-2 基因 mRNA 及蛋白在醋酸泼尼松组、治疗Ⅰ组及治疗Ⅱ组的表达升高，且治疗Ⅱ组升高更明显($P<0.05$)。结论：丹参、人参及蛤蚧组方能通过调节细胞凋亡，下调 bax 活性，增强 bcl-2 的活性，抑制细胞凋亡，减少纤维积聚和纤维化形成。

【药效物质】

人参主要含人参皂苷 R_o、R_{a1}、R_{b1}、R_e、R_{g1} 等多种三萜皂苷类成分，以及多糖、挥发油、黄酮类、氨基酸、有机酸、维生素类和微量元素等。

蛤蚧主要含磷脂类成分：溶血磷脂酰胆碱、神经鞘磷脂、磷脂酰胆碱、磷脂酰乙醇胺；脂肪酸类成分：月桂酸、豆蔻酸、花生酸、花生四烯酸、油酸、亚油酸、亚麻酸、硬脂酸、棕榈酸、棕榈油酸；还含有蛋白质、氨基酸以及微量元素等。蛤蚧的水溶性和脂溶性乙醇提取物均可促进幼年大鼠的胸腺萎缩，还能降低正常大鼠肾上腺内维生素 C 的含量，表现为促肾上腺皮质激素样作用；水溶性的部分则只能使雄性小鼠睾丸增重，表现为雄激素样作用；脂溶性的部分对雌性小鼠的子宫及雄性小鼠的睾丸都有增重作用。提取物对小鼠遭受低温、高温、缺氧等应急刺激有明显的保护作用。此外，还具有平喘、抗炎症、降低血糖、抗肿瘤及延缓衰老等作用。

参考文献

[1]徐建华，杜先智．丹参、人参及蛤蚧组方对大鼠肺纤维化凋亡基因作用的研究[J].

3. 人参、麦冬、五味子

人参、麦冬、五味子均味甘，同入心、肺经。人参能强心气、补肺气，生津养血，安神益智；麦冬甘寒，养阴生津，清肺热，润肺燥，苦寒清心除烦；五味子敛肺、止汗、生津，能防止元气耗散。人参、麦冬、五味子三药配伍，一补一润一敛，药性平和，共同发挥养阴生津、补气生脉的功效。

常见方剂生脉散、五味子汤、生脉饮、加味生脉散等用此药对。

【历代文献】

人参、麦冬、五味子配伍出自生脉散。《医学启源》："补肺中元气不足。"《成方切用》："肺主气，肺气旺则四肢皆旺，虚故脉绝气短也。人参甘温，大补肺气而泄热为君；麦冬甘寒，补水源而清燥金为臣；五味酸温，敛肺生津，收耗散之气为佐。盖心主脉，而百脉皆朝于肺。补肺清心，则气充而脉复，故曰生脉。夏月火旺克金，当以保肺为主。清晨服此，最能益气而御暑也。"《内外伤辨惑论》："圣人立法，夏月宜补者，补天真元气，非补热火也，夏食寒者是也。故以人参之甘补气，麦门冬苦寒泻热，补水之源，五味子之酸，清肃燥金，名曰生脉散。孙真人云：五月常服五味子，以补五脏之气，亦此意也。"《医方考》："肺主气，正气少故少言，邪气多，故多喘。此小人道长，君子道消之象也。人参补肺气，麦冬清肺气，五味敛肺气，一补一清一敛，养气之道毕矣。名曰生脉者，以脉得气则充，失气则弱，故名之。东垣云：夏月服生脉散，加黄芪、甘草，令人气力涌出。若东垣者，可以医气极矣。"

【药理作用】

心肌保护作用 观察生脉注射液（人参、麦冬、五味子）抗大鼠心肌缺血再灌注损伤的治疗效果，并初步探讨其作用机制。方法：采用结扎大鼠冠状动脉左前降支，建立心肌缺血再灌注损伤模型。利用小动物超声心动检测仪检测大鼠射血分数，同时测定大鼠血液中表征细胞活性、氧化应激、炎症因子等生化指标。结果显示生脉注射液能明显改善模型大鼠射血分数，降低心肌缺血再灌注损伤后 CK-MB、TNNT2、TNNI3 水平，降低 MDA 水平，提高 SOD 活力，并且抑制 TNF-α、IL-1β、IL-6、IL-8 等多种炎症因子表达。结论：生脉注射液通过多方向药理作用，减轻心肌缺血再灌注损伤，发挥心肌保护的作用。

【药效物质】

人参主要含人参皂苷 R_o、R_{a1}、R_{b1}、R_e、R_{g1} 等多种三萜皂苷类成分，以及多糖、挥发油、黄酮类、氨基酸、有机酸、维生素类和微量元素等。

麦冬主要含皂苷类成分：麦冬皂苷 B、D 等；高异黄酮类成分：甲基麦冬黄烷酮 A、B；还含多种氨基酸、微量元素、维生素 A 样物质、多糖等成分。麦冬能增强网状内皮系统吞噬能力，升高外周白细胞；麦冬多糖可以促进体液免疫和细胞免疫，并诱生多种细胞因子，通过增强免疫功能发挥抗癌作用；麦冬多糖对脑缺血损伤有抗缺氧保护作用；麦冬能增强垂体肾上腺皮质系统的功能，提高机体适应性；麦冬总皂苷有抗心律失常的作用，并能改善心肌收缩力，改善左心室功能，有抗休克作用；麦冬多糖和总皂苷有降血糖的作用，麦冬总皂苷具有明显的抗炎活性；麦冬水煎液还有镇静、催眠、改善血液流变性和抗凝血的作用。

五味子主要含木脂素类成分：五味子甲素、五味子乙素、五味子醇甲、五味子醇乙、五味子酯甲、五味子酯乙等；挥发油成分：倍半蒈烯、α-花柏烯、花柏醇等；还含有多糖、氨基酸等。五味子对神经系统各级中枢均有兴奋作用，对大脑皮层的兴奋和抑制过程均有影响，使之趋于平衡。对呼吸系统有兴奋作用，有镇咳和祛痰作用。有与人参相似的适应原样作用，能增强机体对非特异性刺激的防御能力。能增加细胞免疫功能，使脑、肝、脾脏 SOD 活性明显增强，故具有提高免疫、抗氧化、抗衰老作用。此外，五味子还拥有保肝利胆、抑菌、降低血压等作用。

参考文献

[1]刘璇，李正，华声瑜，等．生脉注射液抗大鼠心肌缺血再灌注损伤的药理学研究[J]．中成药，2015，37(2)：251-255.

4. 人参、熟地黄

人参、熟地黄均具甘温之性，同入肾经。人参善大补元气，复脉固脱，补脾益肺，生津止渴，安神益智；熟地黄善补血养阴，填精益髓，强筋壮骨，补血虚、肝肾阴虚，为治疗阴血虚证的要药。人参与熟地黄配伍，阴阳兼顾，先后天并补，共同发挥益气补血的功效。

常见方剂八珍汤、人参定喘汤、消渴饮、人参固本丸等用此药对。

【历代文献】

人参、熟地黄配伍出自八珍汤。《瑞竹堂经验方》："脐腹疼痛，全不思食，脏腑怯弱，泄泻，小腹坚痛，时作寒热。"《医方考》："血气俱虚者，此方主之。人之身，气血而已。气者百骸之父，血者百骸之母，不可使其失养者也。是方也，人参、白术、茯苓、甘草，甘温之品也，所以补气。当归、川芎、芍药、地黄，质润之品也，所以补血。气旺则百骸资之以生，血旺则百骸资之以养。形体既充，则百邪不入，故人乐有药饵焉。"《本草正》："熟地黄性平，气味纯静，故能补五脏之真阴，而又于多血之脏为最要，得非脾胃经药耶？且夫人之所以有生者，气与血耳。气主阳而动，血主阴而静，补气以人参为主，而芪、术但可为之佐；补血以熟地为主，而芎、归但可为之佐。然在芪、术、芎、归，则又有所当避，而人参、熟地，则气血必不可无。故凡诸经之阳气虚者，非人参不可；诸经之阴血虚者，非熟地不可。"

【药效物质】

人参主要含人参皂苷 R_0、R_{a1}、R_{b1}、R_e、R_{g1} 等多种三萜皂苷类成分，以及多糖、挥发油、黄酮类、氨基酸、有机酸、维生素类和微量元素等。

熟地黄是生地黄的炮制品，其化学成分与生地黄类似，主要含苯乙烯苷类成分毛蕊花糖苷等，还含有单糖、氨基酸、维生素 A 等。熟地黄水煎液能促进失血性贫血小鼠红细胞、血红细胞的恢复，地黄煎剂可对抗地塞米松对垂体-肾上腺皮质系统的抑制作用，并能促进肾上腺皮质激素的合成；醇提取物能够增强免疫功能，促进血凝和强心作用。此外，熟地黄还有降血糖、防治骨质疏松、调节免疫、抗衰老、抗焦虑、改善学习记忆等作用。

5. 党参、黄芪

党参、黄芪均味甘，同入脾、肺经。党参补气之力平和，尤善补益脾肺之气；黄芪善补气升阳，益卫固表，为补益脾气之要药，尤宜于脾虚气陷及表虚自汗等证。党参与黄芪配伍，既增补气之力，又可生津养血，共同发挥补益脾肺之气的功效。

常见方剂补中益气汤、十全大补丸、阿胶补血膏等用此药对。

【历代文献】

党参、黄芪配伍出自补中益气汤。《内外伤辨惑论》："气高而喘，身热而烦，其脉洪大而头痛，或渴不止，皮肤不任风寒而生寒热。"《古今名医方论》："凡脾胃一虚，肺气先绝，故用黄芪护皮毛而开腠理，不令自汗；元气不足，懒言，气喘，人参以补之；炙甘草之甘以泻心火而除烦，补脾胃而生气。此三味除烦热之圣药也。佐白术以健脾；当归以和血；气乱于胸，清浊相干，用陈皮以理之，且以散诸甘药之滞；胃中清气下沉，用升麻、柴胡，气之轻而味之薄者，引胃气以上腾，复其本位，便能升浮以行生长之令矣。补中之剂，得发表之品而中自安；益气之剂，赖清气之品而气益倍。此用药有相须之妙也。"

【药理作用】

改善心功能作用 研究益气药黄芪、党参对心肌梗死（MI）后心衰小鼠心肌细胞复极时间的干预作用。方法：通过冠脉结扎术复制 MI 后心衰小鼠模型，随机分为假手术组（生理盐水）、模型组（生理盐水）、益气组[黄芪 $1.2g/(kg \cdot d)$ +党参$0.9g/(kg \cdot d)$ 配方颗粒溶液]、西药组[美托洛尔溶液 $8mg/(kg \cdot d)$]。术后灌胃干预 4 周。检测小鼠超声心动图及心电图，分离心肌细胞，使用全细胞膜片钳技术记录分析心肌细胞动作电位。结果：黄芪、党参可改善 MI 后心衰小鼠左室射血分数（$P<0.05$），缩短 MI 后心衰小鼠 Q-T 间期（$P<0.01$）及校正 Q-T 间期（$P<0.05$），降低室性心律失常发生率，缩短 MI 后心衰小鼠心肌细胞复极时间（$P<0.05$），效果优于美托洛尔（$P<0.05$）。结论：益气药黄芪、党参可提高 MI 后心衰模型心肌复极速度，降低室性心律失常发生率，改善心功能和远期预后。

【药效物质】

党参主要含有党参多糖、党参苷、植物甾醇、党参内酯、黄酮类、酚酸类、生物碱、香豆素类、无机元素、氨基酸、微量元素等。党参水煎醇沉淀液能调节肠胃运动、抗溃疡。党参水煎液能刺激胃泌素释放。党参多糖能促进双歧杆菌的生长，调节肠道菌群比例失调，升高外周血中血红蛋白含量，促进脾脏代偿造血功能，还能增强免疫力。党参皂苷能兴奋呼吸中枢。党参水、醇提取液和党参多糖均能改善学习记忆能力，具有抗痴呆作用。此外，党参还有延缓衰老、抗缺氧、抗辐射、降低血糖、调节血脂和抗心肌缺血等作用。

黄芪主要含三萜皂苷类成分：黄芪皂苷 I、II、III、IV（黄芪甲苷），荚膜黄芪苷 I、II 等；黄酮类成分：芒柄花素、毛蕊异黄酮葡萄糖苷等；还含有多糖、氨基酸等。黄芪多糖能促进 RNA 和蛋白质的合成，使细胞生长旺盛，寿命延长，并能抗疲劳、耐低温、抗流感病毒。黄芪水煎液、多糖、皂苷对造血功能有保护和促进作用。黄芪总皂苷具有正性肌力作用，黄芪总黄酮和总皂苷能保护缺血缺氧心肌。黄芪水煎液有保护肾脏、消除尿蛋白和利尿的作用，并对血压有双向调节作用。此外，黄芪有抗衰老、抗炎症、抗辐射、降血脂血糖、增强免疫力、抗肿瘤和保肝作用。

参考文献

[1]李思耐，林谦，高群，等．黄芪党参对心肌梗死后心衰小鼠心肌复极时间的干预研究[J]．中国中西医结合杂志，2018，38(2)：232-236.

6. 黄芪、防风

黄芪、防风均具甘温之性，同入脾经。黄芪善补气升阳，益卫固表，利水消肿；防风善祛风解表，发散作用温和，尤宜于卫气不足，肌表不固而感受风邪者。黄芪与防风配伍，祛邪而不伤正，固表而不留邪，共奏扶正祛邪之效。

常见方剂玉屏风散、降痈活命饮、排脓散、甘菊膏等用此药对。

【历代文献】

黄芪、防风配伍出自玉屏风散。《医方类聚》："治腠理不密，易于感冒。"《神农本草经》谓黄芪"主治痈疽，久败疮排脓止痛，大风癞疾，五痔，鼠瘘，补虚，小儿百病"，谓防风"主治大风，头眩痛，恶风，风邪，目盲无所见，风行周身，骨节疼痹，烦满"。《古今名医方论》："防风遍行周身，称治风之仙药，上清头目七窍，内除骨节疼痹，外解四肢挛急，为风药中之润剂，治风独取此味，任重功专矣。然卫气者，所以温分肉而充皮肤，肥腠理而司开阖。惟黄芪能补三焦而实卫，为玄府御风之关键，且有汗能发，无汗能止，功同桂枝，故又能除头目风热、大风癞疾、肠风下血、妇人子脏风，是补剂中之风药也。所以防风得黄芪，其功愈大耳。白术健脾胃，温分肉，培土即以宁风也。夫以防风之善驱风，得黄芪以固表，则外有所卫；得白术以固里，则内有所据，风邪去而不复来。此欲散风邪者，当倚如屏，珍如玉也。"《古方选注》："黄芪畏防风。畏者，受彼之制也。然其气皆柔，皆主乎表，故虽畏而仍可相使。不过黄芪性钝，防风性利，钝者受利者之制耳。惟其受制，乃能随防风以周卫于身而固护表气，故曰玉屏风。"

【药理作用】

抗炎、抗过敏作用 研究玉屏风散(黄芪、白术和防风)对变应性鼻炎大鼠白介素-6(IL-6)和肿瘤坏死因子-α(TNF-α)表达的影响。方法：选用健康 SD 大鼠，采用10%甲苯-2，4-二异氰酸酯橄榄油溶液复制变应性鼻炎大鼠模型，并用玉屏风散治疗。对大鼠过敏症状进行评分；股静脉取血分离血浆，采用酶联免疫法检测 IL-6 及 TNF-α的水平；收集腹腔肥大细胞，采用蛋白印迹法检测 IL-6 及 TNF-α 蛋白的表达水平；采用过 SABC 免疫组织化学法对各组动物鼻黏膜进行染色，观察药物对 IL-6 和 TNF-α表达的影响。结果与模型组比较，玉屏风散能明显降低模型大鼠的过敏症状积分($P<0.05$，$P<0.01$)，外周血中 IL-6 及 TNF-α的水平($P<0.05$，$P<0.01$)，腹腔肥大细胞IL-6 和 TNF-α 的表达水平($P<0.05$，$P<0.01$)，鼻黏膜中 IL-6 和 TNF-α 的表达。结论：玉屏风散能有效治疗变应性鼻炎，其机制可能与抑制 IL-6 和 TNF-α 的活性有关。

【药效物质】

黄芪主要含三萜皂苷类成分：黄芪皂苷Ⅰ、Ⅱ、Ⅲ、Ⅳ（黄芪甲苷），荚膜黄芪苷Ⅰ、Ⅱ等；黄酮类成分：芒柄花素、毛蕊异黄酮葡萄糖苷等；还含有多糖、氨基酸等。

防风主要含色酮类成分：防风色酮醇、5-O-甲基维斯阿米醇苷、升麻素、升麻素苷；香豆素类成分：香柑内酯；还含酸性多糖、挥发油等。防风具有解热、抗炎、抗惊厥、镇静、镇痛、抗过敏的作用。防风新鲜汁对绿脓杆菌和金黄色葡萄球菌有一定的抑制作用，煎剂对痢疾杆菌、溶血性链球菌等有不同程度的抑制作用，并有增强小鼠腹腔巨噬细胞吞噬功能的作用。

参考文献

[1]张仲林，钟玲，凌保东，等.玉屏风散调控变应性鼻炎大鼠IL-6、TNF-α活性的实验研究[J].中成药，2014，36(9)：1804-1808.

7. 黄芪、升麻

黄芪、升麻均味甘，同入肺、脾经。黄芪善补中益气，升阳固表，托毒排脓，行滞通痹；升麻为阳明之药，清热解毒，善升阳举陷，升提下陷之气。黄芪与升麻配伍，共奏益气升提、透解邪毒之功。

常见方剂补中益气汤、托里透脓散、升陷汤、举元煎等用此药对。

【历代文献】

黄芪、升麻配伍出自升陷汤。《医学衷中参西录》："治胸中大气下陷，气短不足以息。或努力呼吸，有似乎喘。或气息将停，危在顷刻。其兼证，或寒热往来，或咽干作渴，或满闷怔忡，或神昏健忘，种种病状，诚难悉数。其脉象沉迟微弱，关前尤甚。其剧者，或六脉不全，或参伍不调。""升陷汤，以黄芪为主者，因黄芪既善补气，又善升气……惟其性稍热，故以知母之凉润者济之。柴胡为少阳之药，能引大气之陷者自左上升。升麻为阳明之药，能引大气之陷者自右上升。桔梗为药中之舟楫，能载诸药之力上达胸中，故用之为向导也。至其气分虚极者，酌加人参，所以培气之本也。或更加萸肉，所以防气之涣也。至若少腹下坠或更作疼，其人之大气直陷至九渊，必需升麻之大力者，以升提之，故又加升麻五分或倍作二钱也。方中之用意如此，至随时活泼加减，尤在临证者之善变通耳。"

【临床疗效】

黄芪、升麻配伍可用于治疗气虚下陷证。

采用自拟黄芪升麻汤治疗疝气。男性年龄2~5岁5例，6~9岁20例，10~12岁12例。疝气病25例，狐疝12例。张景岳提出"治疝必治气"。气虚主在脾肾，治宜益气举陷；气结主在肝郁，治宜理气祛邪。处方：红参、黄芪、升麻、台乌、川楝、猪小肠。治愈30例（随访6个月未再复发），显效5例（复发间隔时间较长），无效2例。治疗周期最短9天，最长30天。

【药理作用】

抗重症肌无力作用 采用Rα97-116免疫Lewis大鼠构建实验性自身免疫性重症肌

无力（EAMG）模型，观察大鼠抓力、体质量、低频重复电刺激衰减率，检测血清 AChR-Ab、IFN-γ、TGF-β、IL-6、IL-17 含量及外周血淋巴细胞 CD4$^+$-CD25$^+$-Fox P3$^+$-Treg 比例，将 EAMG 大鼠行为表现与实验室检测指标汇总，进行综合评分，评价各组治疗效果。结果：益气升提法对 EAMG 大鼠具有明确治疗效果，黄芪高剂量组疗效最优，不同剂量黄芪配伍升麻、柴胡对 MG 细胞因子网络的影响各不相同，高剂量黄芪（80g）配伍升麻、柴胡的疗效最优，低剂量（20g）与中剂量（40g）也都具有显著的治疗效果，但不如高剂量组。益气升提法治疗 EAMG 的机制可能是通过升高 TGF-β 含量，降低 IFN-γ、IL-6、IL-17 含量，提高 CD4$^+$-CD25$^+$-Fox P3$^+$-Treg 比例，降低血清 AchR-Ab 含量，从而减少神经肌肉接头处 AchR 的损害。

【药效物质】

黄芪主要含三萜皂苷类成分：黄芪皂苷 I、II、III、IV（黄芪甲苷），荚膜黄芪苷 I、II 等；黄酮类成分：芒柄花素、毛蕊异黄酮葡萄糖苷等；还含有多糖、氨基酸等。

升麻主要含有酚酸类成分：异阿魏酸，升麻酸 A、B、C、D、E；三萜及苷类成分：兴安升麻醇，25-O-羟基升麻环氧醇-3-O-β-D 木糖苷；色酮类：降升麻素。北升麻提取物具有解热、镇痛、抗炎、抗惊厥、升高白细胞、抑制血小板聚集及释放等作用。升麻对结核杆菌、金黄色葡萄球菌和卡他球菌有中度抑制作用。升麻对氯乙酰胆碱、组织胺和氧化钡所致的肠管痉挛均有一定的抑制作用，还具有抑制心脏、减慢心率、降低血压、抑制肠管和妊娠子宫痉挛等作用。其生药与炭药均能缩短凝血时间。

通过薄层层析、硅胶柱层析、葡聚糖凝胶柱层析、HPLC、紫外全波长扫描、HPLC-ESI-MS/MS 等方法，结合活性跟踪对黄芪和升麻样品进行分离、纯化、鉴定，最终筛选出 4 种潜在的协同抗氧化组分：黄芪中的毛蕊异黄酮、芒柄花素和升麻中的阿魏酸、异阿魏酸。并评价了芒柄花素、毛蕊异黄酮与阿魏酸、异阿魏酸标准品的自由基清除能力及配对协同效果，最终筛选出具有协同清除 DPPH 自由基的组合：毛蕊异黄酮和异阿魏酸。在改变毛蕊异黄酮与异阿魏酸组合的比例关系时发现，单一成分在组合中的剂量会对这一组合整体的协同作用产生影响，当毛蕊异黄酮与异阿魏酸以剂量比 1∶1 混合时，这个组合协同清除 DPPH 自由基的效果最好。

参考文献

[1]何骁隽，吴颢昕，吴周烨，等.黄芪升麻柴胡治疗实验性自身免疫性重症肌无力大鼠的量效关系及免疫学机制研究[J].中国免疫学杂志，2018，34（9）：1336-1343.

[2]王菲.黄芪升麻中协同抗氧化成分的鉴定及协同机理研究[D].泰安：山东农业大学，2014.

8. 黄芪、当归

黄芪、当归均具甘温之性，同入脾经。黄芪善补气固表，大补脾肺之气，以资化源，使气旺血生。当归善补气生精，养血和营，使浮阳收敛，阳生阴长，气旺血生。黄芪与当归配伍，共奏补气生血之功。

常见方剂当归补血汤、补阳还五汤、托里透脓汤、十全大补汤等用此药对。

【历代文献】

黄芪、当归配伍出自当归补血汤。《内外伤辨惑论》："治肌热，燥热，困渴引饮，目赤面红，昼夜不息，其脉洪大而虚，重按全无。"又云："《内经》曰脉虚血虚，又云血虚发热证象白虎，惟脉不长实有辨耳，误服白虎汤必死。此病得之于饥困劳役。"《医方考》："血实则身凉，血虚则身热。或以肌困劳役，虚其阴血，则阳独治，故令肌热、目赤、面红、烦渴引饮。此证纯象伤寒家白虎汤之证，但脉大而虚，非大而长，为可辨尔。《内经》所谓脉虚血虚是也。当归味厚，为阴中之阴，故能养血；而黄芪则味甘补气者也，今黄芪多于当归数倍，而曰补血汤者，有形之血不能自生，生于无形之气故也。《内经》曰阳生阴长，是之谓尔。"

【临床疗效】

黄芪、当归配伍可用于治疗气血两虚证、糖尿病肾病等。

采用黄芪当归合剂治疗糖尿病肾病。选取患者 54 例。按数字表法随机分为两组：治疗组 32 例（轻度 9 例，中度 14 例，重度 9 例）；对照组 22 例（轻度 7 例，中度 9 例，重度 6 例）。分别用黄芪当归合剂（治疗组）和科素亚（对照组）治疗 3 个月，总有效率比较，治疗组优于对照组（$P<0.05$）。本研究发现黄芪当归合剂具有降低餐后血糖的作用。

【药理作用】

抗炎作用 为研究黄芪、当归配伍对大鼠血管内膜增生炎性反应的影响，将 SD 大鼠分为芪归 1∶1 组、芪归 5∶1 组、单用黄芪组、单用当归组、阿托伐他汀组、模型组和假手术组，采用球囊导管损伤大鼠血管内皮造成胸腹主动脉血管内膜增生模型，同时灌胃给药，连续给药 14 天后行腹主动脉穿刺采血分离血浆，ELISA 法检测血浆炎性反应因子白细胞介素-1β（IL-1β）、肿瘤坏死因子-α（TNF-α）、单核细胞趋化因子-1（MCP-1）含量；取胸腹主动脉，免疫组化法检测血管局部细胞间黏附分子-1（ICAM-1）、血管细胞黏附分子-1（VCAM-1）的表达。结果：内膜损伤 14 天后，血管局部和血浆中炎性反应因子含量均显著增加。与模型组比较，单用当归组、芪归 1∶1 组、芪归 5∶1 组、阿托伐他汀组血管局部 ICAM-1、VCAM-1、IL-1β 表达显著低于模型组（$P<0.05$），单用黄芪组血管局部 IL-1β 表达显著降低（$P<0.05$）。与模型组比较，阿托伐他汀组血浆中 IL-1β、TNF-α、MCP-1 含量显著降低（$P<0.01$）。表明黄芪、当归配伍能抑制血管内膜增生时血管局部的炎性反应，其中当归是主要效应药物，与当归配伍可增强其抗血管局部炎性反应的作用。但黄芪、当归及二者配伍对全身炎性反应无显著抑制作用。

【药效物质】

黄芪主要含三萜皂苷类成分：黄芪皂苷Ⅰ、Ⅱ、Ⅲ、Ⅳ（黄芪甲苷），荚膜黄芪苷Ⅰ、Ⅱ等；黄酮类成分：芒柄花素、毛蕊异黄酮葡萄糖苷等；还含有多糖、氨基酸等。

当归主要含挥发油：藁本内酯、正丁烯呋喃内酯、香荆芥酚、马鞭草烯酮、黄樟醚、对乙基苯甲醛等；有机酸类成分：阿魏酸、香草酸、烟酸、琥珀酸；还含有多糖、维生素、氨基酸等。当归挥发油能对抗肾上腺素-垂体后叶素或组织胺对子宫的兴奋作用；水或醇溶性挥发性物质对离体子宫有兴奋作用，醇溶性物质作用强；水浸液能显著促进小鼠血红蛋白及红细胞的生成，当归所含的阿魏酸钠有明显的抗血栓作用；本品浸膏有扩张离体豚鼠冠脉、增加冠脉血流量的作用，对实验性心肌缺血有明显的保护作用。此外，当归还有增强机体免疫力、抑制炎症后期肉芽组织增生、抗脂质过氧化、抗肿瘤、抗辐射、抗菌等作用。

采用高效液相色谱法对当归、黄芪的不同比例搭配予以分析，对3种配比中的藁本内酯、芒柄花素、黄芪甲苷及阿魏酸含量进行测定。结果：供试品溶液分别配制后，测定0小时、3小时、6小时、9小时、12小时对照品含量，结果显示藁本内酯、芒柄花素、黄芪甲苷及阿魏酸在12小时内含量基本稳定；当归、黄芪搭配比为1∶5时，芒柄花素、黄芪甲苷及阿魏酸含量明显高于其他搭配比，藁本内酯含量明显低于其他搭配比（$P<0.05$）。结论：当归与黄芪搭配比为1∶5时，当归补血汤中芒柄花素、黄芪甲苷及阿魏酸含量达到峰值，藁本内酯含量则为最低，因此当归与黄芪搭配比为1∶5时较为合理。

参考文献

[1]赵学兰，林松娟，张琳琳，等．黄芪当归合剂治疗糖尿病肾病的临床观察[J]．中成药，2007，29(5)：641-644.

[2]彭熙炜，阎卉芳，黄娟，等．黄芪-当归配伍对大鼠血管内膜增生模型炎性反应的影响[J]．中华中医药杂志，2019，34(2)：580-584.

[3]姜骁洋，袁义．当归补血汤中当归、黄芪两味中药不同比例搭配对其化学成分的影响[J]．内蒙古中医药，2016，35(14)：147-148.

9. 黄芪、防己

黄芪、防己均归肺经。黄芪大补脾肺之气，益气固表，兼可利水；防己能利水消肿，使水湿下行，善行下焦血分湿热。黄芪与防己配伍，祛风除湿而不伤正，益气固表而不恋邪，共同发挥益气祛风、健脾利水的功效。

常见方剂防己黄芪汤等用此药对。

【历代文献】

黄芪、防己配伍出自防己黄芪汤。《金匮要略·痉湿暍病脉证治》："风湿，脉浮身重，汗出恶风者，防己黄芪汤主之。"《成方便读》："此治卫阳不足，风湿乘虚客于表也。风湿在表，本当以风药胜之，从汗出而愈。此为表虚有汗，即有风去湿不去之意，故不可更用麻黄、桂枝等药，再发其汗，使表益虚。防风、防己二物，皆走表行散之药，但一主风而一主湿，用各不同，方中不用防风之散风，而以防己之行湿。然病因表虚而来，若不振其卫阳，则虽用防己，亦不能使邪径去而病愈，故用黄芪助卫气于外，白术、甘草补土德于中，佐以姜、枣通行营卫，使防己大彰厥效。服后如虫行皮中，上部之湿欲解也。或腰以下如冰，用被绕之，令微汗出瘥。下部之湿，仍从下解，虽下部而邪仍在表，仍当以汗而解耳。"

【药效物质】

黄芪主要含三萜皂苷类成分：黄芪皂苷Ⅰ、Ⅱ、Ⅲ、Ⅳ（黄芪甲苷），荚膜黄芪苷Ⅰ、Ⅱ等；黄酮类成分：芒柄花素、毛蕊异黄酮葡萄糖苷等；还含有多糖、氨基酸等。

防己主要含粉防己碱、防己诺林碱、轮环藤酚碱、氧防己碱、防己斯任碱等。防己能明显增加排尿量，总碱及流浸膏或煎剂有镇痛作用。粉防己碱有抗炎作用，对心肌有保护作用，能扩张冠状动脉，增加血流量，有显著降压作用，能对抗心律失常，显著抑制血小板聚集，还能促进纤维蛋白溶解，抑制凝血酶引起的血液凝固过程；对实验性矽肺有预防治疗作用；对子宫收缩有明显的松弛作用；低浓度的粉防己碱可使肠张力增加，节律性收缩加强，高浓度粉防己碱则降低张力，减弱节律性收缩；有抗菌和抗阿米巴原虫的作用；可使正常大鼠血糖明显降低，血清胰岛素明显升高；有一定抗肿瘤作用；对免疫有抑制作用；有抗过敏作用。

10. 黄芪、葛根

黄芪、葛根均味甘，同入脾、肺经。黄芪善补气升阳，固表止汗，生津养血；葛根善生津解肌，通经活络，解酒毒，透疹。黄芪与葛根配伍，共同发挥益气生津的功效。

常见方剂黄芪葛根汤、玉液汤等用此药对。

【历代文献】

黄芪、葛根配伍出自黄芪葛根汤。《证治汇补》："主治酒郁，内热恶寒。"另有玉液汤，见于《医学衷中参西录》，云："玉液汤治消渴。消渴，即西医所谓糖尿病，忌食甜物……消渴之证，多由于元气不升，此方乃升元气以止渴者也。方中以黄芪为主，得葛根能升元气。而又佐以山药、知母、花粉以大滋真阴。使之阳升而阴应，自有云行雨施之妙也。用鸡内金者，因此证尿中皆含有糖质，用之以助脾胃强健，化饮食中糖质，为津液也。用五味者，取其酸收之性，大能封固肾关，不使水饮急于下趋也。"

【药效物质】

黄芪主要含三萜皂苷类成分：黄芪皂苷Ⅰ、Ⅱ、Ⅲ、Ⅳ（黄芪甲苷），膜荚黄芪苷Ⅰ、Ⅱ等；黄酮类成分：芒柄花素、毛蕊异黄酮葡萄糖苷等；还含有多糖、氨基酸等。

葛根主要含黄酮类成分：葛根素、黄豆苷元、黄豆苷、黄豆苷元8-0-芹菜糖(1-6)葡萄糖苷等；香豆素类：6，7-二甲基香豆素、6-牻牛儿基-7，4'-二羟基香豆素等。葛根煎剂、葛根乙醇浸膏、葛根素等对实验性发热模型动物有解热作用。葛根煎剂、醇浸剂、总黄酮、大豆苷、葛根素均能对抗垂体后叶引起的急性心肌缺血。葛根总黄酮能扩张冠状动脉血管和脑血管，增加冠状动脉血流量和脑血流量，降低心肌耗氧量，增加氧供应。葛根能直接扩张血管，使外周阻力下降，有明显降压作用，能较好缓解高血压患者的"项紧"症状。葛根素能改善微循环，提高局部血流量，抑制血小板凝集。葛根所含不同成分分别具有收缩与舒张内脏平滑肌的作用，并有降血糖、降血脂、抗氧化等作用。

研究表明，黄芪、葛根单煎及配伍合煎供试液中，各成分的溶出量在60分钟内逐步升高，之后基本平衡。将黄芪、葛根药对配伍合煎样品各成分溶出量按1/0或0/1中所测溶出量折算出理论溶出量，除芒柄花苷溶出量略有降低外，其余9种成分溶出量均比单煎时高。经 wilcoson signed-ranktest 统计分析，芒柄花苷 $P>0.05$，其余成分 $P<0.05$，说明黄芪、葛根药对不同配比各成分的溶出量，除芒柄花苷外的其余 9 种成分较单一药材具有显著性差异；黄芪、葛根药对 6 种比例配伍的 10 种成分溶出量实验，结果：3'-羟基葛根素、葛根素、大豆苷溶出量实测值较理论值在 4∶1 配伍时溶出较多，染料木苷、大豆苷元、毛蕊异黄酮及其苷、芒柄花素及黄芪甲苷在 2∶1 时溶出较多，芒柄花苷溶出量的实测值低于理论值。

参考文献

[1]王治平. 探讨"黄芪-葛根"药对配伍规律对药效物质的影响[D]. 广州：广州中医药大学，2011.

11. 黄芪、山茱萸

黄芪、山茱萸均性温。黄芪善益气固表，敛汗固脱，托疮生肌，利水消肿；山茱萸酸敛，善补益肝肾，收敛固涩，为平补肝肾的要药。黄芪与山茱萸配伍，治疗脾气虚弱、冲任不固而漏下不止，共奏益气收敛固涩之效。

常见方剂固冲汤等用此药对。

【历代文献】

黄芪、山茱萸配伍出自固冲汤。《医学衷中参西录》："治妇女血崩。""血崩之证，多有因其人暴怒，肝气郁结，不能上达，而转下冲肾关，致经血随之下注者，故其病俗亦名之曰气冲。兹方中多用涩补之品，独不虑于肝气郁者有妨碍乎？答曰：此证虽有因暴怒气冲而得者，然当其血大下之后，血脱而气亦随之下脱，则肝气之郁者，转可因之而开。且病急则治其标，此证诚至危急之病也。若其证初得，且不甚剧，又实系肝气下冲者，亦可用升肝理气之药为主，而以收补下元之药辅之也"。《方剂学》："山萸肉甘酸而温，既能补益肝肾，又能收敛固涩，故重用以为君药。龙骨味甘涩，牡蛎咸涩收敛，合用以'收敛元气，固涩滑脱''治女子崩带'，龙、牡煅用，收涩之力更强，共助君药固涩滑脱，均为臣药。张锡纯每以此三药同用，成为收敛止血，或为救元气欲脱的常用配伍组合；脾主统血，气随血脱，又当益气摄血，白术补气健脾，以助健运统摄；黄芪既善补气，又善升举，尤善治流产崩漏，二药合用，令脾气旺而统摄有权，亦为臣药。生白芍味酸收敛，功能补益肝肾，养血敛阴；棕榈炭、五倍子味涩收敛，善收敛止血；海螵蛸、茜草固摄下焦，既能止血，又能化瘀，使血止而无留瘀之弊，以上共为佐药。诸药合用，共奏固冲摄血，益气健脾之功。"

【药理作用】

保护肾脏的作用 为研究黄芪、山茱萸对肾炎小鼠尿蛋白谱的影响，采用给小鼠注射右旋糖苷的方法造成慢性肾炎模型。造模同时给药，每天 1 次，连续 12 周。末次给药后，收集各组动物 24 小时尿液，分别用非浓缩尿液和冷冻干燥尿液作为样本，采用微流控芯片分析技术，对各实验组小鼠的尿样蛋白质进行分离分析，比较各组动物尿样蛋白谱的差异。结果模型对照组动物尿样中的蛋白质种类明显多于正常对照组，相对分子质量大于 $43×10^3$ 的蛋白种类和相对含量均明显增加；给予黄芪、山茱萸治疗的动物尿蛋白种类明显减少，尤其是相对分子质量大于 $50×10^3$ 的蛋白质明显减少，尿蛋白谱有明显改变，趋近于正常对照组的图谱。同时发现非浓缩尿样蛋白质以相对分子质量 $29×10^3$、$32×10^3$、$43×10^3$、$52×10^3$、$68×10^3$、$76×10^3$ 为主，而浓缩尿样蛋白质主要为相对分子质量 $22×10^3$、$24×10^3$、$32×10^3$、$46×10^3$ 的蛋白质，后者相对分子质量大于 $50×10^3$ 的蛋白质明显减少。结论表明，黄芪和山茱萸具有降低肾炎小鼠尿中蛋白含量和种类的作用，提示两药具有保护肾脏的作用。

【药效物质】

黄芪主要含三萜皂苷类成分：黄芪皂苷Ⅰ、Ⅱ、Ⅲ、Ⅳ（黄芪甲苷），荚膜黄芪苷Ⅰ、Ⅱ等；黄酮类成分：芒柄花素、毛蕊异黄酮葡萄糖苷等；还含有多糖、氨基酸等。

山茱萸主要含环烯醚萜苷类成分：莫诺苷、马钱苷、山茱萸裂苷、山茱萸苷等；另外含有熊果酸、7-脱氢马钱素，山茱萸鞣质1、2、3，挥发油等。山茱萸对非特异性免疫功能有增强作用，能抑制腹水癌细胞；有抗实验性肝损伤的作用；能升高因化疗及放射疗法引起的白细胞下降，且有抗氧化作用，有较弱的兴奋副交感神经作用；所含鞣质有收敛作用。山茱萸注射液能强心、升压，并能抑制血小板聚集，抗血栓形成。此外，山茱萸有抑菌、抗流感病毒、降血糖、利尿等作用。

参考文献

[1]黄黎明，石晓强，梁恒．黄芪、山茱萸对肾炎小鼠尿蛋白谱的影响[J]．中国中药杂志，2007（13）：1324-1328.

12. 黄芪、旱莲草

黄芪、旱莲草均味甘。黄芪善补肺健脾益气，且能利水消肿；旱莲草入肝肾经，善滋补肝肾。黄芪与旱莲草配伍，既增补肾填精之功，又增益气生血之效，滋阴不助湿，补阳而不燥，共奏补脾益肾之功。

常见方剂生血方等用此药对。

【历代文献】

黄芪、旱莲草配伍出自生血方。《陕西中医》："肾性贫血。"《本草经疏》："鳢肠（旱莲草）善凉血。须发白者，血热也。齿不固者，肾虚有热也。凉血益血，则须发变白，而齿亦因之而固矣。故古今变白之草，当以兹为胜……黄芪禀天之阳气、地之冲气以生。故味甘微温而无毒。气厚于味，可升可降，阳也。入手阳明、太阴经。甘乃土之正味，故能解毒。阳能达表，故能运毒走表。甘能益血，脾主肌肉，故主久败疮，排脓止痛。风为阳邪，凡贼风虚邪之中人也，则病疠风。经曰：邪之所凑，其气必虚。性能实表，则能逐邪驱风，故主大风癞疾，五痔鼠瘘，补虚，兼主小儿天行痘疮之在阳分，表虚气不足者，小儿胎毒生疮疖。"

【药效物质】

黄芪主要含三萜皂苷类成分：黄芪皂苷Ⅰ、Ⅱ、Ⅲ、Ⅳ（黄芪甲苷），荚膜黄芪苷Ⅰ、Ⅱ等；黄酮类成分：芒柄花素、毛蕊异黄酮葡萄糖苷等；还含有多糖、氨基酸等。

旱莲草主要含有黄酮类成分：槲皮素、木犀草素、芹菜素等；香豆素类成分：蟛蟛菊内酯、去甲蟛蟛菊内酯等；三萜类成分：刺囊酸，齐墩果酸，旱莲苷 A、B、C 等；还含有生物碱及含硫化合物等。旱莲草能缩短凝血酶原时间、升高血小板和纤维蛋白原，提高机体非特异性免疫功能，消除氧自由基以抑制 5-脂氧酶，保护染色体，保肝，促进肝细胞的再生，增加冠状动脉血流量，并有抗炎、镇痛、止血、促进毛发生长、乌发、抗菌、抗阿米巴原虫、抗癌等作用。

13. 甘草、白芍

甘草、白芍均入脾经。甘草甘缓，性平中和，补中益气，泻火解毒，润肺祛痰，缓急止痛，能和逆气而补脾土；白芍酸收苦泄，性寒，养血敛阴，柔肝止痛，平抑肝阳，能敛营气而泻肝木。甘草与白芍配伍，酸甘化阴，共奏缓肝和脾、敛阴养血、缓急止痛之效。

常见方剂芍药甘草汤、芍甘止痉汤、神效散等用此药对。

【历代文献】

甘草、芍药配伍出自芍药甘草汤。《伤寒论·辨太阳病脉证并治》："伤寒，脉浮，自汗出，小便数，心烦，微恶寒，脚挛急，反与桂枝，欲攻其表，此误也，得之便厥。咽中干，烦躁，吐逆者，作甘草干姜汤与之，以复其阳；若厥愈足温者，更作芍药甘草与之，其脚即伸。"《伤寒缵论》："此即桂枝汤去桂枝、姜、枣也。甘酸合用，专治营中虚热。以其阴虚阳乘，至夜发热，血虚筋挛，头面赤热，过汗伤阴，发热不止，或误用辛热，扰其荣血，不受补益者，并宜之。真血虚夹热之神方也。"

【药理作用】

镇痛抗炎作用 为探索芍药甘草汤白芍、炙甘草比例按 1∶1 配比，不同浓度芍药甘草汤的镇痛抗炎作用，采用二甲苯致小鼠耳肿胀实验、冰醋酸致小鼠扭体反应实验等方法，选择生理盐水组为阳性对照组，氢化可的松组和阿司匹林组为西药对照组。结果芍药甘草汤白芍、炙甘草比例按 1∶1 配比时对二甲苯致小鼠耳肿胀有显著性抑制作用($P<0.05$)，芍药甘草汤白芍、炙甘草比例按 1∶1 配比时对冰醋酸所致小鼠扭体反应有明显抑制作用($P<0.05$)。结论表明，芍药甘草汤白芍、炙甘草比例按 1∶1 配比时具有很好的镇痛抗炎作用。

【药效物质】

甘草主要含甘草皂苷、甘草酸、甘草次酸等三萜类，甘草黄酮、异甘草黄酮、甘草素、异甘草素等黄酮类，还含有生物碱、多糖、香豆素、氨基酸及少量的挥发性成分等。甘草次酸和黄酮类成分具有抗心律失常的作用，甘草酸类和黄酮类物质是甘草抗溃疡的两大主要活性成分。甘草水提取物、甘草次酸、甘草的黄酮部位具有抗幽门螺杆菌的作用。甘草水煎液、甘草浸膏、甘草素、异甘草素、甘草总黄酮等均可降低肠管紧张度，减少收缩幅度，具有解痉作用。甘草酸、甘草次酸及甘草的黄酮类化合物具有镇咳、祛痰、平喘作用。此外，甘草有抗利尿、保肝、降血脂和类似肾上腺皮质激素的作用。

白芍主要含单萜类成分：芍药苷，氧化芍药苷，苯甲酰芍药苷，白芍苷，芍药苷元酮，没食子酰芍药苷，芍药内酯 A、B、C；甾醇类成分：β-谷甾醇；鞣质类成分：1，2，3，6-四没食子酰基葡萄糖，没食子酸，右旋儿茶素；酚类成分：丹皮酚。白芍总皂苷具有抗肾损伤、抗肝损伤、抗脑缺血的作用，水煎液具有镇静、抗抑郁、调节肠胃功能的作用，水煎液与总皂苷均有调节免疫、抗炎等作用。水煎液对醋酸引起的扭体反应有明显的镇痛作用，芍药苷具有较好的解痉作用。

参考文献

［1］杨永菊，闵冬雨，张江，等．芍药甘草汤镇痛抗炎实验研究［J］．辽宁中医药大学学报，2018，20（4）：42-44.

14. 熟地黄、当归

熟地黄、当归均具甘温之性，同入肝经。当归甘温和血，辛温散寒，为血中气药；熟地黄味厚气薄，为补血生精、滋阴补肾、退热之要药。熟地黄与当归配伍，共奏滋补阴精、养血调经之功。

常见方剂四物汤、八珍汤、圣愈汤、万病丸等用此药对。

【历代文献】

熟地黄、当归配伍出自四物汤。《仙授理伤续断秘方》："凡伤重，肠内有瘀血者用此。"《成方便读》："一切补血诸方，又当从此四物而化也。"《古方选注》："四物汤，物，类也，四者相类而仍各具一性，各建一功，并行不悖，芎、归入少阳主升，芍、地入厥阴主降，芎穷郁者达之，当归虚者补之，芍药实者泻之，地黄急者缓之。"柯琴曰："经云：心生血，肝藏血。故凡生血者，则究之于心，调血者，当求之于肝也，是方乃肝经调血之专剂，非心经血之主方也，当归甘温和血，川芎辛温活血，芍药酸寒敛血，地黄甘平补血，四物具生长收藏之用，故能使荣气安行经隧也。"《医略六书》："血亏夹滞，不能统营气于经，故脐腹疼痛，然后经行。方中熟地补血以滋冲任，白芍敛阴以益肾肝，川芎行血海以调经，当归养血脉以荣经，蓬术破气中之血，香附理血中之气，桃仁破瘀血以通经，延胡活滞血以止痛，红花活血生新，砂仁醒脾行气，水煎温服，使滞化气行，则经血调和而脐腹疼痛无不退，天癸循环无自如也。"

【药效物质】

熟地黄是生地黄的炮制品，其化学成分与生地黄类似，主要含苯乙烯苷类成分毛蕊花糖苷等，还含有单糖、氨基酸、维生素A等。熟地黄水煎液能促进失血性贫血小鼠红细胞、血红细胞的恢复，地黄煎剂能对抗地塞米松对垂体-肾上腺皮质系统的抑制作用，并能促进肾上腺皮质激素的合成；醇提取物能增强免疫功能，促进血凝，并有强心作用。此外，熟地黄还有降血糖、防治骨质疏松、调节免疫、抗衰老、抗焦虑、改善学习记忆等作用。

当归主要含挥发油：藁本内酯、正丁烯呋喃内酯、香荆芥酚、马鞭草烯酮、黄樟醚、对乙基苯甲醛等；有机酸类成分：阿魏酸、香草酸、烟酸、琥珀酸；还含有多糖、维生素、氨基酸等。当归挥发油能对抗肾上腺素-垂体后叶素或组织胺对子宫的兴奋作用；水溶性、醇溶性挥发性物质对离体子宫有兴奋作用，醇溶性物质作用更强；水浸液能显著促进小鼠血红蛋白及红细胞的生成，当归所含的阿魏酸有明显的抗血栓作用；当归浸膏有扩张离体豚鼠冠状动脉，增加冠状动脉血流量的作用，对实验性心肌缺血有明显改善作用。此外，当归还有增强机体免疫力、抑制炎症后期肉芽组织增生、抗脂质过氧化、抗肿瘤、抗辐射、抗菌等作用。

15. 熟地黄、白芍

熟地黄、白芍同入肝经。熟地黄善补益肝肾，益精填髓；白芍善和营血，专于敛阴，可平抑肝阳，养血柔肝。熟地黄与白芍配伍，共同发挥滋阴养血的功效。

常见方剂四物汤、八珍汤、泰山磐石散、十全大补汤等用此药对。

【历代文献】

熟地黄、白芍配伍出自八珍汤。《瑞竹堂经验方》："脐腹疼痛，全不思食，脏腑怯弱，泄泻，小腹坚痛，时作寒热。"《医方考》："血气俱虚者，此方主之。人之身，气血而已。气者百骸之父，血者百骸之母，不可使其失养者也。是方也，人参、白术、茯苓、甘草，甘温之品也，所以补气。当归、川芎、芍药、地黄，质润之品也，所以补血。气旺则百骸资之以生，血旺则百骸资之以养。形体既充，则百邪不入，故人乐有药饵焉。"《医略六书》："血亏夹滞，不能统营气于经，故脐腹疼痛，然后经行。方中熟地补血以滋冲任，白芍敛阴以益肾肝，川芎行血海以调经，当归养血脉以荣经，蓬术破气中之血，香附理血中之气，桃仁破瘀血以通经，延胡活滞血以止痛，红花活血生新，砂仁醒脾行气，水煎温服，使滞化气行，则经血调和而脐腹疼痛无不退，天癸循环无不自如。"

【药效物质】

熟地黄是生地黄的炮制品，其化学成分与生地黄类似，主要含苯乙烯苷类成分毛蕊花糖苷等，还含有单糖、氨基酸、维生素 A 等。

白芍主要含单萜类成分：芍药苷，氧化芍药苷，苯甲酰芍药苷，白芍苷，芍药苷元酮，没食子酰芍药苷，芍药内酯 A、B、C；甾醇类成分：β-谷甾醇；鞣质类成分：1，2，3，6-四没食子酰基葡萄糖，没食子酸，右旋儿茶素；酚类成分：丹皮酚。白芍总皂苷具有抗肾损伤、抗肝损伤、抗脑缺血的作用，水煎液具有镇静、抗抑郁、调节肠胃功能的作用，水煎液与总皂苷均有调节免疫、抗炎等作用。水煎液对醋酸引起的扭体反应有明显的镇痛作用，芍药苷具有较好的解痉作用。

16. 熟地黄、砂仁

熟地黄、砂仁均性温，同入肾经。熟地黄气味纯净，善补肾生精，养血滋阴，为养血补虚之要药；砂仁辛散温通，既能化湿醒脾开胃，又能行气安胎，为化湿行气药也。熟地黄与砂仁配伍，一润一燥，无滋腻碍胃之弊，共奏益肾和胃、养血安胎之功。

常见方剂泰山磐石散、益母种子丸等用此药对。

【历代文献】

熟地黄、砂仁配伍出自泰山磐石散。《古今医统大全》："但觉有孕，三五日常用一服，四月之后，方无虑也。"《医药浅说》："用熟地，宜以砂仁，使有补血之功，而无碍胃之弊。"《景岳全书》："妇人凡怀胎二、三月，惯要堕胎，名曰小产。此由体弱，气血两虚，脏腑火多，血分受热，以致然也。医家又谓安胎多用艾、附、砂仁热补，尤增祸患而速其堕矣。殊不知，血气清和，无火煎烁则胎自安而固，气虚则提不住，血热则溢妄行。欲其不堕，得呼？香附虽云快气开郁，多用则正气；砂仁快脾气，多用亦耗真气。况香燥之性，气血两伤，求以安胎，适又损胎而反堕也。今惟泰山磐石散、千金保孕丸二方，能夺化工之妙，百发百效，万无一失，甫故表而出之，以为好生君子共知也……治妇人血气两虚，或肥而不实，或瘦而血热，或脾肝素虚，倦怠少食，屡有堕胎之患。此方平和，兼养脾胃气血。觉有热者，倍黄芩，少用砂仁。觉胃弱者，多用砂仁，少加黄芩。更宜戒欲事、恼怒，远酒、醋、辛热之物，可永保无堕。"

【药效物质】

熟地黄是生地黄的炮制品，其化学成分与生地黄类似，主要含苯乙烯苷类成分毛蕊花糖苷等，还含有单糖、氨基酸、维生素 A 等。

砂仁主要含挥发油乙酸龙脑酯、樟脑、樟烯、柠檬烯等，还含有黄酮类成分。砂仁煎剂可增强胃的功能，促进消化液的分泌，促进肠道运动，排除消化道内的积气。可起到帮助消化的作用，消除肠胀气。砂仁能明显抑制因 ADP 所致的家兔血小板聚集，对花生四烯酸诱发的小鼠急性死亡有明显保护作用，同时可对抗由胶原和肾上腺素所诱发的小鼠急性死亡。

17. 当归、白芍

当归、白芍同入肝、脾经。当归辛香性开，走而不守，善补血活血、止痛；白芍酸收苦泄，主静而缓，善补血敛阴，柔肝和营。当归与白芍配伍，一守一走，补血而不滞血，活血而不耗血，共奏养血补血、柔肝止痛之功。

常见方剂当归芍药散、四物汤、温经汤、逍遥散等用此药对。

【历代文献】

当归、白芍配伍出自当归芍药散。《金匮要略·妇人妊娠病脉证并治》："妇人怀妊，腹中疞痛，当归芍药散主之。"《金匮要略·妇人杂病脉证并治》："妇人腹中诸疾痛，当归芍药散主之。"《金匮玉函经二注》："此与胞阻痛不同，因脾土为木邪所克，谷气不举，浊淫下流，以塞搏阴血而痛也。用芍药多他药数倍以泻肝木，利阴塞，以与芎、归补血止痛；又佐茯苓渗湿以降于小便也；白术益脾燥湿，茯、泽行其所积，从小便出。盖内外六淫，皆能伤胎成痛，不但湿而已也。"又有逍遥散见于《医方集解》，曰："肝虚则血病，当归、芍药养血而敛阴；木盛则土衰，甘草、白术和中而补土；柴胡升阳散热，合芍药以平肝，而使木得条达；茯苓清热利湿，助甘、术以益土，而令心气安宁；生姜暖胃祛痰，调中解郁；薄荷搜肝泻肺，理血消风，疏逆和中，诸证自已，所以有逍遥之名。"

【药理作用】

对原发性痛经的干预作用　将雌性未孕 Wistar 大鼠随机分为空白组、模型组、当归、白芍配比组（1∶1、1∶3、1∶5、1∶6、2∶1、2∶3）、单味当归组、单味白芍组，采用缩宫素建立原发性痛经大鼠模型，观察各组大鼠发生扭体的潜伏期及发生次数，计算扭体反应抑制率。同时检测各组大鼠子宫组织中一氧化氮（NO）及内皮素（ET）的含量。结果与空白组比较，模型组大鼠发生扭体的潜伏期缩短，扭体次数增加，子宫组织中 NO 含量降低，ET 含量明显增加（$P<0.05$）。与模型组比较，配比组（1∶3、1∶5、

1：6）大鼠扭体潜伏期明显延长，扭体次数减少，差异具有显著性，其中配比组（1：5）大鼠扭体抑制率最高；配比组（1：3、1：5、1：6、2：1、2：3）大鼠子宫中 NO 含量明显增加（$P<0.05$），配比组（1：5、1：6）大鼠子宫中 ET 含量明显下降（$P<0.05$）。表明当归、白芍配比组提取物可通过抑制子宫收缩，改善子宫供血，从而对原发性痛经产生治疗作用，其中 1：5 的配置比例疗效最好。

【药效物质】

当归主要含挥发油：藁本内酯、正丁烯呋喃内酯、香荆芥酚、马鞭草烯酮、黄樟醚、对乙基苯甲醛等；有机酸类成分：阿魏酸、香草酸、烟酸、琥珀酸；还含有多糖、维生素、氨基酸等。当归挥发油能对抗肾上腺素-垂体后叶素或组织胺对子宫的兴奋作用；水溶性或醇溶性挥发物对离体子宫有兴奋作用，醇溶性物质作用更强；水浸液能显著促进小鼠血红蛋白及红细胞的生成，当归所含阿魏酸有明显的抗血栓作用；当归浸膏有扩张离体豚鼠冠状动脉，增加冠状动脉血流量的作用，对实验性心肌缺血有明显保护作用。此外，当归还有增强机体免疫力、抑制炎症后期肉芽组织增生、抗脂质过氧化、抗肿瘤、抗辐射、抗菌等作用。

白芍主要含单萜类成分：芍药苷，氧化芍药苷，苯甲酰芍药苷，白芍苷，芍药苷元酮，没食子酰芍药苷，芍药内酯 A、B、C；甾醇类成分：β-谷甾醇；鞣质类成分：1，2，3，6-四没食子酰基葡萄糖，没食子酸，右旋儿茶素；酚类成分：丹皮酚。白芍总皂苷具有抗肾损伤、抗肝损伤、抗脑缺血的作用，水煎液具有镇静、抗抑郁、调节肠胃功能的作用，水煎液与总皂苷均有调节免疫、抗炎等作用。水煎液对醋酸引起的扭体反应有明显的镇痛作用，芍药苷具有较好的解痉作用。

建立大鼠原发性痛经模型，造模同时分别给予当归、白芍及当归、白芍药对提取物，收集给药后的尿液和胆汁，采用 UPLC/Q-TOF/MS 技术对尿液和胆汁样本进行检测，采用 Metabolynx TM 软件进行代谢产物分析。结果：依据代谢途径和离子碎片信息，推测阿魏酸、咖啡酸、香草酸、绿原酸、没食子酸、芍药苷、芍药内酯在痛经模型大鼠体内主要以原型、甲基化、脱羟基、脱羧、乙酰化、葡萄糖醛酸化等形式存在。表明当归、白芍及药对在痛经模型大鼠体内存在多种Ⅰ、Ⅱ相代谢产物，单味药给药和药对给药后主要成分的代谢产物有一定程度的差别，为当归、白芍药对干预痛经的药效物质基础和配伍机理的阐明提供了参考依据。

参考文献

[1]杨德芳，张岩，韩莹.不同配制比例的当归/白芍提取物对原发性痛经大鼠的作用研究[J].四川中医，2018，36（8）：31-33.

[2]朱敏，段金廒，唐于平，等.当归-白芍配伍在痛经模型大鼠体内代谢产物的研究[J].中华中医药杂志，2018，33（9）：4098-4103.

18. 白芍、赤芍

白芍、赤芍均具苦寒之性，同入肝经。白芍性敛，养血调经，柔肝止痛，养肝阴，补而不泻，以补为功；赤芍性散，清热凉血，活血散瘀，泻肝火，散而不补，以泻为用。白芍与赤芍配伍，相辅相成，共同发挥养血敛阴柔肝、活血散瘀止痛之功效。

常见药物宫连消颗粒、排石口服液等用此药对。

【历代文献】

白芍、赤芍配伍出自宫连消颗粒。《中国药典》："月经不调，腰膝酸痛，自汗盗汗，产后体虚等。"《本草求真》："赤芍与白芍主治略同。但白则有敛阴益营之力，赤则只有散邪行血之意；白则能于土中泻木，赤则能于血中活滞。"《本草从新》："白芍药……白益脾，能于土中泻木，赤散邪，能行血中之滞。"《本草备要》："赤芍药主治略同，尤能泻肝火，散恶血，治腹痛坚积，血痹疝瘕，经闭肠风，痈肿目赤……能行血中之滞。白芍药补血，泻肝，涩，敛阴。"二者有同有异，但比较一致的认识是赤芍偏于祛邪，白芍偏于补虚。

【药理作用】

抗炎作用　本实验就赤芍、白芍对 LPS 炎症小鼠血液生理指标的影响差异进行了比较研究。结果表明：赤芍、白芍可减轻 LPS 炎症对红细胞的损伤，降低白细胞（WBC）、中性粒细胞（NEUT）及淋巴细胞（LYM）数量；赤芍显著增高小鼠血红蛋白（HGB）和降低 WBC、NEUT 的时间早于白芍，但白芍对 LPS 炎症小鼠 LYM 的降低作用更明显。

【药效物质】

白芍主要含单萜类成分：芍药苷，氧化芍药苷，苯甲酰芍药苷，白芍苷，芍药苷元酮，没食子酰芍药苷，芍药内酯 A、B、C；甾醇类成分：β-谷甾醇；鞣质类成分：1，2，3，6-四没食子酰基葡萄糖，没食子酸，右旋儿茶素；酚类成分：丹皮酚。

赤芍主要含芍药苷、羟基芍药苷、苯甲酰芍药苷、苯甲酰羟基芍药苷等单萜苷类及没食子酸葡萄糖、丹皮酚等多元酚类化合物。赤芍中的芍药苷对不同佐剂诱发的关节炎有显著的抑制作用，并能改善 IgE 复合体诱导的过敏性炎症反应；芍药苷有解热镇痛、镇静等作用；丹皮酚等多元酚类具有抗血小板聚集、抗血栓形成、抗心肌缺血、改善微循环等作用。此外，赤芍还具有保肝护肝、抗胃溃疡、调节免疫、抗肿瘤、抗氧化、抗抑郁、保护神经细胞、改善学习记忆等作用。

19. 当归、丹参

当归、丹参均入肝、心经。当归味甘而辛，甘补辛散，苦泄温通，为血中之气药，既能补血，又能活血；丹参味苦，能通行血中瘀滞，又能凉散血中之热，祛瘀而生新，善活血祛瘀，清心凉血。当归与丹参配伍，一温一寒，共奏活血祛瘀之功。

常见方剂活络效灵丹、丹参四物汤、宁坤至宝丹、复明汤等用此药对。

【历代文献】

当归、丹参配伍出自活络效灵丹。《医学衷中参西录》："活络效灵丹治气血凝滞，疬癖癥瘕，心腹疼痛，腿疼臂疼，内外疮疡，一切脏腑积聚，经络湮瘀。"书中记载"一人，年三十许。当脐忽结瘕，自下渐长而上，其初长时稍软，数日后即硬如石，旬日长至心口。向愚询方，自言凌晨冒寒，得于途间，时心中有惊恐忧虑，遂觉其气结而不散。按：此病因其奇，然不外气血凝滞。为制此方，于流通气血之中，大具融化气血之力，连服十剂全消。以后用此方治内外疮疡，心腹四肢疼痛，凡病之由于气血凝滞者，恒多奇效。"《方剂学》："本方所治诸证皆由瘀血凝滞所致，故宜祛瘀止痛为主。方中当归活血养血；丹参助当归以加强活血祛瘀之力；乳香、没药活血祛瘀，行气止痛。诸药合用，使瘀去络通，则疼痛自止。本方祛瘀止痛之力颇强，为治疗血瘀所致心腹诸痛，癥瘕积聚，以及跌打损伤，瘀血肿痛之有效方剂。"

【临床疗效】

当归、丹参配伍可用于治疗痛经、心胸疼痛、腰腿痛等。

当归、丹参配伍治疗腰腿痛。临床案例中治疗组（即丹参当归复合液）120 例，对照组（即传统治疗方法）250 例。治疗组的患者均有不同程度的疼痛、腰腿部活动及功能受限，120 例中 44 例经 CT 确诊，另 76 例经 X 线确诊。对照组经过分析，病程、病例结构及构成比与治疗组无统计学差别。两组均排除恶性肿瘤、骨折、结核及风湿性关节炎等情况。治疗组使用丹参当归复合液（复方丹参注射液、复方当归注射液、醋酸强的松龙、利多卡因、B 族维生素、生理盐水），对照组使用传统配制方法（盐酸利多卡因注射液、醋酸强的松龙、B 族维生素、生理盐水）治疗。结果：治疗组 120 例中，疗效优 66 例，良 39 例，有效 13 例，无效 2 例，复发 45 例（37.5%）。对照组 250 例中，疗效优 76 例，良 37 例，有效 117 例，无效 20 例，复发 183 例（73.2%）。两组间比较，治疗组的优良率明显高于对照组（$P<0.05$），且复发率低（$P<0.05$）。

【药效物质】

当归主要含挥发油：藁本内酯、正丁烯呋喃内酯、香荆芥酚、马鞭草烯酮、黄樟醚、对乙基苯甲醛等；有机酸类成分：阿魏酸、香草酸、烟酸、琥珀酸；还含有多糖、维生素、氨基酸等。

丹参主要含醌类成分：丹参酮 I、II、II$_A$、II$_B$、III、V、VI，异丹参酮 I、II$_A$、II$_B$，隐丹参酮，异隐丹参酮，甲基丹参酮，羟基丹参酮，新丹参酮，左旋二氢丹参酮 I 等；有机酸类成分：丹酚酸 A、B，丹参素，原儿茶酸，原儿茶醛，琥珀酸，迷迭香酸，紫草酸甲酯，紫草酸二甲酯，紫草酸 A、B 等；脂肪酸类成分：油酸、亚油酸、亚麻酸、棕榈酸。丹参能抗心律失常，扩张冠状动脉，增加冠状动脉血流量，调节血脂，抗动脉粥样硬化，改善微循环，提高耐缺氧能力，保护心肌，可以扩张血管，降低血压，能降低血液黏度，抑制血小板聚集，对抗血栓形成，能保护肝细胞损伤，促进肝细胞再生，有抗肝纤维化的作用，能改善肾功能、保护缺血性肾损伤。此外，丹参还有一定的镇静、镇痛及抗炎、抗过敏作用，脂溶性的丹参酮类物质有抗肿瘤作用，丹参总提取物有一定的抗疲劳作用。

参考文献

[1] 徐振东，易丽玲，熊帅．丹参当归复合液硬膜外注射治疗腰腿痛的疗效观察[J]．社区医学杂志，2006，4(11s)：29-30．

20. 当归、大黄

当归、大黄均入肝、脾经。当归甘补辛散，苦泄温通，为血中之气药，善补血，能活血，又能润肠通便；大黄苦寒沉降，泻下攻积，善荡涤凝瘀败血，导瘀下行，推陈致新。当归与大黄配伍，共同发挥活血祛瘀、润肠通便的功效。

常见方剂当归大黄汤、复元活血汤、黄龙汤、当归龙荟丸、芍药汤等用此药对。

【历代文献】

当归、大黄配伍出自当归大黄汤。《外台秘要》引《张文仲方》："冷气牵引腰背胁下，腹内痛。"《中医历代良方全书》："当归大黄汤张文仲方（录《外台秘要》）。当归、人参各9g，大黄8g，芍药15g，桂心3g，干姜、吴茱萸、甘草各5g。水煎服。功能养血和营，祛寒扶正。治虚寒气滞，腰背、胁腹冷痛，便秘，舌淡，脉迟或虚软。如慢性胃炎、胰腺炎，见上症情者，可选用。"《伤寒大白》记载的由当归、大黄、生地黄、甘草组成的当归大黄汤，其云"当归大黄汤，此方本治燥火下血，家秘以此治吐血嗽血，大便干结。良以凉血则不上升，且大黄与当归同用，其血当归经矣"。"当归大黄汤（当归、生大黄、川黄连、甘草），热重便硬，有下症者，立此方凉大肠血热。以癥症属血，故加当归。癥症不宜大下，故加甘草"。另有芍药汤见于《成方便读》："夫痢之为病，固有寒热之分，然热者多而寒者少，总不离邪滞蕴结，以致肠胃之气不宣，酿为脓血稠黏之属。虽有赤白之分，寒热之别，而初起治法皆可通因通用。故刘河间有云：行血则便脓自愈，调气则后重自除，二语足为治痢之大法。此方用大黄之荡涤邪滞，木香、槟榔之理气，当归、肉桂之行血；病多因湿热而起，故用芩、连之苦寒以燥湿清热；用芍药、甘草者，缓其急而和其脾。"

【临床疗效】

当归、大黄配伍可用于治疗血虚便秘等。

当归、大黄配伍治疗冠心病便秘。临床案例选冠心病患者120例，处方：当归、大黄、芒硝、甘草。将上药碾碎共为细末，加水适量煎成浓稠膏状，备用。先取75%酒精或温水，用棉签擦洗神阙穴，将药膏适量摊布在自粘性穴位专用贴敷片上，然后敷贴在患者神阙穴处。结果：治愈80例，好转35例，无效5例，总有效率95.8%。

【药理作用】

抗肿瘤作用 为观察大黄、当归、木香的不同配伍组合对Lewis肺癌、肉瘤-S180、艾氏腹水癌荷瘤小鼠抑瘤作用的影响，探讨大黄、当归、木香的最佳配伍关系。方法：制备Lewis、肉瘤-S180、艾氏腹水癌荷瘤小鼠动物模型，随机分为模型组、大黄组、大黄当归组、大黄木香组、大黄当归木香组，通过测定荷瘤小鼠的瘤重、计算抑瘤率，观察不同配伍组对肿瘤生长的影响。结果：与模型组比较，大黄当归组对Lewis肺癌、肉瘤-S180、艾氏腹水癌抑瘤率分别达到78.52%、44.57%、64.95%，表明大黄、当归配伍具有很好的抑瘤作用（$P<0.05$）。

【药效物质】

当归主要含挥发油：藁本内酯、正丁烯呋喃内酯、香荆芥酚、马鞭草烯酮、黄樟醚、对乙基苯甲醛等；有机酸类成分：阿魏酸、香草酸、烟酸、琥珀酸；还含有多糖、维生素、氨基酸等。

大黄有效成分主要为蒽醌衍生物，主要包括蒽醌苷和双蒽醌苷。双蒽醌苷中有番泻苷A、B、C、D、E、F，游离型的苷元有大黄酸、大黄酚、大黄素、大黄素甲醚、芦荟大黄素等，另含鞣质类物质、有机酸和雌激素样物质等。大黄能增加肠蠕动，抑制肠内水分吸收，促进排便；有抗感染作用，对多种革兰阳性菌、革兰阴性菌有抑制作用，其中最为敏感的是葡萄球菌和链球菌，其次为白喉杆菌、伤寒和副伤寒杆菌、肺炎双球菌、痢疾杆菌等；对流感病毒也有抑制作用；由于大黄含有鞣质，故致泻后又有便秘现象；有利胆和健胃的作用；此外，还有止血、保肝、降压、降低血清胆固醇等作用。

参考文献

[1]黄家芹．当归大黄膏神阙穴贴敷治疗冠心病便秘120例疗效观察[J]．中医临床研究，2012，4（23）：87-88.

[2]汤宇．大黄当归木香的不同配伍抑瘤作用的药效学研究[D]．沈阳：辽宁中医药大学，2008.

21. 阿胶、黄连

阿胶、黄连均入肝经。阿胶平补而润，善补血滋阴；黄连苦寒入心，善清热泻火。阿胶与黄连配伍，滋阴与泻火兼施，泻火而不伤阴，滋阴而不碍邪，为补中寓泻之药对，共奏滋阴泻火、除烦安神之功。

常见方剂黄连阿胶汤、黄连阿胶丸、柏皮汤等用此药对。

【历代文献】

阿胶、黄连配伍出自黄连阿胶汤。《伤寒论·辨少阴病脉证并治》："少阴病，得之二、三日以上，心中烦，不得卧。"此方苦寒与咸寒并用，苦寒上泻心火，咸寒下滋肾水，心肾相交，水火既济，心烦不寐可解，此即"泻南补北"的治疗方法，开滋阴清热泻火法之先河。《临证实验录》："先贤谓五志过极，皆可化火。盖忧思气结日久，心火亢盛，如赤日炎炎，致真阴内耗，肾水亏虚，水火不济，故而不寐，寐则遗泄。张景岳谓：'精之藏制虽在肾，而精之主宰则在心。'故当清心火，滋肾水，务求水火相济，主明神安。拟黄连阿胶汤原方。"《注解伤寒论》："阳有余，以苦除之，黄连、黄芩之苦以除热；阴不足，以甘补之，鸡子黄、阿胶之甘以补血；酸，收也，泄也，芍药之酸，收阴气而泄邪热也。"

【药效物质】

阿胶主要含蛋白及肽类成分，经水解后得到多种氨基酸：甘氨酸、L-脯氨酸、L-羟脯氨酸、谷氨酸、丙氨酸、精氨酸、天冬氨酸、赖氨酸、苯丙氨酸、丝氨酸、组氨酸等。阿胶有促进造血、降低血黏度、抗肺损伤、增强免疫力等作用，能提高小鼠耐缺氧、耐寒冷、耐疲劳和抗辐射能力。口服阿胶者血钙浓度有轻度增高，但凝血时间没有明显变化。此外，阿胶还具有抗炎、抗肿瘤、抗休克等作用。

黄连主要含小檗碱、黄连碱、药根碱、巴马汀（掌叶防己碱）、棕榈碱、非洲防己碱、木兰减、表小檗碱等异喹啉类生物碱，还含有黄柏酮、黄柏内酯、阿魏酸、绿原酸等。黄连及小檗碱对金黄色葡萄球菌、肺炎双球菌、痢疾杆菌、霍乱弧菌及肺炎杆菌、百日咳杆菌、白喉杆菌均有一定的抑制作用，小檗碱对各型流感病毒均有明显抑制作用，黄连对蓝色毛菌、絮状表皮癣菌等皮肤真菌有显著抑制作用。巴马汀、药根碱等对白色念珠菌等有显著抑制作用；黄连、小檗碱、黄连碱、药根碱等均有显著抗炎作用；黄连及小檗碱均有解热作用；黄连及小檗碱均有抗实验性胃溃疡，抑制胃液分泌，保护胃黏膜的作用；黄连水煎液、小檗碱均能治疗糖尿病，具有降血糖的作用。此外，黄连还具有强心、抗心肌缺血、抗动脉粥样硬化、抗心律失常、降压、抗血小板聚集、抗肿瘤、降脂等作用。

22. 饴糖、桂枝

饴糖、桂枝均具甘温之性。饴糖善温补中焦，缓急止痛；桂枝善散寒解表，温经通阳，祛寒邪。饴糖与桂枝配伍，既增辛甘化阳之功，又可温中焦，共同发挥补脾益气的功效。

常见方剂小建中汤、大建中汤、黄芪建中汤等用此药对。

【历代文献】

饴糖、桂枝配伍出自小建中汤。《金匮要略·血痹虚劳病脉证并治》："虚劳里急，悸，衄，腹中痛，梦失精，四肢酸疼，手足烦热，咽干口燥，小建中汤主之。"《绛雪园古方选注》："建中者，建中气也。名之曰小者，酸甘缓中，仅能建中焦营气也。前桂枝汤是芍药佐桂枝，今建中汤是桂枝佐芍药，义偏重于酸甘，专和血脉之阴。芍药、甘草有戊己相须之妙，胶饴为稼穑之甘，桂枝为阳木，有甲己化土之义。使以姜、枣助脾与胃行津液者，血脉中之柔阳，皆出于胃也。"

【药效物质】

饴糖主要含麦芽糖、蛋白质、脂肪、维生素 B_2、维生素 C 等。饴糖对正常家兔离体肠平滑肌振幅、频率、肠道活动力有明显抑制作用，对外源乙酰胆碱引起的家兔离体回肠平滑肌振幅、收缩频率、肠道活动力有抑制作用。

桂枝主要含挥发油桂皮醛、莰烯、苯甲醛、β-榄香烯、β-荜澄茄烯等，还含有酚类、有机酸、多糖、苷类、香豆精及鞣质等。桂枝所含的桂皮油能扩张血管，改善血液循环，促进血液流向体表，从而有利于发汗和散热。桂枝煎剂、桂皮醛有解热、降温作用。桂枝醇提取物对金黄色葡萄球菌、大肠杆菌、肺炎球菌、炭疽杆菌、霍乱弧菌、流感病毒等均有抑制作用。桂皮油、桂皮醛对结核杆菌、变形杆菌有抑制作用。桂皮醛能促进胃肠平滑肌蠕动、增强消化机能，并有利胆作用。此外，桂枝有镇痛、抗炎、抗过敏、增加冠状动脉血流量、改善心功能、镇静、抗惊厥、抗肿瘤等作用。

23. 何首乌、淫羊藿

何首乌、淫羊藿均性温，同入肝、肾经。何首乌补益肝肾，滋养精血，乌发强骨；淫羊藿温肾补阳，强筋健骨，祛风除湿。何首乌与淫羊藿配伍，共奏补益肝肾、强筋健骨之功。

常见方剂育精汤、温肾益气汤等用此药对。

【历代文献】

何首乌、淫羊藿配伍出自温肾益气汤，为现代中医临床家张子维经验方，原方主治脾肾两虚。《本草新编》："何首乌，味甘而涩，气微温，无毒。神农未尝非遗之也。以其功效甚缓，不能急于救人，故尔失载。然首乌蒸熟，能黑须鬓，但最恶铁器。凡入诸药之中，曾经铁器者，沾其气味，绝无功效。世人久服而不变白者，正坐此耳，非首乌之不黑须鬓也。近人尊此物为延生之宝，余薄而不用。惟生首乌用之治疟，实有速效，治痞亦有神功，世人不尽知也。虽然首乌蒸熟，以黑须鬓，又不若生用之尤验。盖首乌经九蒸之后，气味尽失，又经铁器，全无功效矣……淫羊藿，一名仙灵脾。味辛，气温，无毒。云寒，误。用不必羊脂炒，亦不必去刺。入命门治男子绝阳不兴，治妇人绝阳不产，却老景昏毫，除中年健忘，益肾固筋，增力强志。补命门而又不大热，胜于肉桂之功，近人未知也，夫男女虽分阴阳，而五脏六腑正各相同，并无小异。男子命门寒则阳不举，女子命门寒则阳不容，非男子绝阳不能生，女子绝阳尚可产也。"

【药效物质】

生何首乌主要含蒽醌类、二苯乙烯苷类化合物。蒽醌类成分主要为大黄素、大黄酚、大黄素甲醚、大黄酸、大黄酚蒽酮等；二苯乙烯苷类成分主要为 2，3，5，4-四羟基二苯乙烯-2-O-β-D-葡萄糖苷、2-O-单没食子酰基乙-2，3，5，4-四羟基二苯乙烯-2-O-β-D-葡萄糖苷等，还含有卵磷脂、粗脂肪等。制首乌除含上述成分外，还含炮制过程中产生的麦拉德反应产物 2，3-二氢-3，5-二羟基-6-甲基-4 氢-吡喃-4-酮、3，5-二羟基-2-甲基-4 氢-吡喃-4-酮、5-羟甲基糠醛、琥珀酸等。生何首乌有促进肠道运动和轻度泻下的作用，此外还有抗氧化、抗炎、抗菌、抗病毒、抗诱变、抗癌、保肝、降脂、抗动脉粥样硬化、提高记忆力等作用。制何首乌能增加老年小鼠和青年小鼠脑与肝中的蛋白质含量，抑制脑和肝组织中的 B 型单胺氧化酶活性，抑制老年小鼠的胸腺萎缩，提高老年机体胸腺依赖的免疫功能，抗骨质疏松，对抗环磷酰胺的免疫抑制，降低急性高脂血症模型家兔的高胆固醇，使之恢复正常水平。

淫羊藿主要含黄酮类成分淫羊藿苷，宝藿苷 I、II，淫羊藿次苷 I、II，大花淫羊藿苷 A，鼠李糖基淫羊藿次苷 II，箭藿苷 A、B、C，金丝桃苷等，还含多糖等。淫羊藿具有雄激素样及植物雄激素样活性，能增强动物性机能；淫羊藿多糖给雌性小鼠皮下注射给药，可在刺激外周 T 细胞功能的同时，引起胸腺缩小；淫羊藿总黄酮对雄激素缺乏模型小鼠异常增高的免疫功能有调节作用；淫羊藿苷可提高亚急性衰老模型大鼠血清 SOD 活性和雄激素水平，减少生殖细胞凋亡，改善睾丸组织的退行性变化，抑制生殖细胞衰老基因 P16 蛋白表达，以延缓性腺衰老。此外，淫羊藿还具有影响心血管系统、骨髓和造血系统功能，改善学习记忆力，抗骨质疏松，抗肿瘤、抗辐射等作用。

24. 益智仁、补骨脂

益智仁、补骨脂均具辛温之性。益智仁可暖肾固精，补益之中兼有收涩之性，善温脾止泻，开胃摄唾；补骨脂补涩，善补肾助阳，固精缩尿，又可纳气平喘。益智仁和补骨脂配伍，共同发挥温补脾肾、固精止泻的功效。

常见方剂补骨脂散、益智仁散、补骨脂丸、巩堤丸等用此药对。

【历代文献】

益智仁、补骨脂配伍出自补骨脂散。《婴童类萃》："破故纸散治遗溺。"《本草经疏》："益智子仁，以其敛摄，故治遗精虚漏，及小便余沥，此皆肾气不固之证也。肾主纳气，虚则不能纳矣。又主五液，涎乃脾之所统，脾肾气虚，二脏失职，是肾不能纳，脾不能摄，故主气逆上浮，涎秽泛滥而上溢也，敛摄脾肾之气，则逆气归元，涎秽下行……补骨脂，能暖水脏，阴中生阳，壮火益土之要药也。其主五劳七伤，盖缘劳伤之病，多起于脾肾两虚，以其能暖水脏、补火以生土，则肾中真阳之气得补而上升，则能腐熟水谷、蒸糟粕而化精微，脾气散精上归于肺，以荣养乎五脏，故主五脏之劳，七情之伤所生病。"

【药效物质】

益智仁主要含挥发油桉油精、姜烯、姜醇等，还含庚烷衍生物类成分、微量元素、氨基酸、脂肪酸、维生素等。益智仁生品醇提取液及盐炙品醇提取液均能显著拮抗因乙酰胆碱兴奋豚鼠膀胱逼尿肌 M 受体而引起的收缩反应，但不能拮抗因 $BaCl_2$ 而引起的豚鼠膀胱逼尿肌兴奋效应，生品对磷酸组胺兴奋逼尿肌有一定的拮抗作用；益智仁的甲醇提取物有增强豚鼠左心房收缩力的活性；水提液有较强的抗疲劳能力和抗高温能力。此外，益智仁还具有中枢抑制、镇痛、免疫抑制、抗过敏、抗癌、抗应激、抗氧化、延缓衰老、清除自由基等作用。

补骨脂主要含补骨脂素和异补骨脂素等香豆素类，黄芪苷等黄酮类，补骨脂酚等单萜酚类；还含有豆固醇、谷固醇、棉子糖、葡萄糖苷等。补骨脂具有雌激素样作用，能增强阴道角化，增加子宫重量；能扩张冠状动脉，兴奋心脏，提高心率；能收缩子宫及缩短出血时间，减少出血量；有致光敏作用，内服或外涂皮肤，经日光或紫外线照射，可使局部皮肤色素沉着。

25. 益智仁、萆薢

益智仁、萆薢均入肾经。益智仁以固涩为主，善温脾止泻，摄涎唾，补肾固精，缩尿；萆薢以分利为要，善泌别清浊，可祛风湿，利关节，除痹止痛。益智仁和萆薢配伍，一涩一利，共同发挥固下元、利小便、去湿浊的功效。

常见方剂萆薢分清饮等用此药对。

【历代文献】

益智仁、萆薢配伍出自萆薢分清饮。《杨氏家藏方》："治真元不足，下焦虚寒，小便白浊，频数无度。"《济生方》亦收载此方，书中云："白浊者，肾虚有寒也，过于嗜欲而得之，其状漩而如油，光彩不定，漩即澄下，凝如膏糊。"《医方考》："膏浊频数，漩白如油，光彩不足者，名曰膏淋，此方主之。膀胱者，水渎之区也，胃中湿热乘之，则小便浑浊，譬之湿土之令行，而山泽昏瞑也。陶隐君曰：'燥可以去湿。'故萆薢、菖蒲、乌药、益智，皆燥物也，可以平湿土之敦阜。湿土既治，则天清地明，万物皆洁矣，而况于膀胱乎！"《医方集解》："此手足少阴、足厥阴阳明药也。萆薢能泄阳明、厥阴湿热，去浊而分清；乌药能疏邪逆诸气，逐寒而温肾；益智脾药，兼入心肾，固肾气而散结；石菖蒲开九窍而通心；甘草梢达茎中而止痛，使湿热去而心肾通，则气化行而淋浊止矣。此以疏泄而为禁止者也。"

【药理作用】

抗炎作用 研究发现益智仁80%的丙酮提取物及醋酸乙酯萃取部位在 $3\sim300~\mu g/mL$ 时对脂多糖(LPS)诱导的巨噬细胞炎症反应和抗原诱导的 RBL-2H3 细胞脱颗粒具有抑制作用。另一实验研究表明，萆薢总皂苷可明显提高二甲苯所致小鼠耳肿胀模型的肿胀抑制率。

【药效物质】

益智仁主要含挥发油桉油精、姜烯、姜醇等，还含庚烷衍生物类成分、微量元素、氨基酸、脂肪酸、维生素等。

草薢含薯蓣皂苷等多种甾体皂苷、薯蓣皂苷元等，还含有鞣质、淀粉、蛋白质等。粉草薢水提取物有抗痛风作用，绵草薢水提取物有抗骨质疏松作用，绵草薢能抗心肌缺血和抗肿瘤，薯蓣皂苷有抗真菌作用。

参考文献

［1］Morikawa T, Matsuda H, Toguchida I, et al. Absolute stereostructures of three new sesquiterpenes from the fruit of Alpinia oxyphylla with inhibitory effects on nitric oxide production and degranulation in RBL-2H3 cells［J］. J Nat Prod, 2002, 65(10)：1468-1474.

［2］陈光亮, 刘海鹏, 韩茹, 等. 草薢总皂苷合用牛膝总皂苷降血尿酸和抗炎作用的组方合理性研究［J］. 中国药理学通报, 2007, 23(11)：1467-1471.

26. 蛤蚧、紫河车

蛤蚧、紫河车均味咸，同入肺、肾经。蛤蚧咸平，善补肺助阳，摄纳肾气，定喘；紫河车善益气养血，温肾补精，可气血双补而不腻不燥。蛤蚧与紫河车配伍，既补肾壮阳，又益精养血，共同发挥补肺益肾、纳气定喘之效。

常见方剂扶正定喘汤、健脾固肾丸、蛤蚧平喘散、益肾补肺散等用此药对。

【历代文献】

蛤蚧、紫河车配伍出自扶正定喘汤。《陕西中医药大学学报》："慢性阻塞性肺疾病。"《本草经疏》："蛤蚧，其主久肺劳咳嗽、淋沥者，皆肺肾为病，劳极则肺肾虚而生热，故外邪易侵，内证兼发也。蛤蚧属阴，能补水之上源，则肺肾皆得所养，而劳热咳嗽自除；肺朝百脉，通调水道。下输膀胱。肺气清，故淋沥水道自通也……人胞乃补阴阳两虚之药，有反本还元之功。然而阴虚精涸，水不制火，发为咳嗽吐血，骨蒸盗汗等证，此属阳盛阴虚，法当壮水之主，以制阳光，不宜服此并补之剂，以耗将竭之阴也。"《本经逢原》："紫河车禀受精血结孕之余液，得母之气血居多，故能峻补营血，用以治骨蒸羸瘦，喘嗽虚劳之疾，是补之以味也。"

【药理作用】

性激素样作用 研究蛤蚧乙醇提取液对大鼠卵巢颗粒细胞的影响结果显示，蛤蚧醇提液能显著提高 IGF-1 在不同月龄大鼠卵巢中的表达，从而促进卵泡发育，并且有可能通过 IGF-1 抑制颗粒细胞凋亡而减少卵泡的闭锁，由此延缓大鼠卵巢的衰老。同时，蛤蚧乙醇提取液能显著提高 InhA 在不同月龄大鼠卵巢中的表达，显示蛤蚧能改善大鼠卵巢的功能，促进优势卵泡和黄体的发育。而紫河车产生的雌激素和孕激素能显著促进哺乳期幼兔胸腺、脾脏、子宫、阴道、乳腺的发育，其所含的催乳素能促进乳汁分泌。

【药效物质】

蛤蚧主要含磷脂类成分：溶血磷脂酰胆碱、神经鞘磷脂、磷脂酰胆碱、磷脂酰乙醇胺；脂肪酸类成分：月桂酸、豆蔻酸、花生酸、花生四烯酸、油酸、亚油酸、亚麻酸、硬脂酸、棕榈酸、棕榈油酸；还含有蛋白质、氨基酸以及微量元素等。蛤蚧的水溶性和脂溶性乙醇提取物均可促进幼年大鼠的胸腺萎缩，还能降低正常大鼠肾上腺内维生素 C 的含量，表现为促肾上腺皮质激素样作用；水溶性的部分则只能使雄性小鼠睾丸增重，表现为雄激素样作用；脂溶性的部分则对雌性小鼠的子宫及雄性小鼠的睾丸都有增重作用，蛤蚧提取物对小鼠遭受低温、高温、缺氧等应急刺激有明显的保护作用。此外，还具有平喘、抗炎症、降低血糖、抗肿瘤及延缓衰老等作用。

紫河车含有多种抗体，干扰素，β-抑制因子，多种激素（促性腺激素 A 和 B、催乳素、促甲状腺激素、催产素样物质、多种甾体激素等），以及溶菌酶、激肽酶、组胺酶、红细胞生成素、多糖、氨基酸等。紫河车有激素样作用，主要表现为雌激素样作用，能促进乳腺、子宫、阴道、卵巢以及睾丸等发育；有提高免疫功能的作用，增强机体抗病能力；能减轻疲劳，改善睡眠，改善阳虚状态时能量代谢低下的病理变化；能增强红细胞、血色素和网质红细胞的新生，升高白细胞；能增强再生过程，促进伤口、骨折的愈合。此外，还具有延缓衰老、提高耐缺氧能力、强心、抗过敏、抗溃疡等作用。

参考文献

[1]林安平，胡丽娜，李聪．蛤蚧乙醇提取液对大鼠卵巢颗粒细胞影响的实验研究[J]．儿科药学杂志 2007，13(3)：1315.

[2]程敏．紫河车生物活性物质的药理作用及炮制方法研究进展[J]．陕西农业科学，2008(3)：113-114，140.

27. 补骨脂、肉豆蔻

补骨脂、肉豆蔻均具辛温之性。补骨脂以补肾为要，既可补肾壮阳，又可温脾止泻，固精缩尿；肉豆蔻善收涩，可温中散寒，行气消胀，收敛涩肠止泻。补骨脂与肉豆蔻配伍，既脾肾双补，又除下焦阴寒，共同发挥补肾壮阳、健脾止泻的功效。

常见方剂二神丸、四神丸等用此药对。

【历代文献】

补骨脂、肉豆蔻配伍出自二神丸。《普济本事方》"治脾肾虚弱，全不进食。""有人全不进食，服补脾药皆不验，予授此方，服之欣然能食，此病不可全作脾虚"。《医方考》："脾主水谷，肾主二便，脾弱则不能消磨水谷，肾虚则不能禁固二便，故令泄泻不止。肉豆蔻辛温而涩，温能益脾，涩能止泻；破故纸味辛而温，辛能散邪，温则暖肾，脾肾不虚不寒，则泄泻止矣。"又见于四神丸，《古今名医方论》："柯韵伯曰，夫鸡鸣至平旦，天之阴，阴中之阴也。因阳气当至而不至，虚邪得以留而不去，故作泻于黎明。其由有四：一为脾虚不能制火，一为肾虚不能行水，故二神丸君补骨脂之辛燥者，入肾以制水，佐肉豆蔻之辛温者，入脾以暖土，丸以枣肉，又辛甘发散为阳也。一为命门火衰不能生土，一为少阳气虚无以发陈，故五味子散君五味子之酸温，以收坎宫耗散之火，少火生气以培土也；佐吴茱萸之辛温，又顺肝木欲散之势，为水气开滋生之路，以奉春生也。此四者，病因虽异，而见症则同，皆水亢为害。二神丸是承制之剂，五味散是化生之剂也。二方理不同而用则同，故可互用以助效，亦可合用以建功。"

【药理作用】

改善肠道菌群失调、调整胃肠功能 为观察补骨脂、肉豆蔻药对对脾虚泄泻小鼠肠道菌群失调及胃肠功能异常的调节作用，用昆明种小鼠60只，随机分为6组，除正常组每天用自来水灌胃外，其余5组均用含原生药的大黄水煎剂，每天1次，连续8天，造成脾虚泄泻模型。应用墨汁推进法测定肠推进率，光学显微镜观察胃肠组织形态变化，生化法检测D-木糖、淀粉酶的含量。结果补骨脂、肉豆蔻药对（21.06g/kg、14.04g/kg、7.02g/kg）对肠炎均有不同程度的改善，降低小鼠肠推进率；同时，补骨脂、肉豆蔻药对还能升高D-木糖和淀粉酶的含量。结论：补骨脂、肉豆蔻是临床治疗脾虚泄泻的有效药对，不仅能有效改善整体情况，而且能明显增强肠道抗氧化能力，减轻脂质过氧化损伤，减轻黏膜损伤，加速黏膜修复，在缩短腹泻疗程，提高疗效方面有很大潜力和优势。

【药效物质】

补骨脂主要含补骨脂素和异补骨脂素等香豆素类，黄芪苷等黄酮类，补骨脂酚等单萜酚类，还含有豆固醇、谷固醇、棉子糖、葡萄糖苷等。

肉豆蔻主要含挥发油：去氢二异丁香酚、香桧烯、α-蒎烯、松油-4-烯醇、γ-松油烯、肉豆蔻醚等。肉豆蔻含有挥发油，能促进胃液的分泌及胃肠蠕动，有开胃和促进食欲、消胀止痛的功效；但大量服用则有抑制作用，且有较显著的麻醉作用；挥发油中的萜类成分对细菌和霉菌均有抑制作用。肉豆蔻醚对正常人有致幻、抗炎作用；肉豆蔻及肉豆蔻醚有增强色胺的作用，对单胺氧化酶有中度的抑制作用。肉豆蔻对MCA和DMBA诱发的小鼠子宫癌及皮肤乳头状瘤有抑制作用。

参考文献

[1]潘用水，黄小龙.补骨脂善治阳虚便秘[J].中医杂志，2002，43（8）：572.

[2]汪庆飞，高家荣，邢亚群，等.补骨脂-肉豆蔻药对对脾虚泄泻小鼠肠道功能的保护作用[J].安徽医药，2018，22（9）：1661-1664，1855.

28. 肉苁蓉、巴戟天

肉苁蓉、巴戟天均具甘温之性，均入肾经。肉苁蓉质润滋养，补肾壮阳中兼有润燥益精的作用；巴戟天甘润不燥，补肾助阳，温阳助火力强，并能强筋骨。肉苁蓉与巴戟天配伍，既增温肾壮阳之力，又润燥相宜，可补火而不燥水，共同发挥温肾壮阳、润燥益精的功效。

常见方剂地黄饮子、金刚丸、巴戟丸等用此药对。

【历代文献】

肉苁蓉、巴戟天配伍出自地黄饮子。《圣济总录》："肾气虚厥，语声不出，足废不用。"《成方便读》："夫中风一证，有真中，有类中。真中者，真为风邪所中也。类中者，不离阴虚、阳虚两条。如肾中真阳虚者，多痰多湿；真阴虚者，多火多热。阳虚者，多暴脱之证；阴虚者，多火盛之证。其神昏不语……此方所云少阴气厥不至，气者，阳也，其为肾脏阳虚无疑矣。故方中熟地、巴戟、山萸、苁蓉之类，大补肾脏之不足，而以桂、附之辛热，协四味以温养真阳；但真阳下虚，必有浮阳上僭，故以石斛、麦冬清之；火载痰升，故以茯苓渗之；然痰火上浮，必多堵塞窍道，菖蒲、远志能交通上下而宣窍辟邪；五味以收其耗散之气，使正有所归；薄荷以搜其不尽之邪，使风无留着；用姜、枣者，和其营卫，匡正除邪耳。"

【药效物质】

肉苁蓉主要含松果菊苷、毛蕊花糖苷等苯乙醇苷、表马钱子酸等环烯醚萜类、松脂醇等木脂素类成分，以及生物碱、糖类、糖醇、固醇、多种微量元素等。肉苁蓉对阳虚和阴虚动物的肝脾核苷酸含量下降和升高有调节作用，有激活肾上腺、释放皮质激素的作用，可增强下丘脑-垂体-卵巢的促黄体功能，提高垂体对 LRH 的反应性及卵巢对 LH 的反应性，而不影响自然生殖周期的内分泌平衡。肉苁蓉乙醇提取物在体外温育体系中能显著抑制大鼠脑、肝、心、肾、睾丸组织匀浆过氧化脂质的生成，并呈现良好的量效关系。

巴戟天主要含蒽醌类成分：甲基异茜草素、甲基异茜草素-1-甲醚、大黄素甲醚等；环烯醚萜类成分：水晶兰苷、四乙酰车叶草苷；低聚糖类成分：耐斯糖、1F-果呋喃糖基耐斯糖等。巴戟天对精子的膜结构和功能具有明显的保护作用，并能改善精子的运动功能和穿透能力；巴戟天水提物、醇提物能够诱导骨髓基质细胞向成骨细胞分化；巴戟多糖能增加幼年小鼠胸腺重量，能明显提高巨噬细胞吞噬百分率，并能明显促进小鼠免疫特异玫瑰花结形成细胞的形成；水溶性提取物具有抗抑郁活性。此外，巴戟天还具有延缓衰老、抗肿瘤等作用。

29. 覆盆子、紫石英

覆盆子、紫石英均具甘温之性。覆盆子主入肝肾经，既能补益肝肾，又能固精缩尿；紫石英上镇心神，下益肝血，助肾阳，暖胞宫，调冲任。覆盆子与紫石英配伍，针对肾阳虚寒证，共同发挥暖宫补肾、固精止带的功效。

常见方剂庆云散、白薇丸、养真丸等用此药对。

【历代文献】

覆盆子、紫石英配伍出自庆云散。《备急千金要方》："主丈夫阳气不足，不能施化，施化无成方。"《千金方衍义》："庆云者，庆云龙之征兆。紫石英专温荣血，天雄峻暖精气，佐以覆盆、五味、菟丝温补下元，寄生主治腰痛，天冬能强肾气，石斛强阴益精，白术固津气而利腰脐间血；恐萸、雄二味之性过烈，乃以天冬、石斛、寄生濡之，覆盆、五味、菟丝辅之，白术培土以发育万物；扶阳施化之功尽矣。若素不耐寒，则去寄生而加细辛，以鼓生阳之气；阳本不衰，当退石斛而进槟榔，以祛浊湿之垢。其法之可重端在乎此。"《本草经疏》："覆盆子，其主益气者，言益精气也。肾藏精、肾纳气，精气充足，则身自轻，发不白也……大明：主安五脏，益颜色，养精气，长发，强志。皆取其益肾添精，甘酸收敛之义耳……紫石英，心属阳而本热，虚则阳气衰而寒邪得以乘之，或为上气咳逆，或为气结寒热、心腹痛，此药温能除寒，甘能补中，中气足，心得补，诸证无不瘳矣。惊悸属心虚，得镇坠之力，而心气有以镇摄，即重以去怯之义也。"

【药理作用】

对生殖系统的作用 对覆盆子水提液的研究表明，覆盆子使大鼠的下丘脑 LHRH 减少，垂体 LH 和 FSH 降低，血雌二醇水平降低，而胸腺中 LHRH 含量升高。据报道，机体缺乏 Zn 和 Mn 等微量元素会导致性腺结构变化和功能紊乱、精子数减少、不育症，而覆盆子中这类微量元素含量较高。用 Bogovich 法建立大鼠排卵障碍病理模型，给药组分别灌胃紫石英 4.8g/kg，氟化钙 4.0g/kg，补肾活血方 16.2g/kg，连续 14 天；克罗米芬 0.0095g/kg，连续 5 天。以克罗米芬及补肾活血汤为对照，用免疫组化法观察紫石英对排卵障碍大鼠卵巢局部 FSHR 与 LHR 表达的影响。结果紫石英可明显提高 FSHR 在卵巢颗粒细胞中的表达强度，其对 FSHR 的激动作用及对 LHR 的抑制作用可能源于紫石英中氟化钙和其他成分的共同作用。紫石英对 FSHR、LHR 在卵巢组织中表达水平的影响可能是其改善大鼠排卵障碍的机制之一。

【药效物质】

覆盆子主要含有机酸类成分鞣花酸、覆盆子酸等，还含有黄酮类、山柰酚-3-O-芸香糖苷、萜类、多糖等。覆盆子具有调节下丘脑-垂体-性腺轴的功能，还有改善学习记忆能力，延缓衰老等作用。此外，还有抑菌、抗诱变、促进淋巴细胞增殖等作用。

紫石英主要含氟化钙(CaF_2)，纯品含钙、氟及氧化铁等，有兴奋中枢神经、促进卵巢分泌的作用。

参考文献

[1]陈坤华，方军，匡兴伟，等. 覆盆子水提取液对大鼠下丘脑-垂体-性腺轴功能的作用[J]. 中国中药杂志，1996，21(9)：560-562.

[2]付灵梅，谭朝阳，王丽君，等. 紫石英对排卵障碍大鼠卵巢局部卵泡刺激素受体、黄体生成素受体表达的影响[J]. 中国实验方剂学杂志，2011，17(5)：184-186.

30. 菟丝子、枸杞子

菟丝子、枸杞子均具甘平之性，同入肝、肾经。菟丝子善补益肝肾，养肝明目，既能助阳，又可益阴，补而不峻，温而不燥；枸杞子甘平质润，善补肝肾，亦可益精血而明目，滋阴润燥之力强。菟丝子和枸杞子配伍，一柔一刚，滋而不腻，温而不燥，共同发挥平补肾中阴阳、养肝明目的作用。

常见方剂五子衍宗丸、右归丸、七宝美髯丹等用此药对。

【历代文献】

菟丝子、枸杞子配伍出自五子衍宗丸。《摄生众妙方》："男服此药，添精补髓，疏利肾气，不问下焦虚实寒热，服之自能平秘。旧称古今第一种子方。有人世世服此药，子孙蕃衍，遂成村落之说。嘉靖丁亥于广信郑中丞宅得之张神仙四世孙，予及数人用之殊验。"《陕西中医》："本方皆为植物种仁，味厚质润，既能滋补阴血，又蕴含生生之气，性平偏温，擅于益气温阳。方中菟丝子温肾壮阳力强；枸杞填精补血见长；五味子五味皆备，而酸味最浓，补中寓涩，敛肺补肾；覆盆子甘酸微温，固精益肾；妙在车前一味，泻而通之，泻有形之邪浊，涩中兼通，补而不滞。"

【药理作用】

将72只成年雄性大鼠随机分为空白对照组，模型组，阳性药组及五子衍宗丸大、中、小剂量组。以腺嘌呤溶液（250mg/kg）每日灌胃，连续4周，造成大鼠少精子症模型。同日各受试药组按剂量灌胃给药，连续4周。取附睾尾作精子计数、形态学观察及精浆中性α-糖苷酶测定；取血测肝、肾功能及生殖激素；肝、肾及生殖器官称重并计算脏器指数及病理形态学观察。结果与模型组比较，五子衍宗丸各剂量组精子数量和活动率显著升高，畸形率显著下降，并呈现量效关系；精浆中性α-糖苷酶显著升高；大、中剂量组肝、肾功能有显著改善；血清睾酮显著升高；附睾指数及前列腺+精囊指数显著增加；形态学观察显示五子衍宗丸各剂量组肾脏病变明显改善。表明五子衍宗丸对腺嘌呤诱发的少精子症模型大鼠有明显的改善作用。

【药效物质】

菟丝子主要含黄酮类成分金丝桃苷、菟丝子苷等，有机酸类成分绿原酸等，还含有钙、钾、磷等微量元素及氨基酸等。菟丝子对氢化可的松所致的小鼠阳虚模型有治疗作用，能明显增强黑腹果蝇交配次数；有雌激素样作用和抗衰老作用，能增强离体蟾蜍心脏收缩力，降低胆固醇，软化血管，降低血压，并能促进造血功能；能抑制肠运动，延缓大鼠半乳糖性白内障的发展。

枸杞子主要含有枸杞子多糖，生物碱类成分甜菜碱、莨菪亭。枸杞子能显著提高机体的非特异性免疫功能，枸杞多糖能提高巨噬细胞的吞噬能力，水煎剂能明显增加空斑形成的细胞数量，对细胞免疫和体液免疫功能均具有调节作用。枸杞子还有抗氧化、抗衰老、抗肿瘤、抗诱变、抗辐射、降血脂、降血糖、降血压等作用，枸杞子浸出液对金黄色葡萄球菌等17种细菌有较强的抑制作用。

31. 山药、山茱萸

山药、山茱萸同入肾经。山药甘平，善补肾气，兼能滋肾阴，并兼收涩之性；山茱萸酸涩，善收涩固脱，既能补益肝肾，又能固精缩尿，于补益之中具封藏之功，为固精止遗之要药。山药与山茱萸配伍，能补能涩，共同发挥益肾涩精的功效。

常见方剂肾气丸、六味地黄丸、左归丸、知柏八味丸等用此药对。

【历代文献】

山药、山茱萸配伍出自肾气丸。《金匮要略·消渴小便不利淋病脉证并治》："男子消渴，小便反多，以饮一斗，小便一斗，肾气丸主之。"《金匮要略·血痹虚劳病脉证并治》："虚劳腰痛，少腹拘急，小便不利者，八味肾气丸主之。"《医宗金鉴》："命门之火，乃水中之阳。夫水体本静，而川流不息者，气之动，火之用也，非指有形者言也。然少火则生气，火壮则食气，故火不可亢，亦不可衰。所云火生土者，即肾家之少火，游行其间，以息相吹耳！若命门火衰，少火几于熄矣。欲暖脾胃之阳，必先温命门之火，此肾气丸纳桂、附于滋阴剂中十倍之一，意不在补火，而在微微生火，即生肾气也。故不曰温肾，而名肾气，斯知肾以气为主，肾得气而土自生也。且形不足者，温之以气，则脾胃因虚寒而致病者固痊，即虚火不归其原者，亦纳之而归封蛰之本矣。"

【药理作用】

保护心肌作用 为观察山茱萸-山药对糖尿病小鼠心肌的保护作用，通过高脂饲料喂养配合一次性腹腔注射 STZ 建立 2 型糖尿病小鼠模型，将小鼠按照血糖水平分组并给药，设正常对照组、模型组、二甲双胍阳性对照组、山茱萸组、山药组及山茱萸-山药高、低剂量组，模型组和正常对照组给予等体积 CMC-Na。连续给药 8 周，末次给药后禁食 12 小时，摘眼球取血，同时处死小鼠取心脏，测定指标。结果：与模型组比较，山茱萸-山药高剂量组血糖和心脏指数显著降低，血清胰岛素水平显著升高，心肌组织 MDA 水平显著降低。心脏病理结果：模型组心肌细胞排列紊乱，颗粒变性，少量心肌细胞肥大、变性，心肌纤维化严重；山茱萸-山药高剂量组心肌细胞排列整齐，心肌纤维间隙变窄，心肌胶原纤维化明显减轻，与模型组比有很大的改善。表明山茱萸、山药药对对糖尿病小鼠心肌有一定的保护作用。

【药效物质】

山药主要含皂苷、黏液质、糖蛋白、甘露聚糖、尿囊素、山药素、多巴胺、胆碱、粗纤维、淀粉酶、果胶及微量元素等多种成分。山药水煎液对脾虚动物模型有预防和治疗作用，能抑制胃排空运动及肠道推进运动，拮抗离体回肠的强直性收缩，增强小肠吸收功能，帮助消化，保护胃黏膜损伤。山药水煎液、山药多糖能降血糖。山药多糖能提高非特异性免疫功能、特异性细胞免疫功能和体液免疫功能。山药多糖、总黄酮和山药稀醇提取物具有抗氧化、抗衰老作用。山药中的尿囊素具有抗刺激、麻醉镇痛和消炎抑菌等作用。此外，山药有降血脂、抗肿瘤等作用。

山茱萸主要含环烯醚萜苷类成分莫诺苷、马钱苷、山茱萸裂苷、山茱萸苷等，另外含有熊果酸，7-脱氢马钱素，山茱萸鞣质 1、2、3，挥发油等。山茱萸对非特异性免疫功能有增强作用，体外实验能抑制腹水癌细胞；有抗实验性肝损伤的作用；对于因化疗及放疗引起的白细胞下降，有使其升高的作用，且有抗氧化作用，有较弱的兴奋副交感神经作用；所含鞣质有收敛作用。山茱萸注射液能强心、升压，并能抑制血小板聚集，抗血栓形成。此外，山茱萸有抑菌、抗流感病毒、降血糖、利尿等作用。

参考文献

[1]张敏，张卫珍.六味地黄汤加味治疗血管性痴呆 36 例[J].陕西中医，2001，22(2)：85.

[2]皮文霞，封晓鹏，蔡宝昌，等.山茱萸-山药对糖尿病小鼠心肌的保护作用[J].中药材，2017，40(7)：1699-1703.

32. 山药、扁豆

山药、扁豆均具甘平之性。山药质润，不热不燥，补而不腻，作用和缓，能健脾补虚，是平补脾胃的要药；扁豆甘平和缓，补脾和胃而不滞腻，清暑化湿而不燥烈，善健脾化湿，为和中健脾、清暑化湿之品。山药与扁豆配伍，山药偏于补脾益阴，扁豆善于和中化湿，共同发挥健脾化湿、和中止泻的功效。

常见方剂参苓白术散、山药汤、参苓壮脾圆等用此药对。

【历代文献】

山药、扁豆配伍出自参苓白术散。《太平惠民和剂局方》："脾胃虚弱，饮食不进，多困少力，中满痞噎，心忪气喘，呕吐泄泻及伤寒咳噫。"《医方考》："脾胃虚弱，不思饮食者，此方主之。脾胃者，土也。土为万物之母，诸脏腑百骸受气于脾胃而后能强。若脾胃一亏，则众体皆无以受气，日见羸弱矣。故治杂证者，宜以脾胃为主。然脾胃喜甘而恶苦，喜香而恶秽，喜燥而恶湿，喜利而恶滞。是方也，人参、扁豆、甘草，味之甘者也；白术、茯苓、山药、莲肉、薏苡仁，甘而微燥者也；砂仁辛香而燥，可以开胃醒脾；桔梗甘而微苦，甘则性缓，故为诸药之舟楫，苦则喜降，则能通天气于地道矣。"《冯氏锦囊秘录》："脾胃属土，土为万物之母。东垣曰：脾胃虚则百病生，调理中州，其首务也。脾悦甘，故用人参、甘草、苡仁；土喜燥，故用白术、茯苓；脾喜香，故用砂仁；心生脾，故用莲肉益心；土恶水，故用山药治肾；桔梗入肺，能升能降。所以通天气于地道，而无痞塞之忧也。"

【药效物质】

山药主要含皂苷、黏液质、糖蛋白、甘露聚糖、尿囊素、山药素、多巴胺、胆碱、粗纤维、淀粉酶、果胶及微量元素等多种成分。

扁豆主要含碳水化合物、蛋白质、脂肪、维生素、泛酸、微量元素、酪氨酸酶、膜蛋白酶抑制物、淀粉酶抑制物、血球凝集素 A、血球凝集素 B 等多种成分。扁豆水煎液具有抑制痢疾杆菌和抗病毒的作用，对食物中毒引起的呕吐、急性胃炎有治疗作用，尚有解酒、河豚及其他食物中毒的作用。扁豆中的细胞凝集素 A 不溶于水，可以抑制实验动物生长，甚至引起肝区域性坏死，加热可使其毒性大减。细胞凝集素 B 可溶于水，能抗胰蛋白酶的活性。白扁豆多糖具有抗氧化、增强免疫力的作用。

参考文献

[1]周石平，陆云娣.山药粥、牛肉粥治疗小儿腹泻58例疗效观察[J].浙江中医学院学报，1995（4）：20-21.

[2]张敏.参苓白术散的主要组成药物对正常大鼠远端结肠黏膜上皮离子转运的影响[C].第三十届全国中西医结合消化系统疾病学术会议论文集，2018.

33. 山药、芡实

山药、芡实均具甘平之性。山药质润，不热不燥，补而不腻，作用和缓，平补脾肾，尤以补脾气而益胃阴为长；芡实甘涩收敛，能益肾固精，能固下元，扶脾止泻，止带。山药与芡实配伍，补中兼涩，共同发挥健脾止泻、益肾涩精的功效。

常见方剂瑞莲丸、易黄汤、膏淋汤、锁阳固精丸等用此药对。

【历代文献】

山药、芡实配伍出自瑞莲丸。《寿世保元》："一论虚劳发热，痰咳喘汗，泄泻腹痛，脾胃虚弱，饮食少，骨瘦如柴，宜瑞莲丸。""盖痰因火动，嗽因痰起。痰之黄浓者为有气，可治。状如鱼涎白沫者，为无元气，难痊。然斯病之起，非止过欲而已，或五味之偏，或七情之极，或劳役之过，耗散元气，损伤脾胃，气血亏损，脏腑虚弱，六脉沉细，微涩而数。百病由是次第而生。盖肾水一虚，则相火旺动相火上炎则克肺金。肺受火邪所克，所以为咳为嗽，为热为痰，为喘息，为盗汗，为吐血，为衄血为便血尿血，为四肢倦怠，为五心烦热，为咽干声哑，为耳鸣眼花，为遗精便浊，为虫胀肿满，为一应难状之症。治者宜滋肾水，养心血元气，健脾胃，以培其本。降相火，清湿热，化痰涎，润肺金，以治其标。宜以清离滋坎汤、补中益气汤、河车地黄汤、太平丸、瑞莲丸、宁嗽膏、白雪膏之类。"《本草新编》："芡实不特益精，且能涩精，补肾至妙药也，子不信其功效乎？夫芡实与山药并用，各为末，日日米饮调服，虽遗精至衰惫者，不旬日而精止神旺矣。至平之药，而实有至奇之功，非世人所能测也。"

【药理作用】

提高免疫作用　将小鼠随机分为山药芡实 3∶1 组、山药芡实 2∶1 组、山药芡实 1∶1 组、山药芡实 1∶2 组 4 个实验组和模型组、正常组，以番泻叶水煎剂灌胃对实验组和模型组进行脾虚模型的建造，实验组以不同剂量的山药芡实药对汤剂灌胃，模型组和正常组给予等量生理盐水灌胃，测体重和胸腺指数，MTT 比色法检测 T 细胞增殖能力，ELISA 法检测血清 IL-2、IL-4 和 IFN-γ 水平。结果造模后小鼠体重明显低于正常组（$P<0.05$），造模成功。给药后各实验组相关免疫指标均有不同程度改善，其中山药芡实 3∶1 组和山药芡实 2∶1 组改善程度最大，尤其是血清 IL-2、IL-4 水平和胸腺指数（$P<0.05$，$P<0.01$），而在体重、T 细胞增殖能力方面，山药芡实 2∶1 组改善程度大于山药芡实 3∶1 组。结论：山药芡实药对能通过影响免疫功能来改善小鼠脾虚状态，具有健脾益气的功效，推测山药芡实药对的临床最佳配比与剂量为 2∶1（30g∶15g）。

【药效物质】

山药主要含皂苷、黏液质、糖蛋白、甘露聚糖、尿囊素、山药素、多巴胺、胆碱、粗纤维、淀粉酶、果胶及微量元素等多种成分。

芡实主要含淀粉、蛋白质、脂肪及多种维生素。芡实水、乙醇提取物均具有较强的抗氧化和清除氧自由基能力，芡实水提取物还可以减轻心脏缺血再灌注损伤。

参考文献

[1]朱振海. 胡芦巴粉合薏苡芡实山药粥治疗糖尿病 80 例[J]. 四川中医，2000，18（11）：20-21.

[2]李云，李伟，张雪廷，等. 山药芡实药对不同剂量对脾虚模型小鼠免疫功能的影响[J]. 北京中医药大学学报，2015，38（8）：535-538.

34. 淫羊藿、仙茅

淫羊藿、仙茅均味辛，同入肝、肾经。淫羊藿性温而不寒，能益精气，补肾助阳，祛风湿，强筋骨；仙茅辛热性猛，为温补肾阳竣剂，功能补肾阳而兴阳道，除寒湿而暖腰膝，为补三焦、命门之要药。淫羊藿与仙茅配伍，共奏补肾壮阳、强筋健骨，祛风散寒除湿之功效。

常见方剂二仙汤、仙茅汤、芪补汤等用此药对。

【历代文献】

淫羊藿与仙茅配伍出自二仙汤。《妇产科学》："更年期综合征，肾阴肾阳二虚证。"《中医方剂临床手册》："本方由仙茅、淫羊藿（又名仙灵脾）、当归、巴戟天、黄柏、知母等六味药物所组成。用于治疗更年期综合征、闭经，以及其他慢性疾病见有肾阴阳不足而虚火上炎者。有温肾阳、补肾精、泻肾火，调理冲任之功效。更年期综合征，中医认为是肾气衰、天癸竭，冲任虚损所致。本方有温补肾阳、滋养肾精之仙茅、淫羊藿、巴戟天；调理冲任之当归、巴戟天；泻肾火之知母、黄柏，故而效果可靠。二仙，即本方有仙茅、仙灵脾（即淫羊藿之另一名称）两药，并以其为首，故名之。另外亦寓运用之后，功效奇特如神似之意。"

【药效物质】

淫羊藿主要含黄酮类成分：淫羊藿苷，宝藿苷 I、II，淫羊藿次苷 I、II，大花淫羊藿苷 A，鼠李糖基淫羊藿次苷 II，箭藿苷 A、B、C，金丝桃苷等；还含多糖等。淫羊藿具有雄激素样及植物雄激素样活性，能增强动物性机能；淫羊藿多糖给雌性小鼠皮下注射给药，可在刺激外周 T 细胞功能的同时引起胸腺缩小，淫羊藿总黄酮对雄激素缺乏模型小鼠异常增高的免疫功能有调节作用；淫羊藿苷对亚急性衰老模型大鼠，可提高血清 SOD 活性和雄激素水平，减少生殖细胞凋亡，通过改善睾丸组织的退行性变化及抑制生殖细胞衰老基因 P16 蛋白表达这一途径延缓性腺衰老。此外，淫羊藿还具有影响心血管系统、骨髓和造血系统功能，改善学习记忆力，抗骨质疏松，抗肿瘤、抗辐射等作用。

仙茅主要含酚苷类成分仙茅苷；三萜类成分仙茅皂苷 A-M，仙茅素 A、B、C 等；生物碱类成分石蒜碱等；甾醇类成分环木菠萝烯醇、豆甾醇等。仙茅可延长实验动物的平均存活时间。仙茅醇浸剂可明显提高小鼠腹腔巨噬细胞吞噬百分数和吞噬指数；仙茅水煎液可明显增加大鼠垂体前叶、卵巢和子宫重量，使卵巢 HCG/LH 受体特异结合力明显提高；仙茅醇浸剂可明显延长小鼠睡眠时间，对抗印防己毒素所致的小鼠惊厥具有镇定作用。

35. 鹿角、巴戟天

鹿角、巴戟天均性温，同入肝、肾经。鹿角善温补下元，并可强筋健骨，行血消肿；巴戟天甘温能补，辛温能散，性偏燥而不柔，温阳助火。鹿角与巴戟天配伍，共奏益肾助阳之效。

常见方剂覆盆子丸、鹿角丸、龟鹿二胶丸等用此药对。

【历代文献】

鹿角、巴戟天配伍出自覆盆子丸。《备急千金要方》："覆盆子丸，治五劳七伤羸瘦，补益，令人充健方。"《本草经疏》："巴戟天，主大风邪气，及头面游风者，风力阳邪，势多走上，《经》曰，邪之所凑，其气必虚，巴戟天性能补助元阳，而兼散邪，况真元得补，邪安所留，此所以愈大风邪气也。主阴痿不起，强筋骨，安五脏，补中增志益气者，是脾、肾二经得所养，而诸虚自愈矣……鹿角，生角则味咸气温，惟散热，行血消肿，辟恶气而已。咸能入血软坚，温能通行散邪，故主恶疮痈肿，逐邪恶气，及留血在阴中，少腹血结痛，折伤恶血等证也。肝肾虚，则为腰脊痛，咸温入肾补肝，故主腰脊痛。气属阳，补阳故又能益气也。"

【药理作用】

促 BMSCs 增殖作用 建立 SD 大鼠骨髓间充质干细胞（BMSCs）体外培养体系，观察比较巴戟天、鹿角胶、淫羊藿、骨碎补对体外培养 SD 大鼠 BMSCs 促增殖的影响，探讨其作用机理。结果体外培养大鼠 BMSCs 经倒置显微镜、苏木精-伊红染色的形态学观察均符合 BMSCs 的形态及生长特点。高、中、低剂量的四味中药含药血清对 F3BMSCs 24 小时、48 小时、72 小时的增殖效应显示，以中剂量组 20% 含药血清对 F3BMSCs 48 小时后促增殖作用最明显，其组间比较结果为淫羊藿>骨碎补>鹿角胶>巴戟天。结论：巴戟天、鹿角胶、淫羊藿、骨碎补四味温阳补肾药均有促 BMSCs 增殖作用。

【药效物质】

鹿角中包含多种氨基酸，其中有几种是人体必需的氨基酸。含有多种微量元素，其中包括 5 种人体必需的常量元素钙、磷、钠、镁、钾和 11 种人体必需的微量元素铁、铬，铜、锶、镍、锌、钼、钴、锰、钒、锡。鹿角多肽能显著增加雄鼠血浆和腺垂体细胞培养液中黄体生成素的含量，还能显著增加雄鼠血浆中睾丸酮的含量，降低雌鼠血浆和雌鼠腺垂体细胞培养液中催乳素的含量。鹿角盘蛋白具有明显的抗炎以及镇痛作用。鹿花盘水溶液和鹿花盘多肽均能抑制戊酸雌二醇所致的小鼠乳腺增生。

巴戟天主要含蒽醌类成分甲基异茜草素、甲基异茜草素-1-甲醚、大黄素甲醚等；环烯醚萜类成分：水晶兰苷、四乙酰车叶草苷；低聚糖类成分：耐斯糖、1F-果呋喃糖基耐斯糖等。巴戟天对精子的膜结构和功能具有明显的保护作用，并改善精子的运动功能和穿透能力；巴戟天水提取物、醇提取物能够诱导骨髓基质细胞向成骨细胞分化；巴基多糖能增加幼年小鼠胸腺重量，能明显提高巨噬细胞吞噬百分率，并能明显促进小鼠免疫特异玫瑰花结形成细胞的形成；水溶性提取物具有抗抑郁活性。此外，巴戟天还具有延缓衰老、抗肿瘤等作用。

参考文献

[1]黄胜杰，李媚，王和鸣．温阳补肾药对骨髓间充质干细胞促增殖的实验研究[J]．中国中医骨伤科杂志，2012，20(10)：1-4，8.

[2]丘明明．鹿角（茸）研究新进展[J]．广西医学，2009，31(7)：1015-1017.

36. 紫河车、鹿角

紫河车、鹿角均具咸温之性。紫河车善补肾益精，益气养血，可气血双补而不腻不燥；鹿角善温补下元，并可强筋健骨，行血消肿。紫河车与鹿角配伍，共同发挥温肾补精的功效。

常见方剂助浆丸、安坤赞育丸等用此药对。

【历代文献】

紫河车、鹿角的配伍出自助浆丸。《证治准绳》："痘疮七八日，浆稀不来者，急服。""痘疮起发之初，已当避风寒，远人物，节饮食，守禁戒，到此养浆之时，比之起发，尤加谨焉可也。盖前此，人病未久，气血犹强，足以御乖戾之变，至此则气耗血亏，精神减损，少有乖戾，不能任之，况疮始成就，尤易触犯，不可不加谨矣。"《本草新编》："紫河车，味甘，气大温，无毒。入五脏六腑。初产者良，亦不必尽拘。焙干可用，不可洗去筋膜，洗去反不佳，以泄其元气也。疗诸虚百损，痨瘵传尸，治五痨七伤，骨蒸潮热，喉咳暗哑，体瘦发枯，吐衄赤红，并堪制服，男女皆益……鹿角，味淡，气温。逐鬼辟邪，轻身益气，续绝伤，强筋骨，消痈疽，愈恶疮，止妇人梦与鬼交，令病者招实鬼话。"

【药理作用】

增强造血及免疫功能作用　实验结果表明，小鼠灌胃紫河车水煎液，对失血性贫血和化学损伤性贫血均有明显的治疗和预防作用，说明紫河车有显著的补血养血功能。而鹿角托盘蛋白质 PSAB 能显著增强机体的抗疲劳作用，提高肾上腺功能，对油漆应激小鼠有明显保护作用，能显著增加小鼠红细胞数和血红蛋白的含量。

【药效物质】

紫河车含有多种抗体、干扰素、β-抑制因子、多种激素(促性腺激素 A 和 B、催乳素、促甲状腺激素、催产素样物质、多种甾体激素等)，以及溶菌酶、激肽酶、组胺酶、红细胞生成素、多糖、氨基酸等。紫河车有激素样作用，主要表现为雌激素样作用，能促进乳腺、子宫、阴道、卵巢以及睾丸发育。有提高免疫功能的作用，增强机体抗病能力；能减轻疲劳，改善睡眠，改善阳虚时能量代谢低下的病理变化；能增强红细胞、血色素和网质红细胞的新生，升高白细胞；能增强机体组织再生能力，促进伤口、骨折的愈合。此外，还具有延缓衰老、提高耐缺氧能力、强心、抗过敏、抗溃疡等作用。

鹿角中包含多种氨基酸，其中有几种人体必需的氨基酸；含有多种微量元素，其中包括 5 种人体必需的常量元素钙、磷、钠、镁、钾和 11 种人体必需的微量元素铁、铬，铜、锶、镍、锌、钼、钴、锰、钒、锡。

参考文献

[1]吕鹏月，李定格，石俊英，等．中药紫河车与猪、牛、羊胎盘补血作用的药理实验研究[J]．山东医药工业，2002(5)：51-52.

[2]苏凤艳，李慧萍，王艳梅，等．鹿花盘蛋白质的提取与生物活性测定[J]．动物科学与动物医学，2001，18(2)：18-20.

[3]丘明明．鹿角(茸)研究新进展[J]．广西医学，2009，31(7)：1015-1017.

37. 麦冬、天冬

麦冬、天冬均具甘苦寒之性。麦冬能滋阴清热，善清肺化痰，益胃生津，清心除烦；天冬滋阴清热，善通肾气，滋肾清热力强，又可润燥滑肠。麦冬与天冬配伍，既增养阴清肺热之功，又可润燥生津，金水相生，共同发挥滋阴清热，润燥止咳，润肠通便的功效。

常见方剂二冬膏、二冬汤、固本丸、玄门丹等用此药对。

【历代文献】

麦冬、天冬配伍出自二冬膏。《摄生秘剖》："肺胃燥热，咳嗽痰少，痰中带血，咽痛音哑。虚损痰咳，烦渴热燥。咳逆上气，咽喉疼痛，燥渴音哑。燥咳痰少，痰中带血，鼻干咽痛。""二冬膏，清心润肺，降火消痰……人之一身，阴常不足，阳常有余，况保养者少，作丧者多。真阴既亏，邪火必旺。火旺则阴愈消而虚损痰咳、烦渴热燥等证作矣，故宜常滋其阴，使阴与阳齐，则水能制火，而木升火降，斯无病矣。是膏用天冬清金降火，益水之源，故能下通肾气，以滋阴。目仙书极赞其御寒辟谷御女延龄，其于养生，诚为珍品。盖肾主津液，燥则凝而为痰，得润剂则肺不燥而痰自化，亦治本之法也。更以麦冬气薄主升，味厚为阴，有清心润肺之功，堪与天冬相并而施膏泽，以濡其枯槁焉。"《丸散膏丹集成》："二冬禀少阴水精之气。麦冬禀水精而上通于阳明，天冬禀水精而上通于太阳，夫冬主闭藏，门主开转，咸名门冬者，俱能开转闭藏而上达。合二冬制熬成膏，消痰润肺，生脉清心。久服则肾固气平，体健身轻，不老不饥，为益非浅。"

【药理作用】

降血糖、增强免疫功能 将糖尿病模型小鼠随机分为模型对照组（给生理盐水）和麦冬、天冬提取物实验组，每组10只，进行30天灌胃实验，取尾血测空腹血糖，解剖小鼠，取其胸腺、脾脏称重，观察麦冬、天冬提取物对糖尿病小鼠空腹血糖及胸腺、脾脏指数的影响。结果麦冬、天冬提取物能显著降低糖尿病小鼠空腹血糖（$P<0.01$）、增加胸腺及脾脏指数。表明麦冬、天冬提取物对糖尿病小鼠有降血糖及增强免疫功能的作用。

【药效物质】

麦冬主要含皂苷类成分：麦冬皂苷 B、D 等；高异黄酮类成分：甲基麦冬黄烷酮 A、B；还含多种氨基酸、微量元素、维生素 A、多糖等成分。麦冬能增强网状内皮系统吞噬能力，升高外周白细胞；麦冬多糖可以促进体液免疫和细胞免疫，并诱生多种细胞因子，通过增强免疫功能发挥抗癌作用；麦冬多糖对脑缺血损伤有抗缺氧保护作用；麦冬能增强垂体肾上腺皮质系统作用，提高机体适应性；麦冬总皂苷有抗心律失常的作用，并能改善心肌收缩力，改善左心室功能与抗休克作用；麦冬多糖和总皂苷有降血糖作用，麦冬总皂苷具有明显的抗炎活性；麦冬水煎液还有镇静、催眠、改善血液流变性和抗凝血的作用。

天冬主要含有甾体皂苷类成分：天冬呋甾醇寡糖苷 Asp-Ⅳ、Asp-Ⅴ、Asp-Ⅵ、Asp-Ⅶ、甲基原薯蓣皂苷、伪原薯蓣皂苷等；寡糖和多糖：寡糖 Ⅰ-Ⅶ、天冬多糖 A-D；氨基酸：天冬酰胺、丝氨酸、苏氨酸、瓜氨酸等。天冬酰胺有镇咳、祛痰、平喘作用，天冬提取物有降血糖作用，天冬水煎液、乙醇提取物和多糖成分均能延缓衰老，抑制脂质过氧化，提高自由基代谢相关酶的活性；其水煎液能增强体液、细胞免疫和抗肿瘤，皂苷类成分具有抗血小板凝聚作用，其中螺甾皂苷有比较强的抗真菌活性，总呋皂苷有抗肝纤维化活性；天冬煎剂体外实验对炭疽杆菌、甲型溶血性链球菌、乙型溶血性链球菌、白喉杆菌、白色葡萄球菌、念珠菌、絮状表面癣菌、白色隐球菌、石膏样小孢子菌、毛癣菌、枯草杆菌均有不同程度的抑制作用。

参考文献

[1]邹萍. 养阴清热活血化瘀治疗喉源性咳嗽 46 例[J]. 陕西中医，2003，24（4）：303-304.

[2]毛讯. 麦冬天冬提取物对糖尿病小鼠空腹血糖及胸腺、脾脏指数的影响[J]. 中国老年学杂志，2010，30（13）：1861-1862.

38. 麦冬、半夏

麦冬、半夏均归肺、胃经。麦冬甘寒清润，善养肺胃之阴，又可清肺胃虚热；半夏辛温而燥，善燥湿健脾，化痰降逆。麦冬与半夏配伍，麦冬得半夏之燥，濡养滋润而不腻，半夏得麦冬之润，则燥性减而降逆之性存，能降肺胃虚逆之气，但又无伤阴之弊，共同发挥滋养胃阴、行津润肺的功效。

常见方剂麦门冬汤、麦冬半夏汤、半夏汤等用此药对。

【历代文献】

麦冬、半夏配伍出自麦门冬汤。《金匮要略·肺痿肺痈咳嗽上气病脉证并治》："大逆上气，咽喉不利，止逆下气者，麦门冬汤主之。"《金匮要略方论本义》："火逆上气，夹热气冲也；咽喉不利，肺燥津干也，主之以麦冬生津润燥，佐以半夏，开其结聚；人参、甘草、粳米、大枣，概施补益于胃土，以资肺金之功，是为肺虚有热津短者立法也。亦所以预救乎肺虚而有热之痿也。"《千金方衍义》："于竹叶石膏汤中偏除方名二味，而加麦门冬数倍为君，人参、甘草、粳米以滋肺母，使水谷之精皆得以上注于肺，自然沃泽无虞。当知火逆上气，皆是胃中痰气不清，上溢肺隧，占据津液流行之道而然，是以倍用半夏，更用大枣通津涤饮为先，奥义全在此中。若浊饮不除，津液不致，虽日用润肺生津之剂，乌能建止逆下气之绩哉？俗以半夏性燥不用，殊失立方之旨。"

【药理作用】

升高胃泌素水平、增强胃黏膜防御功能 观察麦门冬汤中麦冬与半夏不同比例对慢性萎缩性胃炎（CAG）大鼠模型血清胃泌素（GAS）和胃黏膜前列腺素 E_2（PGE_2）的影响，探讨麦冬、半夏不同比例对慢性萎缩性胃炎的作用机制。将 SD 大鼠随机分为 5 组，每组 15 只，多因素方法造慢性萎缩性胃炎模型，各组分别给予不同药物治疗，ELISA 法测定血清胃泌素和胃黏膜前列腺素 E_2 含量。结果表明，麦门冬汤能够明显促进模型大鼠血清胃泌素和前列腺素 E_2 的分泌，从而促进胃酸及胃蛋白酶原的分泌，增强胃黏膜的防御机能，是该方治疗慢性萎缩性胃炎的机理之一，麦冬与半夏 7：1 比例更有利于升高 CAG 模型大鼠血清胃泌素水平。

【药效物质】

麦冬主要含皂苷类成分：麦冬皂苷 B、D 等；高异黄酮类成分：甲基麦冬黄烷酮 A、B；还含多种氨基酸、微量元素、维生素 A、多糖等成分。

半夏主要含挥发油茴香脑、柠檬醛、1-辛烯、β-榄香烯等，还含有机酸等。半夏的各种炮制品均有明显止咳作用，与可待因相似但作用较弱，且具有一定的祛痰作用；

可抑制呕吐中枢而发挥镇吐作用，能显著抑制胃液分泌，水煎醇沉淀液对多因素导致的胃溃疡有显著的预防和治疗作用；能升高肝脏内酪氨酸转氨酶的活性，还有促进胆汁分泌的作用。稀醇、水浸液或其多糖组分、生物碱具有较广泛的抗肿瘤作用。水浸液对实验性室性心律失常和室性前收缩有明显的对抗作用；煎剂可降低眼内压。此外，还有镇静催眠、降血脂的作用。

参考文献

[1]黄配宜.麦门冬颗粒剂治疗幽门螺杆菌性胃炎200例疗效观察[J].新中医，2007，39（3）：37-38.

[2]赵静，王兰青，王馥恩，等.麦门冬汤麦冬半夏不同比例对慢性萎缩性胃炎疗效的影响[J].吉林中医药，2010，30（7）：630-632.

39. 沙参、麦冬

沙参、麦冬均具甘苦寒之性。沙参善补肺阴，兼能清肺热，又可益胃生津；麦冬善养阴清热，生津润燥，为甘凉益胃之上品。沙参与麦冬配伍，共同发挥清养肺胃、生津润燥的功效。

常见方剂益胃汤、沙参麦冬汤、胃脾汤等用此药对。

【历代文献】

沙参、麦冬配伍出自益胃汤。《温病条辨》："阳明温病，下后汗出，当复其阴，益胃汤主之。""温热本伤阴之病，下后邪解汗出，汗亦津液之化，阴液受伤，不待言矣，故云当复其阴。此阴指胃阴而言，盖十二经皆禀气于胃，胃阴复而气降得食，则十二经之阴皆可复矣。欲复其阴，非甘凉不可。汤名益胃者，胃体阳用阴，取益胃用之义也。下后急议复阴者，恐将来液亏燥起，而成干咳身热之怯证也。"《方剂学》："胃为水谷之海，十二经皆禀气于胃，胃阴复则气降能食。治宜甘凉生津，养阴益胃为法。方中重用生地黄、麦冬，味甘性寒，功能养阴清热，生津润燥，为甘凉益胃之上品，共为君药。配伍北沙参、玉竹为臣，养阴生津，以加强生地黄、麦冬益胃养阴之力。冰糖濡养肺胃，调和诸药，为佐使。"

【药效物质】

沙参主要含三萜类成分羽扇豆烯酮、蒲公英萜酮，甾醇类成分β-谷甾醇、棕榈酸酯等，还含有生物碱类、黄酮类、鞣质、多糖等。沙参多糖具有抗辐射、延缓衰老、抗肝脏损伤、清除自由基及提高记忆力的作用；沙参乙醇提取物和乙酸乙酯提取物有镇咳祛痰作用；沙参水提取物具有抗炎作用；沙参水提物和多糖具有免疫调节作用，并有一定的抗肿瘤作用。

麦冬主要含皂苷类成分：麦冬皂苷B、D等；高异黄酮类成分：甲基麦冬黄烷酮A、B；还含多种氨基酸、微量元素、维生素A、多糖等成分。

采用UPLC/qTOF-MS技术，成功发现和鉴定了北沙参、麦冬配伍前后在大鼠体内的代谢物，结果发现北沙参、麦冬配伍给药前后在大鼠体内共有136种（62种香豆素类、33种甾体皂苷类和41种高异黄酮类化合物）不同的吸收组分和代谢物，表明配伍影响了药材在大鼠体内的代谢。

参考文献

[1]高萌.北沙参-麦冬配伍体内外化学成分研究[D].石家庄:河北医科大学,2016.

40. 龟甲、鳖甲

龟甲、鳖甲均具咸寒之性。龟甲善滋阴潜阳,滋阴之功胜于鳖甲,又善于益肾健骨,固经止血;鳖甲善退热除蒸,其退虚热之功胜于龟甲,为治阴虚发热的要药,且善软坚散结。龟甲与鳖甲配伍,既能滋补肝肾之阴,又可潜降肝阳,共同发挥退虚热、息内风的功效。

常见方剂大定风珠、安坤赞育丸、三甲散、三甲复脉汤等用此药对。

【历代文献】

龟甲、鳖甲配伍出自大定风珠。《温病条辨》:"热邪久羁,吸烁真阴,或因误表,或因妄攻,神倦瘛疭,脉气虚弱,舌绛苔少,时时欲脱者,大定风珠主之。"《医方发挥》:"本方用鸡子黄味甘入脾,镇定中焦,上通心气,下达肾气,阿胶为血肉有情之品,补血滋阴力强,为治血虚之要药,二药合用滋阴以息风,为主药;白芍苦酸微寒,甘草甘平,五味子酸温,三药合用酸甘化阴,滋阴柔肝,生地黄养阴生津,麦门冬养阴润肺,火麻仁质润多脂滋养补虚,上六药皆能加强鸡子黄、阿胶滋阴养液之效,共为辅药;复用龟甲、鳖甲、牡蛎等介类药育阴潜阳,为佐药;其中甘草又可调和诸药,为使药。各药合用,使阴液增,浮阳潜,虚风息,共奏滋阴息风之效。为治疗虚风内动的有效方剂。"

【药效物质】

龟甲主要含角蛋白及骨胶原蛋白;胆甾醇类成分:胆固醇、胆甾醇-4-烯-3-酮,十二碳烯酸胆甾醇酯;氨基酸:精氨酸、苏氨酸、天冬氨酸等。龟甲能降低甲状腺及肾上腺皮质功能,促进肾上腺皮质生长,增加肾上腺重量,降低血浆皮质醇及尿17-羟类固醇含量,能增加小鼠生殖腺包括睾丸、子宫、前列腺、精囊腺的重量,促进其生长发育,还能兴奋子宫,加强收缩;龟甲还有抗骨质疏松和抗脊髓损伤的作用;龟甲水煎液能提高细胞免疫和体液免疫功能;龟甲还能抗凝血、增加冠状动脉流量,提高耐缺氧能力,并有解热、补血、镇静作用。

鳖甲主要含角蛋白、骨胶原蛋白、维生素、氨基酸、多糖等,还含有钙、铁、镉等元素。鳖甲能增强免疫功能,增强自然杀伤细胞活性,增强巨噬细胞吞噬功能;能防止细胞突变,具有抗肿瘤作用;能够促进造血功能,提高血红蛋白含量;鳖甲微粉煎液有抗 CCl_4 致肝损伤作用,保护肝功能,降低胆固醇、甘油三酯、血清透明质酸、血清磷酸酶和丙二醛含量,提高超氧化物歧化酶、谷胱甘肽过氧化酶活性,并能抗肝纤维化。另外,鳖甲还具有增加骨密度和股骨钙含量的功效,并有抗疲劳和补血作用。

41. 女贞子、墨旱莲

女贞子、墨旱莲均味甘。女贞子性凉,功善滋补肝肾,又兼清虚热,补中有清;

墨旱莲善补肝肾之阴，凉血止血，固齿乌须发。女贞子与墨旱莲配伍，既补肝肾强骨，又清虚热，凉血止血，共同发挥补肝肾、乌须发的功效。

常见方剂二至丸、一麻二至丸、首乌丸、侧矮丸等用此药对。

【历代文献】

女贞子、墨旱莲配伍出自二至丸。《医便》："肝肾阴虚之崩漏。"《医方集解》："补腰膝，壮筋骨，强阴肾，乌髭发。价廉而功大。冬青子即女贞实，冬至日采。不拘多少，阴干，蜜酒拌蒸，过一夜，粗袋，擦去皮，晒干为末，瓦瓶收贮，或先熬干，旱莲膏旋配用。旱莲草，夏至日采，不拘多少，捣汁熬膏，和前药为丸。此足少阴药也。女贞甘平，少阴之精，隆冬不凋，其色青黑，益肝补肾。旱莲甘寒，汁黑。"《本草纲目》引《简便方》："久服发白再黑，返老还童。"《饲鹤亭集方》："二至丸，益肝阴，补肾精，壮筋骨，调阴阳，乌须发。莫谓价廉，其功实大。"

【药理作用】

抗骨质疏松作用 为了阐明二至丸抗骨质疏松的物质基础，采用体外活性实验，比较二至丸（女贞子：墨旱莲＝1：1）与单味药的抗骨质疏松活性；以 HPLC 指纹图谱表征法检测抗骨质疏松有效部位的化学成分。结果：女贞子、墨旱莲、二至丸乙醇提取物对成骨细胞的增殖和碱性磷酸酶活性均有一定的作用，与对照组比较，三者均有显著作用（$P<0.01$），其中二至丸乙醇提取物的促增殖作用最强，碱性磷酸酶活性以女贞子乙醇提取物作用最强。

【药效物质】

女贞子主要含三萜类成分：齐墩果酸、乙酰齐墩果酸、熊果酸等；环烯醚萜苷类成分：女贞苷、特女贞苷等；黄酮类成分：外消旋圣草素、右旋花旗松素、槲皮素等；脂肪酸类成分：棕榈酸、硬脂酸等；还含有挥发油、多糖等。女贞子煎剂、齐墩果酸均有良好的降血糖、降血脂、抗血小板聚集、抗血栓形成作用。齐墩果酸还能提高细胞内 Ca^{2+} 水平，从而抑制人乳腺癌细胞（MCF-7）活性和黑色素的合成，还具有保肝和免疫调节的作用；齐墩果酸具有广谱抗菌作用，对金黄色葡萄球菌、溶血性链球菌等多种细菌都有抑制作用。

旱莲草主要含有黄酮类成分：槲皮素、木犀草素、芹菜素等；香豆素类成分：蟛蜞菊内酯、去甲蟛蜞菊内酯等；三萜类成分：刺囊酸，齐墩果酸，旱莲苷 A、B、C 等；还含有生物碱及含硫化合物等。旱莲草能缩短凝血酶原时间、升高血小板和纤维蛋白原，提高机体非特异性免疫功能，消除氧自由基以抑制 5-脂氧酶，保护染色体，保肝，促进肝细胞的再生，增加冠状动脉血流量，并有抗炎、镇痛、止血、促进毛发生长、乌发、抗菌、抗阿米巴原虫、抗癌等作用。

采用超高效液相色谱联用四级杆串联飞行时间质谱（UPLC/Q-TOF-MS）技术分析女贞子与墨旱莲配伍前后化学成分的差异，通过主成分分析和正交偏最小二乘判别法分析，根据高分辨质谱数据和元素组成等，对筛选到的潜在差异性成分进行结构鉴定。结果两药单提液和合并液化学成分存在明显差异，其中两药配合后女贞苷、蟛蜞菊内酯等含量显著下降，而特女贞苷、橄榄苦苷等含量显著升高。表明女贞子与墨旱莲配伍可显著提高三萜类、环烯醚萜类等多种化学成分的溶出量，为探明二者配伍协同增效机制的物质基础提供了重要的依据。

参考文献

[1]林雄浩."二至丸"的抗骨质疏松活性研究[C].全国第9届天然药物资源学术研讨会论文集,2010.

[2]钟询龙,王若伦,段炼,等.基于UPLC/Q-TOF-MS技术分析女贞子与墨旱莲配伍协同增效的物质基础[J].中国医院药学杂志,2017,37(19):1887-1891.

42. 杜仲、川断

杜仲与川断均性温。杜仲甘温,入肝、肾经,以补肝肾、强筋骨见长;川断能补肝肾,强筋骨,止血安胎,功能与杜仲相似,以通血脉见长。杜仲与川断配伍,补而不滞,共同发挥补肝肾、强筋骨、安胎的功效。

常见方剂独活续断汤、益肾调经汤、续断丹、舒筋活络饮等用此药对。

【历代文献】

杜仲和川断的配伍出自独活续断汤。《外台秘要》:"皆犹肾气虚弱,卧冷湿地。当风所得,不时瘥,久久流入脚膝,冷痹疼弱重滞,或偏枯,腰脚疼挛,脚重急痛,独活续断汤方。"《本草求真》:"续断,实疏通气血筋骨第一药也。第因气薄而见精脱、胎动、溺血、失血等症,则又深忌,以性下流者故耳。功与地黄、牛膝、杜仲、巴戟相等,但有温补细微之别,不可不知……但杜仲性补肝肾,能直达下部筋骨气血,不似牛膝达下,走于经络血分之中,熟地滋补肝肾,竟入筋骨精髓之内,续断调补筋骨,在于曲节气血之间之为异耳。独怪今世安胎,不审气有虚实,辄以杜仲、牛膝、续断等药引血下行。"

【药效物质】

杜仲主要含木脂素类成分:松脂醇二葡萄糖苷、杜仲树脂醇双吡喃葡萄糖苷、杜仲树脂醇双吡喃葡萄糖苷甲醚、橄榄树脂素等;环烯醚萜类成分:京尼平、京尼平苷、京尼平苷酸、桃叶珊瑚苷、筋骨草苷等。杜仲能促进骨髓基质细胞增殖及向成骨细胞分化,有利于骨折愈合,对去卵巢大鼠的骨质疏松症有预防或延缓发生的作用;生杜仲、炒杜仲及其醇沉物对小鼠均有明显的镇静及镇痛作用;杜仲水提取物能提高肾阳虚小鼠肛温、游泳时间、自主活动、睾丸和精囊腺指数等;水煎剂及醇提取物均具有降压作用。此外,杜仲还具有保肝、延缓衰老、抗应激、抗病毒、抗肿瘤、抗紫外线损伤等作用。

川断主要含三萜皂苷类成分:常春藤苷、川续断皂苷 VI 等;生物碱类成分:喜树次碱、川续断碱等;萜类成分:熊果酸、番木鳖苷等;还含有黄酮类、甾醇等。川断浸膏、总生物碱及挥发油对未孕或妊娠小鼠子宫有显著的抑制收缩作用;水煎液能提高小鼠耐缺氧能力和耐寒能力,延长小鼠负重游泳持续时间,促进小鼠巨噬细胞吞噬功能;醇提液能明显促进成骨细胞的增殖,具有抗骨质疏松作用。此外,川断还具有抗炎、抗氧化、抗衰老、抗维生素 E 缺乏症等作用。

43. 杜仲、牛膝

杜仲、牛膝同入肝、肾经。杜仲长于补益肾气；牛膝偏于益血通脉。杜仲与牛膝配伍，活血通络，共同发挥补肝肾、强筋骨之功效。

常见方剂壮筋养血汤、蠲痹秦艽汤、舒筋活血汤、独活寄生汤等用此药对。

【历代文献】

杜仲、牛膝的配伍出自壮筋养血汤。《伤科补要》："或筋断者，难续。盖筋因柔软，全断则缩于肉里，无用巧之处也；若断而未全，宜用续筋药敷之，内服壮筋养血汤可愈。"《本草崇原》："《易》曰：干为马，坤为牛，牛之力在膝，取名牛膝者，禀太阴湿土之气化，而能资养筋骨也。主治寒湿痿痹，言或因于寒，或因于湿，而成痿痹之证也。痿痹则四肢拘挛，四肢拘挛则膝痛不可屈伸。牛膝禀湿土柔和之化，而资养筋骨，故能治之。血气伤热火烂，言血气为热所伤，则为火烂之证……杜仲皮色黑而味辛平，禀阳明、少阴金水之精气。腰膝痛者，腰乃肾府，少阴主之。膝属大筋，阳明主之。杜仲禀少阴、阳明之气，故腰膝之痛可治也。补中者，补阳明之中土也。益精气者，益少阴肾精之气也。坚筋骨者，坚阳明所属之筋，少阴所主之骨也。强志者，所以补肾也。阳明燥气下行，故除阴下痒湿，小便余沥。久服则金水相生，精气充足，故轻身耐老。"

【药理作用】

抗骨质疏松作用　观察杜仲、牛膝配伍对卵巢切除所致实验性骨质疏松大鼠的血清雌二醇(E_2)和股骨骨密度(BMD)的影响，探讨杜仲、牛膝药对防治绝经后骨质疏松(PMOP)的作用机制。方法：取72只雌性SD大鼠，随机分为假手术组、模型组、阳性对照组、杜仲组、牛膝组、杜仲-牛膝组共6组，每组12只。行卵巢切除术造模，其中假手术组只切除卵巢周围少量脂肪。造模成功后正常饲养，7天后开始给药，连续给药3个月后取腹主动脉血测定E_2，并分离左侧股骨，检测BMD。结果：与模型组比较，各给药组E_2、BMD均显著增高($P<0.05$)，且杜仲-牛膝组E_2水平显著高于杜仲组、牛膝组。结论：杜仲、牛膝药对可显著提高去卵巢骨质疏松大鼠E_2水平和股骨BMD，显示了其对PMOP的治疗效果，也为开发治疗PMOP的中药复方提供了依据。

【药效物质】

杜仲主要含木脂素类成分：松脂醇二葡萄糖苷、杜仲树脂醇双吡喃葡萄糖苷、杜仲树脂醇双吡喃葡萄糖苷甲醚、橄榄树脂素等；环烯醚萜类成分：京尼平、京尼平苷、京尼平苷酸、桃叶珊瑚苷、筋骨草苷等。

牛膝主要含甾酮类成分：β-蜕皮甾酮等；三萜皂苷类成分：人参皂苷R_0、牛膝皂苷 I、牛膝皂苷 II、正丁基-β-D 吡喃果糖苷；黄酮类成分：芦丁、异槲皮素、山奈酚-3-O-葡萄糖苷；还含有多糖及氨基酸等。牛膝总皂苷对子宫平滑肌有明显的兴奋作用，怀牛膝苯提取物具有明显的抗生育、抗着床及抗早孕作用；牛膝总皂苷可以降低大鼠血压，改善大鼠脑卒中后的神经症状。齐墩果酸具有保肝、护肝、强心等作用。牛膝多糖可以增强免疫力、抑制肿瘤转移、升高血细胞、保护肝脏，并能提高记忆力和耐力。怀牛膝能降低大鼠全血黏度、红细胞压积和红细胞聚集指数，并有抗凝作用。蜕皮甾酮有降脂作用，能明显降低血糖。

参考文献

[1]高卫辉，吴芬芬，段小青，等．杜仲-牛膝药对干预去卵巢骨质疏松大鼠雌二醇和骨密度的影响实验研究[J]．中南药学，2016，14(8)：820-823.

44. 杜仲、补骨脂

杜仲、补骨脂均性温。杜仲入肝肾二经，能补益肝肾而强健筋骨，可用治肝肾不足之腰膝酸痛及足膝痿弱无力等；补骨脂补而兼涩，善补肾助阳，固精缩尿，又可纳气平喘。杜仲与补骨脂配伍，共同发挥补益肝肾的功效。

常见方剂青娥丸、锁阳固精丸、补骨脂丸等用此药对。

【历代文献】

杜仲、补骨脂配伍出自青娥丸。《太平惠民和剂局方》："肾气虚弱，风冷乘之，或血气相搏，腰痛如折，起坐艰难，俯仰不利，转侧不能；或因劳役过度，伤于肾经，或处卑湿，地气伤腰，或坠堕伤损，或风寒客搏，或气滞不散，皆令腰痛，或腰间似有物重坠，起坐艰辛者，悉能治之。"《医方考》："肾，坎象也，水火并焉。水衰，则阳光独治，而令肾热；火衰，则阴翳袭之，而令肾寒；水火俱衰，则土气乘之，而邪实于肾，均之令人腰痛也。是方也，破故纸、杜仲、胡桃味厚而温，黄柏、知母、牛膝味厚而寒，温者可使养阳，寒者可使养阴，均之味厚，则均能走下部矣；若草薢者，苦燥之品，足以利水土之邪而平其气也。曰青娥者，涵阳之坎也，假之以名方，明其全夫水火之真尔！"

【药理作用】

促进成骨细胞增殖作用　研究杜仲和补骨脂药对对离体培养成骨细胞增殖的影响。方法：取 1 日龄的 SD 大鼠，分离培养成骨细胞并分为 4 组，A 组用不含药物及血清的 DMEM 处理，B 组用杜仲终浓度为 $10\mu g/L$ 的无血清 DMEM 处理，C 组用补骨脂终浓度为 $10\mu mol/L$ 的无血清 DMEM 处理，D 组用杜仲终浓度为 $10\mu g/L$ 及补骨脂终浓度为 $10\mu mol/L$ 的无血清 DMEM 处理。处理后 24 小时，检测细胞中凋亡基因和增殖基因的mRNA 表达量。结果：B 组、C 组、D 组细胞中 Bax、Fas、FasL、HSG 的 mRNA 表达量均显著低于 A 组，c-fos、c-jun、CyclinD1、Egr-1、NDRG1 的 mRNA 表达量均显著高于 A 组；D 组细胞中 Bax、Fas、FasL、HSG 的 mRNA 表达量均显著低于 B 组和 C 组，c-fos、c-jun、CyclinD1、Egr-1、NDRG1 的 mRNA 表达量均显著高于 B 组和 C 组。结论：杜仲和补骨脂能够促进成骨细胞的增殖且两药联用具有协同作用。

【药效物质】

杜仲主要含木脂素类成分：松脂醇二葡萄糖苷、杜仲树脂醇双吡喃葡萄糖苷、杜仲树脂醇双吡喃葡萄糖苷甲醚、橄榄树脂素等；环烯醚萜类成分：京尼平、京尼平苷、京尼平苷酸、桃叶珊瑚苷、筋骨草苷等。

补骨脂主要含补骨脂素和异补骨脂素等香豆素类，黄芪苷等黄酮类，补骨脂酚等单萜酚类，还含有豆固醇、谷固醇、棉籽糖、葡萄糖苷等。补骨脂具有雌激素样作用，能增强阴道角化，增加子宫重量；能扩张冠状动脉，兴奋心脏，提高心率；能收缩子宫及缩短出血时间，减少出血量；有致光敏作用，内服或外涂皮肤，经日光或紫外线照射，可使局部皮肤色素沉着。

参考文献

[1]邹泽良，吴峰. 杜仲补骨脂促进离体培养成骨细胞增殖的实验研究[J]. 海南医学院学报，2017，23(12)：1593-1595，1599.

45. 黄精、山茱萸

黄精、山茱萸同入肾经。黄精善补益肾精，补气养阴，滋阴润燥之力强；山茱萸酸涩微温，功善补益肝肾，既能益精，又可助阳，其性温而不燥，补而不峻。黄精与山茱萸配伍，共同发挥补益肝肾的功效。

常见方剂斑龙二至百补丸等用此药对。

【历代文献】

黄精、山茱萸配伍出自斑龙二至百补丸。《医统》："老年精血亏损，元阳虚惫，腰膝酸软，畏寒足冷，夜溺频多。肾虚腰痛，阳痿梦泄，精神衰弱，元气亏虚。"《本经逢原》："黄精甘平，无毒。勿误用钩吻，钩吻即野葛，叶头尖有毛钩子，又名断肠草，误服杀人。黄精则茎紫花黄，叶似竹叶也。黄精为补中宫之胜品，宽中益气，使五脏调和，肌肉充盛，骨髓坚强，皆是补阴之功。但阳衰阴盛人服之，每致泄泻痞满。不可不知……山茱萸详能发汗，当是能敛汗之误。以其酸收，无发越之理。仲景八味丸用之，盖肾气受益，则封藏有度，肝阴得养，则疏泄无虞，乙癸同源也。"

【药效物质】

黄精主要含多糖：黄精低聚糖 A、B、C 等；皂苷类成分：黄精皂苷 A、B，薯蓣皂苷，毛地黄糖苷等；黄酮类成分：芹菜黄素等。黄精多糖能提高淋巴细胞的转化率，增加蛋白激酶活性，提高心肌细胞 cAMP 的水平，提高学习记忆能力，改善脑功能以延缓衰老，防治动脉粥样硬化(AS)和肝浸润；黄精水提液能显著降低甘油三酯和总胆固醇；黄精能抑制肝糖原酶解而降糖；黄精多糖能对抗 Co^{60} 照射所致小鼠外周血白细胞及血小板总数的减少。黄精能抑制体外自发和诱导的脂质过氧化物丙二醛的生成，直接清除氧自由基。黄精水提液在体外对伤寒杆菌、金黄色葡萄球菌及多种致病菌有抑制作用。

山茱萸主要含环烯醚萜苷类成分：莫诺苷、马钱苷、山茱萸裂苷、山茱萸苷等；另外，含有熊果酸，7-脱氢马钱素，山茱萸鞣质1、2、3，挥发油等。

46. 黄精、大枣

黄精、大枣均味甘，同入脾经。黄精主补中益气，除风湿，安五脏，益脾胃，润心肺，填精髓；大枣养脾气，平胃气，善补中益气，养血安神。黄精与大枣配伍，共同发挥补脾益肾、滋阴养血的功效。

常见方剂黄精芡实汤、黄精大枣丸等用此药对。

【历代文献】

黄精、大枣配伍出自黄精芡实汤。《中医内科临床治疗学》记载该方主脾阴不足的中消证。"黄精补脾阴，填精髓；芡实补脾阴而缩泉；太子参补脾气，生津液；三味为本方主药。山药、白芍、大枣皆为补脾之品，养阴兼益气；佩兰叶醒脾，令全方补而不滞，本方为补脾阴之平稳剂"。《本经逢原》："黄精为补黄宫之胜品，宽中益气，使五脏调和，肌肉充盛，骨髓坚强，皆是补阴之功。但阳衰阴盛人服之，每致泄泻痞满，不可不知。"《本草经解》："中气不足，则九窍不通。甘能满中，中气足，九窍通也。十二经者，三阴三阳也。脾胃者，阴阳之原也，大枣养脾气，平胃气，则十二经无不助矣。肺主气而生津液，气平益肺，所以主少气少津液也。肺主一身之气，脾统一身之血，甘平益脾肺，身中气血和，自无不足之症矣。血气足则神安，所以定大惊。脾主四肢，味甘益脾，脾气充，四肢自轻，甘平解毒，故和百药，肺气充，脾血足，所以轻身延年也。"

【药理作用】

抗氧化、提高免疫活性的作用　采用不同配比黄精和大枣药对（3∶7，4∶6，5∶5，6∶4，7∶3）及单药，测定羟基自由基清除作用，考察药对体外抗氧化的作用；各组小鼠灌胃给药，每天 1 次，连续 20 天，处死小鼠，测定 SOD 和 MDA，考察体内抗氧化作用，测定免疫器官指数，考察对小鼠免疫器官的影响；测定血清溶菌酶水平，考察药对对小鼠非特异性免疫的影响。结果：体外实验表明，黄精、大枣各配比药对及单药均能显著清除羟基自由基；体内实验表明，黄精、大枣各配比药对及单药均能显著提高 SOD 活性、降低 MDA 水平、提高小鼠的免疫器官指数及血清溶菌酶水平。结论：该药对表现为协同作用，其中以 1∶1 配比为最佳，药对抗氧化能力及提高非特异性免疫能力均比单药效果好。

【药效物质】

黄精主要含多糖：黄精低聚糖 A、B、C 等；皂苷类成分：黄精皂苷 A、B，薯蓣皂苷，毛地黄糖苷等；黄酮类成分：芹菜黄素等。

大枣主要含三萜酸类成分：白桦脂酮酸、齐墩果酸、熊果酸、山楂酸等；皂苷类成分：大枣皂苷 I、II、III；生物碱类成分：光千金藤碱，N-去甲基荷叶碱等；黄酮类成分：6，8-二葡萄糖基-2（S）和 2（R）-柚皮素；还含多糖、氨基酸、微量元素等。大枣水煎液、大枣多糖能增强肌力、增加体重、增强耐力、抗疲劳；能促进骨髓造血，增强免疫，改善气血两虚模型大鼠的能量代谢，促进钙吸收，有效减少肠道蠕动时间，改善肠道环境，减少肠道黏膜接触有毒物质和其他有害物质。黄酮类化合物有镇静、催眠作用。此外，大枣有增加白细胞内的 cAMP 含量、延缓衰老、抗氧化、抗突变、抗肿瘤、保肝、降血压、降血脂、抗过敏和抗炎等作用。

参考文献

[1]褚福龙，宋永佳，刁立超，等.黄精-大枣药对协同抗氧化及提高免疫活性的对比研究[J].中成药，2014，36（3）：614-616.

47. 冬虫夏草、大黄

冬虫夏草、大黄为善治疑难杂症之品。冬虫夏草善平补肺肾阴阳，兼止血化痰；大黄善荡涤肠胃，推陈致新，为治疗积滞便秘之要药。冬虫夏草与大黄配伍，攻补兼施，标本兼顾，共同发挥护肾泄浊的功效。

常见药物肾衰口服液等用此药对。

【历代文献】

冬虫夏草、大黄配伍见于肾衰口服液。《陕西中医》载该方治疗慢性肾功能衰竭。《本草从新》："冬虫夏草甘平保肺，益肾止血，化痰已劳嗽。四川嘉定府所产者最佳，云南贵州所出者次之，冬在土中，身活如老蚕，有毛能动，至夏则毛出土上，连身俱化为草，若不取，至冬则复化为虫……大黄大泻血分、实热，下有形积滞。大苦大寒，入足太阴(脾)、手足阳明、厥阴(大肠、胃、心包、肝)血分，其性沉而不浮，其用走而不守。若酒浸，亦能引至至高之分。用以荡涤肠胃，下燥结而除瘀热，治伤寒时疾，发热谵语，温热瘴疟，下痢赤白，腹痛里急，黄疸水肿，癥瘕积聚。"

【药效物质】

冬虫夏草主要含核苷类成分：腺苷、腺嘌呤核苷、肌苷、次黄嘌呤、腺嘌呤、鸟嘌呤、尿嘧啶等；甾醇类成分：麦角甾醇等；还含有蛋白质、脂肪酸、氨基酸、多糖等。冬虫夏草有平喘、镇咳、祛痰的作用。有一定的拟雄激素样作用和抗雌激素样作用，可增强肾上腺皮质激素的合成与分泌，提高细胞免疫，减慢心率，降压、抗实验性心律失常及抗心肌缺血，抑制血栓形成，降血脂，抗衰老，抗癌，抗放射，抗病毒、细菌等。

大黄有效成分主要为蒽醌衍生物，主要包括蒽醌苷和双蒽醌苷。双蒽醌苷中有番泻苷A、B、C、D、E、F；游离型的苷元有大黄酸、大黄酚、大黄素、大黄素甲醚、芦荟大黄素等。另含鞣质类物质、有机酸和雌激素样物质等。大黄能促进肠蠕动，抑制肠内水分吸收，促进排便；大黄有抗感染作用，对多种革兰阳性和革兰阴性菌有抑制作用，其中最为敏感的是葡萄球菌和链球菌，其次为白喉杆菌、伤寒和副伤寒杆菌、肺炎双球菌、痢疾杆菌等；对流感病毒也有抑制作用；由于含鞣质，故泻后又有便秘现象；有利胆和健胃作用。此外，还有止血、保肝、降压、降低血清胆固醇等作用。

第十八章

收涩药

1. 赤石脂、禹余粮

赤石脂、禹余粮均味甘、涩,归胃经。赤石脂止泻止血,兼有收湿作用;禹余粮涩肠止泻,收敛止血,兼有生津作用。赤石脂与禹余粮配伍,功专力宏,固下焦,止久泻,收湿止带,共奏涩肠止泻、止血、止带之功。

常见方剂赤石脂禹余粮汤等用此药对。

【历代文献】

赤石脂、禹余粮配伍出自赤石脂禹余粮汤。《伤寒论·辨太阳病脉证并治》:"伤寒服汤药,下利不止,心下痞鞕。服泻心汤已,复以他药下之,利不止。医以理中与之,利益甚。理中者,理中焦,此利在下焦,赤石脂禹余粮汤主之。复不止者,当利小便。"《寓意草》:"禹余粮甘平,消痞硬,而镇定其脏腑;赤石脂甘温,固肠虚而收其滑脱也。"《医方考》:"下之利不止者,下之虚其里,邪热乘其虚,故利;虚而不能禁固,故不止;更无中焦之证,故曰病在下焦。涩可固脱,故用赤石脂;重可以镇固,故用禹余粮。然惟病在下焦可以用之。"

【药效物质】

赤石脂的主要化学成分是水硅酸铝,由氧化锰、氧化镁、氧化铁等物质伴生。高岭土与赤石脂尤为相似,事实上当赤石脂在 150~200 ℃尚且还存有 2 分子的水时,便可成为高岭土。普通情况下的赤石脂是带有红色的,但因所含氧化锰以及氧化铁的多少而有所不同,因此颜色可有白、灰、青绿、黄、红、褐等不同;而高岭土比较纯粹,多是白色和灰色。另外,赤石脂中还含有少量锶、钡、锌、铬、钠及微量的铜、钴、钒、硒、镍、钾、铅、磷等元素,以及少量的氯离子和硫酸根离子。

禹余粮为铁的氢氧化物的褐铁矿。褐铁矿的主要矿物成分是纤铁矿($FeO \cdot OH$)、针铁矿($\alpha-FeO \cdot OH$)、水纤铁矿($FeO \cdot OH \cdot nH_2O$)、水针铁矿($\alpha-FeO \cdot OH \cdot nH_2O$)。此外,还有由锰的氧化物、黏土矿物以及含水氧化硅等共同组成的聚集体。

参考文献

[1]孙文君,周灵君,丁安伟.矿物药赤石脂的研究进展[J].广州化工,2010,38(11):39-41.

[2]赵洁,李婷,赵兵,等.禹余粮药学研究概况[J].辽宁中医药大学学报,2012(8):107-108.

2. 芡实、金樱子

芡实、金樱子均味涩，性平，归肾经。芡实为水中果实，入脾肾二经，功能益肾固精，兼补脾祛湿；金樱子为陆地果实，入肾、膀胱经，功专固涩，能固精缩尿，兼涩肠止泻。芡实与金樱子配伍，共同发挥涩精缩尿、化浊止带的功效。

常见方剂水陆二仙丹、秘元煎等用此药对。

【历代文献】

芡实、金樱子配伍出自水陆二仙丹。《洪氏经验集》记载该方"久服固真元，悦泽颜色"。《医方考》："此主精浊之方也。金樱膏濡润而味涩，故能滋少阴而固其滑泄。芡实粉枯涩而味甘，故能固精浊而防其滑泄。金樱生于陆，芡实生于水，故曰水陆二仙。"《方剂学》："主治男子遗精白浊，小便频数，女子带下，纯属肾虚不摄者。"另《景岳全书》："秘元煎，治遗精带浊等证，此方专主心脾。金樱子(去核)、枣仁(炒研)、芡实(炒)、山药(炒)各二钱，白术(炒)、茯神各钱半，人参一二钱，炙甘草二钱，远志(炒)八分，五味子十粒。水煎，食远服。此治久遗无火，不痛而滑者，乃可用之。如尚有火热者，加苦参一二钱。如气大虚者，加黄芪一二钱。"

【药效物质】

芡实的化学成分主要有环肽类和黄酮类等。为了能够合理开发利用，对芡实的化学成分进行了系统的研究，对芡实95%的乙醇提取物的石油醚以及乙酸乙酯部位使用SephadexLH-20柱色谱和硅胶柱色谱等方法进行分离纯化，再根据其波谱数据和理化性质来鉴定化合物的化学结构。结果：从芡实的乙醇提取物中分离得到了7种化合物，鉴定之后分别为5，7-二羟基色原酮、原儿茶酸、β-谷甾醇、没食子酸、5，7-二羟基-6，4′-二甲氧基黄酮、没食子酸乙酯、胡萝卜苷。以上化合物都是第一次从该植物中分离得到的。

金樱子的叶子或果实中含有多糖类、甾体及其皂苷、黄酮类、木脂素、三萜及其皂苷、可水解鞣质等多种化学成分。对金樱子根的化学成分进行实验研究，从金樱子根的85%乙醇提取物中采用萃取、硅胶柱色谱、ODS柱色谱、大孔树脂柱色谱、MCI柱色谱、SephadexLH-20柱色谱、半制备HPLC及重结晶等分离纯化的技术，通过理化性质等分析手段，鉴定出了36种化合物的结构，其中J12、J3、J19为新的化合物，J15、J17、J20、J22、J25、J23、J24、J21、J14、J9、J8、J5、J2、J27、J26、J28、J29、J30、J31、J35、J34、J32、J36是在该种植物中第一次发现的化合物。

参考文献

[1]孙海林，张雅琼，谢小燕，等.芡实化学成分研究[J].中药材，2014，37(11)：2019-2021.

[2]李石平.金樱子根的化学成分研究[D].合肥：安徽大学，2013.

3. 五味子、干姜

五味子、干姜均具温热之性。干姜可温肺化饮，但辛温发散，对于脾肺本虚者易耗伤肺气；五味子能敛肺止咳，但酸敛固涩，对于有痰饮者易闭门留寇。五味子与干姜配伍，一散一收，止咳而不耗气，收敛而不留邪，共同发挥止咳平喘的功效。

常见方剂小青龙汤、苓甘五味姜辛汤、厚朴麻黄汤等用此药对。

【历代文献】

五味子和干姜配伍出自小青龙汤。《伤寒论·辨太阳病脉证并治》："伤寒表证不解，心下有水气，干呕发热而咳，或渴，或利，或噎，或小便不利、少腹满，或喘者，小青龙汤主之。""伤寒心下有水气，咳而微喘，发热不渴。服汤已，渴者，此寒去欲解也，小青龙汤主之。"《成方便读》："前方（指大青龙汤）因内有郁热而表不解，此方因内有水气而表不解。然水气不除，肺气壅遏，营卫不通，虽发表何由得汗？故用麻黄、桂枝解其表，必以细辛、干姜、半夏等辛燥之品，散其胸中之水，使之随汗而出。《金匮》所谓腰以上者，当发汗，即《内经》之'开鬼门'也。水饮内蓄，肺必逆而上行，而见喘促上气等证。肺苦气上逆，急食酸以收之，以甘缓之，故以白芍、五味子、甘草三味，一以防肺气之耗散，一则缓麻、桂、姜、辛之刚猛也。名小青龙者，以龙为水族，大则可以兴云致雨，飞腾于宇宙之间；小则亦能治水驱邪，潜隐于波涛之内耳。"又见苓甘五味姜辛汤，《金匮要略心典》："服前汤（桂苓五味甘草汤）已，冲气即低，而反更咳胸满者，下焦冲逆之气即伏，而肺中伏匿之寒饮续出也，故去桂之辛而导气，加干姜、细辛之辛而入肺者，合茯苓、五味、甘草消饮驱寒，以泄满止咳也。"

【药理作用】

平喘作用 ①五味子与干姜药对能明显提高致敏小鼠脑中 DA 和 AD 的分泌量，显著降低 H 和 HT 的分泌量，这就为其平喘作用提供了较为充分的根据。通过电镜观察表明，五味子与干姜药对小剂量组和大剂量组的致敏小鼠的肥大细胞膜形态较为完整，在胞浆中出现了较大的空泡，空泡中含有少量的颗粒；模型组中的致敏小鼠肥大细胞膜出现破裂，能够释出较多的颗粒；酮替芬组的致敏小鼠肥大细胞膜则基本保持完整，NS 组的肥大细胞则处于正常状态，因此表明五味子、干姜药对方能够明显稳定肥大细胞膜，起到抑制其脱颗粒的作用，因而抑制了过敏介质的释放，从根本上消除了引起哮喘发作的因素。②药物血清对抗组胺作用的实验表明，豚鼠口服五味子与干姜后，其血清中存在两药中所含的抗组胺活性成分，具有一定的抗组胺作用，而且呈现良好的量效关系。

【药效物质】

干姜的化学成分比较复杂，已发现多种成分。主要为挥发油、辛辣成分、二苯基庚烷。挥发油中的主要成分为 α-姜烯、1，8-桉叶素、芳樟醇、α-姜黄烯等。辛辣成分有姜酚，包括 6-姜酚、8-姜酚、10-姜酚、12-姜酚等。现代研究表明，干姜中姜辣素组分不仅是主要功能因子，也是干姜特征性辛辣风味的主要呈味物，其还含有二苯基庚烷类、二氢姜酚、六氢姜黄素、γ-氨基丁酸、天冬氨酸、谷氨酸、丝氨酸、甘氨酸及六氢吡啶-α-羧酸等成分。

五味子中含有的化学成分十分丰富，其中木质素在五味子中含量最多，约有 8%，是五味子中的主要活性成分，还含有多糖、挥发油、氨基酸、三萜和无机元素等多种成分。目前已经从五味子科植物中分离鉴定出 200 多种木脂素成分，即便是从五味属中分离得到的木脂素类的单体化合物也有近 40 种，其中具有明显生物活性的有五味子丙素、五味子甲素、五味子醇乙、五味子乙素、五味子醇甲、五味子酯丁、五味子酯丙、五味子酯乙、五味子酯甲、dl-安五脂素、安五酸、襄五脂素、d-表加巴辛。

研究苓甘五味姜辛汤中其他药味与干姜两两配伍后对干姜中姜酚类成分含量的影响，分别制备干姜、干姜-茯苓、干姜-五味子、干姜-甘草、干姜-细辛和苓甘五味姜辛汤水煎液，采用 UPLC 法测定各水煎液中 6-姜酚、8-姜酚、6-姜烯酚、10-姜酚的含量。结果与干姜单煎液相比，干姜-茯苓、干姜-五味子中 6-姜酚、10-姜酚含量降低，8-姜酚、6-姜烯酚含量升高；干姜-甘草、干姜-细辛、苓甘五味姜辛汤全方中 4 种姜酚含量均明显下降。

参考文献

［1］车敏.中药干姜的配伍应用及药理研究［J］.甘肃科技，2007，23(3)：213-214.

［2］严子玲.五味子配伍对吴茱萸肠吸收的影响机制研究［D］.广州：广州中医药大学，2014.

［3］冉姗，孙方方，宋燕，等.基于苓甘五味姜辛汤研究干姜药对配伍对 4 种姜酚含量影响［J］.辽宁中医药大学学报，2018，20(9)：62-65.

4. 芡实、石榴皮

芡实、石榴皮均具酸涩之性。芡实偏于健脾益肾，止泻止带；石榴皮偏于止泻，杀虫，收敛止血。芡实与石榴皮配伍，共同发挥收敛止泻的功效。

常见方剂温阳固涩汤等用此药对。

【历代文献】

芡实、石榴皮配伍出自《中医儿科杂志》中的温阳固涩汤(制附子、煨诃子、山楂炭、炮姜、白术、芡实、黄芪、益智仁、石榴皮、甘草、高丽参)，原方主治慢性肠炎之脾肾阳虚证。芡实，《本草纲目》："止渴益肾，治小便不禁，遗精，白浊，带下。"《神农本草经》："主治湿痹腰脊膝痛，补中，除暴疾，益精气，强志，令耳目聪明。"石榴皮，《本草拾遗》："主蛔虫，煎服。"《本草纲目》："主泻痢，下血，脱肛，崩中带下。"

【药理作用】

对胃黏膜损伤的保护作用　研究芡实对小鼠急性胃黏膜损伤的保护作用，并初步探讨其作用机制。采用乙醇制备小鼠急性胃黏膜损伤模型，测定胃黏膜损伤指数，包括小鼠胃组织中 SOD 活性、MAD 及 PGE_2 含量。结果预防给药可以明显降低小鼠胃溃疡指数；模型组小鼠胃黏膜 SOD 活性明显降低，胃黏膜中 MAD 含量明显升高；预防性给药可以升高小鼠急性胃黏膜损伤后 SOD 活性，并抑制胃黏膜中 MAD 含量的增多；模型组小鼠胃组织中 PGE_2 含量较空白对照组降低，预防性给药组小鼠胃黏膜中 PGE_2 含量明显回升。结论：中药芡实对急性胃黏膜损伤具有预防作用。采用侧脑室微量注射给药的方法，观察石榴皮多酚(PPP)对束缚-浸水应激(RWIS)大鼠导致的胃黏膜损伤的预防作用，结果表明侧脑室给予 1~10μg PPP 对 RWIS 诱发的胃黏膜损伤有预防作用，而 50μg PPP 影响不显著。

【药效物质】

芡实的化学成分主要有环肽类和黄酮类。为了能够合理开发利用，对芡实的化学成分进行了系统研究，对芡实 95% 的乙醇提取物的石油醚以及乙酸乙酯部位使用 Seph-adexLH-20 柱色谱和硅胶柱色谱等方法进行分离纯化；再根据其波谱数据和理化性质来鉴定化合物的化学结构。结果：从芡实的乙醇提取物中分离得到了 7 种化合物，鉴定后分别为 5，7-二羟基色原酮、原儿茶酸、β-谷甾醇、没食子酸、5，7-二羟基-6，4′-二甲氧基黄酮、没食子酸乙酯、胡萝卜苷。

采用回流提取法对石榴皮进行提取，提取物通过硅胶色谱法、凝胶色谱法和重结晶法等方法进行化学成分的分离，分离所得到的化合物借助 13C-NMR、1H-NMR 等波谱法和化学法来鉴定化学结构，最后采用干酪素法来测定石榴皮中鞣质的含量。结果：从石榴皮中共分离得到了 13 种单体化合物，运用化学方法结合现代波谱技术鉴定出其中 10 种化合物的结构：（+）-儿茶素、没食子酸（gallicacid）、D-甘露醇（D-mannitol）、没食子酸甲酯（methylgallate）、β-谷甾醇（β-Sitosterol）、鞣花酸（ellagicacid）、齐墩果酸（oleanolicacid）、异槲皮苷（isoquerecitrin）、乌苏酸（ursolicacid）、胡萝卜苷（β-sitosterol-3-O-glucoside）。新疆疏附、皮山、策勒、疏勒、叶城五个产地的石榴皮中鞣质的含量分别是 20.44%、17.53%、17.99%、23.14%、21.66%。结论：10 种化合物都是首次从新疆甜石榴品种的果皮中分离得到的，其中鞣质的平均回收率为 97.4%，RSD 为 1.2%。这种方法重复性好，简便，可以用来测定石榴皮中鞣质的含量。

参考文献

[1]於怀龙，怀晴晴，薛玲.中药芡实预防急性胃黏膜损伤药理作用的研究[J].药学研究，2013，32（6）：326-327，329.

[2]刘姗姗.石榴皮多酚对应激大鼠胃运动的中枢调节机制[D].济南：山东师范大学，2013.

[3]孙海林，张雅琼，谢小燕，等.芡实化学成分研究[J].中药材，2014，37（11）：2019-2021.

[4]张笑颖.新疆石榴皮化学成分的基础研究[D].乌鲁木齐：新疆医科大学，2008.